ORL

Chez le même éditeur

Dans la même collection

Anatomie pathologique, par le Collège français des pathologistes (CoPath). 2013, 416 pages.

Cardiologie, par le Collège national des enseignants de cardiologie – Société française de cardiologie (CNEC-SFC). 2e édition, 2014, 464 pages.

Chirurgie maxillo-faciale et stomatologie, par le Collège hospitalo-universitaire français de chirurgie maxillo-faciale et stomatologie. 3e édition, 2014, 384 pages.

Dermatologie, par le Collège des enseignants en dermatologie de France (CEDEF). 7e édition, 2017, 472 pages.

Endocrinologie, diabétologie et maladies métaboliques, par le CEEDMM (Collège des enseignants d'endocrinologie, diabète et maladies métaboliques). 3e édition, 2016, 616 pages.

Gériatrie, par le Collège national des enseignants de gériatrie (CNEG). 3e édition, 2014, 276 pages.

Gynécologie – Obstétrique, par le Collège national des gynécologues et obstétriciens français (CNGOF). 3e édition, 2014, 504 pages.

Hématologie, par la Société française d'hématologie. 3e édition, 2017, 400 pages.

Hépato-gastro-entérologie, par la Collégiale des universitaires en hépato-gastro-entérologie (CDU-HGE). 3e édition, 2015, 512 pages.

Imagerie médicale - Radiologie et médecine nucléaire, par le CERF (Collège des enseignants de radiologie de France) et le Collège national des enseignants de biophysique et de médecine nucléaire (CNEBMN). 2e édition, 2015, 632 pages.

Immunopathologie, par le Collège des enseignants d'immunologie, 2015, 328 pages.

Médecine physique et de réadaptation par le Collège français des enseignants universitaires de médecine physique et de réadaptation. 5e édition, 2015, 312 pages.

Neurologie, par le Collège des enseignants de neurologie, 4e édition, 2016, 600 pages.

Neurochirurgie, par le Collège de neurochirurgie, 2016, 272 pages.

Nutrition, par le Collège des enseignants de nutrition. 2e édition, 2015, 256 pages.

Ophtalmologie, par le Collège des ophtalmologistes universitaires de France (COUF). 4e édition, 2017, 336 pages.

Parasitoses et mycoses des régions tempérées et tropicales, par l'Association française des enseignants de parasitologie et mycologie (ANOFEL). 3e édition, 2013, 504 pages.

Pédiatrie, par A. Bourrillon, G. Benoist, le Collège national des professeurs de pédiatrie. 7e édition, 2017, 1016 pages.

Réanimation et urgences, par le Collège national des enseignants de réanimation (CNER). 4e édition, 2012, 676 pages.

Rhumatologie, par le Collège français des enseignants en rhumatologie (COFER), 2015, 560 pages

Santé publique, par le Collège universitaire des enseignants de santé publique (CUESP). 3e édition, 2015, 464 pages.

Urologie, par le Collège français des urologues (CFU). 3e édition, 2015, 440 pages.

ORL

Sous l'égide du

Collège français d'ORL et de chirurgie cervico-faciale

Coordonné par :

Pr Christian Adrien Righini

Pr Christian Debry

Pr Michel Mondain

4e édition

Elsevier Masson

Les figures 1.1, 3.1, 3.2, 3.3, 3.4, 3.5, 3.6, 3.7, 4.1, 4.2, 4.3, 4.4, 4.5, 5.1, 5.2, 7.1, 7.3, 7.4, 7.11, 13.5, 14.2, 14.14, 15.1 et 18.1 ont été réalisées par Carole Fumat.

ISBN : 978-2-294-75107-3

e-ISBN : 978-2-294-75235-3

Elsevier Masson SAS, 65, rue Camille-Desmoulins, 92442 Issy-les-Moulineaux CEDEX

www.elsevier-masson.fr

Les auteurs

Ouvrage rédigé sous l'égide du Collège français d'ORL et de chirurgie cervico-faciale.

Coordination de l'ouvrage

Pr Christian Adrien Righini, CHU Grenoble Alpes.
Pr Christian Debry, CHU de Strasbourg.
Pr Michel Mondain, CHU Gui-de-Chauliac, Montpellier.

Auteurs

Pr Karine Aubry, CHU de Limoges.
Pr Emmanuel Babin, CHU de Caen.
Pr Beatrix Barry, CHU Bichat, Paris.
Pr Bertrand Baujat, CHU Tenon, Paris.
Pr Jean-Pierre Bessede, CHU de Limoges.
Pr Serge Bobin, CHU Bicêtre, Le Kremlin-Bicêtre.
Pr Pierre Bonfils, CHU Georges-Pompidou, Paris.
Pr Philippe Bordure, CHU de Nantes.
Pr Alexis Borzorg-Grayeli, CHU de Dijon.
Pr Daniel Brasnu, CHU Georges-Pompidou, Paris.
Pr Laurent Castillo, CHU de Nice.
Pr Philippe Céruse, hôpital de la Croix-Rousse, CHU Lyon Nord.
Pr Frédéric Chabolle, CHU Foch, Suresnes.
Pr Anne Charpiot, CHU de Strasbourg.
Pr André Chays, CHU de Reims.
Pr Dominique Chevalier, CHU de Lille.
Pr Philippe Clément, HIA Val-de-Grâce, Paris.
Pr André Coste, CHU-CHI, Créteil.
Pr Vincent Couloigner, CHU Necker, Paris.
Pr Louis Crampette, CHU de Montpellier.
Pr Vincent Darrouzet, CHU de Bordeaux.
Pr René Dauman, CHU de Bordeaux.
Pr Olivier Deguine, CHU de Toulouse.
Pr Danièle Dehesdin, CHU de Rouen.
Pr Françoise Denoyelle, CHU Necker, Paris.
Pr Patrick Dessi, CHU La Timone, Marseille.
Pr François Disant, hôpital Édouard-Herriot, Lyon.
Dr Xavier Dubernard, CHU de Reims.
Pr Suzy Duflo, CHU de Pointe-à-Pitre.
Pr Xavier Duffour, CHU de Poitiers.
Dr Valentin Favier, CHU de Montpellier.
Pr Valérie Franco-Vidal, CHU de Bordeaux.
Pr Bernard Fraysse, CHU de Toulouse.
Dr Camille Galy, CHU de Montpellier.

Pr Erea-Noël Garabedian, CHU Necker, Paris.
Pr Renaud Garrel, CHU de Montpellier.
Dr Marie Gavid, CHU de Saint-Étienne.
Pr Laurent Gilain, CHU de Clermont-Ferrand.
Pr Antoine Giovanni, CHU La Timone, Marseille.
Pr Benoît Godey, CHU de Rennes.
Pr Philippe Herman, CHU Lariboisière, Paris.
Pr Roger Jankowski, CHU de Nancy.
Pr Romain Kania, CHU Lariboisière, Paris.
Dr Alexandre Karkas, CHU de Saint-Étienne.
Pr Jean-Michel Klossek, CHU de Poitiers.
Pr Jean Lacau Saint-Guily, CHU Tenon, Paris.
Pr Laurent Laccourreye, CHU d'Angers.
Pr Ollivier Laccourreye, CHU Georges-Pompidou, Paris.
Pr Benjamin Lallemant, CHU de Nîmes.
Pr Georges Lamas, CHU Pitié-Salpêtrière, Paris.
Pr Jean-Pierre Lavieille, hôpital Nord, Marseille.
Pr Emmanuel Lescanne, CHU de Tours.
Pr Ludovic Le Taillandier de Gabory, CHU de Bordeaux.
Pr Didier Lory, HIA de Brest.
Dr Jacques Majer, CHU Lariboisière, Paris.
Pr Marc Makeieff, CHU de Reims.
Pr Olivier Malard, CHU de Nantes.
Pr Rémi Marianowski, CHU de Brest.
Pr Jean-Paul Marie, CHU de Rouen.
Pr Christian Martin, CHU de Saint-Étienne.
Pr Mathieu Marx, CHU de Toulouse.
Pr Thierry Mom, CHU de Clermont-Ferrand.
Pr Sylvain Moreau, CHU de Caen.
Pr Sylvain Morinière, CHU de Tours.
Dr Emmanuelle Mouchon, CHU de Toulouse.
Pr Richard Nicollas, CHU La Timone, Marseille.
Pr Michel Ouayoun, CHU Avicenne, Bobigny.
Pr Cécile Parietti, CHU de Nancy.
Pr Sophie Périé, CHU Tenon, Paris.
Pr Jean-Claude Pignat, hôpital de la Croix-Rousse, CHU Lyon Nord.
Dr Laëtitia Plisson, CHU de Caen.
Dr Soizic Pondaven-Letourny, CHU de Tours.
Pr Jean-Michel Prades, CHU de Saint-Étienne.
Pr Émile Reyt, CHU de Grenoble.
Pr Alain Robier, CHU de Tours.
Pr Cécile Rumeau, CHU de Nancy.
Dr Adrien Russel, CHU de Nancy.
Pr José Santini, CHU de Nice.
Pr Sébastien Schmerber, CHU de Grenoble.
Pr Philippe Schultz, CHU de Strasbourg.
Pr Élie Serrano, CHU de Toulouse.

Pr Olivier Sterkers, CHU Pitié-Salpêtrière, Paris.
Pr Dominique Stoll, CHU de Bordeaux.
Pr Vladimir Strunski, CHU d'Amiens.
Pr Frédéric Tankéré, CHU Pitié-Salpêtrière, Paris.
Pr Laurent Tavernier, CHU de Besançon.
Dr Andrei Timochenko, CHU de Saint-Étienne.
Dr Michel Toupet, CHU de Dijon.
Pr Jean-Michel Triglia, CHU La Timone, Marseille.
Pr Stéphane Tringali, CHU Lyon Sud.
Pr Éric Truy, CHU Édouard-Herriot, Lyon.
Pr Alain Uziel, CHU de Montpellier.
Pr Thierry Van den Abbeele, CHU Robert-Debré, Paris.
Pr Pierre Verdalle, HIA Sainte-Anne, Toulon.
Pr Sébastien Vergez, CHU de Toulouse.
Pr Christophe Vincent, CHU de Lille.
Dr Alexandra Weckel, CHU de Toulouse.

Table des matières

Compléments en ligne

VIDÉOS

Des vidéo sont associées à cet ouvrage. Elles sont indiquées dans la marge par un pictogramme ainsi que par des flashcodes.

Pour accéder à ces compléments, connectez-vous sur www.em-consulte.com/e-complement/475107 et suivez les instructions pour activer votre accès.

Vidéo 1
Paralysie laryngée.

Vidéo 2
Cancer du larynx.

Vidéo 3
Platinotomie pour otospongiose.

Vidéo 4
Miryngoplastie.

BANQUE D'IMAGES

Accédez à la banque d'images de cet ouvrage : l'**ensemble des illustrations** y sont regroupées et accessibles facilement via un **moteur de recherche**. Et retrouvez d'autres fonctionnalités.

Pour accéder à cette base iconographique, connectez-vous sur www.em-consulte.com/e-complement/4751077 et suivez les instructions pour activer votre accès.

Abréviations

AMM	autorisation de mise sur le marché
ASSR	*Auditory Stady State Response*
ATT	aérateur transtympanique
AVC	accident vasculaire cérébral
BK	bacille de Koch
C2G	céphalosporine de deuxième génération
C3G	céphalosporine de troisième génération
CA	conduction aérienne
CAE	conduit auditif externe
CAI	conduit auditif interne
CCE	cellules ciliées externes
CCI	cellules ciliées internes
CIVD	coagulation intravasculaire disséminée
CMV	cytomégalovirus
CO	conduction osseuse
CRP	*C-Reactive Protein*
CV	cordes vocales
DIP	débit inspiratoire de pointe
EBV	virus d'Epstein-Barr
EEG	électroencéphalogramme
EFR	épreuves fonctionnelles respiratoires
EMG	électromyographie
EPO	érythropoïétine
ERI	épreuve rotatoire impulsionnelle
FOGD	fibroscopie œsogastroduodénale
FTA	*Fluorescent Treponemal Antibody Test*
GNA	glomérulonéphrite aiguë
HTA	hypertension artérielle
HTE	loge hyothyroépiglottique
HTIC	hypertension intracrânienne
IAH	index d'apnées-hypopnées
IDR	intradermoréaction
IMC	indice de masse corporelle
INR	*International Normalized Ratio*
IPP	incapacité permanente partielle
IRM	imagerie par résonance magnétique
LARP	*left anterior-right posterior*
LED	lupus érythémateux disséminé
LPC	langage parlé complété
MNI	mononucléose infectieuse
NFS	numération-formule sanguine
NLI	nerf laryngé inférieur
NLS	nerf laryngé supérieur
OEA	otoémissions acoustiques
OEAP	otoémissions acoustiques provoquées
OEAS	otoémissions acoustiques spontanées
OMA	otite moyenne aiguë

OMC	otite moyenne chronique
OSM	otite séromuqueuse
PCR	*Polymerase Chain Reaction*
PEA	potentiels évoqués auditifs
PEO	potentiels évoqués otolithiques
PFP	paralysie faciale périphérique
PR	poche de rétraction tympanique
PSDP	pneumocoque de sensibilité diminuée à la pénicilline
RAA	rhumatisme articulaire aigu
RALP	*right anterior-left posterior*
RCP	réunion de concertation pluridisciplinaire
RGO	reflux gastro-œsophagien
ROC	réflexe d'orientation conditionné
RVO	réflexe vestibulo-oculaire
RVS	réflexe vestibulo-spinal
SADAM	syndrome algodystrophique de l'appareil manducateur
SAHOS	syndrome d'apnées-hypopnées obstructives du sommeil
SAOS	syndrome d'apnées obstructives du sommeil
SEP	sclérose en plaques
SGA	streptocoque du groupe A
SLA	sclérose latérale amyotrophique
SP/AP	potentiel de sommation/potentiel d'action
SSO	sphincter supérieur de l'œsophage
SUB	surdité unilatérale brusque
SUNCT	*Short-lasting Unilateral Neuralgiform headache with Conjunctival injection and Tearing*
TC	traumatisme crânien
TCA	temps de céphaline activé
TDM	tomodensitométrie
TDR	test de diagnostic rapide
TED	trouble envahissant du développement
TOC	troubles psychiatriques obsessionnels compulsifs
TORCH	*Toxoplasmosis, Others, Rubella, Cytomegalovirus, Herpes*
TP	taux de prothrombine
TPHA	*Treponema Pallidum Hemagglutination Assay*
TSA	trouble du spectre de l'autisme
TSH	*Thyroid Stimulating Hormon*
UCNT	*Undifferentiated Carcinoma of Nasopharyngeal Type*
VADS	voies aérodigestives supérieures
VAS	voies aériennes supérieures
VDRL	*Veneral Disease Research Laboratory*
VHIT	*Video Head Impulse Test*
VIH	virus de l'immunodéficience humaine
VNG	vidéonystagmographie
VNS	vidéonystagmoscopie
VPPB	vertige positionnel paroxystique bénin
VRS	virus respiratoire syncytial
VS	vitesse de sédimentation
VVS	verticale visuelle subjective
VZV	virus de la varicelle et du zona

I

Connaissances

CHAPITRE

1

Item 85 – UE 4 Épistaxis

Objectifs pédagogiques

Nationaux

- Devant une épistaxis, argumenter les principales hypothèses diagnostiques et justifier les examens complémentaires pertinents.
- Identifier les situations d'urgence et planifier leur prise en charge.

Collège français des enseignants d'ORL

- Suspecter le siège d'une épistaxis et savoir déterminer le retentissement général.
- Connaître les principes des gestes d'hémostase locaux d'une épistaxis.
- Savoir rechercher la cause d'une épistaxis locale ou générale.
- Connaître le risque vital d'une épistaxis post-traumatique de grande abondance et savoir évoquer le siège des lésions.

Une épistaxis est un écoulement sanglant provenant des cavités nasales.

Ce saignement est très fréquent et la plupart du temps bénin. Dans certains cas, il peut devenir, par son abondance, sa répétition ou la fragilité du terrain, une véritable urgence médicochirurgicale.

Tantôt l'épistaxis constitue toute la maladie (épistaxis essentielle du jeune due à des ectasies de la tache vasculaire situées à la partie antéro-inférieure de la cloison nasale), tantôt elle est le symptôme révélateur, tantôt la complication de nombreuses affections.

I. Rappels

Certaines caractéristiques anatomiques, voire histologiques, de la muqueuse des fosses nasales, notamment de sa vascularisation, sont essentielles à connaître pour comprendre les origines et la prise en charge des épistaxis.

A. Muqueuse

La muqueuse des fosses nasales, ou muqueuse pituitaire, recouvre les parois ostéocartilagineuses des cavités nasales. Elle a comme particularité d'être fine, au contact direct du squelette, et richement vascularisée — trois caractéristiques expliquant la fréquence des épistaxis.

Comme toutes les muqueuses, celle des fosses nasales est composée de trois couches :

- un épithélium, composé d'une monocouche cellulaire ;
- une membrane basale ;
- un chorion, lui-même composé de trois couches. De la superficie vers la profondeur, il y a la couche lymphoïde, la couche glandulaire et la couche vasculaire avec l'ensemble du réseau artérioveineux.

B. Vascularisation

1. Système artériel

La vascularisation artérielle des fosses nasales est tributaire des deux systèmes carotidiens (l'artère carotide externe et l'artère carotide interne). Il existe des anastomoses nombreuses entre des artérioles issues des deux systèmes carotidiens. Ces artérioles sont dépourvues de membrane élastique interne : elles ont donc un pouvoir contractile plus faible lors d'une blessure.

L'artère sphénopalatine est l'artère principale des fosses nasales. C'est la branche terminale de l'artère maxillaire interne (issue de l'artère carotide externe), qui prend le nom de sphénopalatine lors de son passage au niveau du foramen sphénopalatin. Elle se divise en deux branches :

- une branche externe, l'artère des cornets : elle donne les artères du cornet moyen (ou artère nasale moyenne) et du cornet inférieur (ou l'artère nasale inférieure) ;
- une branche interne, l'artère de la cloison : elle donne l'artère du cornet supérieur et les artères septales.

L'artère de la sous-cloison, branche de l'artère faciale (elle-même branche de l'artère carotide externe), vascularise également la partie antéro-inférieure de la cloison. Elle s'anastomose avec l'artère de la cloison et avec les rameaux de l'ethmoïdale antérieure.

Les artères ethmoïdales, branches de l'artère ophtalmique (elle-même branche de l'artère carotide interne), issues de l'orbite, passent dans les trous ethmoïdaux, traversent la lame criblée, et atteignent la partie haute des fosses nasales :

- l'artère ethmoïdale postérieure vascularise la région olfactive de la muqueuse ;
- l'artère ethmoïdale antérieure se distribue à la portion préturbinale de la paroi externe et au sinus frontal.

2. Tache vasculaire

La tache vasculaire est une zone d'anastomose de trois systèmes artériels : l'artère ethmoïdale antérieure, l'artère sphénopalatine et l'artère faciale (*via* l'artère de la sous-cloison). Aussi dénommée « tache vasculaire de Kiesselbach », elle est située sur la partie antérieure du septum nasal et est la principale zone d'épistaxis (figure 1.1).

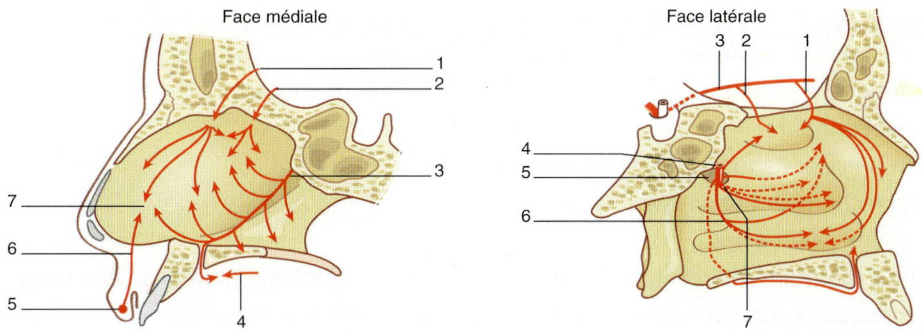

Fig. 1.1. Vascularisation des fosses nasales.

Sur la face médiale (cloison nasale), des branches du système carotidien interne (artère ethmoïdale antérieure (1), artère ethmoïdale postérieure (2)), viennent communiquer avec des branches de l'artère carotide externe (artère nasopalatine (3), artère de la sous-cloison (5) — branche de l'artère faciale —, artère palatine supérieure (6)), au niveau de la tache vasculaire (4), siège habituel des épistaxis antérieures. En effet, la tache vasculaire est la zone d'anastomose de trois systèmes artériels : artères ethmoïdales, artère nasopalatine, artère faciale (par l'artère de la sous-cloison).
Sur la face latérale, le système carotidien interne donne naissance à l'artère ethmoïdale antérieure (1) et à l'artère ethmoïdale postérieure (3), toutes deux branches de l'artère ophtalmique (2). Le système carotidien externe donne naissance à l'artère nasopalatine (4), branche de l'artère sphénopalatine au travers du foramen sphénopalatin (5) (zone de saignement fréquente dans les épistaxis postérieures), l'artère sphénopalatine donnant trois branches collatérales : l'artère du cornet moyen (6), l'artère du cornet inférieur (7), l'artère palatine supérieure (8).

3. Système veineux

Le système veineux se distribue en trois couches au niveau muqueux :

- un réseau profond, périosté et périchondral (drainant les parois osseuses et cartilagineuses) ;
- un réseau superficiel, sous-épithélial ;
- un réseau central correspondant au système caverneux (ensemble de sinus veineux) : prédominant au niveau du cornet inférieur et de la tête du cornet moyen, il permet, grâce à des veines riches en fibres musculaires lisses, la turgescence de la muqueuse nasale.

Satellites des artères, les veines suivent ensuite trois voies différentes :

- les veines postérieures (sphénopalatines) traversent le trou sphénopalatin et se jettent dans les plexus veineux maxillaires internes ;
- les veines supérieures (ethmoïdales) rejoignent la veine ophtalmique ;
- les veines antérieures, *via* les veines de la sous-cloison, se jettent dans la veine faciale.

Enfin, les veines des fosses nasales présentent des anastomoses abondantes avec le système artériel.

II. Diagnostic positif et diagnostic de gravité

Devant une épistaxis, des problèmes de quatre ordres se posent :

- la reconnaître;
- en préciser l'abondance et le retentissement;
- en rechercher l'étiologie;
- assurer l'hémostase.

Un interrogatoire rapide et concis permet d'orienter l'étiologie et la prise en charge.

Deux tableaux cliniques peuvent être schématiquement individualisés.

A. Épistaxis bénigne

L'écoulement est peu abondant, se faisant goutte à goutte par la narine, au début presque toujours unilatéral.

L'examen ORL est facile après mouchage, et la rhinoscopie antérieure retrouve le siège du saignement, en général antérieur, au niveau de la tache vasculaire.

Il n'y a pas de retentissement sur l'état général.

B. Épistaxis grave

La gravité d'une épistaxis dépend de facteurs à apprécier en premier lieu. Un interrogatoire rapide du patient va permettre de connaître ses antécédents, son traitement en cours, la durée et l'abondance de l'épisode hémorragique actuel et les facteurs de risque hémorragiques.

Son *abondance* est évaluée moins par le caractère bilatéral ou antéropostérieur de l'épistaxis que par les notions objectives que sont la fréquence cardiaque (pouls), la pression artérielle, les sueurs, la pâleur. L'appréciation du volume saigné est toujours difficile à estimer, fréquemment surestimé par le patient ou l'entourage mais parfois trompeur par défaut car dégluti.

La durée ou la répétition de l'épistaxis doivent être vérifiées pour apprécier la gravité.

L'épistaxis peut s'associer à une pathologie susceptible de se décompenser par la déprivation sanguine telle qu'une coronaropathie ou une sténose carotidienne.

La présence de troubles de la coagulation (tels que la prise de traitement anticoagulant ou antiagrégant) rend parfois le contrôle du saignement plus difficile.

L'examen des cavités nasales est parfois délicat en raison de l'abondance du saignement, fréquemment bilatéral et antéropostérieur.

La prise en charge d'une épistaxis grave nécessitera le plus souvent un tamponnement antérieur ou la mise en place d'une sonde à doubles ballonnets.

III. Diagnostic différentiel

Sont à éliminer :

- hémoptysie : le saignement s'extériorise lors d'efforts de toux;
- hématémèse : le saignement s'extériorise principalement par la bouche et lors d'efforts de vomissement.

IV. Conduite à tenir devant une épistaxis

L'interrogatoire, l'examen ORL, mais aussi l'examen général et un bilan paraclinique sont indispensables pour en apprécier la gravité et orienter l'étiologie.

A. Interrogatoire

L'interrogatoire du patient et de l'entourage précise :

- l'âge ;
- les antécédents (HTA connue, pathologies cardiovasculaires, maladies hématologiques, insuffisance hépatique, maladie de Rendu-Osler) ;
- la prise de médicaments (aspirine, anticoagulants, antiagrégants) ;
- la durée et l'abondance de l'épisode hémorragique actuel ;
- les éventuels antécédents d'épistaxis.

Le côté du début de l'épistaxis est essentiel à déterminer car les hémorragies bilatérales sont rares. Le saignement peut être antérieur et/ou postérieur.

L'interrogatoire ne doit en aucun cas retarder la prise en charge thérapeutique.

B. Examen général

L'examen est débuté par l'inspection faciale à la recherche de télangiectasies ou d'ecchymoses.

L'examen général permet d'évaluer le retentissement de la spoliation sanguine par :

- la prise du pouls et de la pression artérielle ;
- l'aspect du patient : anxiété, agitation, sueurs, pâleur.

C. Examen ORL

L'examen ORL (rhinoscopie, examen pharyngé), après évacuation des caillots par mouchage, permet :

- d'apprécier l'abondance de l'hémorragie, sa poursuite ou son arrêt ;
- de préciser son siège antérieur ou postérieur ;
- de préciser son origine localisée ou diffuse.

Le méchage des cavités nasales avec Xylocaïne® à la naphazoline durant 10 minutes permet une anesthésie locale et une rétraction muqueuse afin de localiser le saignement (sauf chez le jeune enfant).

D. Examens complémentaires

Il est indispensable de poser rapidement une voie veineuse. Les examens complémentaires sont réalisés en fonction de l'abondance de l'hémorragie et en urgence : groupe-rhésus, recherche d'anticorps irréguliers antiérythrocytaires (RAI), numération sanguine, hématocrite, étude simple de l'hémostase — taux de prothrombine (TP), *International Normalized Ratio* (INR), temps de céphaline activé (TCA) —, hémoglobine. La mesure du temps de saignement peut aider à guider le choix thérapeutique et à déterminer l'étiologie de certaines maladies (par exemple, maladie de Willebrand).

D'autres examens plus spécialisés sont demandés en fonction de l'orientation étiologique, le plus souvent dans un deuxième temps.

V. Traitement

Le choix thérapeutique est adapté à la situation qui doit être soigneusement évaluée : retentissement, facteurs de risque, étiologie, surveillance nécessaire du patient. Cette dernière conditionne la décision de la prise en charge sur place, du transfert en centre spécialisé et de l'hospitalisation.

Le traitement a pour but de :

- stabiliser l'état hémodynamique du patient si nécessaire (transfusion sanguine, oxygène);
- tarir l'hémorragie (traitement primaire);
- éviter sa reproduction (traitement secondaire);
- rechercher une étiologie (dans un deuxième temps).

Il est parfois utile de prescrire un anxiolytique oral ou injectable chez un patient agité et anxieux.

A. Tarir l'hémorragie par hémostase locale

Selon l'importance et la localisation du saignement, une démarche plus ou moins invasive est proposée.

L'examen de la cavité nasale sera réalisé à l'aide d'un endoscope rigide 0° ou 30°, alimenté par une source de lumière froide. L'examen est réalisé d'avant en arrière, en inspectant la cloison nasale, le cornet inférieur, le cornet moyen, la région des méats et le rhinopharynx.

1. Localisation à la tache vasculaire (antérieure)

Peuvent être réalisées :

- une compression digitale simple de l'aile du nez pendant 10 minutes;
- une compression par tampon hémostatique;
- une cautérisation de la tache vasculaire :
  - chimique (nitrate d'argent en perle ou liquide, acide chromique);
  - électrique (pince bipolaire).

2. Localisation non déterminée (postérieure, diffuse…)

La conduite à tenir est la suivante, par ordre d'escalade thérapeutique :

- tamponnement antérieur de la cavité nasale;
- tamponnement par ballonnet gonflable hémostatique antérieur et postérieur;
- tamponnement postérieur;
- coagulation par voie endonasale des artères sphénopalatines ou embolisation de ces artères en radiologie interventionnelle;
- ligature des artères ethmoïdales dans les cas d'épistaxis non contrôlées par les thérapeutiques précédentes (situation rare). Leur embolisation est contre-indiquée car elles sont des branches terminales de l'artère ophtalmique, branches de la carotide interne, entraînant un risque d'hémiplégie ou de cécité (figure 1.1).

Ces gestes sont associés à d'autres mesures selon les cas particuliers :

- si une HTA est observée dès la prise en charge, il faut savoir répéter les mesures de la tension artérielle après avoir tari l'hémorragie et calmé le patient qui est souvent anxieux devant ces saignements importants (parfois, le recours à un anxiolytique est nécessaire), car la tension artérielle peut être faussement élevée au début de la prise en charge du patient. En revanche, devant une HTA qui persiste, une régulation rapide de la pression artérielle par traitement antihypertenseur adapté est indiquée;
- pour les patients porteurs d'angiomatose diffuse (cf. *infra* « Diagnostic étiologique ») ou de coagulopathie, les tamponnements sont préférentiellement réalisés avec des tampons résorbables pour réduire le risque de récidive lors de leur ablation;
- l'embolisation de l'artère sphénopalatine et des branches de l'artère faciale est indiquée après échec du tamponnement antéropostérieur;
- la coagulation du point de saignement à la consultation sous contrôle endoscopique est envisageable si le matériel est disponible. Il est réalisé par l'ORL.

B. Éviter la reproduction de l'hémorragie

Pour cela, il faut :

- rechercher et traiter une cause locale : cautérisation d'une ectasie de la tache vasculaire ;
- rechercher et traiter des facteurs généraux : HTA, coagulopathies, surdosage d'anticoagulants ou d'antiagrégants plaquettaires.

C. Transfusion exceptionnelle

En dehors de perte massive et d'une altération de l'état général, il est préférable de reconstituer les réserves martiales (fer *per os* ou injectable) ou de proposer un traitement par érythropoïétine (EPO).

Points clés

- Une épistaxis essentielle du jeune est traitée par simple compression digitale de quelques minutes de l'aile du nez, puis éventuellement par une cautérisation de la tache vasculaire.
- Une épistaxis grave chez un hypertendu nécessite un tamponnement antérieur, quelquefois postérieur, ou la mise en place de ballonnets hémostatiques, exceptionnellement une embolisation ou une coagulation artérielle par voie endonasale. La correction de l'hypertension par hypotenseur à action rapide est associée devant la persistance de cette HTA après arrêt de l'épistaxis.
- Il est indispensable de tarir l'hémorragie rapidement et de rechercher l'étiologie dans un deuxième temps.

VI. Diagnostic étiologique

On peut opposer des causes spécifiquement ORL, locales (nasales et paranasales), et des causes générales où l'épistaxis n'est qu'un épiphénomène d'une maladie souvent déjà connue, mais qu'elle peut parfois révéler.

A. Épistaxis d'origine locale : épistaxis symptôme

1. Infectieuses et inflammatoires (rares)

Il s'agit des rhinosinusites aiguës.

2. Traumatiques (fréquentes)

Les causes traumatiques sont :

- les corps étrangers ;
- les perforations septales ;
- les traumatismes opératoires :
  - chirurgie rhinosinusienne (turbinectomie, septoplastie, rhinoplastie, polypectomie, méatotomie, Caldwell-Luc, ethmoïdectomie) ;
  - intubation nasale ;
- les traumatismes accidentels :
  - nasal, avec ou sans fracture des os du nez ;
  - fracture du tiers moyen de la face : sinus frontaux.

Attention à deux présentations cliniques dans un cadre traumatique :
- épistaxis et fracture de l'étage antérieur de la base du crâne : fracture frontobasale et rhinorrhée cérébrospinale : épistaxis qui « s'éclaircit » ;
- épistaxis et exophtalmie pulsatile : fistule carotidocaverneuse, gravissime.

3. Tumorales

Les causes tumorales sont à rechercher systématiquement :
- présence de signes associés : obstruction nasale chronique, déficit de paires crâniennes, otite séreuse, exophtalmie ;
- bénignes : fibrome nasopharyngien, angiome de la cloison (figure 1.2) ;
- malignes : cancers rhinosinusiens, cancers du cavum.

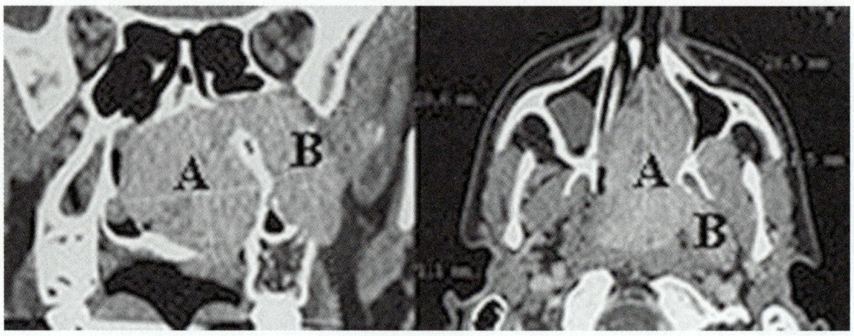

Fig. 1.2. Scanner chez un patient présentant un fibrome nasopharyngien.
À droite, coupe frontale ; à gauche, coupe axiale. Le fibrome a un contingent nasal et nasopharyngé (A) et un contingent dans la fosse ptérygomaxillaire (B), les deux contingents communiquant par un élargissement de la fente sphénopalatine, siège de départ de ce type de tumeur.

B. Épistaxis d'origine générale : épistaxis épiphénomène, parfois révélatrice

1. Hypertension artérielle

C'est un facteur général à rechercher systématiquement : elle peut être la cause de l'épistaxis, mais elle peut aussi aggraver une autre cause d'épistaxis.

2. Maladies hémorragiques

La perturbation de l'hémostase primaire (temps vasculoplaquettaire, TC normal) fera évoquer :
- capillarites :
  - purpura rhumatoïde ;
  - purpuras immunoallergiques et infectieux (typhoïde, scarlatine, purpura fulminans) ;
- thrombopénies ou thrombopathies :
  - constitutionnelles (Glanzmann, Willebrand) ;
  - médicamenteuses (aspirine, antiagrégants, AINS) ;
  - acquises (insuffisance rénale, hémopathies).

La perturbation des facteurs de la coagulation orientera vers des pathologies :

- congénitales : hémophilie ;
- acquises : anticoagulants, chimiothérapie, insuffisance hépatique, coagulation intravasculaire disséminée (CIVD), fibrinolyse.

3. Maladies vasculaires

Il peut s'agir :

- de la maladie de Rendu-Osler (angiomatose hémorragique familiale autosomique dominante à expressivité variable) ;
- d'une rupture d'anévrisme carotidien intracaverneux.

4. Épistaxis essentielle : épistaxis maladie

Des facteurs favorisants sont à rechercher :

- grattage, exposition solaire, phénomènes vasomoteurs ;
- facteurs endocriniens (épistaxis pubertaire, prémenstruelle, de la grossesse) ;
- artériosclérose.

Note technique

En cas de tumeurs malignes ou de fibrome nasopharyngien, les tamponnements sont à éviter sauf extrême urgence, car ils peuvent entraîner des lésions hémorragiques supplémentaires.

Tamponnement antérieur

La réalisation pratique est la suivante :

- malade assis ;
- mouchage énergique pour évacuer les caillots ;
- lavage des cavités nasales au sérum physiologique froid si besoin ;
- pulvérisation ou méchage de la ou des cavités nasales avec une solution anesthésique locale (Xylocaïne® à 5 %) additionnée de naphazoline (sauf chez le jeune enfant) ;
- introduction à l'aide d'une pince (à bouts mousses sans griffe, ou nasale, coudée) d'une mèche grasse de 2 à 5 cm de large. La pince saisit la mèche à 10–15 cm de son extrémité (pour éviter sa chute dans le pharynx à travers la choane) et est enfoncée jusqu'à la partie postérieure de la fosse nasale. La mèche est ensuite bien tassée en accordéon d'arrière en avant jusqu'à la narine, en suivant le plan du plancher nasal (figure 1.3) ;
- contention de l'extrémité antérieure du tamponnement par un ruban adhésif sur l'orifice narinaire ;
- le tamponnement est retiré après 24 ou 48 heures, après correction des facteurs favorisants ;
- l'antibiothérapie n'est pas nécessaire ;
- la mèche grasse peut être remplacée par un tampon ou une mèche hémostatique selon la disponibilité et les habitudes ;
- en cas de coagulopathie, une mèche résorbable (par exemple, Surgicel®) est souhaitable pour éviter la reprise du saignement lors de son ablation (figure 1.4).

Mise en place d'un ballonnet hémostatique

La réalisation pratique est la suivante :

- ballonnet simple :
  - il est introduit, dégonflé, dans la cavité nasale en suivant le plan du plancher nasal. Il est ensuite gonflé avec du sérum physiologique à l'aide d'une seringue à une pression juste suffisante pour arrêter le saignement tout en vérifiant que son extrémité ne fait pas hernie dans l'oropharynx ;
  - il est laissé en place moins de 24 heures, en le dégonflant si possible toutes les 6 à 8 heures ;
- sonde à double ballonnet : tamponnement antéropostérieur. Elle remplace de plus en plus le classique tamponnement postérieur en cas d'hémorragie importante. La sonde est introduite jusque dans le cavum, le ballonnet postérieur est gonflé avec du sérum physiologique modérément pour le bloquer dans la choane. On gonfle ensuite le ballonnet antérieur dans le vestibule narinaire pour isoler la cavité nasale.

Les ballonnets hémostatiques doivent faire partie de la trousse d'urgence de tout médecin.

Tamponnement antéropostérieur

En principe, il est réalisé par le spécialiste ORL, mais il est de plus en plus remplacé par la mise en place de sonde à double ballonnet. Il est douloureux et nécessite une anesthésie générale.

La réalisation pratique est la suivante :
- introduction par la narine dans la ou les cavités nasales d'une sonde molle, jusque dans le pharynx, où son extrémité est repérée et tirée par la bouche à l'aide d'une pince ;
- fixation à cette extrémité des deux longs fils reliés à un tampon de gaze serré, qui est introduit par voie buccale ;
- la sonde, retirée par le nez suivant le mouvement inverse de son introduction, entraîne les fils qui sortent par l'orifice narinaire et le tampon qui se bloque dans la choane (aidé par un doigt qui le guide derrière le voile et dans le cavum) ;
- un tamponnement antérieur est ensuite effectué en maintenant une traction sur le tamponnement postérieur ;
- les fils du tampon postérieur sont noués sur un tampon placé devant l'orifice narinaire pour bloquer les méchages dans la cavité nasale.

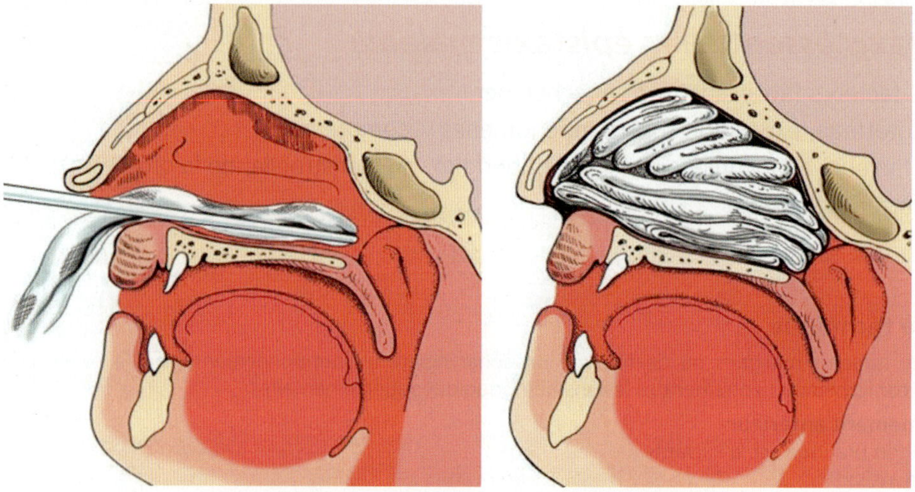

Fig. 1.3. Réalisation d'un tamponnement antérieur de la fosse nasale.
La mèche est introduite dans la cavité nasale progressivement, permettant une compression des parois nasales.

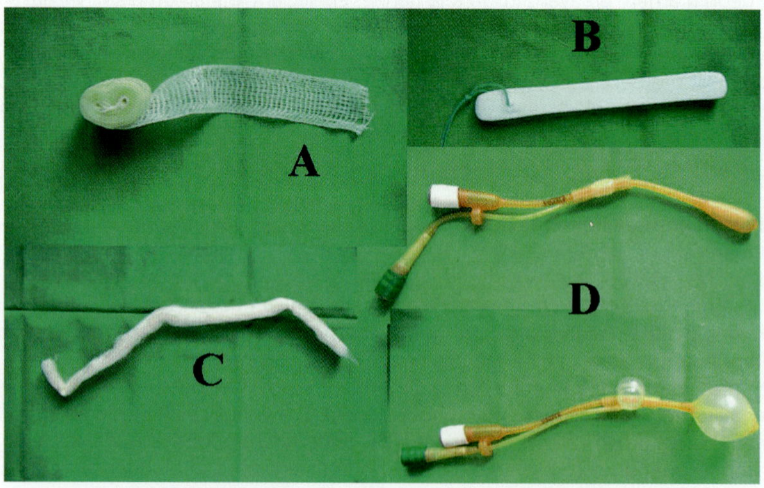

Fig. 1.4. Différents matériels utilisables pour réaliser un tamponnement antérieur.
A. Mèche grasse. **B.** Éponge de Merocel® (qui va augmenter de volume au contact des liquides, permettant une compression). **C.** Mèche contenant des alginates : action mécanique et locale des alginates. **D.** Ballonnet gonflable (action mécanique).

Points clés

- La tache vasculaire est la réunion de plusieurs artères issues du système carotidien externe et interne :
  - de l'artère carotide externe naît : l'artère maxillaire interne qui en est une des deux branches terminales (avec la temporale). Celle-ci passe en arrière du sinus maxillaire et rentre dans le nez à travers le foramen sphénopalatin, et donne alors son artère terminale, l'artère sphénopalatine. Cette dernière donne plusieurs branches, notamment une branche septale qui rejoint la tache vasculaire, et l'artère faciale qui va donner l'artère de la sous-cloison qui remonte vers la tache vasculaire à travers la lèvre supérieure ;
  - de l'artère carotide interne naît l'artère ophtalmique qui donne les artères ethmoïdales antérieure et postérieure qui vont rejoindre la tache vasculaire.
- Les premières mesures à prendre en cas d'épistaxis sans gravité sont toujours les mêmes. On commence **toujours** par décailloter (les caillots sont pourvoyeurs de saignement du fait de la fibrinolyse), par aspiration et/ou mouchage. Par la suite, il faut faire une compression digitale de l'aile du nez **10 minutes**.
- **Il faut localiser autant que possible le saignement**. En effet, la prise en charge d'une hémorragie de la tache vasculaire, antérieure, ne sera pas la même que pour une épistaxis postérieure. La coagulation de la tache vasculaire n'est pas recommandée en urgence si le tamponnement suffit. L'injection de vitamine K n'est ici pas recommandée (cf. recommandations de l'HAS 2008, « Prise en charge des surdosages en vitamine K en ville et en milieu hospitalier »).
- Si après deux méchages antérieurs inefficaces, le patient continue à extérioriser du sang par la bouche, On se trouve dans le cadre d'une épistaxis postérieure non contrôlée par méchage antérieur. Un méchage antéropostérieur est nécessaire. Actuellement, on utilise souvent une sonde double ballonnet.
- Lorsque le méchage postérieur s'avère insuffisant (généralement après 48 heures de méchage), on décide de passer au stade supérieur. La première étape va consister à ligaturer ou coaguler l'artère sphénopalatine par voie endonasale ou de la faire emboliser en neuroradiologie. La discussion est spécialisée et affaire d'écoles. La ligature des ethmoïdales ne se discutera qu'après échec de ces premières mesures. **On n'embolise classiquement pas les artères ethmoïdales** ! En effet, celles-ci étant issues du système carotidien externe, il y a un risque d'AVC et de cécité.
- La prise en charge d'un accident hémorragique grave chez un patient sous AVK est toujours la même, à savoir arrêt des AVK et injection de 10 mg de vitamine K + concentrés de complexes prothrombiniques (CCP ou PPSB). L'objectif INR est inférieur à 1,5. On recontrôle alors l'INR à 30 minutes. Si c'est insuffisant, une nouvelle dose de complexes prothrombiniques est faite, et ainsi de suite. La transfusion de plaquettes ne s'envisagerait que si les plaquettes étaient inférieures à 50 G/l. La transfusion de globules rouges est nécessaire chez un patient présentant une cardiopathie ischémique. L'objectif sera de toute façon d'avoir un taux d'hémoglobine supérieur à 7 g/dl dans tous les cas, et 10 g/dl chez un patient cardiopathe.

CHAPITRE

2

Item 86 – UE 4 Trouble aigu de la parole. Dysphonie

Objectifs pédagogiques

Nationaux

- Devant l'apparition d'un trouble aigu de la parole ou d'une dysphonie, argumenter les principales hypothèses diagnostiques et justifier les examens complémentaires pertinents.

Collège français des enseignants d'ORL

- Connaître les causes principales d'une dysphonie organique, neurologique, fonctionnelle.
- Savoir qu'une dysphonie persistante nécessite un examen spécialisé.

I. Rappel

A. Définitions

Les mots « voix » et « parole » ne sont pas des synonymes.

La *voix* est le son produit par les cordes vocales lorsqu'elles vibrent sous l'influence de l'air pulmonaire.

La *parole* correspond aux modifications de ce son en fonction de la forme du conduit aérodigestif : ainsi, la même vibration des cordes vocales (la même « note » donc) sera entendue comme le son « a » si la langue reste basse pendant la production du son, mais entendue comme un « i » si la langue reste haute et rétrécit le pharynx en arrière de la bouche.

Le *langage*, lui, correspond à l'utilisation de sons de la parole dans un but signifiant.

De même, toutes les anomalies audibles dans le discours d'un patient ne sont pas des dysphonies. Une *dysphonie* correspond à un trouble de la voix, c'est-à-dire de la vibration des cordes vocales (lésion, inflammation, mauvaise utilisation). Elle est différente des *dysarthries* (également appelées parfois troubles de l'articulation ; par exemple, lenteur de parole des patients parkinsoniens ou bègues). Une *aphasie* correspond à des troubles du langage liés à des lésions ou dysfonctionnements cérébraux.

Il est clair que la sémiologie de départ (voix, parole ou langage) oriente fortement l'orientation diagnostique.

B. Fonctions du larynx

Le larynx est constitué principalement par les cordes vocales qui fonctionnent à la manière d'une valve ou d'un sphincter : ouvertes, elles permettent à l'air de traverser le larynx vers ou depuis les poumons ; fermées, elles empêchent les aliments de se diriger vers la trachée et les laissent se diriger vers la bouche œsophagienne. Dans certaines conditions (cf. *infra*), une position fermée des cordes vocales et une expiration contrôlée peuvent faire vibrer le bord des cordes vocales, créant ainsi le son de la voix.

Lors de la lecture d'un cas clinique incluant une dysphonie, le candidat devra garder à l'esprit les fonctions vitales du larynx (respiration et déglutition) qui sont sous-jacentes. Par exemple, une paralysie unilatérale d'une corde vocale entraîne potentiellement une dysphonie (qui est un symptôme gênant), mais il existe un risque de fausses routes (qui est un risque vital). La rédaction de la réponse devra montrer la compréhension de ces différents niveaux.

1. Ouverture/fermeture du larynx

Le larynx fonctionne comme un sphincter ouvert au repos. Il est constitué d'une armature cartilagineuse assurant sa rigidité (« anneau » cricoïdien, « bouclier » thyroïdien) et d'un ensemble de muscles assurant sa fermeture ou son ouverture. Les plus volumineux de ces muscles sont répartis dans deux structures paires et symétriques appelées cordes vocales (figure 2.1).

La mobilité des cordes vocales (ouverture pour les phases de respiration et fermeture lors de la déglutition) est contrôlée par le nerf récurrent, branche collatérale du X (nerf vague), dont il faut connaître les particularités anatomiques qui permettent de comprendre certains aspects de la sémiologie : le noyau est situé au niveau du bulbe rachidien à proximité du noyau du IX (glossopharyngien) et du XII (hypoglosse). Ces trois nerfs sont impliqués à des degrés divers dans la déglutition. Le trajet du X est descendant dans le cou, à proximité des gros vaisseaux et notamment de la carotide. Puis, le nerf récurrent « remonte » vers le larynx après sa naissance (sous la crosse de l'aorte à gauche, à la base du cou à droite). Dans ce trajet ascendant, il est collé à la face profonde de la glande thyroïde (figure 2.2).

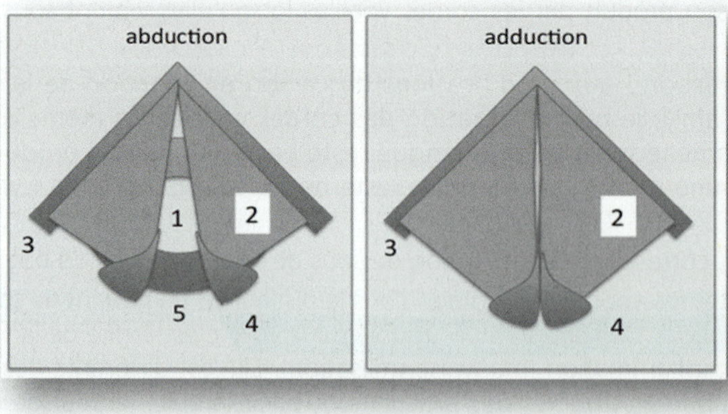

Fig. 2.1. Vue supérieure schématique du plan glottique (l'avant est en haut).
1. Fente glottique. 2. Corde vocale. 3. Cartilage thyroïde. 4. Cartilage aryténoïde. 5. Cartilage cricoïde.

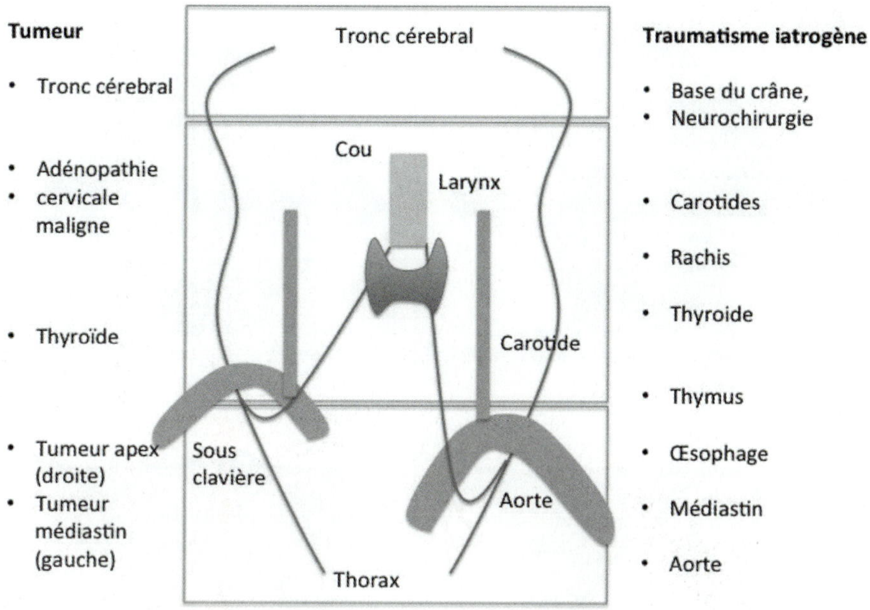

Fig. 2.2. Trajet schématique du nerf pneumogastrique montrant les différentes étiologies à rechercher en cas de paralysie d'une ou des cordes vocales.

2. Vibration des cordes vocales

Lorsque les cordes vocales sont en position de fermeture modérée (cordes simplement au contact l'une de l'autre) et que le sujet expire l'air pulmonaire, la pression d'air sous les cordes (pression sous-glottique) augmente jusqu'à devenir légèrement supérieure à la pression de fermeture des cordes. Dès lors, l'air s'échappe vers le haut entre les cordes vocales, en faisant vibrer au passage la muqueuse qui recouvre le bord libre des cordes vocales. C'est cette vibration qui constitue le son de la voix.

Si les cordes vocales ont des caractéristiques physiques différentes (atrophie ou paralysie d'un côté par exemple), il est possible que cette vibration soit perturbée avec apparition de deux vibrations simultanées ou en alternance, phénomènes regroupés sous le terme de voix « bitonale » (figure 2.3).

Au total, il existe donc un phénomène actif musculaire consistant en la fermeture des cordes vocales qui crée un rétrécissement, puis un phénomène passif consistant en la vibration de la muqueuse sous l'influence du passage de l'air au niveau de ce rétrécissement. Sur le plan sémiologique, les anomalies de la fermeture (paralysies, par exemple) entraîneront principalement une fuite d'air audible (voix faible, soufflée), tandis que les anomalies de la muqueuse (polypes, par exemple) entraîneront principalement une irrégularité de la vibration (voix éraillée, rauque).

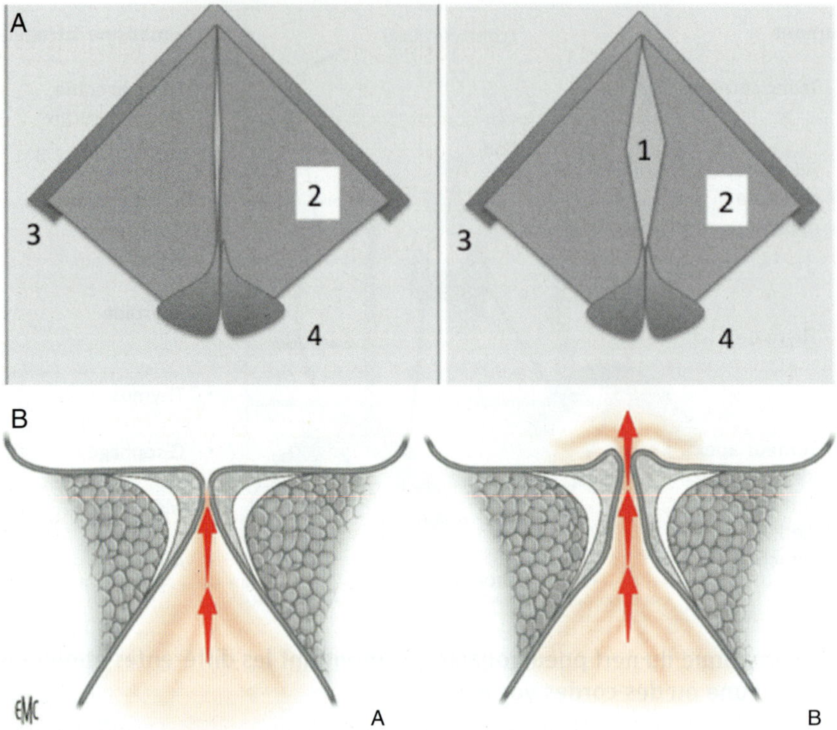

Fig. 2.3. Vibration muqueuse pendant la phase d'adduction (fermeture) du larynx.
A. Vue supérieure schématique. **B.** Coupe frontale.
1. Fente glottique. 2. Corde vocale. 3. Cartilage thyroïde. 4. Cartilage aryténoïde. Source : ***A. Giovanni, J. Sacre, D. Robert. Forçage vocal. EMC*** - *Oto-rhino-laryngologie 2007 : 1-12* [Article 20-720-A-40]. Elsevier Masson SAS. Tous droits réservés.

II. Introduction sur la dysphonie

Toute dysphonie traînante depuis plus de 8 à 15 jours doit faire l'objet d'un examen des cordes vocales lors d'une consultation ORL avec fibroscopie nasopharyngée. L'objectif de cet examen est de rechercher une éventuelle lésion suspecte et notamment un cancer du larynx, en particulier chez les sujets à risque de cancer (homme autour de la cinquantaine, fumeur et consommant de l'alcool).

III. Diagnostic positif

Une dysphonie correspond à une anomalie du son — on peut également dire du timbre — de la voix. Ce diagnostic est porté à l'écoute du patient et ne nécessite pas d'examen complémentaire diagnostique à ce stade. Dans tous les cas, au moindre doute, l'examen des cordes vocales s'impose.

IV. Diagnostic différentiel

Toutes les anomalies de la parole ne sont pas des dysphonies et il est important de faire ce diagnostic différentiel pour ne pas omettre une démarche diagnostique particulière, notamment un examen neurologique.

On peut citer :

- les voix faibles (hypophonie) des insuffisants respiratoires ou des patients en grande altération de l'état général;
- les anomalies de la voix en rapport avec une obstruction nasale aiguë ou chronique (on parle de rhinolalie fermée) ou de fuite d'air au niveau du voile, comme dans les anomalies congénitales ou acquises du voile (on parle de rhinolalie ouverte);
- les anomalies du timbre de la voix en rapport avec la présence d'une volumineuse tumeur basilinguale ou oropharyngée (on parle de voix « pharyngée »);
- les dysarthries, notamment dans le cadre des maladies neurologiques (par exemple, maladie de Parkinson, sclérose latérale amyotrophique).

V. Diagnostic étiologique (démarche diagnostique)

Devant toute dysphonie traînante, l'examen des cordes vocales lors de la consultation ORL est nécessaire. Il peut s'agit d'un examen avec un miroir laryngé (le miroir de Clar correspond quant à lui à la lumière frontale du praticien) ou d'une fibroscopie nasopharyngolaryngée. Cet examen est réalisé sans anesthésie ou avec un simple anesthésiant de contact directement au cabinet lors de la consultation.

L'examen ORL doit être complet et comprendre :

- l'analyse du terrain et la recherche des facteurs de risque de cancer : âge, profession « à risque vocal » (comme les enseignants), sexe, alcool, tabac, reflux gastro-œsophagien, antécédents chirurgicaux ou traumatiques;
- la recherche de signes ORL associés à la dysphonie : dyspnée, dysphagie, fausses routes;
- l'examen des paires crâniennes, en particulier des nerfs mixtes : motricité de la langue (XII), du voile (X), de la paroi pharyngée postérieure (IX et X : « signe du rideau »);
- l'examen des aires cervicales et de la glande thyroïde.

L'examen clé est l'examen des cordes vocales, qui conditionne la poursuite éventuelle des investigations :

- *cordes vocales normales et mobiles* : la présence d'un trouble de la voix alors que l'examen semble normal doit conduire à proposer un examen spécialisé auprès d'un médecin spécialisé en phoniatrie, car il existe certains diagnostics difficiles à porter lors d'un simple examen fibroscopique;
- *cordes vocales normales mais présentant un trouble de la mobilité* (paralysie uni- ou bilatérale) : ces situations conduisent à une démarche diagnostique centrée autour du trajet des nerfs laryngés jusqu'à leur organe effecteur, la corde vocale et son aryténoïde (vidéo 1) ;
  www.em-consulte.com/e-complement/475107/video01.wmv;
- *cordes vocales suspectes ou présentant une lésion d'allure néoplasique maligne* : dans ces cas, le patient doit être programmé sans délai pour une laryngoscopie en suspension à visée histologique (cf. *infra*) (vidéo 2) ;
  www.em-consulte.com/e-complement/475107/video02.wmv;
- *cordes vocales présentant une lésion manifestement bénigne* (nodules bilatéraux par exemple) : il n'est pas justifié dans ces cas de proposer d'emblée une laryngoscopie en suspension, car il n'existe pas de doute quant à la nature bénigne; mais la plus grande prudence doit être de mise et, au moindre doute lors de l'examen initial ou lors de l'évolution, une laryngoscopie en suspension avec biopsie-exérèse doit être proposée.

A. Lésions malignes et suspectes

Une lésion maligne des cordes vocales doit être redoutée et recherchée à l'occasion de toutes les dysphonies traînantes mais de façon plus impérative encore lorsque les facteurs de risque habituels des cancers ORL sont présents, notamment chez un homme de plus de 50 ans, fumeur et consommant de l'alcool.

La dysphonie est en règle apparue insidieusement chez un patient ayant une voix qualifiée de rauque ou grave depuis longtemps, et elle s'aggrave progressivement. Les autres symptômes classiques du cancer ORL peuvent être retrouvés : dyspnée inspiratoire, otalgie, adénopathie cervicale.

Lors de l'examen en fibroscopie nasopharyngée, on retrouve **une ou des lésions dont l'aspect est suspect** : plaques blanchâtres, irrégulières, mal limitées, par exemple. En réalité, surtout dans ce contexte, toutes les lésions présentes sont suspectes, y compris les lésions mal vues en raison d'un réflexe nauséeux important. La présence d'un polype de la corde vocale dans ce contexte doit inciter à la prudence et le plus souvent à une laryngoscopie en suspension avec exérèse de la lésion ; elle est donc en pratique considérée comme une lésion suspecte. Il en est de même des œdèmes des cordes vocales (œdème de Reinke).

Dans tous les cas, **ces lésions suspectes doivent bénéficier d'une laryngoscopie en suspension** (sous anesthésie générale) en vue de la réalisation soit d'une biopsie-exérèse si elle est possible (lésion superficielle, bien limitée) soit de biopsies dans tous les autres cas. Comme partout, il est important de se souvenir qu'une biopsie n'a de valeur que positive et qu'une simple biopsie « rassurante » doit être suivie d'une surveillance très attentive et de nouvelles biopsies au moindre doute.

B. Lésions d'allure bénigne

Dans certains cas, l'examen fibroscopique nasopharyngé permet de retrouver des lésions manifestement bénignes dont l'exérèse chirurgicale sous laryngoscopie en suspension n'est pas toujours nécessaire. Il s'agit de diagnostics spécialisés qui ne posent pas de problème de démarche diagnostique mais plutôt de choix thérapeutique (hors programme de l'ECN, donc), mais on peut retenir :

- les nodules des cordes vocales : petites lésions cornées sur les cordes vocales survenant le plus souvent chez des jeunes femmes présentant un malmenage vocal chronique, comme les enseignantes par exemple. Ces lésions peuvent être aussi plus « œdémateuses » et sont assimilées à des polypes bénins. L'aspect rassurant en laryngoscopie permet de ne pas proposer de laryngoscopie à visée biopsique ;
- les granulomes du tiers postérieur des cordes (au niveau de l'apophyse vocale des aryténoïdes), souvent dans le cadre d'un traumatisme d'intubation et/ou d'un reflux gastro-œsophagien ; leur aspect est parfois tout à fait caractéristique : lésion arrondie, régulière, pédiculée ;
- les papillomatoses laryngées juvéniles, sortes de verrues, d'aspect tout à fait caractéristique pour des spécialistes.

En dehors de cas très particuliers (terrain très différent du terrain habituel des cancers ORL, absence d'intoxication tabagique, lésion parfaitement rassurante en fibroscopie nasopharyngée), la règle est de considérer toute lésion comme suspecte et de proposer une laryngoscopie en suspension au moindre doute.

C. Immobilités unilatérales

L'immobilité n'est pas synonyme de paralysie, et il existe des immobilités qui correspondent à un blocage mécanique ou tumoral d'une ou des deux articulations cricoaryténoïdiennes ou encore d'une cicatrice unissant les deux aryténoïdes.

Le diagnostic différentiel entre immobilité et paralysie n'est pas toujours aisé, et il est porté généralement sur les circonstances cliniques, les données de l'examen et parfois par l'examen en laryngoscopie en suspension. Dans les cas difficiles — en particulier dans des situations médicolégales —, l'électromyographie (EMG) laryngée peut être proposée, mais il s'agit en règle générale de diagnostic de spécialistes.

1. Diagnostic

Une des cordes vocales reste immobile lors de l'examen au miroir ou en fibroscopie. Les mouvements transmis au larynx par l'ensemble des muscles de la région cervicale rendent ce diagnostic d'immobilité parfois difficile. L'attention devra être portée en particulier sur le temps d'ouverture des cordes vocales plus que sur le temps de fermeture parfois trompeur. Il est à noter que la stroboscopie n'apporte aucun élément au diagnostic positif de paralysie ou d'immobilité laryngée unilatérale.

La position de la corde vocale est jugée lors du temps phonatoire : la corde est dite en position ouverte lorsqu'elle reste en position inspiratoire alors que la corde mobile se met en position médiane (position phonatoire). Elle est dite en position fermée lorsqu'elle reste en position phonatoire pendant le temps inspiratoire et que la corde vocale mobile se met en position ouverte. La position de la corde paralysée dépend du nombre de fibres motrices lésées — paralysie en position ouverte si toutes les fibres sont lésées.

La symptomatologie est directement fonction de la position :

- position ouverte : voix très faible et soufflée, fausses routes par inhalation ;
- position fermée : sémiologie discrète voire absente ; en général, pas de gêne respiratoire notable.

2. Démarche étiologique

L'interrogatoire et l'analyse des circonstances de survenue sont souvent déterminants (apparition des troubles au réveil d'une intervention chirurgicale, par exemple).

L'examen est complété par l'examen des nerfs crâniens qui peut avoir une valeur localisatrice : si l'immobilité est associée à une immobilité de l'hémivoile, il est probable que la lésion sur le nerf siège au-dessus de l'émergence de la branche vélique du X, c'est-à-dire dans la partie supérieure du cou.

L'examen est également complété par un examen de la glande thyroïde et de la région cervicale à la recherche d'adénopathies.

Enfin, un examen neurologique est réalisé (troubles associés de la marche, de la préhension, etc.).

Il n'est pas nécessaire de pratiquer à titre systématique une laryngoscopie en suspension.

En l'absence de circonstances évocatrices, on propose un bilan par TDM injectée depuis la base du crâne jusqu'au thorax. Une échographie thyroïdienne est optionnelle et en tout cas ne dispense pas du bilan TDM. L'IRM n'a pas d'indication en dehors d'une clinique évocatrice de lésion intracrânienne du nerf vague.

3. Étiologie (tableau 2.1)

Blocages articulaires

Les plus fréquents sont :

- les *blocages de l'espace paraglottique par un cancer* laryngé ou du sinus piriforme. Dans cette situation, le diagnostic d'immobilité est d'une importance cruciale car le statut TNM tient compte de la mobilité (toute lésion du larynx entraînant une immobilité unilatérale est classée T3) ;
- les *lésions post-traumatiques après intubation* notamment : le plus souvent il s'agit d'une dysphonie survenant au réveil après une chirurgie parfois courte ou en cas d'intubation d'extrême urgence. L'aryténoïde peut être inflammatoire voire déplacé, ce qui correspond à une luxation ou subluxation de l'aryténoïde sur la cricoïde par le bec du laryngoscope d'anesthésie.

Tableau 2.1. **Étiologie des immobilités laryngées unilatérales à ne pas oublier.**

	Blocage articulaire	Atteinte de la voie motrice
Traumatisme (iatrogène +++)	Luxation traumatique (intubation)	Chirurgie sur le trajet du X : base du crâne, cou (thyroïde ++), thorax
Tumeur	Blocage tumoral	Envahissement du nerf par une tumeur sur le trajet du X : poumons, thyroïde, œsophage
Inflammation	Polyarthrite rhumatoïde	Neuropathies diabétiques
Autres	–	Maladie mitrale, syndrome de Guillain-Barré, paralysie idiopathique

Lésions de la voie motrice

Il faut rechercher l'*envahissement nerveux par une lésion maligne siégeant sur le trajet du nerf*, depuis le noyau ambigu situé dans le bulbe jusqu'à sa terminaison. C'est dans cette indication que la TDM est particulièrement utile.

Ne pas oublier en particulier de rechercher :

- *les cancers thyroïdiens* : un nodule thyroïdien associé à une paralysie laryngée est suspect de cancer ;
- *les cancers pulmonaires* : surtout à gauche en raison du trajet du nerf X. Mais il existe des envahissements à droite par un cancer de l'apex pulmonaire et des envahissements médiastinaux responsables de paralysies à gauche alors que le cancer pulmonaire initial est à droite ;
- *les cancers œsophagiens* : si l'œsophage est normal sur le scanner, il est extrêmement peu probable qu'un cancer débutant, éventuellement non visible sur le scanner, puisse être responsable d'un envahissement nerveux qui nécessite que la tumeur ait traversé toute l'épaisseur de l'œsophage. Il n'y a donc pas de logique à proposer une fibroscopie œsogastroduodénale (FOGD) dans ce cas ;
- *les lésions traumatiques* (section/compression/étirement) en rapport en particulier avec n'importe quelle chirurgie à proximité du nerf vague (neurochirurgie du tronc cérébral ou de la base du crâne), chirurgie cervicale ou carotidienne, chirurgie du rachis ou de sa branche récurrentielle (chirurgie œsophagienne, pulmonaire, cardio-aortique, thyroïdienne, thymique) ; le contexte de survenue et l'interrogatoire sont primordiaux ;
- les *causes neurologiques* : syndrome de Guillain-Barré, AVC du tronc, sclérose en plaques, syringomyélie, encéphalite, méningite, neuropathies diabétiques, inflammatoires, toxiques. Le contexte pathologique est généralement au premier plan, et il est rare que la paralysie laryngée unilatérale soit le symptôme inaugural ;
- les *causes cardiaques* (très rares) : maladie mitrale, coarctation aortique ;
- les *paralysies idiopathiques* (environ 20 % des cas) : le diagnostic est un diagnostic d'élimination, et la récupération survient dans environ un cas sur deux, parfois après 6 à 8 mois d'évolution. Une étiologie virale est parfois évoquée sans preuve.

D. Immobilités bilatérales

En cas d'immobilité laryngée bilatérale, la symptomatologie est en règle générale plus bruyante qu'en cas de paralysie unilatérale.

Si les deux cordes vocales sont immobiles en position fermée

La dyspnée est au premier plan, tandis que la voix est quasi normale le plus souvent. Il s'agit d'une dyspnée « haute » avec les signes classiques : bradypnée inspiratoire avec tirage (dépression inspiratoire des creux sus-sternal et sus-claviculaire) et cornage (bruit inspiratoire, souvent dénommé « stridor » chez l'enfant).

Si les deux cordes vocales sont immobiles en position ouverte

La dysphonie est importante avec une voix quasi inaudible ; des fausses routes à la déglutition peuvent exister surtout pour les liquides.

1. Démarche étiologique

Elle est strictement identique à celle des immobilités unilatérales. Notamment, en l'absence de contexte évocateur, l'examen clé est la TDM depuis la base du crâne jusqu'au thorax (cf. *supra*).

2. Étiologie (tableau 2.2)

Blocages articulaires

Les plus fréquents sont :

- les *blocages de l'espace paraglottique* par un cancer laryngé ou du sinus piriforme. Il s'agit alors d'un **signe de gravité** particulier posant le problème d'un geste de sauvetage (trachéotomie, désobstruction endoscopique) ;
- les *lésions traumatiques après intubation prolongée lors d'un séjour en réanimation*. Le mécanisme peut être une ankylose des articulations cricoaryténoïdiennes ou la présence de brides cicatricielles, en particulier dans la région postérieure. Ce type de lésion peut être associé à d'autres lésions, trachéales par exemple, à tendance sténosante ;
- les *lésions inflammatoires bilatérales de l'articulation cricoaryténoïdienne* dans le cadre d'une maladie comme la polyarthrite rhumatoïde : importance ici du contexte pour le diagnostic. À l'examen, on retrouve parfois un aspect inflammatoire de la région sous-glottique postérieure. On peut en rapprocher, sur le plan physiopathologique, les immobilités bilatérales post-radiques parfois extrêmement difficiles à différencier des récidives tumorales.

Lésions de la voie motrice

Les catégories étiologiques sont les mêmes que pour les paralysies unilatérales avec une prédominance de certaines étiologies :

- *cancers de la base du crâne ou de la région thyroïdienne ou basicervicale* (zones où les deux voies motrices sont proches l'une de l'autre) ;
- *lésions traumatiques iatrogènes* des chirurgies de la base du crâne et de la thyroïde ou de l'œsophage cervical ;
- *causes neurologiques* : AVC du tronc, sclérose en plaques, syringomyélie, syndrome de Guillain-Barré, encéphalite, méningite, neuropathies diabétiques, inflammatoires, toxiques. Comme pour les paralysies unilatérales, le contexte pathologique est généralement au premier plan et il est rare que la paralysie laryngée bilatérale soit le symptôme inaugural.

Tableau 2.2. Étiologie des immobilités laryngées bilatérales à ne pas oublier.

	Blocage articulaire	Atteinte de la voie motrice
Traumatisme (iatrogène +++)	Réanimation (intubation prolongée)	Chirurgie sur le trajet du X : base du crâne, thyroïde
Tumeur	Blocage tumoral	Envahissement du nerf par une tumeur : envahissement basicrânien, volumineuse tumeur thyroïdienne
Inflammation	Polyarthrite rhumatoïde Fibrose post-radique	
Neurologique	–	Maladies neurologiques : myasthénies, sclérose latérale amyotrophique

E. Cordes vocales normales et mobiles

Attention à certains kystes intracordaux qui ne sont décelables que par stroboscopie.

Les causes sont variées :

- troubles endocriniens (les plus classiques) : hypothyroïdie, hyperandrogénisme ;
- dysphonie par surmenage vocal (le plus fréquent) : il s'agit de patients qui forcent de façon chronique ou aiguë sur leur voix. En fonction des circonstances, ces patients sont à prendre en charge soit comme des inflammations aiguës, soit comme des patients présentant des nodules des cordes vocales (état prénodulaire) ;
- dysphonie d'origine psychique : il s'agit le plus souvent de femmes présentant une aphonie totale s'apparentant à une hystérie de conversion ; le début est typiquement brutal, l'évolution est capricieuse ;
- dysphonie spasmodique : la voix est serrée, étranglée, de façon parfois très invalidante ; à l'examen, on observe l'hyperactivité des cordes vocales en phonation, alors que les autres mouvements du larynx, notamment la déglutition, ne sont pas touchés ;
- dysphonie myasthénique : la dysphonie est intermittente, associée à des épisodes de ptosis et quelques troubles de la déglutition ; il s'agit d'un diagnostic exceptionnel en milieu spécialisé.

Points clés

- Toute dysphonie traînante doit faire évoquer en premier lieu une tumeur au niveau des cordes vocales ou sur le trajet du nerf vague.
- Le bilan initial repose sur l'examen des cordes vocales en consultation (miroir ou fibroscopie nasopharyngée).
- S'il existe une lésion suspecte, une laryngoscopie en suspension avec biopsie doit être programmée.
- S'il existe une immobilité avec des cordes vocales qui paraissent normales, la laryngoscopie en suspension n'est pas indiquée mais on doit pratiquer un scanner du trajet du X depuis la base du crâne jusqu'au thorax.

CHAPITRE

3

Item 87 – UE 4 Altération de la fonction auditive Item 44 – UE 2 Dépistage des troubles auditifs chez l'enfant

Item 87 – Altération de la fonction auditive

Objectifs pédagogiques

Nationaux

- Argumenter les principales hypothèses diagnostiques et justifier les examens complémentaires pertinents et principes de traitement.
- Particularités chez l'enfant et chez le sujet âgé.

Collège français des enseignants d'ORL

- Savoir interpréter l'épreuve de Rinne et l'épreuve de Weber, distinguer surdité de transmission, de perception.
- Connaître le principe d'une audiométrie tonale et vocale et ses modalités en fonction de l'âge. Connaître les moyens simples de tester l'audition chez le nourrisson, savoir qu'il faut toujours tester l'audition des enfants quel que soit leur âge.
- Savoir reconnaître sur un audiogramme tonal les caractères d'une surdité de transmission, d'une surdité mixte et de perception.
- Connaître succinctement les étiologies d'une surdité de transmission, de perception, mixte.
- Indiquer les principaux toxiques de l'oreille interne et leur conséquence.
- Savoir qu'une surdité de perception d'installation brutale (surdité brusque) est une urgence thérapeutique.
- Savoir reconnaître un acouphène objectif.
- Connaître le principe des examens paracliniques et l'intérêt de l'imagerie en matière de vertige, de surdité ou de paralysie faciale.
- Connaître la situation particulière de la surdité brusque, savoir l'identifier, savoir qu'elle impose un traitement d'urgence en milieu spécialisé.

- Savoir suspecter une lésion de l'oreille interne au décours d'un traumatisme crânien.
- Savoir dépister par l'anamnèse le traumatisme sonore devant une surdité ou un acouphène aigu. Connaître les possibilités de protection, de surveillance audiométrique.

I. Rappels

L'anatomie et la physiologie du système auditif sont, comme dans tout système sensoriel, intriquées (figure 3.1). Nous décrirons dans ce rappel les éléments importants à la compréhension de l'item, c'est-à-dire en rapport avec l'oreille externe, moyenne et interne, et le nerf cochléovestibulaire.

L'*oreille externe* (figure 3.2) est constituée par le pavillon et le conduit auditif externe (CAE). Ses fonctions principales sont :

- la protection mécanique du système tympano-ossiculaire par l'angulation anatomique conduit cartilagineux-conduit osseux;
- l'amplification des fréquences conversationnelles (surtout entre 2 et 4 kHz) liée à la résonance dans le CAE;
- la localisation sonore (surtout verticale, liée aux reliefs du pavillon).

L'*oreille moyenne* (figure 3.3) correspond au système tympano-ossiculaire, à la trompe d'Eustache et à la mastoïde. La membrane tympanique n'est pas plane mais de forme conique, s'incurvant vers l'umbo. La *pars tensa*, semi-transparente, présente un relief principal : le manche du marteau. La *pars flaccida* est au-dessus de la *pars tensa*, séparée par les ligaments tympanomalléaires antérieurs et postérieurs. La chaîne ossiculaire est constituée de trois osselets, de dehors en dedans, le marteau ou malleus, l'enclume ou incus, l'étrier ou stapes.

Le système tympano-ossiculaire a pour fonction principale l'adaptation d'impédance des ondes transmises en milieu aérien vers le milieu liquidien de l'oreille interne. En son absence, la perte auditive est d'environ 50 à 55 dB.

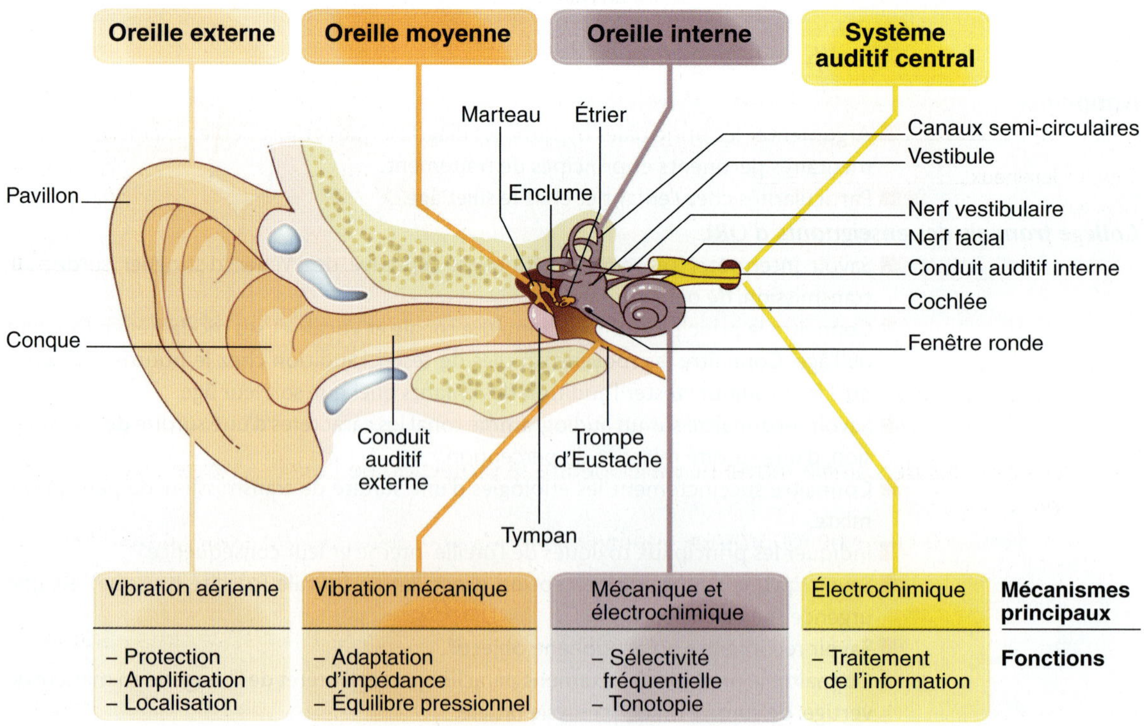

Fig. 3.1. Anatomie et physiologie du système auditif.

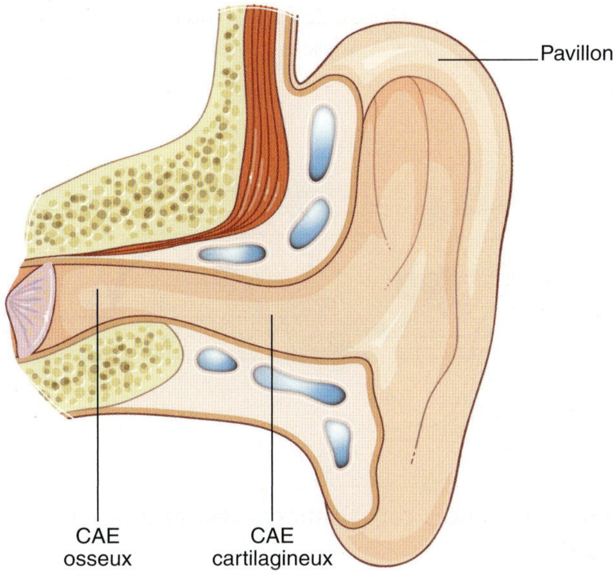

Fig. 3.2. **L'oreille externe.**

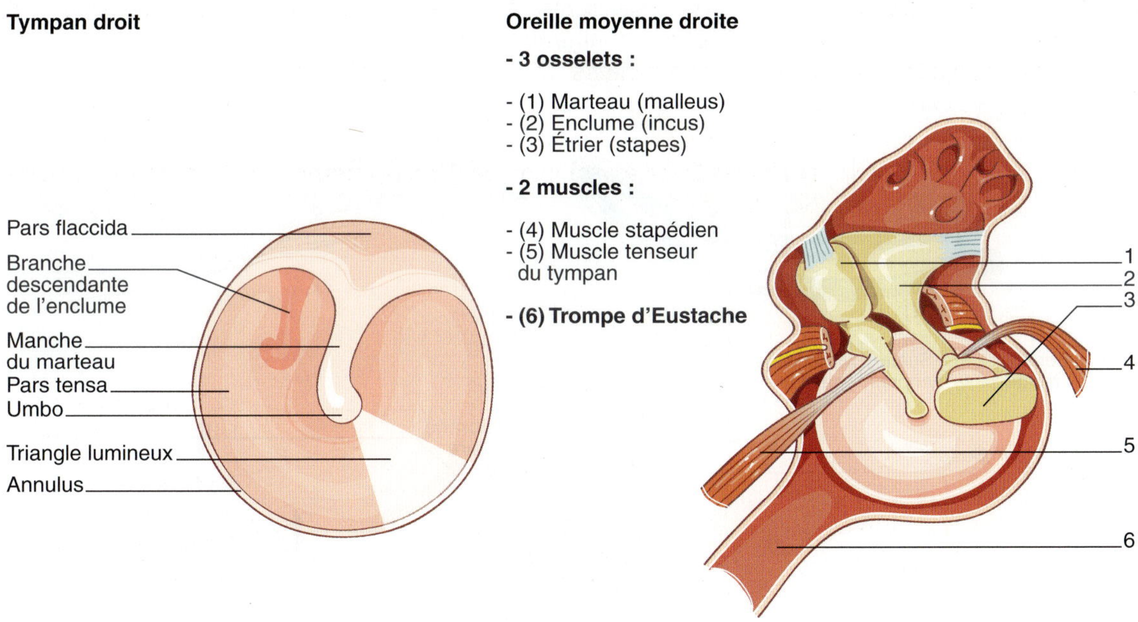

Fig. 3.3. **L'oreille moyenne.**

Les muscles de l'oreille moyenne participent à la protection de l'oreille interne aux sons forts *via* la mise en jeu du réflexe stapédien.

La trompe d'Eustache (ou trompe auditive) a une fonction équipressive, pour garder une pression identique de chaque côté du tympan, et une fonction de drainage, d'évacuation des sécrétions vers le cavum grâce au tapis mucociliaire.

L'*oreille interne* (figure 3.4), ou labyrinthe, comprend la cochlée pour la fonction auditive, le vestibule et les canaux semi-circulaires pour la fonction d'équilibration.

La cochlée assure la transduction, c'est-à-dire la transformation d'une énergie mécanique (l'onde sonore propagée dans les liquides de l'oreille interne de la base vers l'apex de la cochlée) en une énergie électrique transmise par le nerf cochléaire. La sélectivité fréquentielle

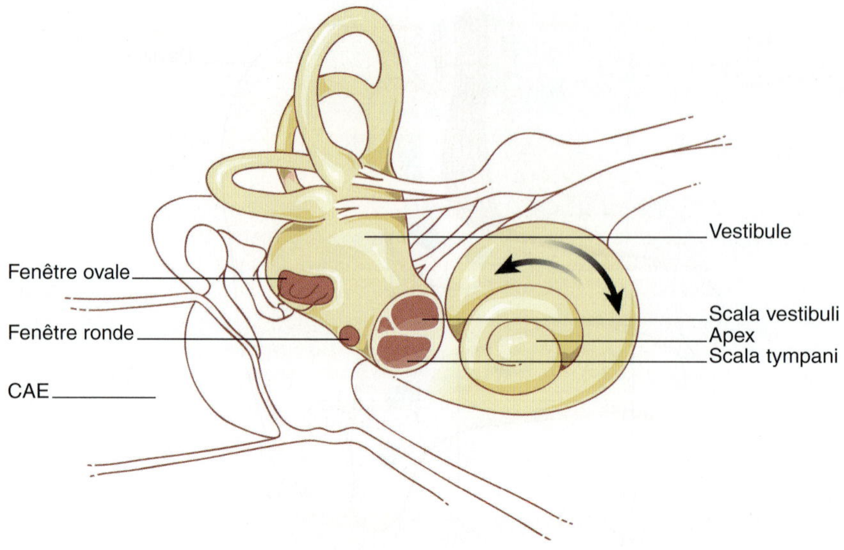

Fig. 3.4. L'oreille interne.

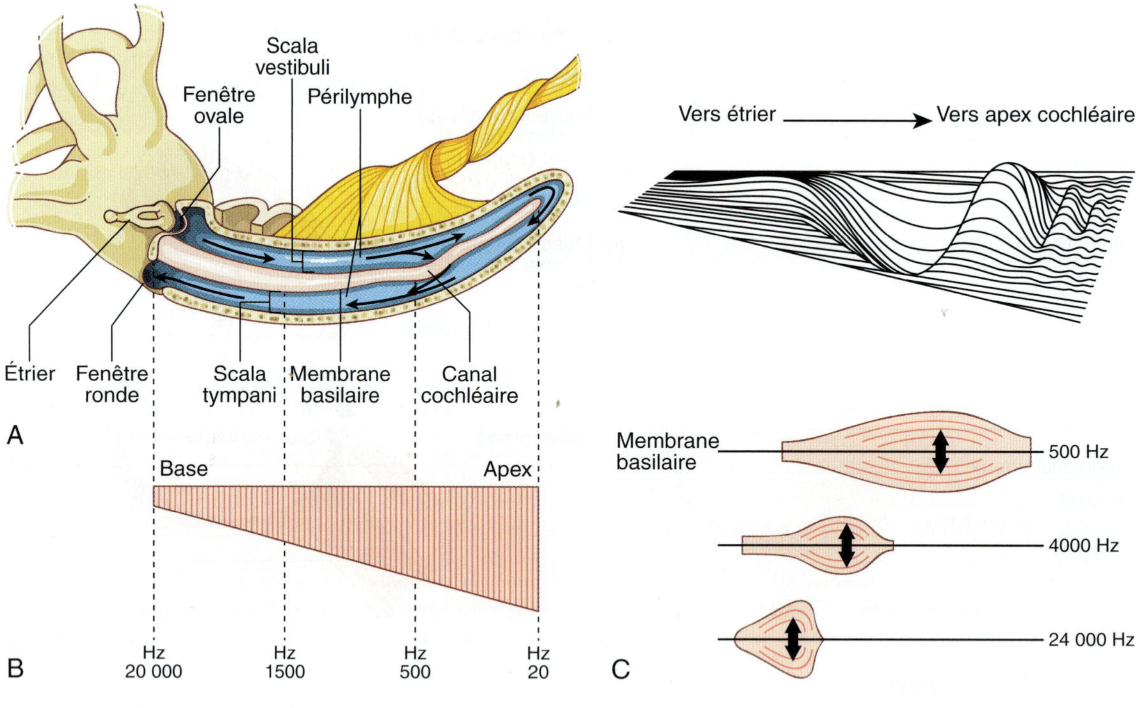

Fig. 3.5. Oreille interne et onde propagée.

fait appel à des mécanismes actifs et passifs. Le fonctionnement passif de la cochlée repose sur la disposition des rampes tympanique et vestibulaire et sur les caractéristiques de la membrane basilaire (figure 3.5). La cochlée est organisée de façon tonotopique (hautes fréquences vers la base de la cochlée et basses fréquences vers l'apex). Le maximum de déplacement de la membrane basilaire se fait en fonction de la fréquence du son. Le déplacement de la membrane basilaire entraîne un déplacement des stéréocils des cellules ciliées internes (CCI), ce qui déclenche la transduction et l'émission d'un potentiel d'action sur les fibres nerveuses cochléaires (figure 3.6). Pour améliorer la sélectivité fréquentielle, la cochlée utilise aussi des

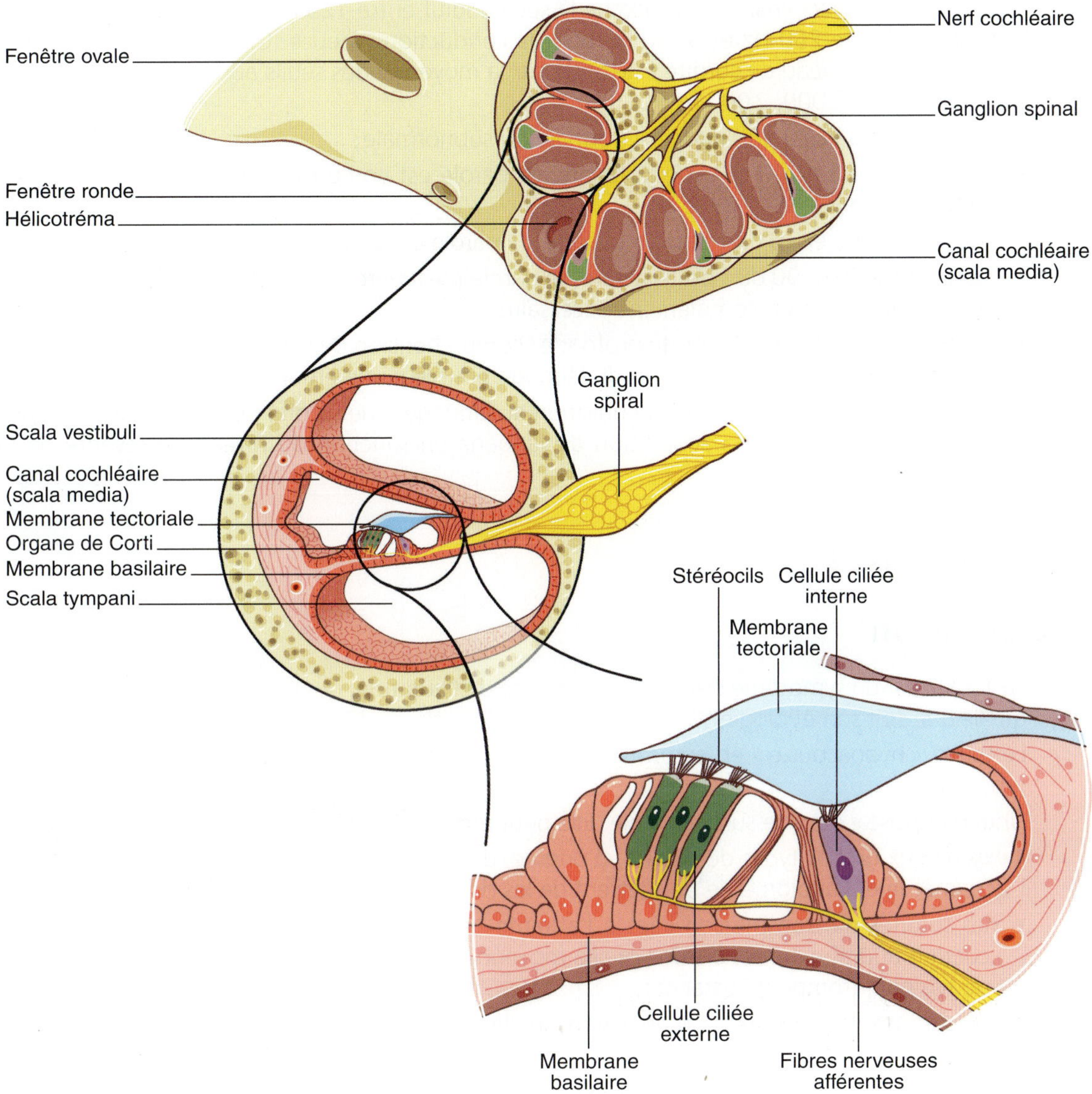

Fig. 3.6. La cochlée.

phénomènes actifs : les cellules ciliées externes (CCE) ont une capacité de motilité intrinsèque (à la base des techniques d'otoémissions) qui accentue très localement la vibration et donc la transduction des CCI.

La transmission de l'énergie acoustique se fait habituellement *via* la conduction aérienne (pavillon-CAE-tympan-osselets-cochlée) mais peut se faire aussi par conduction osseuse directement à la cochlée.

Une pathologie de l'oreille externe et/ou moyenne, si elle est responsable d'une surdité, donnera une *surdité de transmission* : les niveaux auditifs sont alors meilleurs en conduction osseuse qu'en conduction aérienne (à la base des épreuves acoumétriques de Rinne et de Weber). En cas d'atteinte de l'oreille interne ou du nerf cochléaire, on aura une *surdité de perception* (ou surdité neurosensorielle) : les niveaux auditifs en conduction osseuse et en conduction aérienne seront les mêmes, il s'agit d'une surdité de perception pure. Certaines surdités sont dites *mixtes*, témoignant d'une atteinte de l'oreille externe et/ou moyenne et de l'oreille interne ou du nerf cochléaire (associant alors une surdité de transmission et une surdité de perception).

L'*audiométrie tonale liminaire* recherche le seuil auditif entre 125 Hz et 8000 Hz pour la voie aérienne, et entre 250 Hz et 4000 Hz pour la conduction osseuse. Chaque oreille est testée séparément. Le niveau de surdité est fondé sur la moyenne des seuils auditifs aériens pour les fréquences 500, 1000, 2000 et 4000 Hz :

- perte entre 0 et 20 dB : audition normale ou subnormale ;
- perte entre 20 et 40 dB : perte légère ; la parole est comprise à un niveau normal mais difficultés pour la voix faible ;
- perte entre 40 et 70 dB : perte moyenne ; la parole est perçue si elle est forte ;
- perte entre 70 et 90 dB : perte sévère ; la parole n'est perçue qu'à des niveaux très forts ; la lecture labiale est un complément nécessaire ;
- perte supérieure à 90 dB : perte profonde ; compréhension de la parole presque impossible, troubles importants d'acquisition du langage pour le jeune enfant.

Chez le jeune enfant en période d'acquisition du langage, une surdité peut entraîner un retard d'acquisition voire une non-acquisition du langage en fonction du niveau de sévérité de la perte auditive.

II. Généralités

A. Définition

La surdité est un symptôme défini par une baisse de l'audition, quelle que soit son importance, quelle que soit son étiologie.

Le terme « hypoacousie » en est un synonyme, souvent employé pour les surdités légères ou moyennes.

Une « cophose » est une surdité totale. Elle peut être uni- ou bilatérale.

Il existe deux grands types de surdité, d'origine, de pronostic et de traitement bien différents. L'acoumétrie et l'audiométrie permettent de les différencier aisément :

- les surdités de transmission liées à l'atteinte des structures de l'oreille externe (pavillon, conduit auditif externe) ou de l'oreille moyenne (système tympano-ossiculaire de la caisse du tympan, trompe d'Eustache) ;
- les surdités de perception ou neurosensorielles, liées à l'atteinte :
  - de l'oreille interne, ou cochlée ;
  - du nerf auditif (VIII), des voies nerveuses auditives ou des structures centrales de l'audition.

La surdité mixte associe surdité de transmission et de perception.

B. Notions d'examen fonctionnel de l'audition

1. Triade acoumétrique

Épreuve de Weber

L'épreuve de Weber consiste à poser un diapason en vibration sur le crâne à équidistance des deux oreilles (front ou vertex) :

- si le patient entend le son dans les deux oreilles ou de manière diffuse, le Weber est dit indifférent ;
- si le patient entend le son dans une oreille, on parle de Weber latéralisé vers l'oreille où le son est perçu :
  - le Weber est latéralisé vers l'oreille sourde en cas de surdité de transmission ;
  - le Weber est latéralisé vers l'oreille saine en cas de surdité de perception.

On teste les deux oreilles simultanément.

Épreuve de Rinne

L'épreuve de Rinne consiste à comparer l'intensité du son perçu par le patient d'un diapason en vibration devant le pavillon (conduction aérienne, CA) et posé sur la mastoïde (conduction osseuse, CO) (tableau 3.1 et figure 3.7) : Rinne = CA – CO. On commence par appliquer le diapason sur la mastoïde puis, quand le patient ne perçoit plus le son, on place le diapason devant le pavillon :

- en l'absence de pathologie de la transmission, le patient doit continuer à percevoir le son plus longtemps par voie aérienne que par voie osseuse, on parle de Rinne acoumétrique positif (CA – CO > 0) ;

Tableau 3.1. Données de l'acoumétrie au diapason : la triade acoumétrique.

		Audition normale	Surdité de transmission	Surdité de perception
Épreuves binaurales	Épreuve de Weber	Absence de latéralisation	Latéralisation à l'oreille sourde ou la plus sourde	Latéralisation à l'oreille saine ou la moins sourde
	Épreuve de Rinne	Positif	Nul ou négatif	Positif

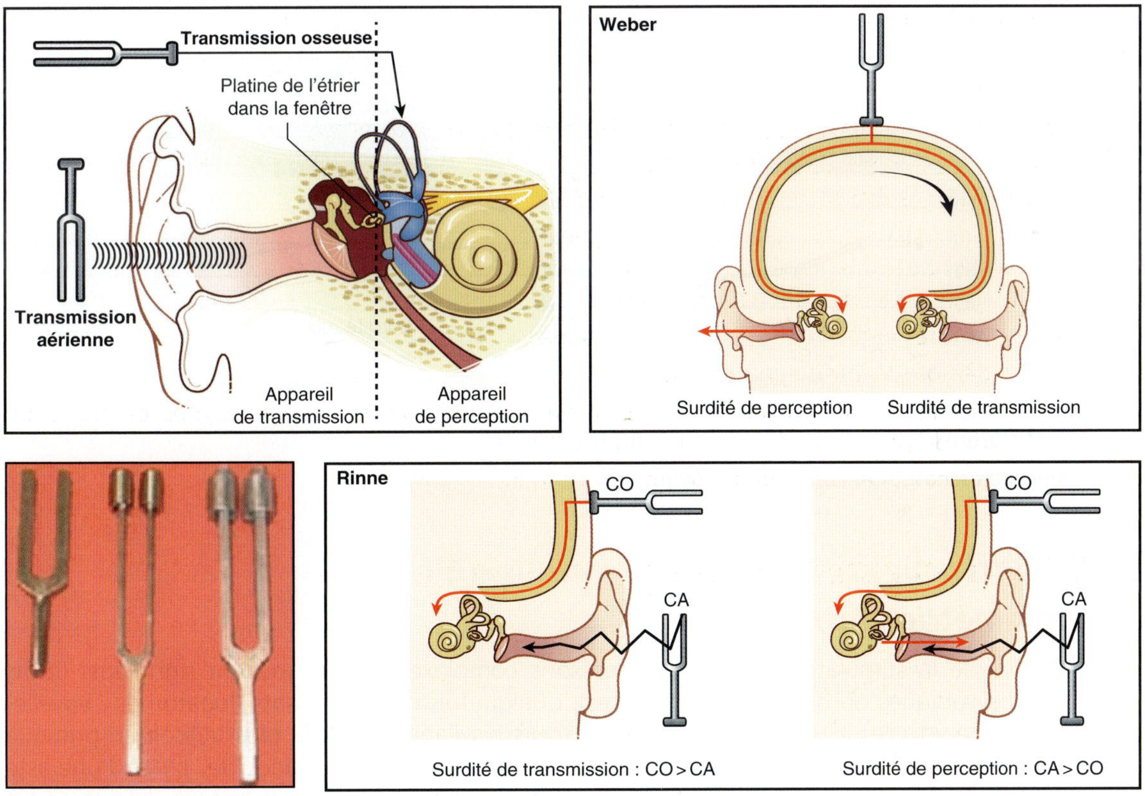

Fig. 3.7. Principes de l'acoumétrie au diapason.

Le diapason permet de délivrer un son par voie aérienne ou par voie osseuse. Lors de l'épreuve de Weber (en haut), le son est perçu du côté sain en cas de surdité de perception, et du côté sourd en cas de surdité de transmission. Lors de l'épreuve de Rinne (en bas), le son est mieux perçu en conduction aérienne (audition normale ou surdité de perception) que lors de la conduction osseuse. Dans le cas contraire, il s'agit d'une surdité de transmission. CO, conduction osseuse ; CA, conduction aérienne.

- si le patient ne perçoit plus le son, on parle de Rinne acoumétrique négatif (CA – CO < 0).

En cas d'audition normale ou de surdité de perception, le Rinne sera positif.

En cas de surdité de transmission, le Rinne sera négatif.

On teste les deux oreilles séparément.

2. Audiométrie tonale

Son principe repose sur une stimulation sonore par des sons purs de fréquence (Hz) et d'intensités variées (dB) avec détermination du seuil subjectif liminaire d'audition par voie aérienne (casque) et voie osseuse (vibrateur mastoïdien) (figure 3.8) :

- si l'audition est normale ou s'il existe une surdité de perception, les courbes en conduction osseuse et aérienne sont superposées. Le Rinne est dit positif par analogie avec l'acoumétrie ;
- en cas de surdité de transmission, la conduction osseuse est meilleure que la conduction aérienne : le Rinne est négatif.

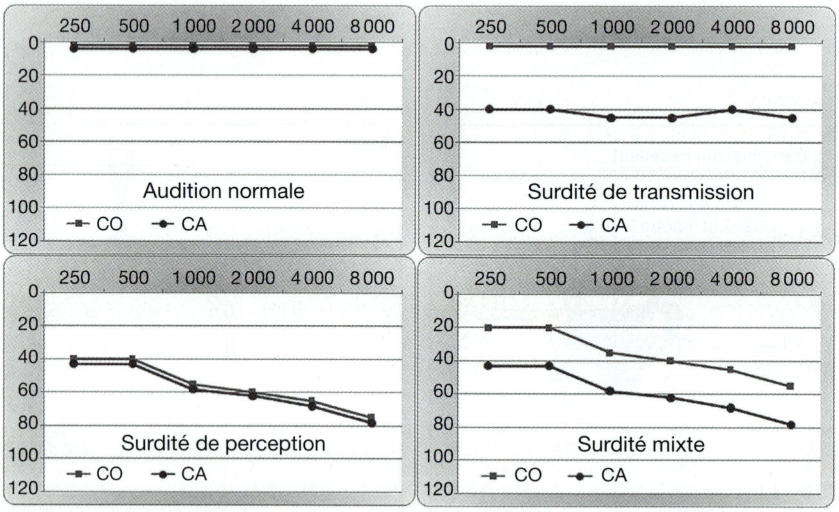

Fig. 3.8. Différents types de surdité en audiométrie tonale.
CO, conduction osseuse ; CA, conduction aérienne.

3. Audiométrie vocale

Elle utilise la stimulation sonore par des sons complexes le plus souvent signifiants (mots monosyllabiques ou bisyllabiques, phrases), quelquefois non signifiants (logatomes : voyelle-consonne-voyelle). L'utilisation de listes de mots bisyllabiques est la plus utilisée en pratique clinique. L'épreuve consiste à étudier le pourcentage de reconnaissance des mots d'une liste en fonction de l'intensité (figure 3.9). Elle peut être réalisée au casque testant chaque oreille séparément ou en champ libre testant les deux oreilles simultanément. L'audiométrie vocale peut aussi se réaliser avec l'adjonction de bruit perturbant.

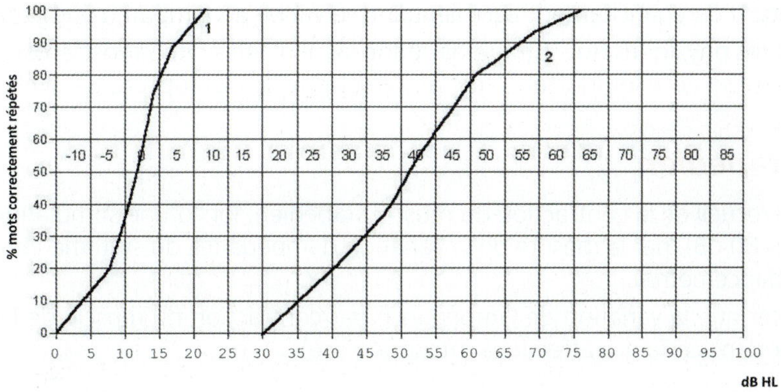

Fig. 3.9. Audiométrie vocale.

Le pourcentage de mots correctement répétés est recherché à différentes intensités sonores (courbe d'allure sigmoïde). Cet examen permet une approche du seuil auditif du patient et teste les capacités de compréhension du message sonore par le patient.

Courbe 1 : audition normale ; courbe 2 : perte auditive moyenne.

4. Impédancemétrie

L'impédancemétrie est la mesure de l'impédance de l'oreille moyenne et de ses modifications sous l'influence d'une surpression ou d'une dépression créée dans le conduit auditif externe.

Elle ne peut être réalisée qu'en absence de perforation tympanique.

Elle fournit de façon objective des renseignements sur la valeur fonctionnelle de la trompe d'Eustache et du système tympano-ossiculaire (figure 3.10) :

- trouble de la ventilation de l'oreille moyenne (courbe de type C : le pic de compliance est décalé vers les pressions négatives, il existe donc une dépression dans la caisse du tympan) ;

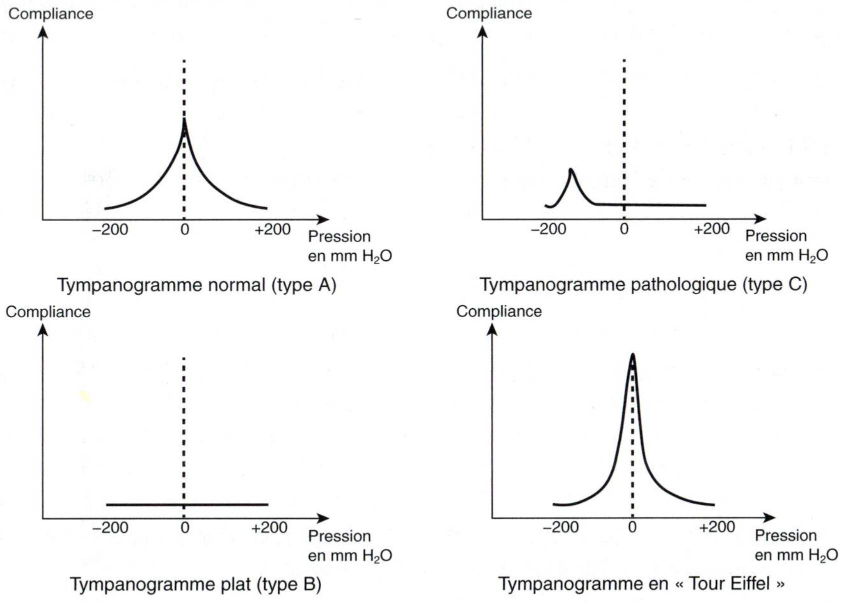

Fig. 3.10. Différents résultats possibles de l'impédancemétrie (ou tympanométrie).

CO, conduction osseuse ; CA, conduction aérienne.

- présence d'un épanchement liquidien dans la caisse du tympan (courbe de type B);
- caractères physiques du système tympano-ossiculaire : tympanosclérose, atteinte ossiculaire (courbe en « Tour Eiffel » : pic ample et pointu par rupture de la chaîne ossiculaire).

5. Réflexe stapédien

Il s'agit du recueil de la contraction du muscle stapédien, lors d'une stimulation auditive supraliminaire (> 80 dB), par la mesure de la variation d'impédance du système tympano-ossiculaire (par impédancemétrie).

Il est à noter que la variation de l'impédance par contraction du muscle de l'étrier ne peut se manifester dans certaines affections (otospongiose).

6. Potentiels évoqués auditifs précoces (PEA), dits du tronc cérébral

Le principe des PEA est d'enregistrer par des électrodes de surface des potentiels électriques qui prennent naissance à différents niveaux du système nerveux en réponse à une stimulation acoustique.

Les potentiels neurogènes évoqués au niveau cochléaire et rétrocochléaire (VIII, tronc cérébral) par une stimulation sonore sont enregistrés au cours des dix premières millisecondes après la stimulation.

Le principe de cet examen repose sur l'enregistrement par extraction du potentiel évoqué auditif (PEA) du bruit de fond électrique non significatif (EEG de repos, électromyogramme…).

Il utilise la répétition du stimulus sonore et le moyennage synchronisé des réponses.

C'est un examen non invasif (prélèvement du signal par électrodes cutanées), dont l'intérêt est double :

- otologique : mesure objective du seuil auditif avec une précision de 10–15 dB dès la naissance; c'est un moyen d'audiométrie objective de l'enfant (ou du sujet non coopérant);
- otoneurologique : localisation topographique de l'atteinte auditive dans les surdités neurosensorielles par étude des latences et des délais de conduction des cinq pics : I (cochlée), II (nerf auditif), III, IV, V (tronc cérébral).

Automatisé, ce test est très intéressant pour le dépistage de la surdité chez le nouveau-né.

Ses limites sont les suivantes :

- il ne permet pas une étude fréquence par fréquence des réponses;
- il explore une plage de fréquences aiguës de l'audiométrie (et donc pas les fréquences graves);
- la profondeur de la surdité peut gêner l'interprétation des courbes pour l'analyse des latences.

7. Otoémissions acoustiques (OEA)

Les cellules ciliées internes (CCI) sont les seuls récepteurs sensoriels de l'audition, alors que les cellules ciliées externes (CCE) possèdent des propriétés micromécaniques : elles agissent de façon mécanique sur la membrane basilaire.

La contraction active des CCE induit un son dirigé vers le conduit auditif externe et enregistrable : ce sont les otoémissions acoustiques. Elles peuvent être spontanées (OEAS) ou provoquées par des sons brefs (OEAP).

L'enregistrement des OEA est une méthode non invasive d'exploration du système auditif périphérique (du conduit auditif externe à la cochlée).

Le recueil des OEAP est une méthode simple, rapide (une minute) et fiable d'exploration du fonctionnement des CCE, dont on sait qu'elles sont les premières à disparaître en cas d'atteinte cochléaire.

Cette méthode constitue un test très intéressant pour le dépistage de la surdité chez le nouveau-né. Elle permet de séparer rapidement la population testée en deux groupes :

- OEAP présentes : le système auditif périphérique est intègre (perte auditive inférieure à 30 dB);
- OEAP absentes : nécessité de poursuivre l'exploration auditive (audiométrie comportementale, PEA...); il est possible qu'une hypoacousie supérieure à 30 dB soit présente.

Chez l'adulte, elle permet la détection d'atteinte cochléaire infraclinique (traitement ototoxique, surveillance des surdités professionnelles, traumatismes sonores...).

La présence d'otoémissions ne permet pas d'éliminer une surdité par neuropathie auditive, ni d'affirmer que l'enfant ne présentera pas une surdité ultérieure.

III. Surdités de transmission

A. Diagnostic positif, caractères communs

1. Clinique

Les surdités de transmission peuvent avoir les caractéristiques suivantes :

- elles peuvent être uni- ou bilatérales;
- elles sont d'intensité légère ou moyenne : le maximum de la perte audiométrique est de 60 dB;
- elles n'entraînent pas de modification qualitative de la voix;
- l'intelligibilité est souvent améliorée dans le bruit (paracousie) et au téléphone;
- la voix peut résonner dans l'oreille (autophonie), les patients n'élèvent pas la voix;
- elles peuvent s'accompagner de retard de langage chez l'enfant;
- elles s'accompagnent ou non d'acouphènes, qui sont alors plutôt de timbre grave, peu gênants, bien localisés dans l'oreille malade.

2. Données acoumétriques

L'épreuve de Weber est localisée dans l'oreille sourde (en cas de surdité unilatérale) ou la plus sourde (en cas de surdité bilatérale).

Le Rinne est négatif.

3. Audiométrie tonale et vocale

La courbe de conduction osseuse (CO) est normale.

La courbe de conduction aérienne (CA) est plus ou moins abaissée, en général sur toutes les fréquences ou prédominant sur les fréquences graves.

Il existe donc toujours une dissociation entre CA et CO, définissant un Rinne audiométrique négatif.

Les tests supraliminaires et l'audiométrie vocale ne montrent pas d'altération qualitative de l'audition (distorsion).

4. Tympanométrie (impédancemétrie et mesure du réflexe stapédien)

La tympanométrie apporte souvent des éléments intéressants pour confirmer le diagnostic et préciser les lésions. Elle ne peut se faire qu'à tympan fermé (pas de perforation).

Points clés

Une surdité de transmission :
- a toujours un Rinne négatif;
- n'entraîne pas de distorsion sonore;
- n'est jamais totale.

B. Diagnostic étiologique et traitement

1. Otospongiose

C'est une ostéodystrophie de la capsule labyrinthique, d'origine multifactorielle (génétique, hormonale, virale…). Huit pour cent des sujets de race blanche en sont histologiquement atteints. Elle se manifeste cliniquement chez un sujet sur 1 000.

Elle entraîne dans sa forme typique une ankylose de l'étrier dans la fenêtre ovale et une surdité de transmission évolutive, bilatérale dans les trois quarts des cas.

L'otospongiose doit être évoquée d'emblée devant toute surdité de transmission de l'adulte jeune, de sexe féminin (deux femmes pour un homme), survenue sans passé otologique, à tympan normal.

Des antécédents familiaux de surdité sont retrouvés dans la moitié des cas.

La surdité subit chez la femme des poussées évolutives lors des épisodes de la vie génitale (puberté, grossesse, allaitement, ménopause).

L'audiométrie retrouve une surdité de transmission pure, puis mixte (figure 3.11).

Le tympanogramme est normal.

Le réflexe stapédien est aboli en cas d'ankylose complète ; dans les stades débutants, on peut observer un effet « on-off », quasi pathognomonique d'ankylose stapédovestibulaire débutante — l'effet « on-off » correspond à une augmentation transitoire de la compliance apparaissant lors du début de la stimulation (« on ») et lors de la fin de la stimulation (« off »). Ainsi, au lieu d'observer une déviation de l'aiguille vers le sens positif durant la recherche du réflexe stapédien, on observe deux déflexions successives vers le sens négatif.

La TDM permet de visualiser les foyers otospongieux de la capsule otique sous forme d'hypodensité osseuse (figure 3.12) ou d'un épaississement platinaire. Un scanner normal n'élimine pas une otospongiose.

Cette surdité est évolutive, aboutissant à plus ou moins long terme à une surdité qui peut être sévère, rarement profonde.

Le traitement est avant tout chirurgical : ablation de l'étrier (stapédectomie) ou trou central de la platine (stapédotomie) et rétablissement de la continuité de la chaîne ossiculaire par un matériel prothétique. La prothèse stapédienne transmet les vibrations entre l'enclume et l'oreille interne, en court-circuitant l'ankylose stapédienne. Les résultats sont excellents : 95 % de restitution de l'audition (vidéo 3).

www.em-consulte.com/e-complement/475107/video03.mp4.

En cas de contre-indication opératoire (rare), l'appareillage par prothèse auditive donne d'excellents résultats. Il n'empêche cependant pas la surdité d'évoluer.

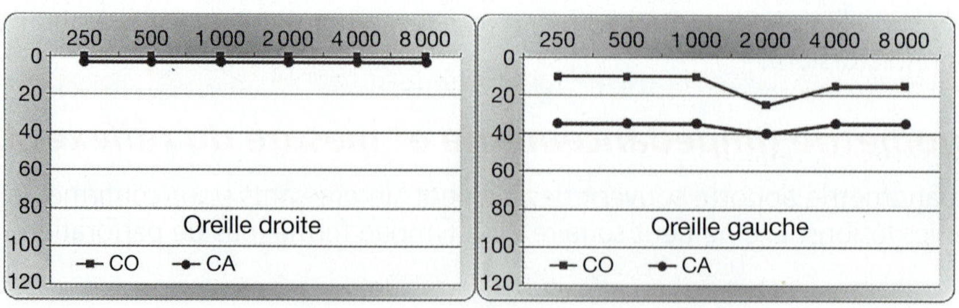

Fig. 3.11. Audiométrie tonale chez une patiente atteinte d'une otospongiose de l'oreille gauche.

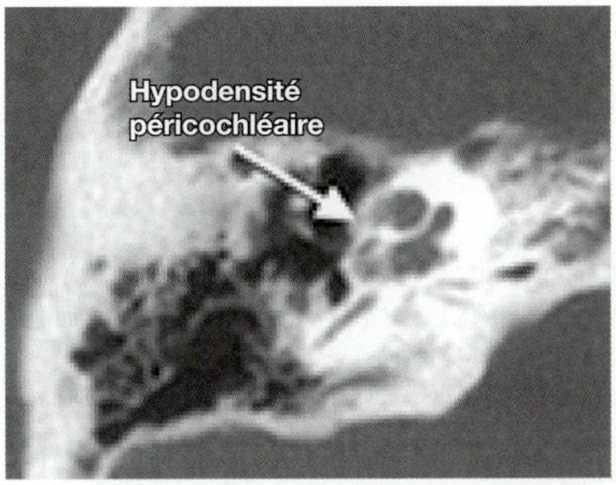

Fig. 3.12. L'otospongiose peut s'accompagner de lésions de déminéralisation péricochléaires se manifestant par une hypodensité au scanner.

2. Séquelles d'otites

Cette étiologie est de fréquence non négligeable. Les otites moyennes aiguës à répétition et les otites moyennes chroniques aboutissant à des séquelles entraînent une altération du fonctionnement du système tympano-ossiculaire :

- perforation tympanique (figure 3.13A), tympan flaccide ou accolé au fond de caisse (atélectasie) (figure 3.13B) ;
- lyse ossiculaire avec interruption de chaîne, blocage ossiculaire cicatriciel (tympanosclérose) ;
- dysperméabilité de la trompe d'Eustache, entravant l'aération de la caisse.

Ces altérations, isolées ou associées, entraînent une surdité de transmission légère ou moyenne qui constitue souvent la seule séquelle de la maladie.

Cette surdité est en général fixée, quelquefois évolutive (labyrinthisation par atteinte progressive de l'oreille interne).

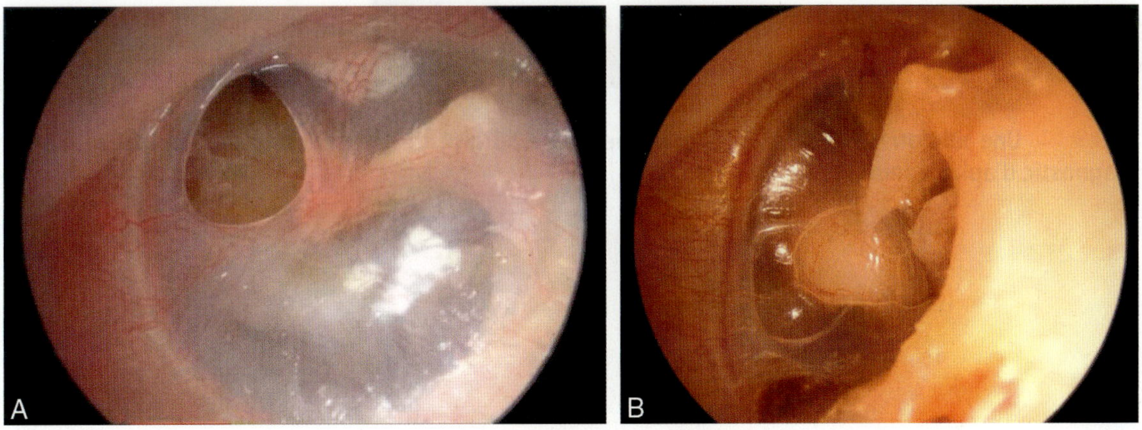

Fig. 3.13. Otoscopies anormales.
A. Tympan gauche : perforation antérieure, non marginale. B. Tympan gauche : atélectasie complète.

Elle est souvent chirurgicalement curable par tympanoplastie :

- en cas de perforation simple du tympan, une miryngoplastie peut être réalisée (vidéo 4) ;

www.em-consulte.com/e-complement/475107/video04.mp4 ;

- en cas d'atteinte ossiculaire associée, une chirurgie avec restauration du système tympano-ossiculaire fonctionnel doit être réalisée.

Les résultats sont moins bons que dans l'otospongiose (50 à 70 % de réhabilitation fonctionnelle socialement correcte).

La prothèse auditive assure en cas d'échec chirurgical une aide efficace.

3. Aplasie d'oreille

C'est une malformation congénitale de l'oreille externe et/ou moyenne d'origine génétique ou acquise (embryopathies rubéolique ou toxique). Elle est le plus souvent isolée, uni- ou bilatérale. Elle entre quelquefois dans le cadre d'un syndrome malformatif plus complexe de la première fente branchiale (par exemple, syndrome du premier arc : syndrome otomandibulaire).

Le diagnostic est simple à la naissance en cas d'aplasie majeure (malformation du pavillon, absence de conduit auditif externe) (figures 3.14 et 3.15). Il peut être très difficile lors d'une aplasie mineure unilatérale où la malformation n'intéresse que la chaîne ossiculaire, et est alors de découverte souvent fortuite.

Si la surdité est bilatérale, elle est révélée par des signes indirects chez le jeune enfant (cf. *infra* « Surdité de l'enfant »).

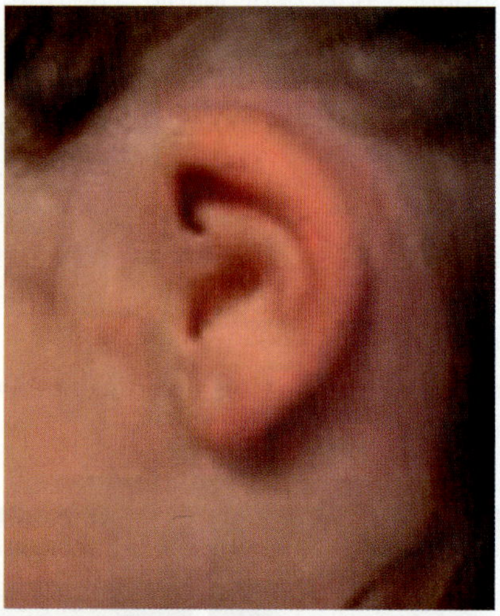

Fig. 3.14. Une microtie (petite oreille) associée à une surdité de transmission doit faire évoquer le diagnostic d'aplasie mineure de l'oreille.

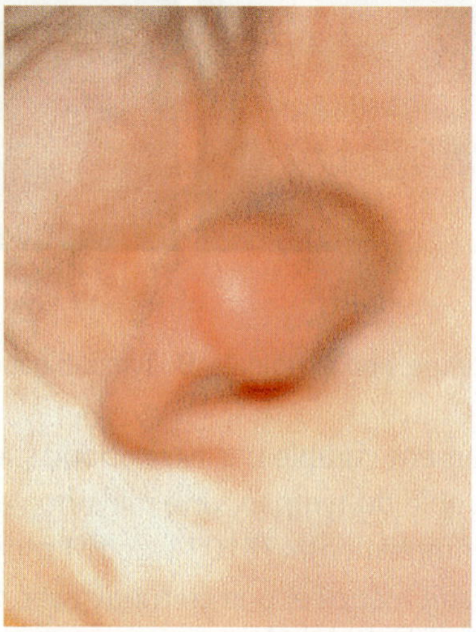

Fig. 3.15. Patient présentant une aplasie majeure d'oreille. Le conduit auditif externe est absent, ce qui entraîne une surdité de transmission du côté atteint.

C'est une surdité de transmission pure (l'oreille interne est généralement normale, puisque d'origine embryologique différente); elle est fixée, non évolutive.

Elle est curable chirurgicalement. C'est une chirurgie difficile, spécialisée. L'indication opératoire :

- est discutable dans les formes unilatérales, car celles-ci n'entraînent peu ou pas de retentissement fonctionnel;
- ne peut être posée avant l'âge de 7 ans et après bilan scannographique.

En attendant, dans les formes bilatérales, une prothèse auditive à conduction osseuse doit être mise en place pour permettre un développement socio-scolaire normal. Elle est très efficace.

L'aplasie du pavillon nécessite un geste chirurgical de reconstruction après l'âge de 8 ans.

4. Bouchon de cérumen

De diagnostic facile à l'examen, il se manifeste par une surdité de transmission volontiers apparue après un bain. Le traitement est aussi simple qu'efficace : extraction par lavage (si le tympan est fermé) ou aspiration.

5. Surdités traumatiques

Les fractures du rocher atteignant l'oreille moyenne entraînent une surdité de transmission :

- réversible, en cas de simple hémotympan;
- permanente, par atteinte du système tympano-ossiculaire : perforation tympanique, fracture, luxation ossiculaire. La réparation fait appel alors aux techniques de tympanoplastie (et si besoin ossiculoplastie) à distance du traumatisme.

Les traumatismes externes par pénétration d'un agent vulnérant par le CAE sont plus rares. Les lésions et leur traitement sont les mêmes que ceux des fractures du rocher.

Les barotraumatismes de l'oreille moyenne, dus à des variations brusques et importantes de pression (plongée sous-marine, aviation, blast…), sont favorisés par un dysfonctionnement tubaire (rhume, obstruction nasale chronique…). La dépression relative au niveau de la caisse du tympan provoque une exsudation séreuse (otite séreuse), voire une hémorragie (hémotympan) ou une rupture tympanique. Un barotraumatisme de l'oreille interne peut être associé.

6. Surdités d'origine infectieuse, otites séromuqueuses

Elles sont vues lors de l'étude des otites moyennes aiguës et chroniques : cf. item 147 au chapitre 14.

Rappelons que la surdité de transmission :

- est contingente dans l'otite moyenne aiguë et guérit le plus souvent avec elle;
- constitue le signe majeur de l'otite séromuqueuse à tympan fermé; l'otite séromuqueuse est la cause la plus fréquente de surdité de transmission de l'enfant; l'aérateur transtympanique est efficace;
- peut être le premier et le seul signe d'un cholestéatome de l'oreille moyenne.

7. Surdités d'origine tumorale

Les surdités d'origine tumorale sont très rares :

- tumeur du glomus tympanojugulaire;
- carcinomes du CAE et de l'oreille moyenne.

La surdité peut être révélatrice. Le problème thérapeutique est celui de l'affection causale.

Points clés

- L'otospongiose est la surdité de transmission la plus fréquente.
- Une surdité de transmission est chirurgicalement curable dans un nombre de cas important (chirurgie de la surdité).
- L'appareillage prothétique (prothèse auditive) est facile à adapter et efficace dans une surdité de transmission.

IV. Surdités de perception

A. Diagnostic positif, caractères communs

1. Cliniques

Les surdités de perception peuvent avoir les caractéristiques suivantes :

- elles peuvent être uni- ou bilatérales ;
- elles sont d'intensité variable, allant de la surdité légère à la cophose ;
- elles entraînent, lorsqu'elles sont bilatérales et sévères, une élévation de la voix (« crier comme un sourd ») ;
- la gêne auditive est révélée ou aggravée en milieu bruyant et dans les conversations à plusieurs personnes (signe de la « cocktail party ») ;
- elles s'accompagnent ou non d'acouphènes qui sont volontiers de timbre aigu (sifflements), mal tolérés, plus ou moins bien localisés dans l'oreille ;
- elles peuvent s'accompagner de vertiges et/ou de troubles de l'équilibre (atteinte labyrinthique ou nerveuse) ;
- elles s'accompagnent chez l'enfant d'un retard ou de troubles du langage.

2. Acoumétrie et audiométrie

L'épreuve de Weber est latéralisée dans l'oreille saine ou la moins sourde.

Le Rinne est positif.

3. Audiométries tonale et vocale

Les courbes de conduction osseuse et de conduction aérienne sont également abaissées, non dissociées.

Le Rinne audiométrique est dit positif (les courbes CA et CO sont accolées).

En général, la perte prédomine sur les sons aigus — sauf en cas de maladie de Ménière, où la perte porte sur toutes les fréquences ou bien prédomine sur les graves.

Les tests supraliminaires et l'audiométrie vocale montrent, dans les atteintes de l'oreille interne, des altérations qualitatives de l'audition portant sur :

- la hauteur (diplacousie) ;
- l'intensité (recrutement) ;
- le timbre.

Ces altérations qualitatives sont habituellement absentes dans les atteintes du VIII.

L'audiométrie objective, par enregistrement des potentiels évoqués auditifs précoces, apporte souvent des éléments intéressants pour le diagnostic topographique (oreille interne, VIII, voies nerveuses).

Points clés

- Une surdité de perception :
  - peut être totale (cophose);
  - a toujours un Rinne positif;
  - entraîne des distorsions sonores.
- Les potentiels évoqués auditifs en permettent souvent un diagnostic topographique.

B. Diagnostic étiologique et traitement

1. Surdités unilatérales

La surdité de perception peut être d'apparition brutale ou progressive. La cause peut être inconnue ou incertaine. Le traitement est souvent aléatoire ou inexistant. Le pronostic fonctionnel est incertain, voire péjoratif.

Surdité unilatérale brusque (SUB)

« Coup de tonnerre dans un ciel serein », la surdité brusque, en règle unilatérale, survient brutalement, en quelques secondes ou minutes, accompagnée de sifflements unilatéraux et quelquefois de vertiges ou de troubles de l'équilibre.

L'examen ORL clinique est normal.

C'est une surdité de perception plus ou moins profonde.

Le bilan clinique et biologique le plus complet ne montre en règle générale aucune autre anomalie.

On peut simplement soupçonner quelquefois, sur des arguments anamnestiques en général discrets, une origine :

- virale (rhinopharyngite datant de quelques jours, allure saisonnière);
- vasculaire (sujet âgé, présence de facteurs de risque, d'atteinte vasculaire).

Le pronostic fonctionnel est péjoratif (50 à 75 % ne récupèrent pas), surtout si la surdité est sévère ou profonde et si le traitement est retardé ou nul.

La surdité unilatérale brusque est considérée comme une urgence médicale.

Un traitement médical peut être tenté dans les premières heures ou les premiers jours. Son efficacité est discutée, mais elle est nulle après le 8–10e jour.

Quelle que soit la cause soupçonnée, il peut comprendre les éléments suivants :

- mise en œuvre d'un traitement corticoïde, associant de façon variable, pendant 6 à 8 jours :
  - perfusions de vasodilatateurs;
  - oxygénothérapie hyperbare;
  - hémodilution;
- un traitement de relais plus léger, qui peut être poursuivi pendant plusieurs semaines (vasodilatateurs…).

Dix pour cent des patients présentant une surdité brusque sont porteurs d'un neurinome de l'acoustique. Il doit systématiquement être recherché face à une surdité unilatérale brusque (PEA ou IRM injectée).

Surdités traumatiques

La surdité de perception peut être la conséquence :

- d'une fracture transversale (labyrinthique) du rocher, lésant l'oreille interne (cf. item 330 « Fracture du rocher », au chapitre 19). La surdité est le plus souvent unilatérale ou prédomine d'un côté; totale ou partielle, mais alors souvent évolutive (dégénérescence secondaire). Elle s'accompagne d'acouphènes et souvent de vertiges, en général régressifs;
- d'un traumatisme crânien sans fracture du rocher : l'onde de choc entraîne une commotion labyrinthique; la surdité peut être régressive, en totalité ou en partie.

Les surdités traumatiques résiduelles entrent dans le cadre du syndrome post-traumatique (cf. item 101 « Vertige », au chapitre 7), et l'incidence médicolégale est fréquente.

Toute surdité de perception évolutive ou fluctuante post-traumatique doit faire évoquer une fistule périlymphatique.

Surdités infectieuses : labyrinthites

On distingue :

- les labyrinthites otogènes par propagation de l'infection de l'oreille moyenne : otite moyenne aiguë, cholestéatome de l'oreille avec fistule du canal externe ou effraction transplatinaire au niveau de la fenêtre ovale. Elles peuvent régresser en totalité ou en partie par un traitement antibiotique et corticoïde énergique et précoce;

Le cholestéatome doit être éradiqué chirurgicalement en urgence.

- les neurolabyrinthites hématogènes, microbiennes (syphilis, exceptionnelle) et surtout :
  - oreillons : surdité unilatérale;
  - zona auriculaire : atteinte du VIII;
  - autres virus neurotropes;
- les neurolabyrinthites suite à une méningite (surtout bactérienne).

La surdité est en règle générale irréversible et incurable.

Surdités par trouble pressionnel

Cf. item 101 « Vertige », au chapitre 7.

Tumeurs de l'angle pontocérébelleux : le neurinome de l'acoustique

Le neurinome de l'acoustique est un schwannome développé sur la VIIIe paire. C'est une tumeur rare, mais dont le diagnostic doit être fait au stade précoce.

Le début, insidieux, est le plus souvent constitué par une surdité de perception unilatérale de l'adulte, d'évolution lentement progressive et remarquée en général fortuitement.

Les acouphènes sont contingents, les troubles de l'équilibre discrets et inconstants.

Le neurinome du VIII se révèle quelquefois par un symptôme brutal et unilatéral : surdité brusque, paralysie faciale.

Toute surdité unilatérale progressive de l'adulte de cause non évidente doit faire évoquer un neurinome de l'acoustique.

Les étapes diagnostiques sont les suivantes :

- examen clinique, avec recherche :
  - d'hypoesthésie cornéenne unilatérale;

- de signes vestibulaires spontanés ;
- de signes vestibulaires provoqués (secouage de tête, vibrateur, Halmagyi) ;
- examen fonctionnel cochléovestibulaire :
  - audiométrie tonale et vocale (surdité de perception avec intelligibilité effondrée) ;
  - potentiels évoqués auditifs : examen fonctionnel essentiel et fiable (l'allongement des latences du côté atteint signe l'atteinte rétrocochléaire) (figure 3.16) ;
  - épreuves calorique et otolithique (déficit vestibulaire unilatéral) ;
- imagerie : IRM du CAI-fosse postérieure avec injection de gadolinium (figure 3.17).

La prise en charge peut être chirurgicale, surveillance radioclinique ou radiothérapie. Le choix se fait en fonction de l'âge du patient, de la taille et de l'évolutivité du neurinome, de sa localisation et de la symptomatologie.

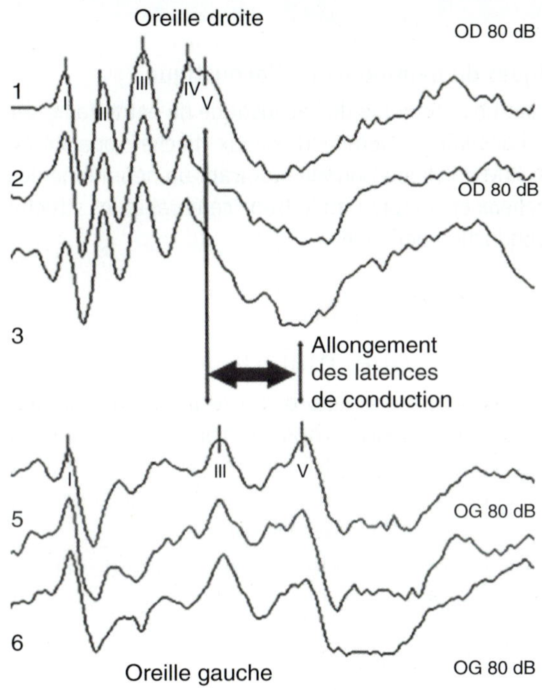

Fig. 3.16. Enregistrement des potentiels évoqués auditifs chez un patient présentant un neurinome de l'acoustique gauche.

Noter les latences de conduction entre l'onde I générée dans la cochlée et l'onde V générée dans le tronc cérébral qui sont augmentées du côté gauche.

Points clés

- Toute surdité de perception unilatérale progressive de l'adulte doit faire évoquer un neurinome de l'acoustique.
- Une surdité brusque est une urgence médicale.

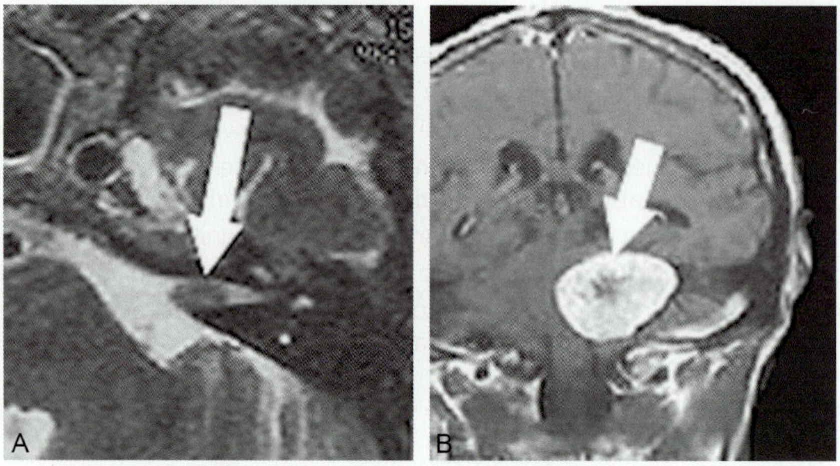

Fig. 3.17. Aspects radiologiques du neurinome de l'acoustique.

A. IRM en coupe axiale montrant un neurinome de l'acoustique de petite taille situé uniquement dans le conduit auditif interne sans extension dans l'angle pontocérébelleux (flèche : opacité au sein du LCS apparaissant en blanc sur ces séquences T2). B. IRM en coupe frontale montrant un neurinome de l'acoustique volumineux développé dans l'angle pontocérébelleux et comprimant le tronc cérébral et les structures cérébelleuses.
CO, conduction osseuse ; CA, conduction aérienne.

2. Surdités bilatérales de l'adulte

Surdité d'origine génétique, maladie évolutive du jeune

C'est une surdité de perception cochléaire, en règle bilatérale, d'installation progressive chez l'adulte jeune, s'aggravant au fil du temps, parfois très rapidement. Elle peut s'accompagner d'acouphènes bilatéraux. Le handicap fonctionnel est dramatique chez ce sujet en pleine activité professionnelle. Elle échappe à tout traitement médical ou chirurgical. Les vasodilatateurs sont classiquement prescrits, d'efficacité discutable.

L'origine génétique est souvent suspectée (autosomique dominant).

La prothèse acoustique amplificatrice doit être prescrite rapidement dès que l'intelligibilité de la parole chute. L'implant cochléaire est indiqué, en relais de la prothèse amplificatrice, si la surdité est profonde, bilatérale.

Surdité de sénescence, ou presbyacousie

Ce n'est pas une maladie mais un processus normal de vieillissement portant sur toutes les structures neurosensorielles du système auditif (oreille interne, voies et centres nerveux). Ce processus commence très tôt vers l'âge de 25 ans (amputation des fréquences les plus aiguës du champ auditif) sans qu'il n'y ait avant longtemps de trouble de l'intelligibilité.

La presbyacousie se manifeste socialement à partir de 65 ans par une gêne progressive de la communication verbale, beaucoup plus importante que ne le laisse prévoir la courbe audiométrique tonale, si des troubles de la sélectivité fréquentielle par atteinte des cellules ciliées externes, et de l'intégration corticale du message verbal, sont associés à l'atteinte d'oreille interne.

Elle peut débuter beaucoup plus tôt du fait de facteurs :

- génétiques (presbyacousie précoce, forme de passage avec la surdité évolutive du jeune) ;
- pathologiques associés : insuffisance vasculaire, diabète, traumatismes sonores professionnels, atteintes toxiques…

La surdité de perception est bilatérale et symétrique et porte sur les fréquences les plus aiguës (4 000 Hz), puis s'étend vers les fréquences conversationnelles (500 à 2 000 Hz) (figure 3.18).

Les phénomènes de sénescence touchant la cognition sont un facteur aggravant majeur des troubles de l'intelligibilité de la parole.

Il n'y a aucune prise en charge médicamenteuse.

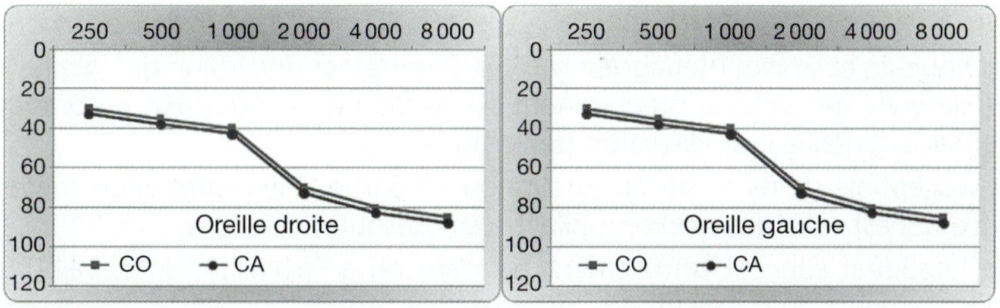

Fig. 3.18. Surdité de perception bilatérale symétrique dans le cadre d'une presbyacousie avancée.

La prothèse auditive idéalement **bilatérale** constitue une aide appréciable si elle est prescrite **précocement** (à partir d'une chute bilatérale de 30 dB à 2 000 Hz) ; son efficacité est améliorée si l'on y associe une prescription de rééducation orthophonique par l'apprentissage de la lecture labiale, l'éducation auditive et le travail cognitif sur les suppléances mentales. L'éducation de l'entourage est utile.

Traumatismes sonores

Traumatismes chroniques d'origine professionnelle

Ils sont encore fréquents (surdités des forgerons, des chaudronniers…). Les surdités professionnelles s'observent en milieu industriel bruyant.

La zone d'alarme de la nuisance auditive est de 85 dB pendant 8 heures par jour. Les sons impulsifs et les spectres sonores aigus sont les plus nocifs. La susceptibilité individuelle au bruit est variable. Il n'y a actuellement pas de test de dépistage fiable des sujets à haut risque auditif.

Les troubles de l'atteinte cochléaire se manifestent d'abord par une fatigue auditive dans les premiers mois d'exposition au bruit, et des sifflements d'oreille, réversibles à l'éviction du bruit.

Les premiers signes de la surdité sont audiométriques : scotome auditif sur la fréquence 4 000 Hz, bilatéral. Puis la perte s'étend en tache d'huile vers les aigus et les fréquences conversationnelles. La gêne auditive apparaît alors, puis s'aggrave. La surdité n'évolue plus après éviction de l'ambiance sonore (figure 3.19).

Il n'y a pas de traitement, c'est dire l'importance des **mesures de prévention** :

- protection individuelle et collective contre le bruit ;
- audiogrammes de contrôle (médecine du travail).

La surdité due au traumatisme sonore chronique entre dans le cadre du tableau n° 42 des maladies professionnelles depuis 1963.

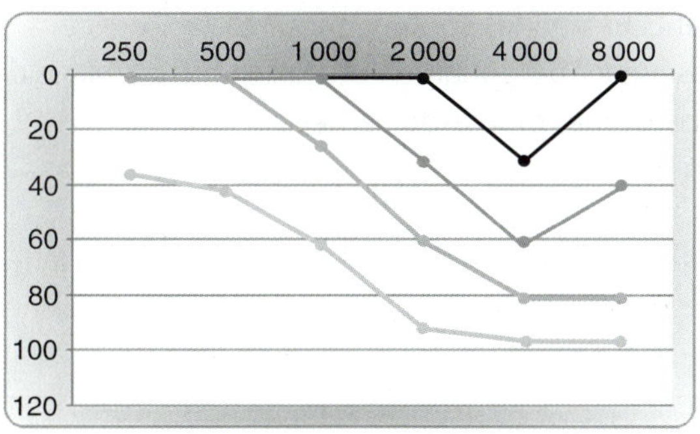

Fig. 3.19. Évolution de seuils en audiométrie tonale en cas de traumatisme sonore chronique en fonction du temps.

La perte auditive de perception est initialement centrée sur la fréquence 4 000 Hz, puis touche les autres fréquences. L'arrêt de l'exposition traumatique stoppe l'évolution de la surdité.

Traumatismes aigus, accidentels

Un bruit soudain et violent (déflagration…) peut entraîner une lésion de l'oreille interne et une surdité bilatérale, portant ou prédominant sur la fréquence 4 000 Hz, accompagnée souvent de sifflements d'oreille et quelquefois de vertiges.

Elle est susceptible de régresser en totalité ou en partie. Elle justifie d'un traitement médical d'urgence qui est celui des surdités unilatérales brusques (cf. *supra*).

Lorsque l'accident survient brutalement pendant ou à l'occasion du travail, il entre dans le cadre des accidents du travail (et non des maladies professionnelles).

Les barotraumatismes de l'oreille interne ont la même étiologie que ceux de l'oreille moyenne. Ils entraînent surdité et vertiges rotatoires. Le traitement doit être réalisé en urgence. La thérapeutique comporte :

- corticothérapie ;
- désobstruction nasale par vasoconstricteurs locaux ;
- traitement vasodilatateur ;
- en cas d'épanchement de l'oreille moyenne : évacuation par paracentèse et antibiotiques *per os* ;
- une thérapeutique prophylactique pour en éviter la répétition : rétablissement de la perméabilité nasale…

Surdités toxiques

Les surdités toxiques sont essentiellement le fait de substances médicamenteuses.

La surdité toxique est bilatérale lorsque la drogue est délivrée par voie générale, elle prédomine sur les fréquences aiguës. Elle est irréversible et incurable. En règle générale, il s'agit des *aminosides* :

- ils sont ototoxiques sur la cochlée et/ou le vestibule ;
- les nouveaux aminosides ont une ototoxicité moins importante que la streptomycine et un tropisme plutôt vestibulaire que cochléaire.

La surdité toxique survient essentiellement :

- par surdosage et répétition des traitements ;
- chez des sujets insuffisants rénaux ;
- dans certains cas par prédisposition génétique (ADN mitochondrial).

C'est dire l'importance des mesures préventives :

- surveillance de la fonction rénale ;
- adaptation des doses en surveillant les concentrations plasmatiques ;
- indications précises ;
- audiogramme systématique chez les sujets à risque.

Les autres médicaments incriminés sont les suivants :

- diurétiques : furosémide (potentialise l'ototoxicité des aminosides) ;
- antimitotiques : cisplatine, moutarde azotée ;
- quinine et dérivés ;
- rétinoïdes ;
- certains produits industriels : CO (monoxyde de carbone), Hg (mercure), Pb (plomb)…

Points clés

- L'ototoxicité est essentiellement rencontrée chez un insuffisant rénal traité par aminosides ou par prédisposition génétique.
- Une surdité par traumatisme sonore se caractérise par une perte auditive prédominant sur les 4 000 Hz.

- La prothèse auditive est parfois difficile à adapter dans une surdité de perception, du fait des distorsions auditives.
- L'implant cochléaire est le moyen de réhabilitation des surdités profondes ou totales bilatérales.

3. Surdités bilatérales de l'enfant

Cf. item 44 à la section suivante.

C. Diagnostic différentiel des surdités

1. Simulateurs

Ce diagnostic ne se pose que très rarement chez l'adulte conscient. Il peut se discuter en cas de surdité psychogène ou simulée.

Les épreuves audiométriques objectives permettent en général de lever le doute, surtout l'audiométrie par potentiels évoqués auditifs avec recherche des seuils.

2. Surdités centrales

Les atteintes auditives par lésion des voies centrales de l'audition lors d'atteintes hautes du tronc cérébral ou des régions sous-cortico-corticales ne méritent pas le nom de surdité. Elles ne se manifestent pas par une baisse de l'ouïe, mais par des troubles gnosiques : le sujet entend (audiogramme tonal normal), mais ne comprend pas (audiogramme vocal altéré). Souvent les lésions des voies auditives centrales n'entraînent aucune plainte auditive (sclérose en plaques ou tumeur du tronc cérébral, par exemple).

L'audiométrie par potentiels évoqués auditifs apporte en revanche des renseignements importants pour la mise en évidence et la localisation des lésions des voies auditives.

V. Enfant sourd

Cf. item 44 à la section suivante.

VI. Développement normal du langage oral

Cf. item 44 à la section suivante.

VII. Prévention des troubles de l'audition

La majorité des surdités handicapantes de l'enfant est d'origine génétique.

L'information sur les risques liés à la consanguinité est l'unique moyen de prévention. En cas d'antécédent familial de surdité, l'encadrement (familial, médical et social) de l'enfant doit être rendu attentif au suivi du développement normal pour un dépistage précoce — notamment dans les surdités retardées où le test de dépistage néonatal est normal. Il n'y a aucune indication à un dépistage prénatal (pathologie bénigne, prise en charge efficace).

Autres causes de surdité où une prévention est envisageable :

- situations à risque : prématurité, réanimation (les principaux facteurs incriminés sont le petit poids de naissance, l'hypoxie et les traitements ototoxiques);
- surdité ototoxique :
  – antibiotiques aminosides : toxicité cumulative : limiter les indications au strict nécessaire, dose et durée minimales;
  – chimiothérapie : choisir le traitement le moins ototoxique quand une alternative existe (sels de platine : carboplatine moins toxique que le cisplatine);
- prévention de l'alcoolisme fœtal;
- surdité traumatique : les accidents de la vie ne sont pas prévisibles mais les traumatismes par coton-tige (luxations ossiculaires voire atteinte de l'oreille interne) sont évitables! Ne pas nettoyer les conduits auditifs au-delà de la zone pileuse (méat), soins d'oreille sous contrôle visuel (otoscopie);
- traumatismes sonores : les oreilles des enfants sont extrêmement sensibles aux bruits, notamment aigus : éviter les bruits intenses et prolongés. Conseils pour l'orientation professionnelle : éviter les métiers bruyants et l'association solvants-bruit (ototoxicité cumulative).

La prévention est fondamentale en cas d'oreille unique (surdité unilatérale).

Points clés

- Une surdité de transmission :
  – a toujours un Rinne négatif;
  – n'entraîne pas de distorsion sonore;
  – n'est jamais totale.
- L'otospongiose est la surdité de transmission la plus fréquente.
- Une surdité de transmission est chirurgicalement curable dans un nombre de cas important (chirurgie de la surdité).
- L'appareillage prothétique (prothèse auditive) est facile à adapter et efficace dans une surdité de transmission.
- Une surdité de perception :
  – peut être totale (cophose);
  – a toujours un Rinne positif;
  – entraîne des distorsions sonores.
- Les potentiels évoqués auditifs en permettent souvent un diagnostic topographique.
- Toute surdité de perception unilatérale progressive de l'adulte doit faire évoquer un neurinome de l'acoustique.
- Une surdité brusque est une urgence médicale.
- L'ototoxicité est essentiellement rencontrée chez un insuffisant rénal, traité par aminosides ou par prédisposition génétique.
- Une surdité par traumatisme sonore se caractérise par une perte auditive prédominant sur le 4 000 Hz.
- La prothèse auditive est parfois difficile à adapter dans une surdité de perception, du fait des distorsions auditives.
- L'implant cochléaire est le moyen de réhabilitation des surdités profondes ou totales bilatérales.
- La surdité du jeune enfant se manifeste par des signes indirects.
- Le médecin généraliste et le pédiatre jouent un rôle essentiel dans le dépistage.
- L'audiométrie objective par potentiels évoqués auditifs permet une mesure précise de l'audition à tout âge.
- La majorité des surdités bilatérales sévères ou profondes de l'enfant sont d'origine génétique.
- L'otite séromuqueuse de l'enfant est responsable de la majorité des surdités légères ou moyennes de la période préscolaire ou scolaire.

Item 44 – Dépistage des troubles auditifs chez l'enfant

Objectifs pédagogiques

Nationaux

- Assurer le suivi d'un nourrisson, d'un enfant et d'un adolescent normaux.
- Argumenter les modalités de dépistage et de prévention des troubles de la vue et de l'ouïe.

Collège français des enseignants d'ORL

- Connaître les signes d'appel indirects ou directs d'une surdité de l'enfant.
- Connaître les principes de dépistage des troubles de l'audition chez l'enfant en fonction de son âge.

I. Enfant sourd

A. Généralités

Le système auditif est fonctionnel dès avant la naissance.

La surdité de l'enfant a un retentissement d'autant plus grave qu'elle existe à la naissance ou qu'elle apparaît avant l'âge normal d'acquisition du langage (18 mois–2 ans) et qu'elle est bilatérale et importante (tableau 3.2).

La conséquence en est en effet un trouble de la communication orale d'autant plus important que le seuil est élevé :

- majeur, lorsque la surdité est sévère ou profonde (supérieure à 70 dB);
- plus ou moins marqué lorsqu'elle est moyenne (entre 40 et 70 dB) voire légère.

Tableau 3.2. Classification des surdités suivant leur intensité : perte moyenne en dB sur les fréquences dites « conversationnelles » (500, 1 000, 2 000 et 4 000 Hz).

Perte en dB	Appellation de la surdité	Conséquences	
20–40	Légère	Défaut de prononciation des consonnes Gêne scolaire	Le langage oral est acquis spontanément, un retard peut exister
40–70	Moyenne	A parlé tard et mal Langage imparfait Nombreuses confusions des voyelles et consonnes	
70–90	Sévère	Ne perçoit que la voix forte et les bruits	Le langage oral n'est pas acquis spontanément, le retard est majeur
> 90	Profonde ou totale (cophose)	Aucune parole n'est perçue	

B. Diagnostic

L'arrêté du 23 avril 2012 relatif à l'organisation du dépistage de la surdité permanente néonatale paru au *Journal officiel de la République française* met en place le cadre réglementaire à l'organisation territoriale en France du dépistage universel de la surdité en milieu néonatal.

« Universel » veut dire qu'il ne s'adresse plus seulement aux nouveau-nés « à risque » mais aussi aux nouveau-nés sans facteur de risque vis-à-vis de l'audition.

En dehors de ce cadre ou bien si un enfant a été dépisté entendant en période néonatale, la vigilance doit rester de mise car l'audition est un capital fragile ; certaines surdités de l'enfant sont acquises après la période néonatale (méningites, par exemple) et certaines atteintes génétiques se manifestent par une surdité évolutive.

1. Signes d'appel

Les signes d'appel sont le plus souvent indirects et varient suivant l'âge.

Chez le nourrisson

C'est le comportement anormal vis-à-vis du monde sonore : absence de réactions à la voix, aux bruits environnants même forts. Un gazouillis normal peut s'installer vers 3 mois, simple « jeu moteur » des organes phonateurs, qui peut faire illusion, mais disparaît vers l'âge de 1 an.

À l'âge préscolaire

C'est l'absence ou le retard de développement du langage parlé ou, quelquefois, sa régression si la surdité s'est installée récemment. Cela contraste souvent avec un bon développement du langage mimique ou gestuel.

À l'âge scolaire

Les surdités sévères ou profondes ont en général été reconnues. Les surdités légères ou moyennes peuvent prendre le masque d'un banal retard scolaire et faire orienter faussement le diagnostic vers des troubles caractériels ou un problème psychologique. Les troubles de l'articulation sont fréquents.

À tout âge

L'attention peut être attirée par une symptomatologie otologique (malformation, otite…).

2. Interrogatoire des parents

Essentiel, il fait préciser :

- les antécédents héréditaires ;
- le déroulement de la grossesse, l'existence éventuelle d'une réanimation néonatale ;
- les maladies postnatales ;
- le développement psychomoteur.

Il faut savoir dans tous les cas prendre en considération les doutes formulés par les parents pouvant orienter vers une atteinte auditive.

3. Bilan audiologique

Tests de dépistage

Les tests de dépistage peuvent être utilisés par tout médecin (généraliste, pédiatre, PMI, ORL…). Les trois certificats obligatoires du carnet de santé (circulaire ministérielle de 1977) à la naissance, au 9e mois et au 24e mois comportent une rubrique sur l'état de l'audition.

L'incidence de la surdité profonde à la naissance est de 1,3 pour mille. Un enfant entendant à la naissance peut devenir malentendant. Cette notion d'évolutivité plaide à la fois pour le dépistage néonatal et au cours des premières années.

Les tests de dépistage sont réalisés :

- en période néonatale : deux techniques d'audiométrie objective sont alors utilisées :
  - les otoémissions acoustiques provoquées (OEAP) (5 % de faux positifs) : l'absence d'OEAP traduit soit une surdité (sans pour autant présager de sa profondeur) soit, cas le plus fréquent, de mauvaises conditions d'examen (l'enfant doit en effet être endormi ou calme, se trouver dans une pièce silencieuse, ses conduits auditifs externes doivent être propres...);
  - les potentiels évoqués auditifs automatisés (PEAA) (1 % de faux positifs) : la stimulation sonore est envoyée à une intensité fixe de 35 dB le plus souvent. La réponse sera binaire : test réussi ou échoué. Si le test est réussi, l'audition est considérée comme *a priori* normale (sauf cas de surdité préservant les fréquences 2 000 à 4 000 Hz); si le test a échoué, cela traduit soit une surdité soit de mauvaises conditions d'examens;
- vers 4 mois (examen non obligatoire) : c'est l'étude des réactions auditives aux bruits familiers (voix de la mère, biberon, porte...);
- au 9e mois : on utilise les bruits familiers et les jouets sonores divers, calibrés en fréquence et en intensité;
- au 24e mois : la voix chuchotée, la voix haute, les jouets sonores sont les stimulus le plus souvent utilisés;
- à l'entrée à l'école vers 6 ans : les surdités sévères ou profondes ont en général été dépistées; l'audiogramme du médecin scolaire peut révéler une hypoacousie légère ou moyenne.

Mesure de l'audition de l'enfant

Elle est faite par le médecin spécialiste ORL.

Le grand enfant : à partir de 5 ans (niveau du développement psychomoteur de l'enfant)

Les techniques d'audiométrie subjective tonale et vocale de l'adulte peuvent être utilisées. Elles permettent de préciser les seuils d'audition pour chacune des deux oreilles et de localiser une lésion à l'oreille moyenne (surdité de transmission) ou à l'oreille interne ou aux voies auditives (surdité de perception).

Le jeune enfant : entre 10–12 mois et 5 ans

On peut utiliser l'audiométrie par réflexe conditionné, réalisée par des médecins ORL. Elle repose sur l'établissement d'un réflexe conditionné dont le stimulus est un son qui provoque une réponse après apprentissage :

- un geste automatico-réflexe : l'enfant tourne la tête vers la source sonore (réflexe d'orientation conditionné, ou ROC, dès 1 an);
- ou un geste volontaire à but ludique : l'enfant appuie sur un bouton faisant apparaître des images amusantes (*peep-show*) ou mettant en marche un train jouet (*train-show*) (3–5 ans).

Ces gestes indiquent à l'observateur que l'enfant a perçu le son.

Lorsque le conditionnement est établi, il est ainsi possible, en diminuant progressivement l'intensité sonore, de déterminer fréquence par fréquence le seuil auditif, donc d'établir un audiogramme précis à 10-15 dB près pour toutes les fréquences pour chacune des deux oreilles dès que le casque est utilisable. Pour l'enfant plus jeune, les tests sont faits en champ libre, donnant les seuils auditifs de la meilleure oreille.

Avant 10 mois : l'audiométrie comportementale

Le ROC n'est pas utilisable mais l'examinateur, en observant attentivement le comportement de l'enfant, pourra déceler des réactions aux stimulus sonores (arrêt de la tétée...) et établir l'équivalent d'une courbe auditive de la meilleure oreille.

Audiométrie objective : à tout âge et dès la naissance

L'audiométrie objective fait actuellement appel à l'enregistrement des PEA provoqués (PEAP), des ASSR (*Auditory Steady-State Responses*) et des OEAP. Les PEAP permettent de fixer le niveau de la surdité à 10 dB près (mais sur les fréquences aiguës seulement). Les ASSR testent également les fréquences plus graves.

4. Bilan orthophonique et examen psychologique avec détermination du QI

Le bilan orthophonique est indispensable pour compléter le bilan d'une surdité de l'enfant.

Remarque
Le diagnostic d'une surdité de l'enfant est souvent difficile.
Il faut évoquer une surdité devant tout signe d'appel (retard de langage ou de parole, retard scolaire ou troubles du comportement). Il est possible d'évaluer l'audition à tout âge avec des tests adaptés.
A contrario, il ne faut pas prendre pour une surdité toute absence ou retard de langage. Les causes d'origine extra-auditive sont les suivantes :
- autisme, troubles envahissant du développement;
- troubles neurologiques, dysphasies;
- retard psychomoteur.

L'examen audiométrique objectif reste la clé du diagnostic dans les cas douteux.

Points clés

- La surdité du jeune enfant se manifeste par des signes indirects.
- Le médecin généraliste et le pédiatre jouent un rôle essentiel dans le dépistage.
- L'audiométrie objective par potentiels évoqués auditifs permet une mesure précise de l'audition à tout âge, complétée et affinée par l'audiométrie comportementale et les tests auditifs subjectifs.

C. Causes des surdités de l'enfant

1. Surdités d'origine génétique (50 à 60 % des cas)

Surdités de transmission

Surdités moyennes (toujours moins de 60 dB de perte), elles sont compatibles avec une acquisition spontanée du langage qui est cependant plus ou moins perturbé, surtout lorsque l'atteinte est bilatérale.

Les aplasies de l'oreille externe et/ou moyenne par malformation de la première fente et du premier arc branchial sont uni- ou bilatérales, isolées ou associées à d'autres malformations du premier arc (par exemple, syndromes otomandibulaires).

La maladie de Lobstein (maladie des os de verre) associe à la surdité une fragilité osseuse, des sclérotiques bleues, une hyperlaxité ligamentaire.

Surdités de perception

Unilatérales

Unilatérales, elles seront à l'origine de difficultés dans le bruit et à la localisation des sons. Elles n'ont pas de conséquence majeure sur le développement du langage ou sur le plan social; elles sont souvent de découverte fortuite.

Bilatérales

Bilatérales, elles se répartissent en :

- surdités isolées (non syndromiques), non évolutives, génétiques, en général récessives, constituant 60 % des surdités sévères ou profondes de l'enfant (la mutation la plus fréquemment retrouvée concerne le gène codant la connexine 26);
- surdités associées (syndromiques) à d'autres malformations, réalisant de nombreux (mais très rares) syndromes plus ou moins complexes;
  - syndrome d'Usher : rétinite pigmentaire;
  - syndrome de Wardenburg : mèche blanche, hétérochromie irienne;
  - syndrome de Pendred : goitre avec hypothyroïdie;
  - syndrome d'Alport : insuffisance rénale;
  - syndrome de Jerwell-Lange-Nielsen : altérations cardiaques (troubles ECG : QT long), risque de mort subite;
  - mucopolysaccharidoses (thésaurismoses) : maladie de Hurler (gargoïlisme), maladie de Morquio.

2. Surdités acquises (40 à 50 % des cas)

Les surdités acquises peuvent être congénitales ou postnatales.

Prénatales

Les embryopathies et les fœtopathies constituent près de 15 % des surdités bilatérales sévères ou profondes :

- TORCH syndrome : Toxoplasmose, O pour « Others » (syphilis, VIH), Rubéole, CMV, Herpès;
- atteintes toxiques : aminosides donnés à la mère, certains médicaments tératogènes (thalidomide).

Néonatales

Quinze pour cent des surdités sévères ou profondes sont dues à :

- un traumatisme obstétrical;
- une anoxie néonatale;
- la prématurité;
- une incompatibilité rhésus (ictère nucléaire) entraînant des lésions de l'oreille interne et/ou des centres nerveux auditifs.

Postnatales

Elles sont classiques chez l'adulte, notamment :

- traumatiques;
- toxiques;
- infectieuses générales (méningite, notamment la méningite bactérienne qui peut entraîner une cophose bilatérale par ossification de l'oreille interne) ou locales (otites), particulièrement l'otite séromuqueuse à tympan fermé, responsable de nombreuses hypoacousies légères ou moyennes de l'âge préscolaire ou scolaire.

Points clés

- La majorité des surdités bilatérales sévères ou profondes de l'enfant sont d'origine génétique (surdités de perception).
- L'otite séromuqueuse de l'enfant est responsable de la majorité des surdités légères ou moyennes de la période préscolaire ou scolaire (surdité de transmission).

D. Prise en charge de l'enfant sourd

1. Surdités de transmission

Les surdités de transmission peuvent bénéficier d'un traitement médical ou chirurgical.

2. Surdités de perception

Toutes les surdités de perception moyennes à profondes doivent être appareillées **précocement**. Un appareillage est possible dès les premiers mois.

Une prise en charge orthophonique y est associée systématiquement : guidance parentale, acquisition et correction du langage parlé (ancienne « démutisation »). Les résultats thérapeutiques seront d'autant meilleurs que :

- la surdité est moins profonde;
- la rééducation est plus précoce;
- les possibilités intellectuelles (QI) sont plus grandes;
- l'enfant est bien entouré par le milieu familial.

La prise en charge passe par un appareillage acoustique amplificateur stéréophonique adapté, dès que l'enfant est diagnostiqué et que les seuils auditifs sont connus précisément oreilles séparées. En cas de surdité de perception bilatérale sévère ou profonde avec des résultats prothétiques insuffisants, il faut envisager la mise en place d'un implant cochléaire (prothèse électronique avec électrodes de stimulation implantées dans la cochlée).

L'apprentissage du langage oral fait essentiellement appel :

- aux perceptions auditives restantes ou par l'appareillage;
- et à un soutien visuel adapté (lecture labiale, langage parlé complété).

La langue des signes est proposée en cas de surdité profonde bilatérale sans espoir de réhabilitation auditive efficace par des prothèses adaptées (prothèse acoustique ou implant cochléaire) ou choix parental (projet visuogestuel).

La rééducation de début précoce associe médecin ORL, pédiatre, pédopsychiatre, pédagogue, orthophoniste, audioprothésiste (cf. aussi item 118 au chapitre 10).

Cette équipe se charge autant de l'accompagnement parental que de l'enfant sourd jusqu'à l'adolescence, afin de maintenir idéalement l'enfant dans son milieu familial, puis en milieu scolaire normo-entendant. Ceci est maintenant possible même pour les sourds profonds grâce à l'implant cochléaire.

Une prise en charge en institut spécialisé peut être proposée à tout âge en fonction des besoins de l'enfant et de sa famille.

II. Développement normal du langage oral

Tout retard des acquisitions doit faire rechercher une surdité.

Les principales étapes du développement du langage de l'enfant sont donc des repères fondamentaux :

- réaction aux bruits dès la naissance;
- gazouillis vers 3 mois;
- reconnaissance du nom vers 4 mois;
- imitation des sons et des intonations vers 6 mois; début du babillage vers 6 mois;
- redouble les syllabes entre 6 et 10 mois;
- premiers mots à 12 mois;
- quelques mots reconnaissables à 18 mois;

- utilisation d'un vocabulaire de 50 mots et juxtaposition de deux à trois mots vers 18–24 mois ;
- vers 3 ans, l'enfant :
  - comprend le langage de ses activités quotidiennes ;
  - utilise le « je » ;
  - communique et fait des phrases avec sujet/verbe/complément ;
  - pose des questions ;
- à 5 ans, l'enfant :
  - parle sans déformer les mots ;
  - possède déjà un vocabulaire étendu ;
  - comprend et construit des phrases complexes ;
  - est capable d'évoquer un événement et de raconter une histoire.

III. Prévention des troubles de l'ouïe

Cf. item 87 à la section précédente.

Points clés

Surdité du nourrisson :

- les causes génétiques sont très fréquentes ;
- le diagnostic précoce des surdités est le meilleur moyen d'en limiter les répercussions sur la communication et le langage ;
- un dépistage systématique néonatal est proposé avant la sortie de maternité, par OEA ou PEA ;
- ce dépistage ne permet pas d'affirmer une surdité mais est suivi d'un bilan spécialisé avec tests objectifs (PEA) et audiométrie comportementale avant de poser le diagnostic ;
- la moitié des surdités prélinguales sévères échappe à ce dépistage néonatal (surdités apparaissant secondairement), mais elles doivent être repérées le plus tôt possible : écoute des parents, surveillance plus particulière des enfants à risque, ne pas se contenter d'un test rassurant et demander un bilan auditif avant tout bilan orthophonique pour troubles du langage.

Surdité de l'enfant et de l'adolescent : s'ajoutent les causes liées aux otites chroniques, otite séromuqueuse et cholestéatome.

CHAPITRE

4

Item 88 – UE 4 Pathologie des glandes salivaires

Objectifs pédagogiques

Nationaux

- Diagnostiquer une pathologie infectieuse, lithiasique, immunologique et tumorale des glandes salivaires.

Collège français des enseignants d'ORL

- Savoir reconnaître et analyser une tuméfaction de la loge parotidienne.
- Savoir reconnaître une tuméfaction de la région parotidienne et connaître les modalités du traitement chirurgical d'une tumeur de la parotide.

La pathologie des glandes salivaires principales (parotide, submandibulaire et sublinguale) se systématise en sialites (infections et/ou inflammations), sialoses (hypertrophies globales) et tumeurs. Le diagnostic causal se pose différemment dans les tuméfactions inflammatoires, où la cause est en général facilement reconnue, et dans les tumeurs où, malgré les examens complémentaires les plus poussés (échographie, IRM, ponction cytologique à l'aiguille fine, bilan hématologique), l'étiologie ne sera formellement précisée que lors de l'examen histologique définitif de la pièce d'exérèse chirurgicale.

I. Anatomie, histologie, physiologie élémentaires des glandes orales (ou salivaires)

Les glandes orales, ou glandes salivaires, sont des glandes exocrines annexées à la cavité orale. Elles sécrètent la salive, sécrétion aqueuse hypotonique par rapport au plasma, riche en enzymes (amylase, lysozyme) et en anticorps, réalisant un volume journalier d'environ 1,5 litre. La salive est produite par des glandes principales et des glandes accessoires. Les glandes principales, paires, volumineuses, sont enveloppées d'une capsule conjonctive ; elles comprennent la glande parotide, la glande submandibulaire et la glande sublinguale. Les glandes accessoires sont petites et nombreuses (environ un millier), disséminées dans la muqueuse buccale. La sécrétion des petites glandes accessoires est continue, soumise essentiellement à un contrôle local. La sécrétion des glandes principales est discontinue, répondant à un contrôle mixte sympathique et surtout parasympathique, induit par des stimulus olfactif, visuel, gustatif ou neuropsychique.

A. Glande parotide

La glande parotide (de *para*, « à côté », et *oris*, « de l'oreille ») est la plus volumineuse des glandes salivaires (25 g). Elle est composée de cellules sécrétoires séreuses. De forme prismatique, elle se moule sur les parois de la loge parotidienne qui contient la glande mais aussi des éléments vasculonerveux, notamment le nerf facial.

1. Loge parotidienne

La loge parotidienne est limitée par plusieurs parois (figure 4.1).

La *paroi antérieure* est constituée (de dehors en dedans) par le muscle masséter, le ramus mandibulaire, le muscle ptérygoïdien médial, la partie inférieure du muscle styloglosse. Sur la face antérieure du muscle ptérygoïdien médial s'organise le fascia interptérygoïdien ; sur sa face postérieure s'insinue le prolongement pharyngien de la glande parotide. En haut, entre le col de la mandibule et le fascia interptérygoïdien (ligament tympanomandibulaire), un orifice fait communiquer la loge parotidienne et la fosse infratemporale, c'est la boutonnière rétrocondylienne de Juvara que traversent l'artère maxillaire, ses veines satellites et le nerf auriculotemporal, branche du nerf mandibulaire (V3). La glande parotide a également un prolongement latéromassétérin recouvrant de façon variable ce muscle.

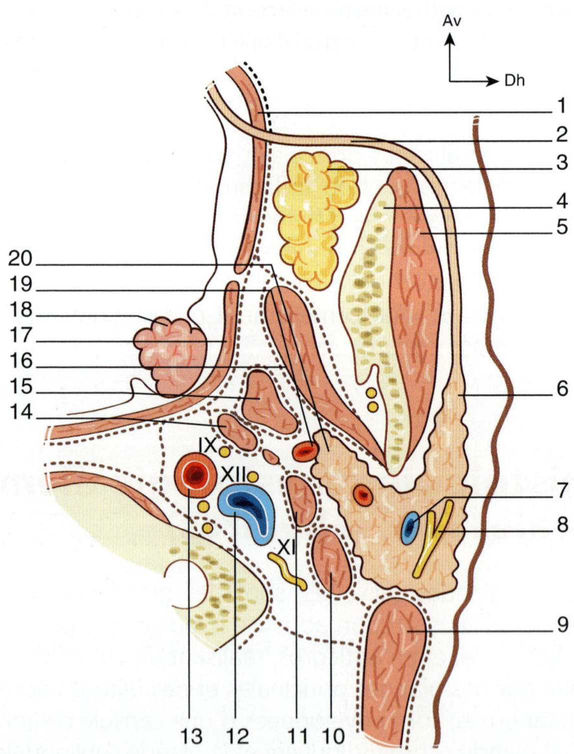

Fig. 4.1. Coupe horizontale de la loge parotidienne en C2 (2e vertèbre cervicale).

1. Muscle buccinateur. 2. Conduit parotidien (canal de Sténon). 3. Corps adipeux de la joue. 4. Ramus mandibulaire. 5. Muscle masséter. 6. Prolongement jugal ou massétérin de la glande parotide. 7. Veine communicante intraparotidienne. 8. Nerf facial divisé. 9. Muscle sternocléidomastoïdien. 10. Ventre postérieur du muscle digastrique. 11. Muscle stylohyoïdien. 12. Veine jugulaire interne. 13. Artère carotide interne. 14. Muscle stylopharyngien. 15. Muscle styloglosse. 16. Muscle ptérygoïdien médial. 17. Muscle constricteur supérieur du pharynx. 18. Tonsille. 19. Carotide externe. 20. Prolongement parapharyngé de la glande parotide.

La *paroi postérieure* est formée (de dehors en dedans) par le muscle sternocléidomastoïdien, le ventre postérieur du muscle digastrique et le muscle stylohyoïdien. Les muscles styloglosse et stylopharyngien du diaphragme stylien n'appartiennent pas à cette paroi postérieure car ils sont plus médiaux. Les ligaments stylohyoïdien et stylomandibulaire réalisent un épaississement conjonctif entre les muscles stylohyoïdien et styloglosse. Le tissu conjonctif est perforé par l'artère carotide externe. Le nerf facial entre dans la loge parotidienne par cette paroi, entre le bord antérieur du ventre postérieur du muscle digastrique et le muscle stylohyoïdien qu'il innerve tous deux. Le diaphragme stylien sépare la loge parotidienne en avant de l'espace rétrostylien où cheminent l'artère carotide interne, la veine jugulaire interne et les derniers nerfs crâniens, le nerf vague, le nerf accessoire, le nerf glossopharyngien, le nerf hypoglosse, mais aussi la chaîne sympathique.

La *paroi latérale* est la voie d'abord chirurgicale de la glande. Elle est tendue entre le muscle sternocléidomastoïdien en arrière et le muscle masséter en avant, constituée par la lame superficielle du fascia cervical, tapissée d'éléments cellulograisseux et musculaires superficiels constituant le « système musculoaponévrotique superficiel ». La glande adhère intimement à ces structures.

La *paroi supérieure* est formée en avant par la face postérieure de l'articulation temporomandibulaire, en arrière par le méat acoustique externe cartilagineux. Cette paroi est perforée par un pédicule vasculonerveux vertical composé d'avant en arrière de l'artère temporale superficielle, de la veine temporale superficielle et du nerf auriculotemporal, provenant de la boutonnière rétrocondylienne.

La *paroi inférieure* est formée par la « bandelette mandibulaire », conjonctif dense tendu entre le fascia des muscles sternocléidomastoïdien et digastrique, et l'angle mandibulaire. Elle se poursuit en dedans par le tissu conjonctif du diaphragme stylien (ligament stylomandibulaire). Cette paroi est traversée par la veine communicante intraparotidienne naissant de la veine temporale superficielle et de la veine maxillaire rejoignant la veine jugulaire externe. L'artère carotide externe perfore aussi ce tissu conjonctif mais en position plus postéromédiale. Cette paroi sépare la loge parotidienne en haut et en arrière de la loge submandibulaire, en bas et en avant.

2. Contenu de la loge parotidienne

La glande parotide épouse les parois de sa loge. Elle donne plusieurs prolongements qui paraissent parfois isolés de la glande principale. Elle émet un prolongement latéromassétérin d'où sort le conduit excréteur principal ; le prolongement rétroptérygoïdien pharyngien entre en rapport avec la région paratonsillaire.

Le conduit parotidien excréteur, ou canal de Sténon, naît du bord antérieur de la glande par une ou deux racines d'abord, horizontal sur la face latérale du muscle masséter. Il se réfléchit au bord antérieur du muscle et du corps adipeux de la joue, perforant le muscle buccinateur. Il s'ouvre dans le vestibule supérieur de la cavité orale en regard du collet de la première ou troisième molaire supérieure par un ostium biseauté qui peut être cathétérisé (sialographie, sialendoscopie).

Le nerf facial (VIIe paire crânienne) apparaît au foramen stylomastoïdien, haut situé sous la base du crâne, pénétrant la loge par sa paroi postérieure. Il se dirige en bas et en avant suivant le bord supérieur (ou antérieur) du ventre postérieur du muscle digastrique. Il devient rapidement intraglandulaire, donnant classiquement deux branches supérieure et inférieure. Les branches nerveuses restent en dehors des éléments artérioveineux glandulaires et réalisent un réseau anastomotique à claire-voie, clivant la glande en deux parties exo- et endofaciale. Le nerf facial avec toutes ses branches de division doit être disséqué et préservé anatomiquement et fonctionnellement au cours de la parotidectomie.

La veine jugulaire externe naît dans la glande parotide, à la face médiale du plexus nerveux facial, de la réunion de la veine temporale superficielle et de la veine maxillaire. L'artère carotide externe pénètre la loge 2 cm au-dessus de la bandelette mandibulaire, chemine obliquement en haut et en dedans, à la face postéromédiale de la glande. Elle se bifurque en artère

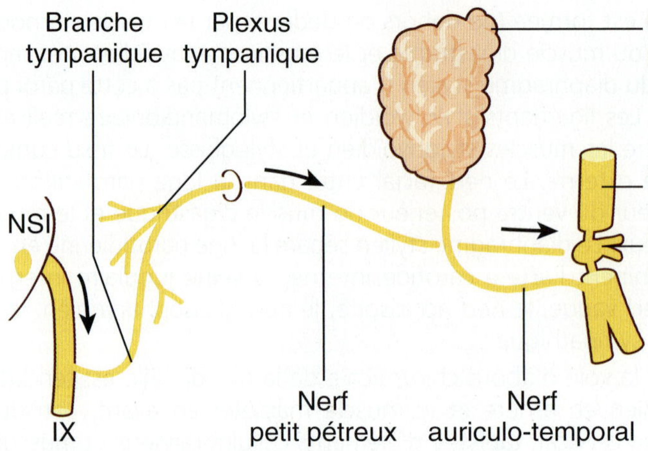

Fig. 4.2. Innervation parasympathique de la glande parotide.
NSI, noyau salivaire inférieur ; IN, nerf glossopharyngien ; V3, nerf mandibulaire, branche du nerf trijumeau.

temporale superficielle verticale et artère maxillaire plus horizontale. Elle est enveloppée d'un plexus nerveux sympathique très dense. Les vaisseaux sanguins parotidiens sont accompagnés de vaisseaux lymphatiques nombreux, associés à des nœuds lymphatiques intraparotidiens. La glande parotide possède un territoire lymphatique important : cuir chevelu, face, oreille externe et moyenne, cavité nasale.

L'innervation sécrétoire (figure 4.2) dépend d'une commande sympathique et parasympathique : les fibres parasympathiques préganglionnaires naissent du noyau salivaire inférieur (plancher du IVe ventricule cérébral). Elles empruntent le trajet du nerf glossopharyngien, gagnent le plexus tympanique puis le nerf petit pétreux qui sort du crâne par le foramen ovale. Elles rejoignent le ganglion otique, annexé au nerf mandibulaire V3. Les fibres parasympathiques postglanglionnaires sortent du ganglion otique, empruntent le nerf auriculotemporal et innervent la glande.

Les fibres sympathiques préganglionnaires naissent de la corne intermédiolatérale de la moelle (TH1 → TH3) ; elles gagnent la chaîne sympathique au ganglion cervical supérieur. Les fibres postganglionnaires suivent l'artère carotide externe et ses artérioles destinées à la glande. La ligature chirurgicale de l'artère carotide externe prive la glande de son innervation sympathique donnant la prédominance à l'innervation parasympathique excrétrice.

B. Glande submandibulaire

La glande submandibulaire (figure 4.3) (anciennement dénommée « glande sous-maxillaire ») est située dans une loge suprahyoïdienne latérale, en dedans du bord inférieur du corps de la mandibule qu'elle déborde vers le bas. Elle pèse 7 g et sa sécrétion est mixte, séromuqueuse. Elle épouse les parois d'une loge qui lui est propre.

1. Loge submandibulaire

La *paroi latérale* est constituée de dehors en dedans par la face médiale du corps de la mandibule sous la ligne mylohyoïdienne, le muscle ptérygoïdien médial plus postérieurement. Sous le bord inférieur de la mandibule, la paroi latérale correspond à la voie d'abord chirurgicale externe de la loge. Elle est constituée par la peau, le platysma, le fascia cervical superficiel.

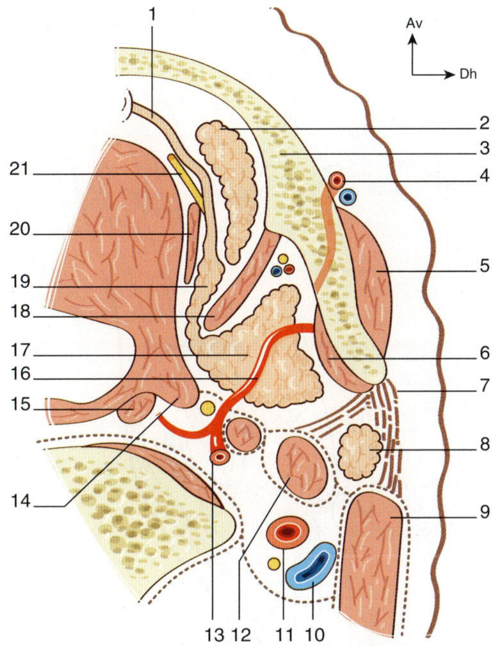

Fig. 4.3. Coupe horizontale des loges sublinguale et submandibulaire.

1. Conduit submandibulaire (canal de Wharton). 2. Glande sublinguale. 3. Mandibule. 4. Artère faciale et veine faciale, latéromandibulaires. 5. Muscle masséter. 6. Muscle ptérygoïdien médial. 7. Bandelette mandibulaire. 8. Partie inférieure de la glande parotide. 9. Muscle sternocléidomastoïdien. 10. Veine jugulaire interne. 11. Artère carotide interne. 12. Ventre postérieur du muscle digastrique. 13. Artère carotide externe. 14. Muscle styloglosse. 15. Muscle stylopharyngien. 16. Artère faciale au-dessus de la glande submandibulaire. 17. Glande submandibulaire. 18. Muscle mylohyoïdien. 19. Prolongement pelvien de la glande submandibulaire. 20. Muscle hyoglosse. 21. Nerf lingual.

La branche labiale inférieure et mentonnière du nerf facial forme un rameau marginal du bord inférieur de la mandibule. Cette branche chemine en dedans du platysma et en dehors du pédicule artérioveineux facial. La glande est palpable à l'examen clinique.

La *paroi médiale* au-dessus de l'os hyoïde est formée par le muscle hyoglosse en avant, le muscle styloglosse en arrière. Sur la face latérale du muscle hyoglosse chemine le nerf hypoglosse (XII). Sur la face médiale du muscle hyoglosse chemine l'artère linguale. Sur l'os hyoïde se situent les insertions hyoïdiennes des muscles infrahyoïdiens. L'artère faciale naît de l'artère carotide externe, le plus souvent immédiatement au-dessus de l'artère linguale; elle s'insinue à la face latérale du muscle styloglosse. L'artère faciale et le nerf hypoglosse sont à identifier lors de l'abord chirurgical endobuccal de la loge.

La *paroi supérieure* est balisée par le muscle mylohyoïdien. La glande se drape autour de son bord postérieur avec une partie principale inférieure cervicale et une partie supérieure orale. Cette dernière se prolonge par le conduit excréteur de la glande, ou canal de Wharton, et la loge sublinguale. Ainsi, la glande est perceptible par une palpation bidigitale endobuccale et sous-mandibulaire.

La *paroi inférieure* est constituée en avant par le ventre antérieur du muscle digastrique, en arrière par le tendon intermédiaire, mais aussi la terminaison du muscle stylohyoïdien. La glande, de volume variable, peut dépasser en bas le plan de l'os hyoïde (figure 4.4).

La *paroi postérieure* est formée par le tissu conjonctif de la bandelette mandibulaire et du ligament stylomandibulaire qui séparent les deux loges submandibulaire et parotidienne. En dessous de la bandelette, ce sont les éléments de la partie basse du rideau stylien : ventre postérieur du muscle digastrique, muscle stylohyoïdien, ligament stylohyoïdien, muscle styloglosse.

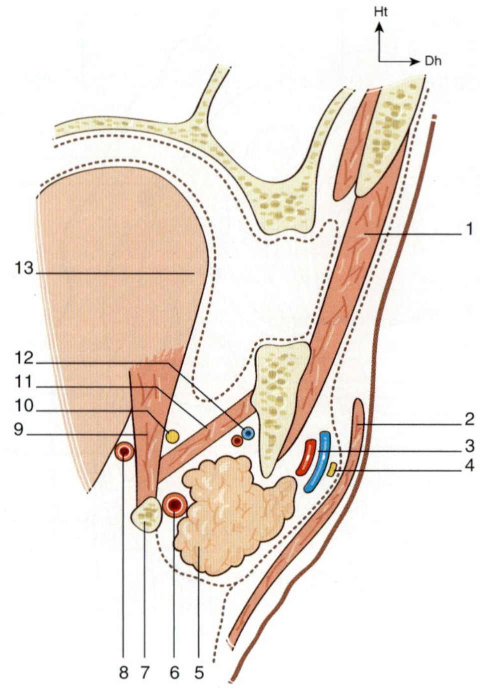

Fig. 4.4. Coupe frontale de la loge submandibulaire.

1. Muscle masséter. 2. Muscle platysma. 3. Artère et veine faciales. 4. Branche mentonnière du nerf facial. 5. Glande submandibulaire. 6. Artère faciale. 7. Os hyoïde. 8. Artère linguale. 9. Muscle hyoglosse. 10. Nerf lingual. 11. Muscle mylohyoïdien. 12. Vaisseaux mylohyoïdiens. 13. Langue mobile.

La *paroi antérieure* est marquée par le ventre antérieur du muscle digastrique, limite avec la région sous-mentale proprement dite.

2. Contenu de la loge submandibulaire

La glande submandibulaire épouse les parois de sa loge. Le conduit submandibulaire, ou canal de Wharton, poursuit le prolongement antérieur supramylohyoïdien de la glande. Il s'ouvre par un ostium au sommet de la caroncule sublinguale à la base du frein de la langue. Ce conduit croise le nerf lingual à la face latérale du muscle hyoglosse : le conduit est en dehors du nerf en avant puis le croise au-dessus et chemine en dedans de lui, en arrière, à la naissance de la glande. Il représente un guide important pour l'exérèse antéropostérieure de la glande par voie endobuccale (figure 4.3).

L'artère faciale pénètre dans la loge par la paroi postérieure entre les muscles styloglosse en dedans et stylohyoïdien en dehors. Elle chemine entre la face médiale de la glande et le pharynx en rapport avec la partie inférieure de la tonsille palatine où elle donne l'artère palatine ascendante. L'artère faciale forme une courbe concave en bas autour de la glande puis concave en haut, sous le bord inférieur de la mandibule où elle devient visible et palpable, accompagnée par la veine faciale, des nœuds lymphatiques, et croisée latéralement par la branche marginale du nerf facial.

Le nerf lingual est placé au bord supérieur de la glande; en avant, il est superficiel sous la muqueuse du sillon alvéololingual. Il se place ensuite sur la face médiale de la glande, en décrivant sa spirale autour du canal excréteur. Il apparaît sur la face latérale du muscle hyoglosse en arrière du bord postérieur du muscle mylohyoïdien dans un trajet supérieur et parallèle au nerf hypoglosse.

Les canaux lymphatiques et les nœuds lymphatiques de la glande submandibulaire accompagnent les vaisseaux sanguins en dehors et en dedans du corps mandibulaire.

C. Glande sublinguale

La glande sublinguale (figure 4.3) est la plus petite des glandes salivaires principales (3 g). Elle siège dans le plancher oral entre la face médiale du corps de la mandibule latéralement et le conduit de Wharton, avec le nerf lingual médialement.

Elle possède plusieurs conduits excréteurs : des conduits mineurs (quinze à trente) s'ouvrent directement à la muqueuse du plancher oral ; le conduit sublingual majeur (ou canal de Rivinius ou canal de Bartholin) se jette en dehors du canal submandibulaire à la caroncule sublinguale. Sa sécrétion est à prédominance muqueuse.

La glande sublinguale s'accole en arrière au prolongement antérieur de la glande submandibulaire. Elle peut être palpée comme la glande submandibulaire par une palpation endobuccale.

La sécrétion salivaire des glandes sublinguale et submandibulaire dépend du noyau salivaire supérieur parasympathique dans le plancher du IVe ventricule cérébral. Les fibres sécrétoires préganglionnaires empruntent le nerf intermédiaire de Wrisberg (VII*bis*) puis le nerf facial, la corde du tympan et le nerf lingual. Les fibres postganglionnaires naissent du ganglion submandibulaire, petite formation nerveuse appendue au bord inférieur au nerf lingual. Elles se distribuent aux deux glandes, submandibulaire et sublinguale (figure 4.5).

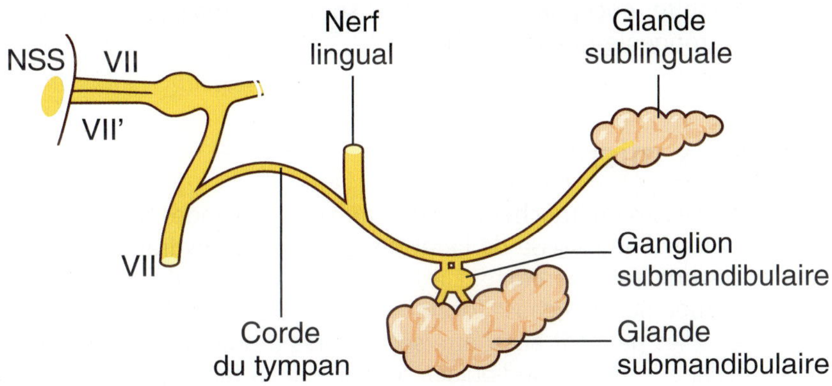

Fig. 4.5. Innervation parasympathique des glandes submandibulaire et sublinguale.
NSS, noyau salivaire supérieur ; VII, nerf facial ; VII', nerf intermédiaire de Wrisberg.

D. Unité sécrétoire d'une glande salivaire

L'unité sécrétoire d'une glande salivaire principale est constituée d'une structure tubuloacineuse ramifiée, formée de cellules sécrétoires séreuses (glande parotide), muqueuses (glande sublinguale) ou mixtes (glande submandibulaire). Chaque acinus est enveloppé par des cellules myoépithéliales fortement contractiles. Les unités sécrétoires se regroupent, constituant les lobules de la glande salivaire, enveloppés de septum conjonctif en continuité avec la capsule externe de la glande. Dans les septums sont présents des vaisseaux sanguins et lymphatiques, mais aussi des nœuds lymphatiques, des nerfs et des canaux excréteurs.

II. Sialites

Lorsque l'inflammation de la glande atteinte est essentiellement ou primitivement à point de départ parenchymateuse, il s'agit d'une sialadénite. Lorsque l'inflammation est canalaire ou secondaire à une atteinte canalaire (lithiase, par exemple), il s'agit alors d'une sialadochite. Le tableau clinique de ces affections varie en fonction de l'étiologie précise de l'affection causale.

A. Sialites virales

La glande salivaire principale la plus fréquemment atteinte par les virus est la glande parotide. Si de nombreux virus (grippe, influenzae A, coxsackie A, echovirus, cytomégalovirus, virus d'Epstein-Barr...) peuvent être responsables d'une parotidite, c'est sans conteste le paramyxovirus (oreillons) qui est le plus fréquent. L'atteinte se manifeste au décours d'épidémies en hiver et au printemps. Le diagnostic et en règle facile au décours de l'épidémie devant une tuméfaction parotidienne uni- ou bilatérale qui refoule le lobule de l'oreille et est associée à une otalgie fébrile. La palpation est douloureuse et il existe un érythème de l'ostium du canal de Sténon (signe de Koplick). Une adénite cervicale et un énanthème érythémateux oropharyngé sont parfois associés. L'amylasémie est élevée du 6e au 10e jour. Le diagnostic est clinique et ne nécessite pas d'examen d'imagerie. Le traitement associe repos au lit, réhydratation *per os*, traitement antipyrétique et antalgique, et isolement (éviction scolaire de 15 jours). Le risque de contagion est maximal dans les trois premiers jours. La guérison sans complications est la règle. Les complications (orchite avec stérilité secondaire, méningite, encéphalite et surdité) sont rares mais justifient le maintien de la vaccination ROR (rougeole-oreillons-rubéole).

B. Sialites aiguës microbiennes

Ces atteintes infectieuses qui touchent indifféremment les glandes submandibulaires ou parotides surviennent lors d'une baisse de l'état général avec déshydratation, en particulier chez le sujet âgé en période postopératoire. Elles sont le fait de bactéries pyogènes banales et leur survenue est favorisée par une cause locale : infection dentaire ou stomatite (infection canalaire ascendante). Elles peuvent aussi être secondaires à une infection de voisinage (arthrite temporomandibulaire, ostéite mandibulaire, cellulite de la face). Elles débutent sur un mode brutal ou progressif par une douleur à la mastication, puis une douleur spontanée à l'angle de la mandibule, avec température élevée. Le diagnostic est clinique devant une augmentation de volume unilatérale de la glande atteinte avec une peau en regard inflammatoire et un écoulement de pus à l'orifice du canal de Sténon ou de Wharton, favorisé par la pression douloureuse de la glande atteinte. Le traitement associe antibiothérapie (association spiramycine-métronidazole), anti-inflammatoires stéroïdiens, antalgiques et réhydratation sur une période au minimum de 10 jours. L'évolution, en règle générale favorable, peut néanmoins se faire vers la suppuration avec microabcès ou passer à la chronicité avec sclérose glandulaire.

C. Sialites tuberculeuses

L'atteinte des glandes salivaires par la tuberculose touche deux à trois fois plus souvent la glande parotide que la glande submandibulaire. Le mode révélateur le plus fréquent est alors un nodule prétragien. Ce nodule, parfois fistulisé à la peau, correspond à un foyer infectieux qui peut être soit glandulaire soit le fait d'une adénopathie. Plus rarement, le tableau clinique se présente sous la forme d'une atteinte diffuse de la glande parotide qui est ferme et tendue. Les signes généraux sont inconstants mais l'intradermoréaction à la tuberculine est, en règle générale, extrêmement positive. Seule la ponction-biopsie et/ou la biopsie permettent de faire le diagnostic avec certitude, en mettant en évidence follicule tuberculeux et nécrose caséeuse. Le traitement antituberculeux est commencé après un bilan de la dissémination de la maladie.

D. Sialites chroniques non spécifiques

Rares, elles sont dues à une infection canalaire ascendante dont le trouble initial est mal connu; elles sont souvent l'aboutissement d'affections diverses comme la parotidite chronique de l'enfance, les mégacanaux, les sténoses des canaux excréteurs ou le syndrome de Gougerot-Sjögren. Elles se traduisent par des poussées de tuméfaction avec douleurs à la mastication. La parotide est hypertrophiée et douloureuse à la palpation. La peau en regard est normale. Il n'y a pas de pus à l'ostium du canal de Sténon. L'échographie met en évidence la destruction du parenchyme parotidien et les dilatations canaliculaires. La sialographie, qui note des images typiques avec dilatation des canaux et images multiples en grains de plomb (image de pommier japonais ou d'oranger portant ses fruits), a valeur diagnostique et aussi souvent un effet thérapeutique bénéfique. L'évolution est récidivante. L'affection peut guérir sans séquelles (parotidite récidivante de l'enfant) ou évoluer vers une hypertrophie scléreuse. La parotidectomie n'est indiquée qu'exceptionnellement dans les cas sévères associés à des malformations canalaires (mégadolichosténon), car la dissection du nerf facial est plus difficile au sein de tissu inflammatoire et il peut être enserré dans la sclérose.

E. Sialites lithiasiques

Les lithiases salivaires touchent trois fois plus souvent la glande submandibulaire que la glande parotide. Le retentissement de cet obstacle va de la simple douleur au moment des repas (la colique salivaire), qui peut s'accompagner d'une augmentation de volume de la glande le plus souvent régressive en quelques jours (la hernie salivaire), au tableau de sialite aiguë suppurée (fièvre > 39 °C, douleur spontanée, tuméfaction glandulaire douloureuse au palper, peau en regard inflammatoire, pus à l'orifice du canal de drainage). L'interrogatoire fait le diagnostic sur la périodicité de la symptomatologie rythmée par les repas.

L'examen clinique avec le palper endobuccal bimanuel s'attache à rechercher un calcul le long du trajet du canal excréteur de la glande atteinte. La radiographie en incidence du maxillaire défilé et surtout l'échographie, qui est l'examen de choix à réaliser en première intention, en permettent le diagnostic (figure 4.6). Si une sialographie est pratiquée, elle précise la topographie du calcul. L'IRM comme la tomodensitométrie n'ont un intérêt que s'il existe une suspicion d'abcès.

La levée de l'obstruction permet de récupérer une fonction salivaire subnormale. L'exérèse de la glande et de la lithiase par voie transcutanée a vu ses indications diminuer depuis l'apparition de la sialendoscopie et de la lithotripsie.

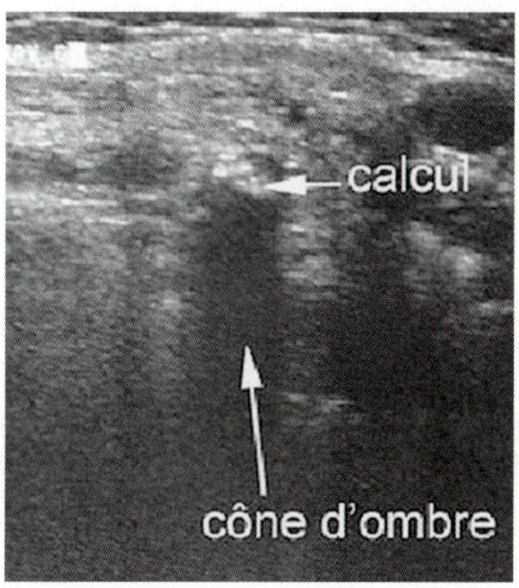

Fig. 4.6. Une lithiase salivaire est facilement objectivable en échographie.

Grenouillette

Au niveau de la glande sublinguale, une forme particulière secondaire à l'obstruction du canal de drainage doit être distinguée : la grenouillette. Celle-ci réalise une tuméfaction molle dépressible indolore (sauf en cas de surinfection surajoutée) qui soulève la muqueuse (souvent œdématiée) du plancher buccal antérolatéral sans induration ni trouble de la mobilité linguale. L'imagerie par résonance magnétique nucléaire confirme le diagnostic, qui est clinique. Le traitement est chirurgical, associant marsupialisation et résection de la glande sublinguale par voie endobuccale.

III. Sialoses

Les sialoses, qui se définissent par l'augmentation de volume chronique isolée de plusieurs glandes salivaires principales, sans douleur ni infection ou signes inflammatoires, sont presque toujours le fait d'une pathologie générale. Chaque glande atteinte est tuméfiée dans son ensemble, indolore, de consistance ferme et élastique. Le volume des glandes tuméfiées varie beaucoup d'un cas à l'autre et souvent dans le temps. Les glandes salivaires accessoires peuvent participer au processus. Les signes fonctionnels sont inexistants, limités à des sensations de pesanteur ou des tiraillements. L'absence de signes d'infection est la règle, sauf en cas de surinfections à un stade évolutif tardif sur des glandes remaniées.

A. Sarcoïdose, ou maladie de Besnier-Boeck-Schaumann

Cette granulomatose d'étiologie encore inconnue serait en rapport avec une réponse immunitaire exagérée à divers allergènes. Elle atteint le plus souvent les poumons et les glandes salivaires accessoires dans 50 % des cas, et les parotides dans moins de 5 % des cas. Le tableau clinique le plus fréquent est celui d'une parotidomégalie bilatérale plutôt asymétrique, indolente, d'installation progressive, isolée ou associée à des signes thoraciques. L'association hypertrophie parotidienne bilatérale, uvéite (uvéoparotidite) et paralysie faciale réalise le syndrome de Heerfordt. L'atteinte associée des glandes lacrymales réalise le syndrome de Mikulicz. Les autres manifestations sont cutanées, osseuses, pulmonaires, ganglionnaires, viscérales, neurologiques.

Le diagnostic, suspecté devant l'accélération de la vitesse de sédimentation, l'hypergammaglobulinémie, l'hypercalcémie, la négativité de l'intradermoréaction à la tuberculine, est confirmé par l'augmentation de l'activité plasmatique de l'enzyme de conversion de l'angiotensine et par l'examen histologique, qui est non spécifique mais évocateur s'il note des nodules avec cellules géantes, cellules épithélioïdes, macrophages et lymphocytes T, sans caséum. La corticothérapie est réservée aux localisations sévères.

B. Syndromes secs

Les syndromes sec sassocient un gonflement en général parotidien bilatéral diffus, une sécheresse oculaire (xérophtalmie) et buccale (xérostomie).

1. Syndrome de Gougerot-Sjögren

Le syndrome de Gougerot-Sjögren est le plus caractéristique, isolé ou associé à d'autres manifestations auto-immunes : polyarthrite rhumatoïde, lupus érythémateux disséminé (LED), atteintes digestives, rénales, musculaires, neurologiques. Il survient surtout chez la femme entre 40 et 60 ans. Il s'agit d'une maladie auto-immune. Le diagnostic est établi par la biopsie d'une glande salivaire accessoire. Le traitement, décevant, fait appel à l'immunothérapie, la corticothérapie, aux larmes et salives artificielles et aux sialagogues. Il peut évoluer vers un lymphome, qu'il faut évoquer devant une évolution tumorale parotidienne.

2. Sialadénoses

Les sialadénoses associent également un gonflement parotidien et une sécheresse buccale et oculaire, et s'inscrivent dans le cadre d'une atteinte :

- endocrinienne (diabète, hypothyroïdie, hyperfolliculinémie de la ménopause, anorexie associée à une aménorrhée et une parotidose) ;
- métabolique (cirrhose et alcoolisme par carence protidique) ;
- médicamenteuse (antidépresseurs, phénothiazines, réserpine…).

C. Séropositivité VIH

La séropositivité VIH peut déclencher des lésions lymphoépithéliales bénignes : hyperplasie lymphoïde kystique au niveau des glandes parotides, qui sont alors le siège de formations kystiques parfois volumineuses. L'atteinte est le plus souvent bilatérale, indolore, parfois esthétiquement gênante. Le problème est d'éliminer une tumeur maligne. L'hyperplasie lymphoïde kystique régresse le plus souvent sous traitement antirétroviral. Sa persistance peut faire discuter une parotidectomie superficielle à titre morphologique.

D. Maladie de Kimura

Cette prolifération lymphoplasmocytaire associée à une fibrose touche le plus souvent les hommes d'origine asiatique avec un pic entre 20 et 30 ans. Le tableau clinique associe nodules sous-cutanés cervicaux indolores, polyadénopathies cervicales et hypertrophie des glandes salivaires. Le diagnostic est anatomopathologique.

E. Parotidomégalies essentielles

Ce sont les grosses parotides, sans symptôme et sans anomalie histologique (faciès piriforme, Louis-Philippe). Elles sont d'origine familiale ou géographique. Elles se rencontrent aussi chez les obèses, les diabétiques, les mangeurs excessifs de pain, les goutteux, en cas d'alcoolisme et de diabète sucré.

IV. Tumeurs des glandes salivaires principales

En présence d'une tuméfaction isolée non inflammatoire, qui se présente le plus souvent sous la forme d'un nodule au sein de la glande salivaire principale incriminée, le premier diagnostic à évoquer est celui de tumeur (figure 4.7). Parfois, cependant, la projection est plus inhabituelle : au niveau de la joue si la tuméfaction siège dans le prolongement antérieur de la glande parotide, en région rétroauriculaire, en région temporale, ou au niveau de l'oropharynx en dedans du pilier antérieur de la région amygdalienne ou du voile, si elle siège dans le prolongement profond de la glande parotide.

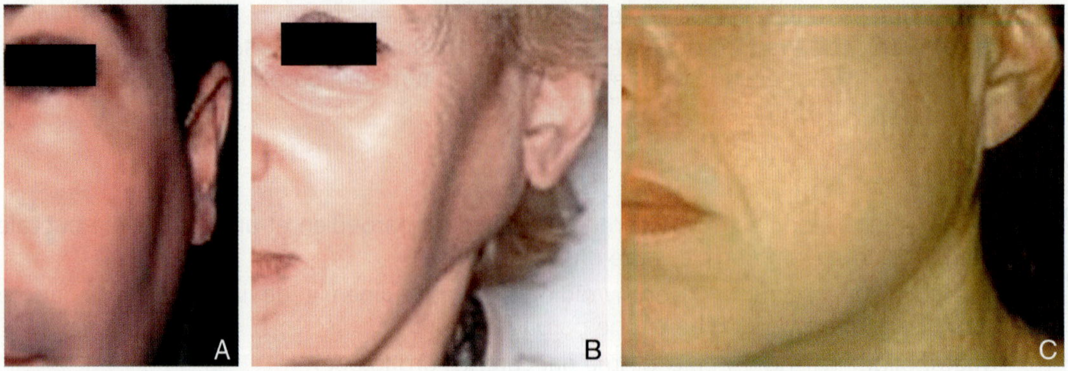

Fig. 4.7. Pathologie tumorale.

A. Tuméfaction prétragienne de la glande parotide gauche. **B.** Tuméfaction de grosse taille occupant la quasi-totalité de la glande parotide gauche. **C.** Tuméfaction de petite taille dans le prolongement antérieur (jugal) de la glande parotide gauche.

Les caractères suivants de la tuméfaction doivent être précisés :

- mode d'apparition et d'évolution de la tuméfaction : brutal, rapide, lent et progressif parfois sur plusieurs années ;
- aspect de la peau en regard de la tumeur : inflammatoire, fixée ;
- consistance : dure, inhomogène, fluctuante ;
- indolence ou non, spontanément et à la palpation.

L'examen ORL doit être complet, étudiant tout particulièrement l'état cutané cervicofacial, les muqueuses, les aires ganglionnaires cervicofaciales et l'état de la motricité faciale.

Le diagnostic préopératoire bénéficie de l'association IRM-cytoponction (au mieux échoguidée) et de la discussion des divers éléments du dossier lors d'une réunion de concertation pluridisciplinaire.

Au niveau de la glande parotide, les diagnostics différentiels sont peu nombreux et en règle générale facilement éliminés par les données de l'examen clinique et de l'imagerie :

- l'actinomycose cervicofaciale, qui est une lésion inflammatoire cutanée et sous-cutanée, elle est plus fréquente chez l'enfant ;
- les autres causes de tumeurs parapharyngées (paragangliomes, tumeurs nerveuses, adénopathies) ou de tumeurs massétérines ;
- la mastoïdite à évolution cervicale ;
- la fistule de la première fente à forme kystique intraparotidienne ;
- l'apophyse transverse de l'atlas ;
- le kyste branchial de la deuxième fente ;
- l'adénopathie en zone II (sous-digastrique) ;
- le kyste sébacé ;
- le lipome.

Au niveau de la glande submandibulaire, la principale difficulté est à la distinction entre petite tumeur et adénopathie en zone I (sous-mandibulaire) adhérente à la glande. Là encore, l'examen clinique avec palpation bidigitale et l'imagerie permettent de faire le diagnostic.

Outre les caractéristiques morphologiques et les signaux T1 et T2, l'IRM apporte des éléments diagnostiques complémentaires avec le calcul de la diffusion et de la perfusion des glandes parotides (tableau 4.1). Le rapport des coefficients apparents de diffusion (ADC) se calcule selon la formule suivante :

$rCDA = ADC_{Tumeur}/ADC_{Parotide}$.

Tableau 4.1. Caractéristiques IRM des principales tumeurs parotidiennes

	Adénome pléomorphe	Tumeur de Warthin	Tumeur maligne
T1	Hypo- ou iso-intense	Hyper-T1 (composante protidique)	Hypo-intense Sauf lymphome iso-intense
T2	Hyperintense	Hypo- ou iso-intense	Hypo-intense
Après injection	Réhaussée ++ Hétérogène dans 54 %	Réhaussée + Hétérogène	Réhaussée
Diffusion	rCDA > 1,3 Varie selon cellularité	rCDA autour de 1	rCDA < 1 rCDA < 0,5 : lymphome
Perfusion	Plateau ascendant	*Wash-out* > 30 %	Plateau descendant
Contours	Festonnés	Réguliers	Irréguliers, infiltration
Multifocalité	Non	Oui	Surtout si lymphome
Bilatéralité	Exceptionnelle	Oui (10 %)	Rare

(D'après Espinoza S., Halimi P. Annales françaises d'oto-rhino-laryngologie et de pathologie cervico-faciale, 2013 ; 130 : 30–6.)

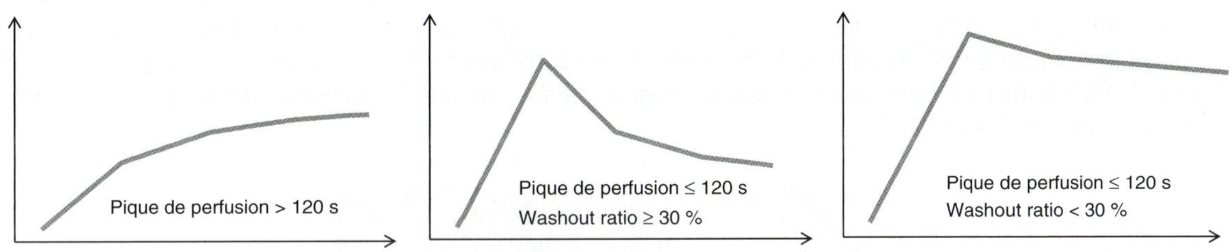

Fig. 4.8. IRM au gadolinium : courbes de perfusion.
A. Adénome pléomorphe. B. Cystadénolymphome. C. Tumeur maligne.

La perfusion traduit l'intensité du signal dans le temps au cours d'une injection de gadolinium. Trois types de courbes sont classiquement retrouvés (figure 4.8).

A. Tumeurs épithéliales bénignes

1. Adénomes pléomorphes

Tumeurs parotidiennes les plus fréquentes, les adénomes pléomorphes représentent plus de 50 % des tumeurs parotidiennes et 80 % des tumeurs épithéliales bénignes. Ces tumeurs se caractérisent, sur le plan histologique, par la coexistence d'éléments épithéliaux et mésenchymateux — d'où la dénommination ancienne de « tumeur mixte de la parotide ». Elles s'observent à tout âge, avec un maximum de fréquence entre 30 et 60 ans et une fréquence accrue chez la femme jeune. Cliniquement, elles se présentent comme un syndrome tumoral lentement progressif, sur plusieurs années et isolé, avec une tuméfaction unilatérale de la loge parotidienne, de consistance variable (selon les cas : dure, élastique ou inhomogène, bosselée), sans aucun signe fonctionnel ni adénomégalie. Elles sont souvent de découverte fortuite, car indolores et de croissance très lente. Elles peuvent atteindre des proportions considérables si elles sont négligées par le patient. La mimique faciale est toujours normale. L'existence d'une paralysie faciale, même très partielle, doit faire réviser le diagnostic d'adénome pléomorphe ou faire évoquer sa dégénérescence maligne (figure 4.9).

Les examens complémentaires ont deux objectifs :

- affirmer le siège intraglandulaire de la tumeur :
  - l'échographie est suffisante : tumeur tissulaire ;
  - la TDM n'a pas d'intérêt dans les cas typiques, en revanche une IRM est recommandée ;

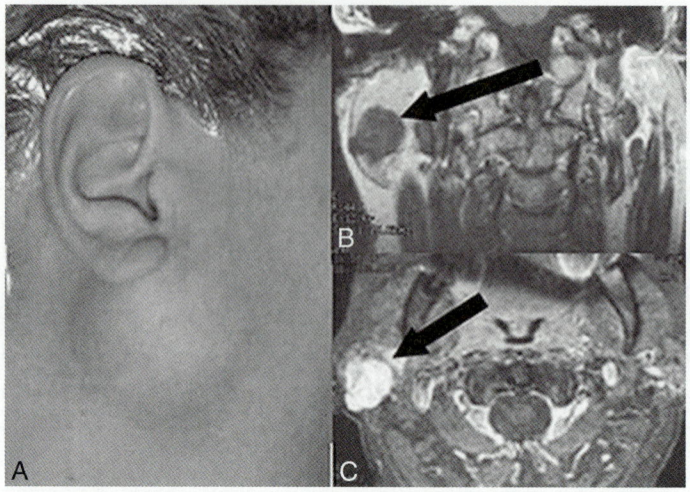

Fig. 4.9. Adénome pléomorphe.

A. L'adénome pléomorphe, ou tumeur mixte de la parotide, se présente comme une tuméfaction ferme de la région parotidienne soulevant le lobule de l'oreille. Outre des signes qui permettent de préciser le diagnostic histologique (tableau 4.1), l'IRM permet de spécifier l'origine parotidienne de la lésion et d'évaluer son extension. **B et C.** L'IRM, assez caractéristique mais non pathognomonique, montre un hyposignal en T1 (B) et un hypersignal souvent festonné en T2 (C).

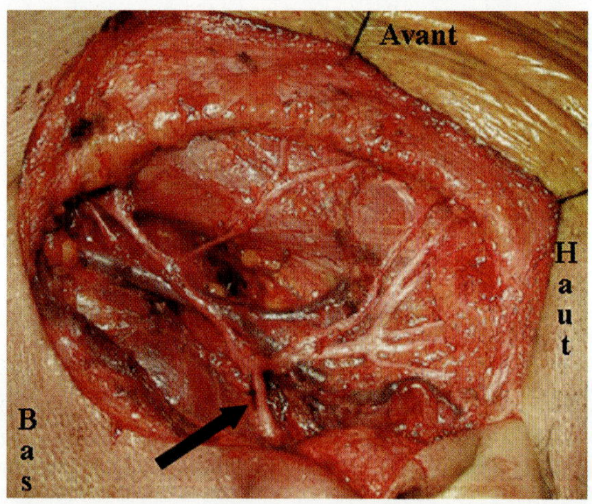

Fig. 4.10. Aspect de la loge parotidienne après réalisation d'une parotidectomie totale pour tumeur mixte de la parotide, permettant de visualiser le nerf facial et ses branches de division.

- approcher la nature bénigne ou maligne et éventuellement le type histologique :
  - l'IRM, au mieux réalisée avant la ponction cytologie, a un signal assez caractéristique, mais non pathognomonique, qui varie en fonction de la cellularité de la lésion (tableau 4.1 et figure 4.9). L'apport de l'IRM de diffusion et de perfusion est en cours d'évaluation ;
  - la ponction cytologique à l'aiguille fine, au mieux réalisée sous guidage échographique, n'a de valeur que positive ; elle ne présente aucun risque de dissémination tumorale et/ou de lésion du nerf facial.

Le traitement est chirurgical. C'est une parotidectomie ou une sous-maxillectomie avec repérage, dissection et conservation du nerf facial et de ses branches afin de réaliser l'ablation de la tumeur à distance de sa capsule sans effraction capsulaire et avec analyse anatomopathologique extemporanée (figure 4.10). Le risque de cancérisation est très faible, le plus souvent au cours d'une tumeur évoluant depuis plusieurs dizaines d'années ou récidivante. La surveillance doit être prolongée.

2. Autres tumeurs bénignes

Le cystadénolymphome papillaire, ou tumeur de Warthin (5 à 10 % des tumeurs salivaires principales), ne s'observe que dans la glande parotide — contrairement aux autres tumeurs qui peuvent se voir dans toutes les glandes salivaires. Il peut être bilatéral. Apanage de l'homme de 40 à 60 ans, il est de siège généralement polaire inférieur. Sa consistance est molle ou élastique, son évolution lente. Il ne dégénère jamais. En raison de ces divers éléments, une simple surveillance peut être envisagée si les données de l'examen clinique, de l'IRM et de la ponction cytologie sont concordantes.

Les autres tumeurs bénignes sont, au niveau des glandes salivaires principales : l'adénome monomorphe, ou adénome simple (10 à 15 % des tumeurs salivaires principales), l'adénome oxyphile ou oncocytome (1 % des tumeurs salivaires principales), l'adénome tubulaire ou trabéculaire, l'adénome à cellules claires, l'adénome basocellulaire, le papillome…

Toutes ces tumeurs doivent être opérées car il existe d'une part des formes de transition vers la malignité et, d'autre part, des diagnostics différentiels avec des tumeurs malignes parfois extrêmement difficiles à affirmer sur les seules données de l'IRM et de la ponction-cytologie échoguidée.

B. Tumeurs malignes

Les tumeurs malignes représentent 8 à 18 % des tumeurs malignes des glandes salivaires principales. Leur incidence relative par rapport aux tumeurs non cancéreuses augmente lorsque l'on passe de la glande parotide à la glande submandibulaire et à la glande sublinguale, et chez l'enfant où 50 % des tumeurs de la parotide sont malignes. Le diagnostic de tumeur maligne doit être évoqué devant certaines données cliniques (tumeur dure, douloureuse, fixée avec adhérence cutanée, paralysie faciale et/ou adénopathies cervicales satellites), les résultats de l'IRM (tableau 4.1) et de la ponction-cytologie.

1. Tumeurs épithéliales à malignité atténuée

Les carcinomes mucoépidermoïdes représentent environ 45 % de toutes les tumeurs malignes des glandes salivaires. Ils ont une évolution le plus souvent bénigne mais parfois peuvent devenir infiltrants et donner des métastases. Ils touchent hommes et femmes entre 20 et 60 ans. Le traitement est chirurgical.

Les carcinomes à cellules acineuses représentent environ 10 % de toutes les tumeurs malignes des glandes salivaires. Ils sont plus fréquents chez la femme de la cinquantaine. Le traitement est chirurgical. Leur évolution est caractérisée par la survenue de métastases ganglionnaires ou à distance dans 5 à 10 % des cas.

2. Adénocarcinomes

Les adénocarcinomes représentent environ 20 % des tumeurs malignes des glandes salivaires. Ces tumeurs malignes s'observent à tout âge ; elles sont primitives ou secondaires à la dégénérescence maligne d'un adénome pléomorphe préexistant. Non traitée, la tumeur augmente rapidement de volume, pseudo-encapsulée ou diffuse pour infiltrer toute la glande. Elle est souvent douloureuse et peut s'accompagner d'adénopathies cervicales et/ou d'une paralysie faciale. Le pronostic est très péjoratif malgré une chirurgie d'exérèse avec évidement ganglionnaire suivie de radiothérapie.

3. Carcinomes adénoïdes kystiques

Les carcinomes adénoïdes kystiques représentent environ 10 % des tumeurs malignes de toutes les glandes salivaires et s'observent à tout âge, volontiers chez la femme. Le diagnostic ne peut être qu'évoqué devant une tumeur parotidienne dure, inégale, de croissance plus rapide que celle de l'adénome pléomorphe, et surtout des douleurs spontanées et à la palpation. La gravité de cette tumeur provient de son potentiel de récidive locale, lié à sa propension naturelle à donner des métastases par l'intermédiaire des gaines des nerfs et de l'éventualité fréquente de métastases générales (pulmonaires, osseuses), quelquefois tardives. La chirurgie d'exérèse avec conservation du nerf facial et de ses branches suivie de radiothérapie est le traitement standard.

4. Autres carcinomes

Les carcinomes épidermoïdes et indifférenciés représentent environ 5 % de toutes les tumeurs malignes des glandes salivaires. Leur traitement est chirurgical, le plus souvent complété de radiothérapie.

Les autres tumeurs malignes sont plus rares. Ce sont :

- les métastases ganglionnaires d'un carcinome du cuir chevelu ou de la région frontotemporale (carcinome épidermoïde, mélanome) ou du rein ;
- les lymphomes et sarcomes.

C. Tumeurs non épithéliales

Elles sont multiples, mais peu fréquentes. Leur diagnostic est en général porté à l'examen histologique peropératoire lors d'une intervention pour une tumeur parotidienne isolée.

1. Tumeurs vraies

En règle générale bénignes, elles sont d'origine :

- nerveuse : neurinome du nerf facial, neurofibromes ;
- vasculaire : hémangiome ou lymphangiome kystique de l'enfant ;
- graisseuse : lipome intraparotidien.

2. Pseudotumeurs

Des pseudotumeurs sont consécutives à certaines parotidites chroniques spécifiques : parotidite syphilitique de forme pseudotumorale, kystes canalaires.

Points clés

- Une tuméfaction parotidienne unilatérale d'évolution lente non inflammatoire et isolée fait évoquer avant tout un adénome pléomorphe.
- La survenue de paralysie faciale dans l'évolution d'une tumeur de la parotide signe sa malignité.
- Le diagnostic histologique d'une tumeur de la parotide ne peut être affirmé avec certitude que sur l'examen anatomopathologique de la pièce opératoire de parotidectomie exploratrice.

CHAPITRE

5

Item 97 – UE 4 Migraine, névralgie du trijumeau et algies de la face

Objectifs pédagogiques

Nationaux

- Diagnostiquer une migraine, une névralgie du trijumeau et une algie de la face.
- Argumenter l'attitude thérapeutique et planifier le suivi du patient.

Collège français des enseignants d'ORL

- Connaître les critères diagnostiques des migraines, les symptômes d'une algie vasculaire de la face, les caractéristiques sémiologiques d'une névralgie essentielle du trijumeau, et d'une névralgie secondaire du trijumeau.
- Connaître les hypothèses diagnostiques et nature du bilan pour une névralgie secondaire du trijumeau.
- Connaître les relations entre sinusites et céphalées.
- Connaître les orientations diagnostiques face à une otalgie.
- Connaître les principes thérapeutiques des migraines, algies vasculaires de la face et névralgies du trijumeau.

I. Présentation générale, position du problème

Les céphalées sont au sens large les douleurs siégeant au niveau de la tête, soit de localisation crânienne (frontale haute, pariétale, temporale, occipitale), soit de localisation faciale.

L'origine de la douleur n'est pas toujours au niveau même de l'expression douloureuse ; par exemple, une douleur d'origine cervicale telle une arnoldalgie peut se projeter au niveau occipitopariétal, une douleur d'origine faciale comme une sinusite sphénoïdale — le sphénoïde fait partie de l'étage moyen de la face — peut se projeter au niveau du vertex crânien.

Par ailleurs, les causes en sont nombreuses : certaines, comme les sinusites, sont une cause trop souvent avancée par les patients eux-mêmes ; d'autres, comme les algies vasculaires de la face, restent sous-diagnostiquées.

L'interrogatoire et l'examen clinique sont donc essentiels pour l'orientation diagnostique.

II. Classification des céphalées

Cette classification est établie par l'*International Headache Society* (classification de 2004, non revisitée au jour de la révision, septembre 2013).

Les céphalées faisant partie de l'item sont indiquées en caractère gras.

Céphalées primaires (céphalées non associées à une lésion)

Dans ce cadre sont classées les pathologies suivantes :

- **migraine** (groupe 1) ;
- céphalées de tension (groupe 2) ;
- **algies vasculaires de la face** (groupe 3) ;
- autres céphalées primaires : céphalées provoquées par le froid, la toux, l'effort, l'activité sexuelle, céphalées en « coup de tonnerre » (groupe 4).

Céphalées secondaires

On classe dans ce cadre les céphalées suivantes :

- céphalées post-traumatisme crânien ou cervical (groupe 5) ;
- céphalées secondaires à une pathologie vasculaire crânienne ou cervicale : hémorragie méningée, hématome intracrânien, malformation vasculaire, douleur d'origine carotidienne ou de l'artère vertébrale, hypertension artérielle systémique, thrombose veineuse (groupe 6) ;
- céphalées secondaires à une pathologie intracrânienne non vasculaire : hypertension intracrânienne, tumeur cérébrale, malformation de Chiari (groupe 7) ;
- céphalées toxiques aiguës ou chroniques par abus médicamenteux ou sevrage (groupe 8) ;
- céphalées en rapport avec un processus infectieux intracrânien : méningite, encéphalite, abcès, empyème, ou extracéphaliques : infections virales ou bactériennes (groupe 9) ;
- céphalées secondaires à un trouble métabolique : hypoxie, hypercapnie, hypoglycémie, hypercalcémie, dialyse (groupe 10) ;
- **céphalées associées à une douleur de la face (dentaire, sinusienne, oculaire ou auriculaire) ou de la nuque** (groupe 11) ;
- **céphalées associées à une maladie psychiatrique** (groupe 12).

Névralgies crâniennes

Dans ce cadre sont répertoriées les pathologies suivantes :

- **névralgies du nerf trijumeau, du nerf glossopharyngien ou autres névralgies** (groupe 13) ;
- céphalées inclassables (groupe 14).

III. Migraine

Affection fréquente, elle concerne 10 à 15 % de la population adulte et prédomine chez la femme. Le diagnostic est purement clinique, reposant principalement sur l'interrogatoire. Les premières crises surviennent à la puberté, puis sont récurrentes, tout au long de la vie, avec souvent une fréquence plus marquée chez l'adulte de 30 à 50 ans. La fréquence peut aller d'une fois par semaine à une fois par an. On note souvent des antécédents familiaux. Il existe fréquemment des facteurs déclenchants : stress ou au contraire détente brutale, menstruations, consommation de certains aliments (chocolat, alcool), certaines stimulations sensorielles (bruit, odeurs, lumière clignotante), modification du temps de sommeil, facteurs climatiques.

La forme classique sur le plan sémiologique (mais environ trois fois moins fréquente) est la *migraine avec aura*. L'aura est le plus souvent faite de symptômes visuels (scotome, phosphènes, amaurose), qui sont totalement réversibles en moins d'une heure; c'est la classique migraine ophtalmique. D'autres auras sont possibles, sensitives, se manifestant par des troubles du langage. Les auras motrices existent, notamment dans la migraine hémiplégique familiale ou sporadique — le plus souvent, il s'agit d'une hémiparésie —, mais sont plus rares et posent des problèmes diagnostiques. L'aura de la migraine basilaire comprend des symptômes qui orientent vers les territoires cérébraux postérieurs, à savoir dysarthrie, vertige, acouphènes, diplopie, ataxie. La douleur (cf. description *infra*) apparaît à la fin de l'aura ou dans les minutes qui suivent la disparition de l'aura. Les critères diagnostiques de la migraine avec aura sont résumés dans le tableau 5.1.

La *migraine sans aura*, plus fréquente, est évidemment plus difficile à diagnostiquer. La douleur est d'installation progressive et atteint son maximum en 2 à 4 heures. Elle est de modérée à sévère, n'atteignant pas l'intensité d'autres formes de céphalées comme les algies vasculaires ou les névralgies du trijumeau. Non traitée, elle dure de quelques heures jusqu'à 72 heures. La topographie classique est unilatérale, frontopariétale, parfois rétro-orbitaire. La douleur est classiquement pulsatile. Certaines formes sont toutefois non pulsatiles et bilatérales. La douleur est exacerbée par l'effort de caractère banal, les mouvements de tête, la toux, souvent accompagnée de photophobie et phonophobie et de troubles digestifs (nausées, vomissements). Le patient s'isole donc le plus souvent dans une pièce obscure et sans bruit, et s'allonge. Les critères diagnostiques de la migraine sans aura sont résumés dans le tableau 5.2.

L'examen neurologique est normal et il n'existe pas de contexte fébrile ni de brutalité d'installation pouvant faire évoquer une origine lésionnelle vasculaire endocrânienne. L'imagerie cérébrale n'est pas indiquée dans les migraines typiques et ne montrerait aucune anomalie spécifique.

Tableau 5.1. Migraine avec aura : critères diagnostiques selon la classification de l'*International Headache Society* (2004).

A.	Au moins deux crises répondant aux critères B
B.	Aura consistant en un trouble visuel (phosphène, scotome), sensitif (paresthésies, engourdissement) ou un trouble de l'élocution, totalement réversibles ; un déficit moteur n'est plus considéré comme une aura classique
C.	Au moins deux des observations suivantes :
	1. Symptômes visuels homonymes et/ou symptômes sensitifs unilatéraux 2. Au moins un symptôme de l'aura s'est développé progressivement en plus de 5 minutes et/ou différents symptômes de l'aura se sont succédé en plus de 5 minutes 3. Chaque symptôme dure au moins 5 minutes et au plus 60 minutes
D.	La céphalée remplit les critères B-D de la migraine sans aura, débute pendant l'aura ou lui succède en moins de 60 minutes
E.	Les symptômes ne peuvent être attribués à un autre trouble

Tableau 5.2. Migraine sans aura : critères diagnostiques selon la classification de l'*International Headache Society* (2004).

A.	Au moins cinq crises remplissant les critères B et D
B.	Céphalées durant de 4 à 72 heures, sans traitement
C.	Céphalées ayant au moins deux des caractéristiques suivantes :
	1. Unilatérales 2. Pulsatiles 3. D'intensité modérée à sévère 4. Aggravées par une activité physique de routine (par exemple, la montée d'un escalier)
D.	Céphalées accompagnées d'au moins un des deux phénomènes suivants :
	1. Nausées et/ou vomissements 2. Photophobie et/ou phonophobie
E.	Céphalées ne pouvant être attribuées à un autre trouble

IV. Algies vasculaires de la face

Les algies vasculaires de la face (figure 5.1) sont relativement rares, affectant moins d'un adulte sur 1 000 et touchent six hommes pour une femme. Elles se développent la plupart du temps à partir de l'âge de 20 ans. Le tabac joue un rôle aggravant.

Les douleurs sont unilatérales, siégeant toujours du même côté. L'accès douloureux débute dans la tempe ou l'angle interne de l'œil ou au niveau de l'aile du nez. Son territoire s'étend en quelques minutes pour devenir péri-orbitaire, sans correspondre à la distribution du nerf trijumeau ou d'une de ses branches.

La douleur s'accroît en intensité jusqu'à atteindre son acmé en 10 à 15 minutes. Elle est extrêmement violente, s'accompagne souvent d'agitation, dure d'un quart d'heure à 3 heures maximum, puis brusquement cède.

Il existe des phénomènes vasosécrétoires homolatéraux accompagnateurs dans le territoire du nerf trijumeau (notion de céphalées trigéminovasculaires) : rougeur conjonctivale et/ou larmoiement et/ou narine bouchée et/ou écoulement nasal et/ou œdème palpébral et/ou rougeur de la face et/ou sudation de la face et/ou myosis et/ou ptosis. Au maximum, il peut exister un syndrome de Claude Bernard-Horner (myosis, ptosis, énophtalmie), mais cette constatation suppose que l'on examine le patient en crise, ce qui est exceptionnellement le cas.

Les crises surviennent deux à trois fois par jour en moyenne, typiquement à horaire fixe, tous les jours pendant 2 à 8 semaines (elles sont dites récurrentes) avec des périodes de rémission très longues ; il s'agit des formes dites épisodiques.

Le diagnostic est fondé sur l'interrogatoire et la normalité de l'examen neurologique. Aucune imagerie ou autre exploration complémentaire n'est requise.

D'autres présentations cliniques sont plus rares :

- rarement (10 %), il n'existe pas de rémissions durant plus d'un mois sur une durée d'évolution d'une année : c'est la forme dite chronique ;
- parfois, les accès sont plus brefs, de 5 à 250 secondes, souvent plus fréquents, de 1 à 30 crises par jour, accompagnés également de manifestations végétatives dans le territoire du trijumeau (injection conjonctivale, larmoiement) : il s'agit des *Short-lasting Unilateral Neuralgiform headache with Conjunctival injection and Tearing* (SUNCT).

Les hémicrânies paroxystiques sont rangées comme formes cliniques des algies de la face du fait d'un mécanisme physiopathologique supposé proche, même si le territoire de la douleur est crânien et non facial.

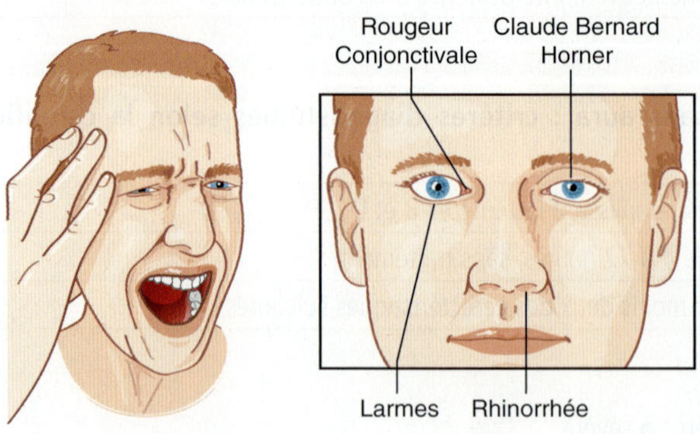

Fig. 5.1. Illustration de la symptomatologie des algies vasculaires de la face.

V. Névralgie du trijumeau

A. Névralgies essentielles

Les névralgies essentielles surviennent plutôt dans la deuxième moitié de la vie et prédominent chez les femmes. Elles sont comprises sur le plan de la physiopathologique comme résultant d'un contact entre une boucle vasculaire et une branche du nerf trijumeau, à son émergence de la base du crâne. L'angio-IRM permet actuellement de mettre en évidence ces contacts vasculonerveux qui généreraient une excitation de type épileptique dans le territoire de la branche en cause. Attention toutefois de ne pas ranger la névralgie du trijumeau dans le catalogue des épilepsies !

Les caractéristiques sémiologiques sont les suivantes :

- le caractère paroxystique et strictement unilatéral de la douleur ;
- le type de douleurs : décharges électriques de quelques secondes. Ces décharges se regroupent en salves sur quelques minutes se répétant plusieurs fois par jour pendant quelques jours à quelques semaines. Entre les décharges et entre les salves, il n'y a aucune douleur (« intervalle libre ») ;
- la topographie des douleurs sur le territoire d'une des trois branches du nerf trijumeau, cinquième paire crânienne (V) :
  - par ordre de fréquence décroissant (figure 5.2) :
    - nerf maxillaire supérieur (V2) : douleur dans le territoire du nerf sous-orbitaire : aile du nez, joue, hémi-lèvre supérieure, hémi-gencive supérieure et des dents de l'hémi-arcade supérieure ;
    - nerf maxillaire inférieur (V3) : douleur au niveau de l'hémi-menton, de l'hémi-lèvre inférieure, de l'hémi-gencive inférieure et des dents de l'hémi-arcade inférieure ;
    - nerf ophtalmique (V1) : douleur de l'hémi-front et de la paupière supérieure ;
  - la douleur intéresse le territoire d'une branche du V, rarement deux, jamais trois ;

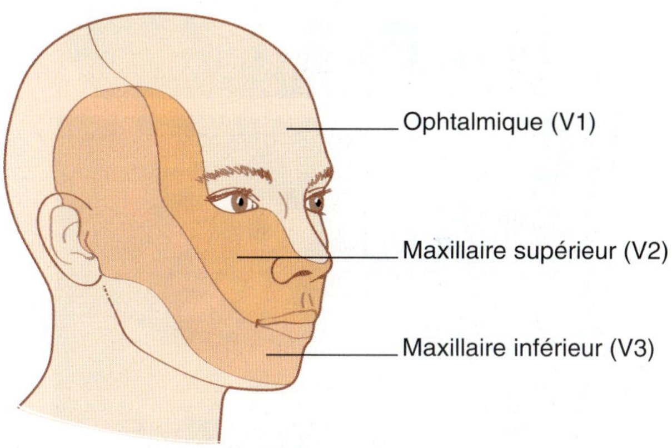

Fig. 5.2. Les trois territoires sensitifs des branches du trijumeau.

- le caractère souvent provoqué de la douleur, par une stimulation tactile d'une région bien précise de la face ou du pharynx : *trigger zone* ou zone « gâchette » : parole, mastication, mimique… ;
- le caractère négatif de l'examen neurologique : pas de déficit sensitif dans le territoire nerveux considéré, pas de déficit moteur.

L'imagerie cérébrale n'est pas indiquée dans les névralgies essentielles du trijumeau, en dehors de l'angio-IRM pour diagnostiquer une boucle vasculaire, et sauf en situation d'échec de traitement médical de première intention (cf. *infra*).

B. Névralgies secondaires ou symptomatiques

Il existe un fond douloureux permanent (+++).

Les accès qui peuvent exister sur ce fond douloureux permanent sont moins violents.

La douleur est plus diffuse, concernant souvent plusieurs branches du nerf trijumeau, notamment le V1 — très rarement atteint dans les formes essentielles. Parfois, la douleur a une composante profonde évoquant une atteinte de la base du crâne.

Il existe un déficit sensitif (hypoesthésie, anesthésie) dans le territoire du nerf trijumeau (+++) ; parfois, un déficit correspondant à un autre nerf crânien peut être mis en évidence.

Une cause organique, avant tout tumorale, localisée à la base du crâne doit être recherchée par scanner et IRM (+++) (figure 5.3).

D'autres affections comme la sclérose en plaques peuvent être à l'origine d'une névralgie secondaire du trijumeau.

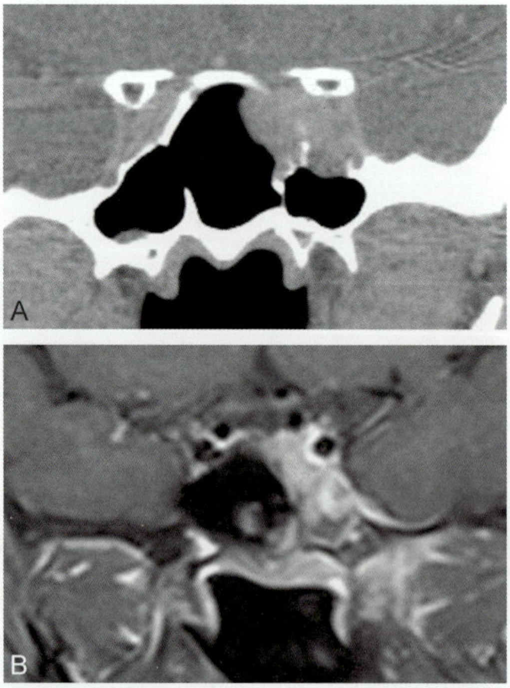

Fig. 5.3. Bilan d'imagerie à la recherche d'une cause organique.

A. Scanner d'une névralgie du trijumeau gauche en relation avec une ostéolyse tumorale de la paroi latérale du sinus sphénoïdal gauche. **B.** En IRM : atteinte du sinus sphénoïdal gauche et de la méninge du lobe temporal.

VI. Céphalées associées à une douleur de la face (dentaire, sinusienne, oculaire, auriculaire)

A. Causes dentaires

Elles sont évidentes.

B. Causes sinusiennes

Elles sont souvent évoquées. Les sinusites algiques sont le plus souvent les *sinusites aiguës* qui suivent un « rhume » viral épidémique. Elles comportent des signes d'accompagnement (rhinorrhée, obstructions nasales) et des signes généraux souvent modestes (fièvre à 38 °C–38,5 °C). La topographie des douleurs dépend du sinus en cause :

- jugale avec irradiation dentaire pour les sinusites maxillaires ;
- frontale pour les sinusites frontales ;
- du vertex ou rétro-orbitaire pour les sinusites sphénoïdales ;
- péri-orbitaire pour les sinusites ethmoïdales.

La position penchée en avant accentue les douleurs qui sont classiquement mais inconstamment plus intenses le matin que le soir. La pression de l'os maxillaire ou frontal en regard de la douleur majore cette dernière. Le traitement antibiotique est rapidement efficace, en règle générale, sur la douleur et les signes associés.

Les *sinusites chroniques* sont le plus souvent non pourvoyeuses de douleurs. Les symptômes sont plutôt à type de pesanteur. Toutefois, certaines sinusites chroniques frontales ou sphénoïdales peuvent être extrêmement algiques, de sorte qu'une douleur chronique doit justifier un scanner sinusien. En revanche, certaines images de simple épaississement muqueux localisé ou de kystes muqueux ne devront pas être considérées à l'origine de céphalées, et cela peut être difficile à expliquer au patient qui peut être désorienté par la conclusion du radiologue décrivant quelques anomalies sinusiennes et la conclusion de l'ORL ne considérant pas que de telles images limitées doivent être prises en compte.

Les *cancers nasosinusiens* peuvent être pourvoyeurs de douleurs, surtout s'il existe un envahissement osseux de l'étage moyen ou antérieur, ou une extension orbitaire. Il existe généralement d'autres symptômes : rhinorrhée purulente, obstruction nasale et épistaxis, qui ont tendance à augmenter progressivement et sont unilatéraux. L'endoscopie et le scanner permettent le diagnostic.

Points clés

Toute douleur chronique, *a fortiori* s'il existe des signes rhinologiques d'accompagnement, une notion d'unilatéralité de la douleur et des symptômes associés, doit justifier une endoscopie nasale et un scanner sinusien.

C. Causes oculaires

Elles sont de présentation souvent évocatrice lorsque le patient se plaint de douleurs localisées à l'œil lui-même et s'il existe des anomalies ophtalmologiques associées (chémosis, épiphora…). Le diagnostic est fait par l'ophtalmologiste après un examen spécialisé : glaucome aigu, dacryocystite, kératoconjonctivite. En revanche, il existe des douleurs moins violentes, de localisation frontoglabellaire, entraînées par des troubles de l'accommodation (hypermétropie) ou de la convergence (hétérophorie) qui sont souvent sous-diagnostiquées.

D. Causes auriculaires

Les otalgies peuvent être liées à une otite aiguë, moyenne ou externe, dont le diagnostic est fait à l'otoscopie. Lorsque l'examen otologique est normal, il faut penser à des douleurs projetées d'origine buccopharyngée — douleurs dentaires provenant des molaires, douleurs d'angines, et attention (+++) aux otalgies projetées des cancers des VADS — ; l'examen pharyngolaryngé et la palpation des aires ganglionnaires cervicales sont donc indispensables. Enfin, nombre d'otalgies à examens otologique et des VADS normaux sont liées à une douleur de l'articulation temporomandibulaire (recherche d'un ressaut, d'un craquement, d'une subluxation, d'une douleur à la palpation, d'un trouble de l'articulé dentaire).

E. Autres douleurs latérales

Doivent être cités :

- les douleurs du nerf grand occipital (ou nerf d'Arnold), occipitopariétales, unilatérales, déclenchées par la pression à l'émergence du nerf ;
- le syndrome de l'apophyse styloïde longue, rare et discuté ;
- la douleur temporale de l'artérite gigantocellulaire de Horton : sujet âgé, recherche d'une induration douloureuse de l'artère temporale, syndrome inflammatoire.

VII. Traitement des douleurs de la face

Le traitement des douleurs de la face est d'abord le traitement de la cause, lorsqu'elle est retrouvée.

A. Migraines

Le traitement des migraines doit être instauré au début de la crise, le plus tôt possible. Les antalgiques et les AINS sont suffisants pour les formes modérées. Sauf contre-indication, l'aspirine est préférée au paracétamol.

Pour les patients dont les crises sont intenses, le traitement a été révolutionné par les triptans par voie orale.

Lorsque les crises sont très fréquentes, on discute un traitement préventif par bêtabloquants principalement, ou par d'autres molécules comme l'oxétorone (Nocertone®) ou le méthysergide (Désernil®), ou les dérivés de l'ergot de seigle (dihydroergotamine), en respectant leurs contre-indications respectives. Naturellement, le patient devra être sensibilisé aux facteurs déclenchants afin de les éviter. Enfin, les symptômes associés, notamment les nausées, peuvent faire l'objet d'un traitement symptomatique.

B. Algies vasculaires de la face

Les algies vasculaires sont traitées par :

- triptans par voie sous-cutanée essentiellement ;
- oxygénothérapie avec plus de 6 litres/min pendant 15 minutes.

Si le traitement des crises est insuffisant ou les crises trop rapprochées, un traitement de fond est possible avec plusieurs molécules possibles : vérapamil (Isoptine®) (le plus utilisé dans cette situation), méthysergide (Désernil®), indométacine, voire une cure courte de corticoïdes oraux.

Le tabac et l'alcool doivent être supprimés.

C. Névralgies du trijumeau

Le traitement de la névralgie du trijumeau essentielle est d'abord médical, parfois chirurgical.

Le traitement médical fait appel en première intention à la carbamazépine (Tégrétol®) qui est augmentée progressivement jusqu'à la dose minimale efficace. D'autres molécules existent : oxcarbazépine (Trileptal®), baclofène (Liorésal®), clonazépam (Rivotril®), lamotrigine (Lamictal®), gabapentine (Neurontin®).

Dans les formes rebelles au traitement médicamenteux, la thermocoagulation du ganglion de Gasser est discutée. La sonde de thermocoagulation est guidée par amplificateur de brillance dans les espaces profonds de la face, sans craniotomie, sous une anesthésie générale brève. Dans certains cas sélectionnés, l'intervention de Janetta peut être proposée. Après un abord neurochirurgical latéral et sous guidage endoscopique, l'intervention consiste en une interposition d'un fragment de Teflon® entre le nerf et la branche artérielle à son contact (figure 5.4).

Le traitement de la névralgie secondaire du trijumeau associe le traitement étiologique de l'affection causale à un traitement symptomatique.

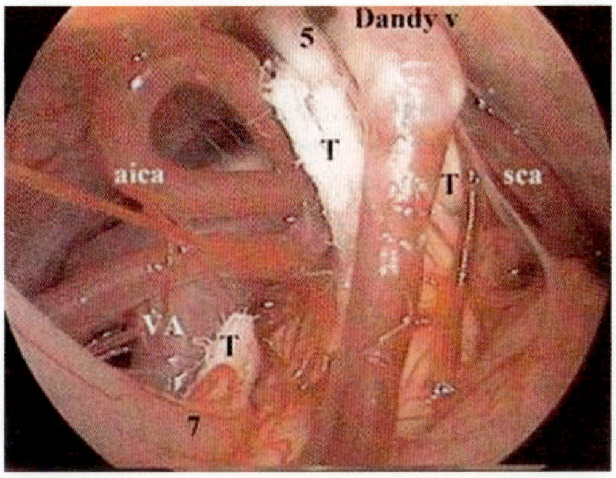

Fig. 5.4. Exemple de vue endoscopique des rapports entre l'artère cérébelleuse antéro-inférieure et le trijumeau.

Une pièce de Téflon® a été interposée (T).

Points clés

- Une névralgie essentielle est paroxystique avec intervalle libre, de topographie neurologique systématisée (branche du V) et unilatérale, avec un examen neurologique normal.
- Une névralgie secondaire a un fond douloureux continu et s'accompagne d'un déficit sensitif.
- Une cause tumorale doit être évoquée en priorité.
- Une otalgie à otoscopie normale doit faire évoquer avant tout une origine néoplasique des VADS.
- Une céphalée de début brutal, sans notion de crises analogues dans les antécédents personnels, doit être considérée jusqu'à preuve du contraire comme une hémorragie méningée.

CHAPITRE

6

Item 99 – UE 4 Paralysie faciale périphérique

Objectifs pédagogiques

Nationaux

- Devant une paralysie faciale, argumenter les principales hypothèses diagnostiques et justifier les examens complémentaires pertinents.

Collège français des enseignants d'ORL

- Connaître le principe des examens paracliniques et l'intérêt de l'imagerie en matière de paralysie faciale.
- Reconnaître les caractéristiques cliniques d'une paralysie faciale périphérique. Savoir en rechercher la cause et le niveau d'atteinte du VII.
- Savoir qu'une paralysie faciale périphérique, même isolée, peut être liée à une pathologie sous-jacente de l'oreille, du rocher ou de la parotide, et impose une recherche précise, systématique et éventuellement un traitement spécifique.

I. Rappels anatomiques

Le nerf facial est le septième nerf crânien (VII). C'est le nerf de la mimique et de l'expression des émotions non verbales. C'est un nerf moteur pour les muscles de la face et le muscle de l'étrier, accompagné sur une grande partie de son trajet par des fibres sensitives, sensorielles et végétatives.

Une atteinte périphérique du nerf facial correspond à une lésion de celui-ci, en aval de son noyau dans le tronc cérébral.

Depuis son noyau, le nerf facial émerge du sillon bulboprotubérantiel à la partie médiale de la fossette latérale de la moelle allongée.

Les fibres motrices circulent ensuite dans l'angle pontocérébelleux et pénètrent dans le rocher au niveau du méat acoustique interne, accompagnées du nerf cochléovestibulaire, VIIIe nerf crânien. Le nerf devient dès lors « intrapétreux ». Dans le rocher, le nerf est contenu dans un canal osseux inextensible appelé canal du facial (ou canal de Fallope). On lui décrit une première (VII1), une deuxième (VII2) et une troisième portion (VII3), séparées par deux virages (figure 6.1) :

- le premier virage, appelé « genou », abrite le ganglion géniculé qui coiffe les fibres motrices et donne naissance aux nerfs pétreux ;
- le second virage est dénommé « coude » (ou deuxième genou).

Le VII sort du rocher au niveau du foramen stylomastoïdien puis pénètre dans la glande parotide où il se ramifie pour innerver les muscles de la face et le platysma. Il a abandonné avant sa sortie, juste après le coude, des fibres motrices pour le muscle de l'étrier, effectrices du réflexe stapédien.

Les fibres parasympathiques sécrétoires, sensitives et sensorielles accompagnent le tronc moteur dans le rocher, mais s'en séparent ou le rejoignent à différents niveaux. C'est ainsi

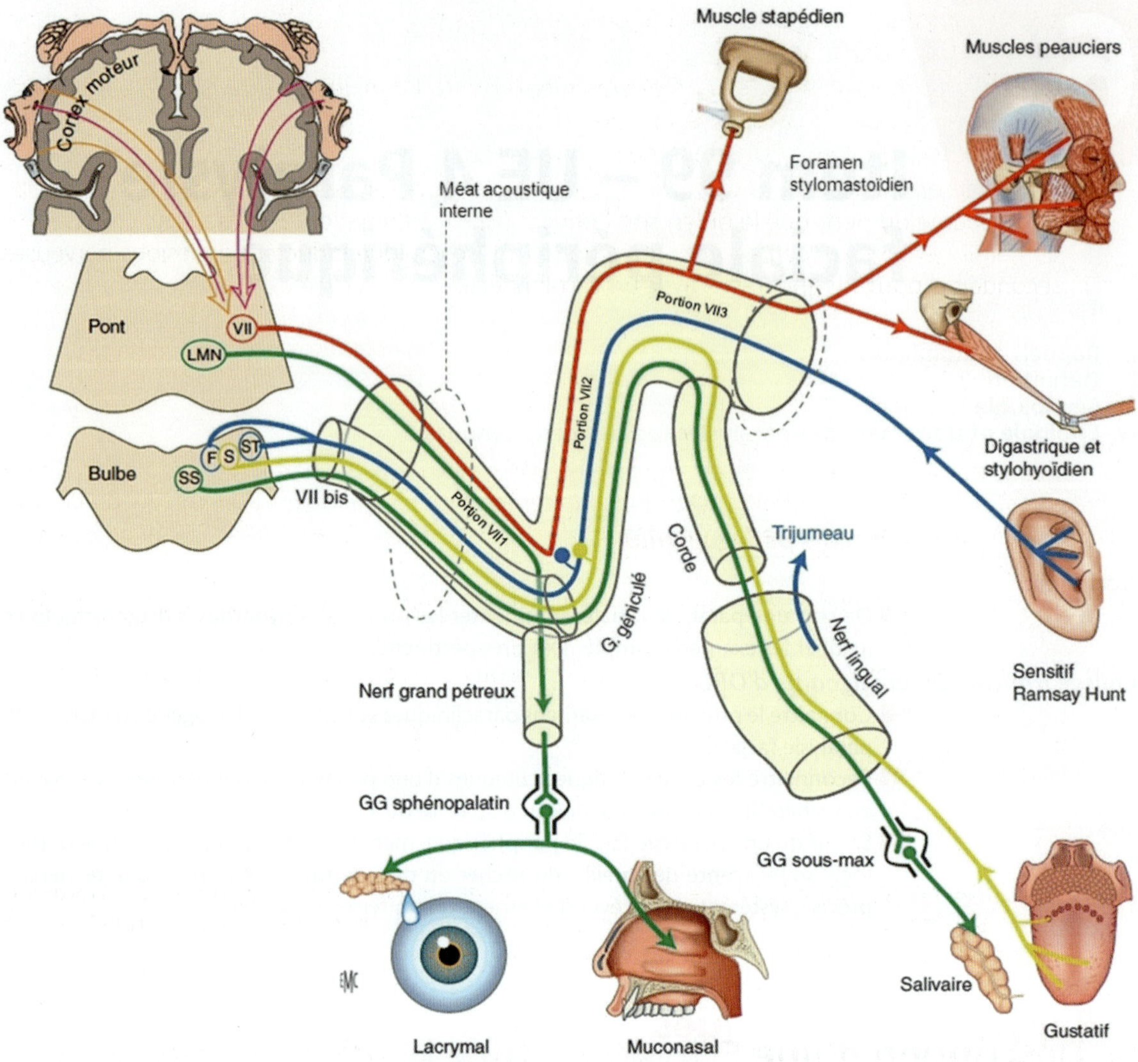

Fig. 6.1. Anatomie fonctionnelle du nerf facial.

En rouge : VII moteur, en bleu : VII sensitif ; en vert VII végétatif ; en jaune VII gustatif ; LMN : noyau lacrymo-muco-nasal ; FS : faisceau solitaire ; SS : noyau salivaire supérieur ; VII : noyau moteur du VII ; GG sous-max : ganglion sous-maxillaire ; G. géniculé : ganglion géniculé ; GG sphénopalatin : ganglion sphénopalatin.

Figure issue de : Hitier M., Edy E., Salame E., Moreau S. « Anatomie du nerf facial ». Oto-rhino-laryngologie. EMC. 2006 : 1–16 [Article 20-258-A-10]. Elsevier Masson SAS. Tous droits réservés.

qu'un premier rameau de fibres sécrétoires responsables de la sécrétion lacrymale quitte le VII au niveau du ganglion géniculé, entre VII1 et VII2, pour intégrer le grand nerf pétreux. Un deuxième rameau de fibres provenant du noyau salivaire supérieur quitte les fibres motrices en aval au niveau du VII3 pour se diriger vers la glande submandibulaire et les glandes sublinguales, en empruntant la corde du tympan, qui véhicule en sens inverse l'innervation sensorielle gustative du bord latéral de la langue en direction du noyau solitaire.

Enfin, une branche issue du noyau sensitif du nerf trijumeau (V) suit les fibres motrices du VII dans le rocher et les rejoint au niveau du foramen stylomastoïdien pour recueillir la sensibilité de la zone de Ramsay-Hunt située dans la conque auriculaire.

De cette organisation anatomique découlent les différents symptômes accompagnant la paralysie faciale en fonction de son niveau lésionnel. Ainsi, une lésion située en amont d'une des branches qui émergent dans le rocher entraîne une atteinte de la lacrymation, de la gustation ou du réflexe stapédien, alors qu'une lésion extrapétreuse, au niveau de la face par exemple, épargnera toutes ces branches. De ces constatations anatomiques découle le bilan lésionnel topographique expliqué *infra*.

Le nerf facial peut être lésé par différents mécanismes. Parmi les plus fréquents, on retrouve les causes virales et les causes mécaniques traumatiques ou chirurgicales et la compression par des tumeurs bénignes (cholestéatome) ou malignes.

Le relatif confinement du VII dans le canal du facial, conduit osseux inextensible, le fragilise. Tout œdème du nerf, quelle qu'en soit l'origine (virale, traumatique), est susceptible de comprimer le nerf sur lui-même et d'induire un garrot ischémique inducteur de lésions nerveuses secondaires pouvant apparaître avec un certain délai.

II. Définition

Le nerf facial est le septième nerf crânien (VII). On parle d'atteinte périphérique quand la lésion affecte le deutoneurone du noyau du tronc cérébral, où il naît, jusqu'aux muscles de la face, où il se connecte. Le VII est un nerf mixte et comprend des fibres à visée motrice, sensitive, sensorielle et végétative.

On différencie la paralysie faciale périphérique (PFP) de la paralysie faciale centrale par deux faits cliniques essentiels à connaître :

- le déficit moteur est homogène, touchant autant le territoire supérieur que le territoire inférieur de la face;
- il n'y a pas de dissociation automaticovolontaire.

III. Sémiologie

L'importance de l'atteinte motrice de la face varie beaucoup d'un cas à l'autre. Elle porte sur les deux territoires faciaux supérieur et inférieur. En cas d'atteinte très distale sur une branche terminale, l'atteinte motrice n'est que parcellaire.

A. Description d'une PFP sévère chez le sujet conscient

1. Signes faciaux, les plus évidents

Au niveau de la partie haute de la face (œil et front)

Au repos peuvent être observés un effacement des rides du front, un sourcil abaissé, une raréfaction ou une absence du clignement, un élargissement de la fente palpébrale aux dépens de la paupière inférieure qui est abaissée, voire éversée chez le sujet âgé (ectropion). L'œil peut être larmoyant.

Aux mouvements volontaires, il existe une impossibilité de relever le sourcil, de plisser le front, de fermer l'œil (lagophtalmie). Le relevé de la paupière supérieure est préservé (dépendant du III). On peut observer un signe de Charles Bell : lors de la tentative infructueuse d'occlusion palpébrale, l'œil se porte en haut et en dehors. Cet échappement du globe oculaire est un mécanisme de protection cornéenne réflexe qui est inconstant et n'est pas dépendant de la sévérité de la PFP. Son absence dans les lagophtalmies sévères expose à des complications cornéennes plus précoces. Dans les PFP de faible importance, on peut observer un signe de Souques : le verrouillage des paupières est moins ferme du côté paralysé et ne cache pas les cils qui apparaissent plus longs. Il n'y a pas de clignement à la menace (figure 6.2).

Au niveau de la partie inférieure de la face (nez, bouche, menton, cou)

Au repos peuvent être observés une asymétrie du visage, une déformation de la bouche qui est attirée du côté sain, une ptose de la joue et une chute de la commissure labiale qui fait pencher la bouche du côté paralysé, un effacement du sillon nasogénien.

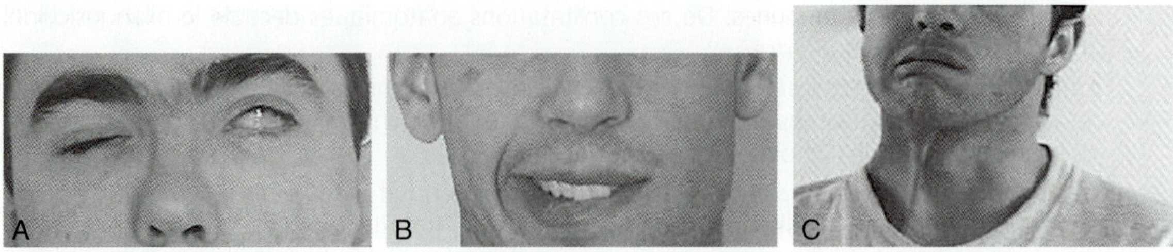

Fig. 6.2. **Paralysie faciale.**

Lors des mimiques volontaires, la paralysie faciale se manifeste du côté paralysé par une impossibilité de fermer l'œil (A), un effacement du sillon nasogénien et une impossibilité de sourire (B) et par l'impossibilité de contracter le muscle peaucier du cou (C).

Aux mouvements volontaires, la bouche part du côté sain, il y a impossibilité de siffler et de gonfler les joues. Il existe une stase alimentaire dans le sillon gingivojugal et un signe du peaucier de Babinski.

2. Signes extrafaciaux

Les signes extrafaciaux témoignent de l'atteinte des autres fonctions du nerf facial. Leur recherche est un élément du diagnostic topographique de l'atteinte :

- œil sec (nerf pétreux, niveau ganglion géniculé) ;
- troubles du goût au niveau des deux-tiers antérieurs de l'hémi-langue (lésion en amont de la corde du tympan, niveau portion mastoïdienne) ;
- diminution de la sécrétion salivaire de la glande submandibulaire (lésion en amont de la corde du tympan, niveau portion mastoïdienne) ;
- abolition du réflexe stapédien et hyperacousie douloureuse (lésion en amont du nerf du muscle de l'étrier, niveau portion mastoïdienne) ;
- hypoesthésie dans la zone de Ramsay-Hunt : atteinte sensitive (lésion au niveau ou en amont de la portion mastoïdienne).

B. Chez le sujet comateux

Une PFP doit être recherchée systématiquement chez tout sujet comateux après un traumatisme crânien :

- effacement des rides du visage ;
- sujet qui « fume la pipe » ;
- manœuvre de Pierre Marie et Foix (déclenche en l'absence de PFP une contraction réflexe du visage à l'appui forcé bilatéral en arrière du gonion).

C. Diagnostic de sévérité

La sévérité de l'atteinte est appréciée par la clinique (intensité et rapidité d'installation) et par l'électrophysiologie (à réserver aux PFP totales) :

- testing clinique musculaire de la face : observation clinique de chaque groupe musculaire de la face et cotation de sa fonction. Il permet de suivre l'évolution clinique. Des échelles de cotation globale (House et Brackmann) sont souvent utilisées ;
- explorations électrophysiologiques :
  - excitabilité nerveuse : électroneuronographie, test de stimulation-détection, tests simples et rentables dans les 10 premiers jours (J3-J10) ;

– électromyographie de détection et de stimulodétection : plus fiable et reproductible, analysable dès J8.

Cependant, il n'existe actuellement aucun test pronostique entièrement sûr permettant de porter un diagnostic de gravité dans les premiers jours.

D. Diagnostic de localisation lésionnelle

Quels examens paracliniques simples réalisables par l'ORL permettent de situer la lésion sur le trajet nerveux ?

- Atteinte au niveau ou en amont du ganglion géniculé et des nerfs pétreux → test de Schirmer positif (déficit lacrymal du côté paralysé en comparaison de l'autre côté).
- Atteinte au niveau mastoïdien → test de Schirmer normal mais électrogustométrie anormale et absence de réflexes stapédiens.
- Atteinte au niveau du foramen stylomastoïdien ou en aval → test de Schirmer et gustométrie normaux et réflexes stapédiens présents.

Quelle place pour l'imagerie ?

Une imagerie est réalisée dans les formes progressives ou récidivantes, les formes graves non régressives, les formes syndromiques (surdité, vertiges, autres atteintes des nerfs crâniens) : TDM et/ou IRM.

Points clés

- L'inocclusion palpébrale est pathognomonique d'une paralysie faciale périphérique.
- Il n'existe aucun test précoce indiscutable permettant d'affirmer qu'une paralysie faciale complète ne récupérera pas ou mal.

IV. Étiologie et traitement des paralysies faciales périphériques

A. Paralysie faciale « idiopathique » ou « *a frigore* » ou « paralysie de Bell »

C'est la plus fréquente des paralysies faciales périphériques : d'installation brutale sans cause évidente, isolée, précédée parfois de douleurs mastoïdiennes et accompagnée de troubles du goût.

Sa pathogénie est encore discutée, mais l'étiologie d'une réactivation virale semble aujourd'hui démontrée. Les virus en cause appartiennent au groupe herpès. Le HSV-1 est le plus souvent retrouvé.

C'est un *diagnostic d'élimination*.

Il faut donc toujours s'assurer qu'il n'y a pas de cause otitique (otite aiguë ou otite chronique de type cholestéatome) ou tumorale par un examen spécialisé du tympan au microscope et une audiométrie avec tympanométrie et recherche des réflexes stapédiens.

L'évolution est variable :

- les paralysies incomplètes et qui le restent récupèrent toujours rapidement et complètement (3 à 10 semaines) ;
- les paralysies complètes entraînent dans 20 % des cas des séquelles à type de syncinésies (mouvements associés) ou de spasme hémifacial postparalytique ;

- les signes de mauvais pronostic sont : la rapidité d'installation, le caractère total d'emblée, l'importance des douleurs associées, l'existence de signes associés à type de surdité, acouphènes ou, surtout, vertige ;
- l'absence totale de récupération après 6 mois ou la récidive doit *toujours* faire réviser le diagnostic de bénignité et proposer une imagerie (TDM et surtout IRM).

Les tests électrophysiologiques sont à recommander dans les formes sévères d'emblée. L'électroneuronographie pratiquée très précocement par l'ORL et répétée tous les 2 jours jusqu'au 10–12e jour, ou l'EMG de stimulodétection, possible dès J5 mais plus spécialisé, sont à des degrés divers — et en fonction de la compétence de l'électrophysiologiste — les moyens les plus fiables pour juger du pronostic.

L'imagerie n'a pas de place dans les formes isolées et d'évolution bénigne.

Le traitement est essentiellement médical :

- la corticothérapie précoce et intense paraît hâter la récupération (> 1 mg/kg par jour de prednisolone, par exemple Solupred® ou équivalent) ;
- le traitement antiviral (valaciclovir, Zelitrex®, 2 cp. × 3, pendant 8 jours) n'a d'intérêt que prescrit précocement dans les premiers jours ; il est discuté mais largement utilisé aujourd'hui ;
- la décompression chirurgicale du VII intrapétreux est réservée aux formes graves ;
- comme pour toute paralysie faciale, il faut en outre :
  - surveiller l'œil devant le risque de kératite par lagophtalmie : pommade, fermeture de l'œil, au besoin tarsorraphie, ou injection de toxine botulinique dans le muscle releveur de la paupière ;
  - faire pratiquer par le malade ou, mieux, le kinésithérapeute des massages et des mouvements faciaux pour maintenir le tonus musculaire (pas d'électrothérapie en raison d'un risque d'aggravation vers le spasme de l'hémiface).

Points clés

- La paralysie faciale *a frigore* est la plus fréquente des paralysies faciales périphériques.
- Son pronostic est bénin.
- Son traitement est la corticothérapie intense et précoce.
- Il s'agit d'un diagnostic d'élimination.
- L'absence de récupération ou une récidive doit faire réviser le diagnostic et impose une imagerie.

B. Paralysies faciales infectieuses

1. Zona auriculaire

C'est un zona du ganglion géniculé dû à la résurgence du VZV (virus de la varicelle et du zona).

Il se manifeste par :

- une otalgie souvent très intense, qui peut précéder la paralysie faciale ;
- une PFP d'installation brutale et très rapidement totale ;
- une éruption vésiculaire pathognomonique dans la zone de Ramsay-Hunt (conque de l'oreille et méat auditif externe adjacent) (cf. figure 14.5 au chapitre 14) ; mais cette éruption peut parfois manquer ;
- très fréquemment des signes de névrite du VIII associée : surdité neurosensorielle, acouphènes, vertiges (forme otitique) ;
- des céphalées ;
- plus rarement, d'autres atteintes des nerfs crâniens dans les formes multinévritiques (V, IX, X).

Le traitement associe :

- une corticothérapie précoce et intense, en l'absence de lésion cornéenne (> 2 mg/kg par jour de prednisolone IV, par exemple Solumédrol® ou équivalent) ;
- des antiviraux (aciclovir, par exemple Zovirax® ; valaciclovir, par exemple Zelitrex®) si le patient est vu précocement (première semaine). Dans les formes les plus sévères un traitement parentéral (30 mg/kg par jour d'acyclovir, 2 mg/kg par jour de prednisolone) peut être discuté.

La décompression chirurgicale du VII intrapétreux est peu pratiquée.

2. Maladie de Lyme

Cette spirochétose due à *Borrelia burgdorferi* peut entraîner à sa phase secondaire une paralysie faciale (méningoradiculite). On recherche des antécédents de morsure de tique et d'érythème migrant. Les macrolides, cyclines ou β-lactamines sont efficaces.

3. Infection à VIH

Une PFP peut être observée au début de l'infection et peut révéler la maladie. Elle est souvent associée à des symptômes évoquant une sarcoïdose.

4. Paralysies faciales otogènes

Elles sont traitées avec les complications des otites (cf. item 147 au chapitre 14). Rappelons que :

- une paralysie faciale peut compliquer une otite moyenne aiguë ; elle régresse habituellement après traitement de l'otite ;
- une paralysie faciale compliquant une otite moyenne chronique (cholestéatomateuse) impose une intervention otologique d'urgence (figure 6.3) ;
- une paralysie faciale compliquant une otite moyenne chronique sans cholestéatome doit faire rechercher une tuberculose de l'oreille.

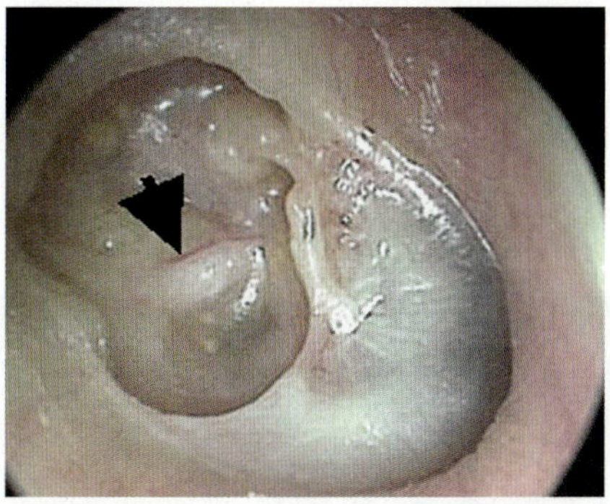

Fig. 6.3. Nerf facial (flèche) visible au travers d'une vaste poche de rétraction tympanique et lyse du mur de l'attique au cours de l'évolution d'un cholestéatome (les osselets, enclume et étrier, ont été détruits par le cholestéatome).

Toute paralysie faciale doit faire l'objet d'une otoscopie soigneuse.

C. Paralysies faciales traumatiques

Le traumatisme peut atteindre le nerf facial dans son trajet intrapétreux ou extrapétreux.

1. Fractures du rocher

Les fractures du rocher s'accompagnent fréquemment d'une paralysie faciale périphérique. Celle-ci fait partie du tableau classique, avec l'otorragie et les signes cochléovestibulaires. Elle peut constituer le seul signe permettant de soupçonner une fracture du rocher chez un traumatisé crânien. Il est fondamental de faire préciser au patient, à sa famille ou à l'équipe d'urgentistes si cette paralysie faciale a été immédiate ou secondaire :

- une paralysie secondaire, d'origine inflammatoire, guérit généralement sans séquelle, à la condition d'un traitement corticoïde précoce ;
- une paralysie immédiate et complète doit faire craindre une section ou un écrasement du nerf. La TDM du rocher permet de localiser la lésion nerveuse et de préciser le caractère translabyrinthique (la PFP est alors associée à des vertiges et une surdité totale, figure 6.4) ou extralabyrinthique de la fracture. Une intervention chirurgicale exploratrice (simple décompression du nerf, suture ou greffe) est à programmer dès que l'état neurologique du patient le permet.

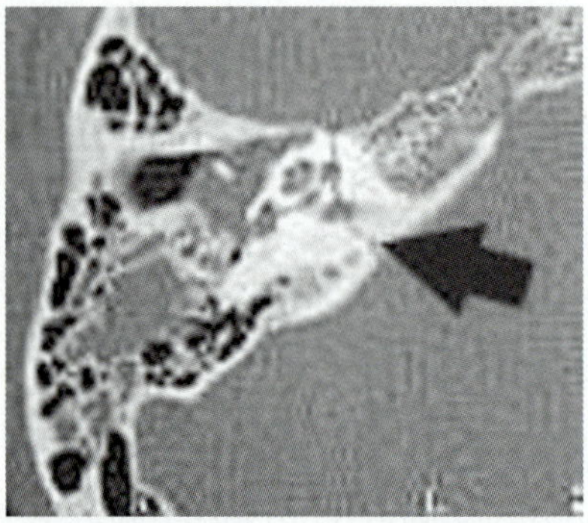

Fig. 6.4. Fracture du rocher gauche avec un trait (flèche) traversant le conduit auditif interne, responsable d'une paralysie faciale et d'une cophose.

2. Plaies de la région parotidienne

Les plaies de la région parotidienne peuvent léser le tronc ou les branches du nerf facial (figure 6.5). La constatation d'une paralysie faciale impose une réparation chirurgicale immédiate.

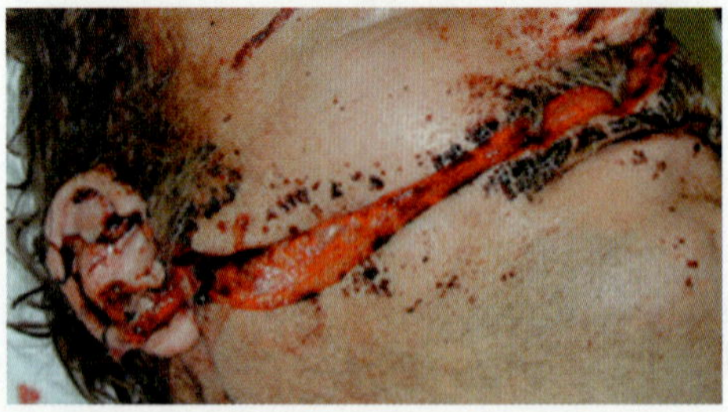

Fig. 6.5. Plaie de la face avec section des branches du nerf facial.

3. Paralysies faciales iatrogènes

Elles peuvent survenir à tous les niveaux du nerf facial :

- chirurgie du schwannome vestibulaire dans l'espace pontocérébelleux ou le méat auditif interne ;
- chirurgie otologique au niveau des 2e et 3e portions intrapétreuses. En cas de PFP au réveil après chirurgie de l'oreille moyenne, une exploration chirurgicale du nerf doit être réalisée en urgence ;
- chirurgie parotidienne : la paralysie faciale est évitable ou transitoire dans la chirurgie des affections parotidiennes bénignes (adénome pléiomorphe…) ; elle est parfois inévitable dans la chirurgie des tumeurs malignes.

D. Paralysies faciales tumorales

L'origine tumorale doit être évoquée devant une PFP *incomplète, fluctuante, récidivante ou progressive précédée ou accompagnée d'un spasme de l'hémiface*. Ce contexte clinique impose un bilan d'imagerie (TDM et IRM) qui permet le diagnostic. La PFP peut cependant être brusque, simulant une paralysie *a frigore*.

Il peut s'agir de :

- tumeurs du tronc cérébral atteignant le noyau moteur du VII ;
- tumeurs de l'angle pontocérébelleux (neurinome, méningiome, cholestéatome primitif de l'angle, métastase…), mais la PFP est rare et souvent tardive ;
- tumeurs du rocher, beaucoup plus fréquemment : neurinome du VII intrapétreux, méningiome intrapétreux, cholestéatome primitif du rocher, paragangliome tympanojugulaire ;
- tumeurs malignes de la région parotidienne (figure 6.6) : cancers primitifs de la glande parotide, métastase ganglionnaire, habituellement accessibles à la palpation.

Dans le cas où le nerf facial ne peut être conservé ou reconstitué, des interventions palliatives peuvent être proposées :

- anastomoses spino- ou hypoglossofaciales ;
- téno- ou musculoplasties, à visée correctrice des déformations faciales.

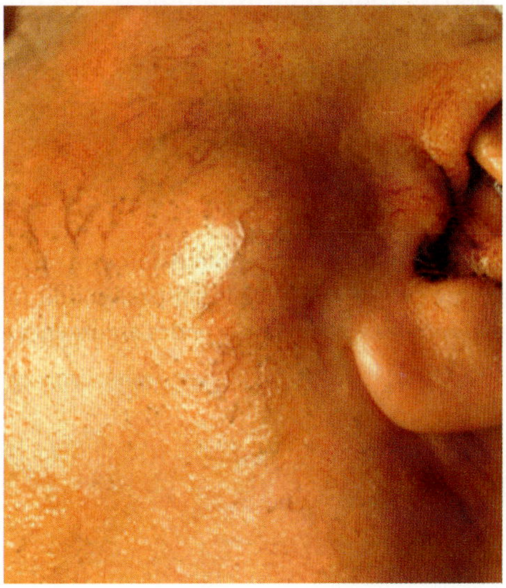

Fig. 6.6. Cancer de la parotide responsable d'une paralysie faciale.

E. Paralysies faciales de cause rare, congénitales ou générales

1. Paralysies faciales néonatales

Il peut s'agir de :

- paralysie faciale malformative isolée ou associée à d'autres malformations :
  - syndrome de Mœbius : diplégie faciale avec atteintes oculomotrices;
  - agénésie du VII;
- paralysie faciale néonatale par compression du nerf facial à son émergence au cours du travail ou par une branche de forceps (figure 6.7).

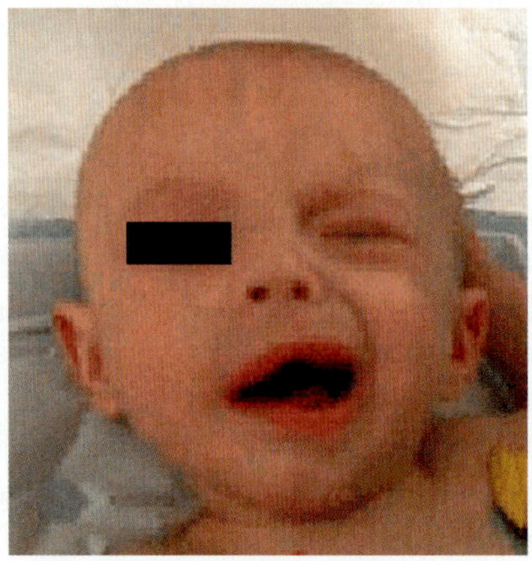

Fig. 6.7. Paralysie faciale droite chez un nourrisson : l'asymétrie devient évidente au cri.

2. Paralysies faciales de cause générale

On peut citer :

- la sarcoïdose entrant dans le cadre d'un syndrome de Heerfordt (uvéoparotidite), la maladie de Wegener;
- le syndrome de Melkerson-Rosenthal : paralysie faciale à répétition ou à bascule, avec langue scrotale et œdèmes de la face, dont la cause est inconnue.

Points clés

- Une paralysie faciale traumatique immédiate et complète doit être opérée précocement.
- Une paralysie faciale périphérique progressive avec hémispasme doit faire évoquer une origine tumorale. Le bilan d'imagerie scanographique et IRM apporte des arguments essentiels.

CHAPITRE

7

Item 101 – UE 4 Vertige

Objectifs pédagogiques

Nationaux

- Chez un sujet se plaignant de vertige, argumenter les principales hypothèses diagnostiques et justifier les examens complémentaires pertinents.
- Argumenter l'attitude thérapeutique et planifier le suivi du patient.

Collège français des enseignants d'ORL

- Établir le diagnostic d'un vertige sur les données de l'interrogatoire et l'examen clinique.
- Savoir rechercher les signes cliniques d'une atteinte vestibulaire.
- Rechercher par l'interrogatoire et l'examen clinique les caractères des vertiges périphériques et en citer les principales étiologies endolabyrinthiques et nerveuses.
- Décrire les symptômes de la maladie de Ménière, du vertige positionnel paroxystique bénin lors des crises.
- Devant un vertige aigu, connaître les différentes étiologies en fonction des caractères du vertige et des signes cliniques d'accompagnement.
- Connaître le principe des examens paracliniques et l'intérêt de l'imagerie en matière de vertige, de surdité, ou de paralysie faciale.

I. Rappels fondamentaux, physiopathologie

Le vertige est une illusion de mouvement. La sensation vertigineuse peut être difficile à exprimer. Elle est parfois décrite comme un malaise, une sensation de flottement, de bizarrerie, de déformation du corps et de l'environnement, voire une impression de sortie de corps.

Il résulte d'une atteinte du système de l'équilibre au sens large, qu'elle soit située en périphérie, au niveau du labyrinthe postérieur ou du nerf vestibulaire, ou au niveau des centres nerveux d'intégration.

Le capteur vestibulaire est l'un des acteurs de la fonction d'équilibration mais le système est globalement redondant et offre une capacité de suppléance en cas de défaillance d'un ou plusieurs éléments.

L'équilibration est la fonction qui permet de maintenir une posture en toutes circonstances, que ce soit au repos (condition statique) ou lors du mouvement (condition dynamique), grâce à une stabilisation du regard et du corps, une estimation précise de la position des yeux et de différents segments du corps ainsi qu'une estimation de la vitesse et de l'amplitude des mouvements intentionnels. Dans les conditions statiques en position assise ou debout, l'homme doit lutter en permanence contre la gravité terrestre s'il veut maintenir la posture fondamentale qui lui est propre : la station érigée. Le système vestibulaire, plus particulièrement le système otolithique, participe à la régulation du tonus axial et permettrait également d'adapter l'activité cardiovasculaire de manière très rapide aux changements de position. De plus, lors du mouvement, qui entraîne une modification de la posture fondamentale qui peut être soit d'origine volontaire (contraintes internes actives) soit d'origine imposée (contraintes externes passives), l'intégration permanente des caractéristiques du monde extérieur permet à l'homme de réagir rapidement et efficacement pour réaliser les ajustements posturaux et oculaires nécessaires à la restauration et au maintien de l'équilibre.

La fonction d'équilibration est une fonction sensorimotrice plurimodale complexe, s'exerçant grâce à la coexistence de trois systèmes.

Le *système sensoriel* fournit des informations sur l'environnement et la situation du sujet par rapport à celui-ci. Ces informations résultent de différents capteurs spécialisés, complémentaires et partiellement redondants :

- la vision périphérique joue un rôle prédominant dans l'équilibration par rapport à la vision centrale ; cette entrée sensorielle devient prépondérante chez les sujets sédentaires ou âgés ;
- **les capteurs somesthésiques** de la sensibilité profonde, situés dans les muscles, les tendons et les articulations, renseignent sur la disposition des segments du corps ; les capteurs extéroceptifs de la plante des pieds, des fesses et du tronc ainsi que les capteurs vicéroceptifs dans le tronc (ligaments maintenant les gros vaisseaux ainsi que les reins) renseignent sur le vecteur de la gravité ;
- **les capteurs vestibulaires** (figure 7.1), situés dans la partie postérieure de l'oreille interne, détectent et mesurent les accélérations :
  - les canaux semi-circulaires, au nombre de trois (antérieur, postérieur, latéral), orientés perpendiculairement chacun dans un plan de l'espace, sont des accéléromètres angulaires affectés aux mouvements rotatoires de la tête ;
  - les organes otolithiques comprenant le saccule et l'utricule sont des accéléromètres linéaires affectés aux mouvements de translation verticale pour le saccule et horizontale pour l'utricule ; ces organes ont besoin des informations canalaires pour distinguer les simples inclinaisons de véritables descentes ou montées.

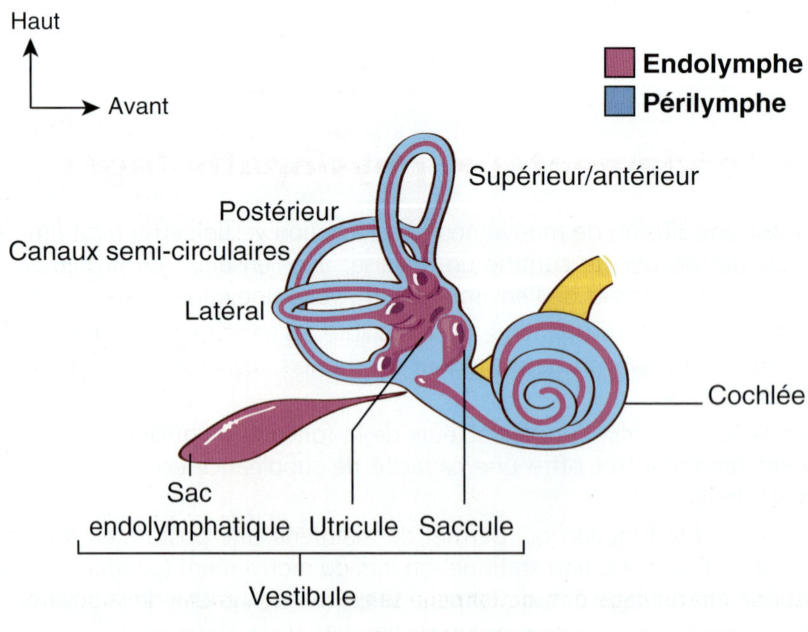

Fig. 7.1. Schéma de l'oreille interne.

La partie postérieure de l'oreille interne est appelée le vestibule. Elle est dédiée à l'équilibre. Elle comprend des capteurs de vitesse angulaire (canaux semi-circulaires) et linéaire (macules utriculaires et sacculaires).

Le fonctionnement des cellules neurosensorielles vestibulaires est polarisé. Les vestibules droit et gauche travaillent de façon couplée (canaux latéraux ensemble, le canal postérieur d'un côté avec le canal antérieur de l'autre). La stimulation d'un canal est associée à l'inhibition de l'autre pour plus d'efficacité (principe des systèmes *push-pull*). Ainsi, les informations provenant de l'un des vestibules et véhiculées dans les neurones vestibulaires parviennent aux noyaux vestibulaires du tronc cérébral où elles sont comparées à celles provenant du vestibule controlatéral. Par exemple, lors d'une rotation de la tête vers la droite, la dépolarisation des cellules neurosensorielles du canal semi-circulaire horizontal droit entraîne une augmentation de la fréquence des potentiels d'action des neurones du nerf vestibulaire droit ; les phénomènes sont exactement inverses à gauche, avec une inhibition de l'activité neuronale de ce côté. Cette asymétrie de l'activité des neurones des noyaux vestibulaires droit et gauche est analysée comme un mouvement de rotation de la tête vers la droite.

Le *système d'intégration centrale* (figure 7.2) peut être décrit à partir des noyaux vestibulaires situés au niveau du tronc cérébral dans le plancher du quatrième ventricule. Ces noyaux constituent une véritable plaque d'intégration sensorimotrice. Ils intègrent les différentes informations provenant des capteurs périphériques et les trient en permanence avant de les adresser aux centres nerveux supérieurs pour élaborer une réponse motrice rapide et adaptée. Les neurones des noyaux vestibulaires sont connectés :

- aux structures nerveuses centrales supérieures : cortex pariéto-insulaire (intégration multisensorielle notamment visuo-vestibulaire), système limbique (émotions), cervelet (coordination) ;
- au système neurovégétatif ;
- au système effecteur moteur.

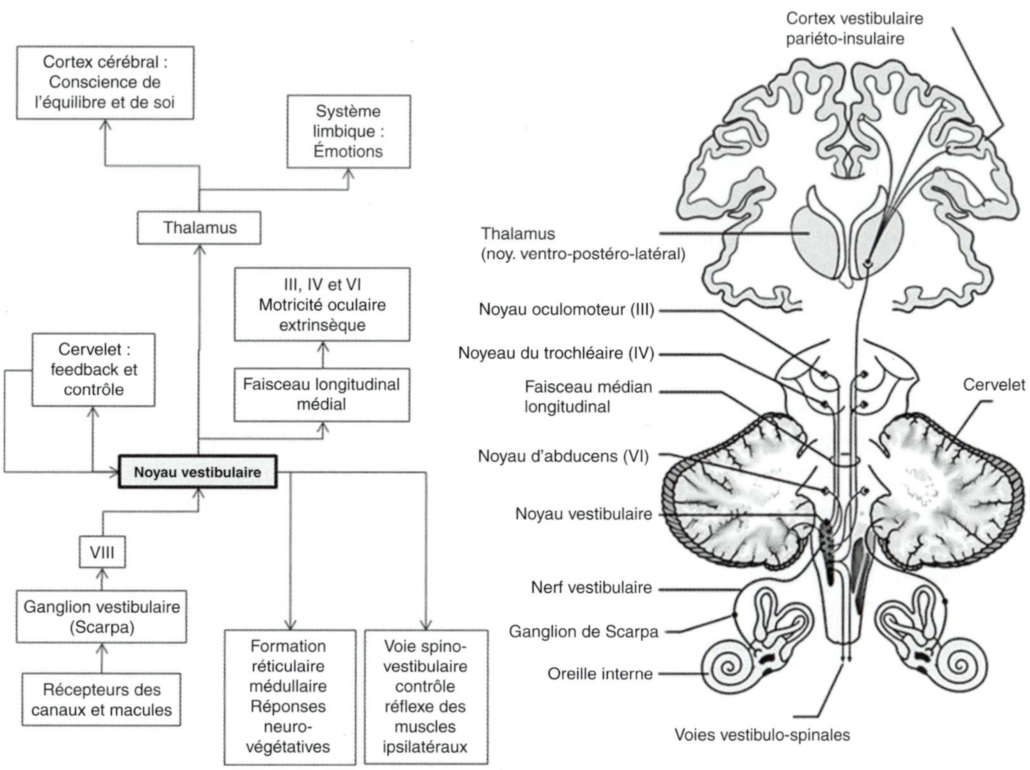

Fig. 7.2. Organisation anatomique et fonctionnelle simplifiée du système vestibulaire.

Les informations vestibulaires ont des projections bilatérales sur les noyaux vestibulaires et, plus haut, dans le système nerveux central. Les noyaux vestibulaires reçoivent de multiples afférences permettant de moduler le gain des informations vestibulaires et envoient de nombreuses projections vers d'autres noyaux du tronc, le cervelet, le mésencéphale et le cortex.

Le *système effecteur moteur ostéo-musculo-ligamentaire* met en œuvre la réponse motrice par l'intermédiaire de deux voies :

- la voie du réflexe vestibulo-oculaire (RVO) commande les muscles oculomoteurs et permet une stabilisation de l'image de l'environnement sur la rétine grâce à des mouvements conjugués des deux yeux ;
- la voie du réflexe vestibulo-spinal (RVS) commande les muscles de la posture et permet de régler le tonus des membres inférieurs et du tronc et permet des ajustements dynamiques.

Quand les informations provenant des différents capteurs périphériques sont homogènes et concordantes, les ordres donnés par les centres intégrateurs au système effecteur le sont aussi, et la réponse motrice est adaptée à la situation : le patient se sent en équilibre et bien dans son corps. L'atteinte brutale de l'un des vestibules entraîne une suppression ou une élévation de l'activité de ce capteur, alors qu'une activité basale persiste au niveau du vestibule controlatéral. L'asymétrie qui en résulte est interprétée par les centres intégrateurs comme un mouvement, malgré l'absence de déplacement du sujet. Ces informations vestibulaires se trouvent en contradiction avec les autres sources d'informations sur l'équilibre (la vision et la proprioception). Cette situation de conflit des informations sensorielles est à l'origine des quatre grands symptômes définissant le **syndrome vestibulaire aigu** :

- l'asymétrie du fonctionnement vestibulaire (en absence de tout déplacement du sujet) qui induit, par la connexion entre noyaux vestibulaires et structures nerveuses centrales supérieures, une sensation erronée de déplacement, c'est-à-dire une sensation vertigineuse (*syndrome perceptif*) ;
- le conflit induit au niveau des connexions entre noyaux vestibulaires et système neurovégétatif qui explique les nausées, les vomissements, la pâleur, les sueurs et les diarrhées (*syndrome neurovégétatif*) ;
- les centres nerveux qui donnent, de plus, des ordres aberrants au système effecteur moteur, entraînant des réponses motrices inadaptées, responsables de chutes et donc de troubles objectifs de l'équilibre :
  - les ordres aberrants donnés aux muscles oculomoteurs par la voie du RVO expliquent le nystagmus (*syndrome oculomoteur*) ;
  - les ordres aberrants donnés aux muscles posturaux par la voie du RVS expliquent les déplacements inadaptés comme les déviations posturales segmentaires et axiales (*syndrome postural*).

Ces quatre syndromes sont associés à des degrés divers, les voies de connexion étant plus ou moins affectées, ce qui explique un polymorphisme du syndrome vestibulaire.

Le système d'équilibration possède trois caractéristiques importantes :

- *c'est un système multifactoriel* : les différentes informations périphériques arrivent aux centres nerveux en parallèle ; cette redondance informationnelle explique que l'équilibre peut être maintenu même si certaines informations sont absentes ou erronées. Par conséquent, face à un patient présentant un trouble de l'équilibre, le médecin doit s'attacher à explorer les différentes voies d'information de la fonction d'équilibration ;
- *c'est un système hiérarchisé* : le poids des entrées sensorielles est variable d'un individu à l'autre et d'un moment à l'autre chez le même patient. Chez un sujet sédentaire et âgé, les informations visuelles sont dominantes ; cette prédominance s'observe également chez les patients avec un déficit vestibulaire depuis plusieurs mois et ceux atteints de cinétose. Le vestibule et la proprioception ont un poids important chez les sujets jeunes et sportifs. Le poids de chacune de ces entrées sensorielles peut être estimé par des tests et modifié par la kinésithérapie et les exercices ;
- *c'est un système doué de compensation* qui, en cas d'atteinte labyrinthique, développe de nouvelles stratégies sensorimotrices permettant de restaurer la fonction d'équilibration. Ces stratégies passent par une régulation des gains des informations arrivant de chaque capteur mais également par des phénomènes de « *feed-forward* » : le centre intégrateur prépare le système de l'équilibre dans la perspective d'un mouvement intentionnel. Ainsi, lors d'un déficit du réflexe vestibulo-oculaire, le centre peut programmer une saccade ocu-

laire dans le sens du mouvement de la tête pour compenser le retard des yeux par rapport au mouvement cervical dans le cas d'un ROV défaillant. La compensation vestibulaire entraîne ainsi un amendement de la symptomatologie vertigineuse qui peut, à distance de la crise, se limiter à une simple instabilité dans certaines conditions (stress, fatigue, vision perturbée, sédatifs, alcool). Cette compensation vestibulaire peut expliquer la normalisation progressive de l'examen d'un patient avec un déficit vestibulaire persistant et stable.

II. Sémiologie analytique

L'interrogatoire est essentiel et permet le plus souvent de faire le diagnostic.

A. Caractères du vertige

Il est le plus souvent rotatoire (vertige vient du latin *vertere*, « tourner »). Le sujet se sent tourner comme sur un manège. Il peut préciser le sens de rotation, horaire ou antihoraire. Il peut s'agir plus rarement d'un déplacement linéaire antéropostérieur, latéral ou vertical (chute dans un trou, montée en ascenseur) ou des oscillopsies (instabilité de la vision centrale lors des mouvements, notamment la marche ou la conduite). Il peut être moins bien systématisé : troubles de l'équilibre, sensation d'ébriété, de simple malaise.

Le vertige est souvent confondu à tort avec :

- des lipothymies ou malaises vagaux (souvent debout ou lors du passage couché-debout, accroupi-debout) ;
- un flou visuel (mouches volantes) ;
- des manifestations cardiovasculaires (troubles de rythme avec palpitations irrégulières) ;
- des crises d'épilepsie (perte de connaissance, manifestations visuelles, motrices, sensitives) ;
- des manifestations phobiques (agoraphobie, acrophobie, crises de panique ou simple manque de confiance en son équilibre).

Une perte de connaissance n'est jamais d'origine vestibulaire.

B. Durée du vertige

Faire préciser la durée des vertiges, selon trois catégories :

- quelques secondes à 2 minutes ;
- 15 minutes à 5 heures ;
- de 5 heures à plusieurs jours.

Cette catégorisation permet d'orienter rapidement le diagnostic. Il s'agit bien de la durée de chaque crise et non pas de la durée de l'ensemble des plusieurs crises — qui peuvent s'étaler sur plusieurs jours.

C. Circonstances d'apparition

Le vertige peut être spontané, survenant lorsque le sujet est immobile et au repos.

Ailleurs, peuvent déclencher ou aggraver le vertige :

- une prise de position (mise en décubitus latéral droit, gauche, le fait de se lever, de se coucher, de regarder en l'air), évocatrice d'un vertige positionnel paroxystique bénin (VPPB) ;
- la rotation rapide de la tête (paroxysmie vestibulaire, déficit canalaire) ;
- le bruit (effet Tullio, fistule labyrinthique) ;

- le mouchage ou tout effort à glotte fermée (équivalent de manœuvre de Valsalva, fistule labyrinthique);
- le passage assis-debout ou couché-debout (en faveur d'hypotension orthostatique);
- sorties dans la rue (agoraphobie), grands magasins (agoraphobie ou dépendance visuelle), conduire une voiture sur autoroute (dépendance visuelle + composante émotionnelle, « syndrome de l'autoroute »), monter sur une échelle (phobie des hauteurs, faux vertige);
- la course à pied (syndrome du jogger);
- lors des freinages ou virages dans la voiture (syndrome otolithique).

D. Étude de l'enveloppe évolutive

On distingue :

- la grande crise vertigineuse unique (évocatrice de névrite vestibulaire);
- plusieurs épisodes vertigineux :
  - date de la première crise ? de la dernière crise ?
  - fréquence approximative (nombre par semaine, par mois ou par année) ?
- le vertige permanent (souvent à type d'instabilité ou de tangage).

E. Symptômes associés

- Troubles cochléaires : acouphènes et/ou surdité; il faut noter le rapport temporel entre ces troubles et la crise de vertige.
- Troubles neurovégétatifs : nausées et vomissements (qui orientent souvent à tort vers une affection digestive), pâleur, sueurs, diarrhée.
- Céphalées : il faut préciser leurs caractères (localisation, durée, chronologie par rapport aux crises), rechercher des critères de migraine et les signes d'hypertension intracrânienne.
- Cervicalgies : des douleurs de la nuque ne sont pas rares en cas de déficit labyrinthique; elles sont en rapport avec un raidissement réflexe des muscles cervicaux pour stabiliser le regard. Ces crampes peuvent être très intenses et douloureuses et irradient dans la région occipitale. Une cervicalgie unilatérale spontanée ou de surcroît dans un contexte de trauma est évocatrice d'une dissection.
- Sonophobie, photophobie, fourmillement du visage et des membres concomitants : ils évoquent un équivalent migraineux.
- Maladresse de la main (boutonner sa chemise), troubles moteurs ou sensitifs, diplopie ou baisse de l'acuité visuelle : ils évoquent une atteinte cérébelleuse, une sclérose en plaques ou une atteinte vasculaire du tronc.
- Profession, type d'habitation (risque de chute), qualité de l'entourage.
- Impact sur la vie quotidienne, important pour la stratégie thérapeutique; à titre d'exemple, échelle de handicap AAO-HNS (1985) :

  0 : Aucun handicap.
  1 : Vertiges (intermittents ou continus) empêchant de travailler dans certaines situations à risque.
  2 : Vertiges nécessitant un travail sédentaire.
  3 : Vertiges empêchant toute activité.

F. Antécédents

Les antécédents suivants seront recherchés :

- otologiques : chirurgie, VPPB déjà traité;
- vasculaires : HTA, cardiopathie, artériopathie;

- traumatique : traumatisme crânien avec perte de connaissance, barotraumatisme, trauma cervical ;
- neurologiques : accidents vasculaires, sclérose en plaques ;
- médicamenteux (hypotenseurs, neuroleptiques, ototoxiques…) ;
- infectieux : méningite, otite, maladie de Lyme, VIH.

Points clés

- Le vestibule est un propriocepteur sensible aux accélérations de la tête, linéaire pour les macules sacculaires et utriculaires, angulaire pour les canaux semi-circulaires.
- Le système vestibulaire interagit directement avec la vision, permet de la stabiliser et permet de modifier l'interprétation cérébrale des informations visuelles.
- Le système de l'équilibre est redondant, multisensoriel (vestibule, vision, proprioception) et doué de plasticité (compensation).
- L'étape cruciale dans le diagnostic d'un vertige est l'interrogatoire.

III. Examen clinique

L'examen clinique doit s'attacher à étudier :

- les yeux (nystagmus, oculomotricité, acuité visuelle) ;
- la station debout et la marche ;
- le cervelet, les voies longues et les autres paires crâniennes ;
- la musculature axiale et l'état des pieds ;
- les fonctions supérieures (désorientation, anxiété et stress, dépression, mémoire de procédure).

A. Examen des yeux

1. Nystagmus spontané

Le nystagmus est un mouvement des yeux biphasique à ressort : dérive lente des yeux dans un sens suivie d'un mouvement rapide de correction (saccade) en sens inverse, ce dernier définissant le sens du nystagmus. En l'absence de stimulation (au repos) dans une direction de regard allant de 0° à 30° dans les deux sens, le nystagmus est pathologique. Dans les regards latéraux extrêmes, un nystagmus physiologique peut être observé. Chez un sujet endormi, inconscient ou anesthésié, le nystagmus disparaît. Le nystagmus est accentué dans la position du regard correspondant au sens du nystagmus (loi d'Alexander). Ainsi, on définit trois degrés d'intensité :

- degré 1 : nystagmus présent seulement dans le regard latéral du même côté que le sens du nystagmus ;
- degré 2 : nystagmus présent dans le regard centré ;
- degré 3 : nystagmus présent même dans le regard opposé au sens opposé à celui du nystagmus.

Un nystagmus est plutôt périphérique (atteinte de l'organe vestibulaire, du nerf et du noyau) quand il est horizonto-rotatoire, ne change pas de sens en fonction du sens du regard, est inhibé par la fixation oculaire et est globalement proportionnel à l'intensité des symptômes vertigineux. Un nystagmus est plutôt central quand il présente une direction pure, change de sens ou de direction en fonction de la position des globes, ne concerne qu'un œil ou n'est pas inhibé par la fixation oculaire. Il n'est pas forcément proportionnel à l'intensité des autres symptômes (vertiges, vomissements). Un nystagmus congénital ne s'accompagne pas de vertiges, disparaît à la fermeture des yeux (pas de mouvement oculaire visible sous les paupières), et n'apparaît que les yeux ouverts. Il n'est pas inhibé par la fixation.

La recherche se fait par des lunettes loupes éclairées (Frenzel) ou non éclairées (Bartels). Un vidéonystagmoscope infrarouge facilite sa détection et son analyse. Il permet son enregistrement. À défaut de lunettes, on peut placer le patient devant un mur (ou un plafond en position couché) couvrant tout le champ visuel monochrome et sans point de fixation pour sensibiliser l'examen.

2. Nystagmus provoqués

Manœuvre de Dix et Hallpike

La manœuvre de Dix et Hallpike (figure 7.3) vise à rechercher un vertige positionnel paroxystique bénin (VPPB) par lithiase des canaux semi-circulaires. Le sujet est assis au milieu d'une banquette. Le praticien qui lui fait face l'amène rapidement en décubitus latéral, mettant sa tête en extension et en rotation à 45° vers le haut. En cas de cupulolithiase d'un canal semi-circulaire postérieur du même côté (forme la plus fréquente, plus de 90 % des cas), un nystagmus vertico-rotatoire, vertical supérieur et rotatoire battant vers le sol (géotropique) apparaît après quelques secondes de latence. Il est de type *crescendo-decrescendo* et disparaît progressivement en moins de 20 secondes. Il est accompagné d'un violent vertige. Dans cette forme typique (VPPB du canal postérieur), le nystagmus s'inverse au retour à la position assise. Le décubitus latéral du même côté le fait réapparaître, mais de façon moins importante (habituation). Le décubitus latéral controlatéral ne provoque ni nystagmus ni vertige.

Dans les formes plus rares, on peut constater un nystagmus vertico-rotatoire agéotropique (battant vers le plafond) en faveur d'une canalolithiase du canal postérieur, ou un nystagmus horizontal en faveur de l'atteinte d'un canal latéral.

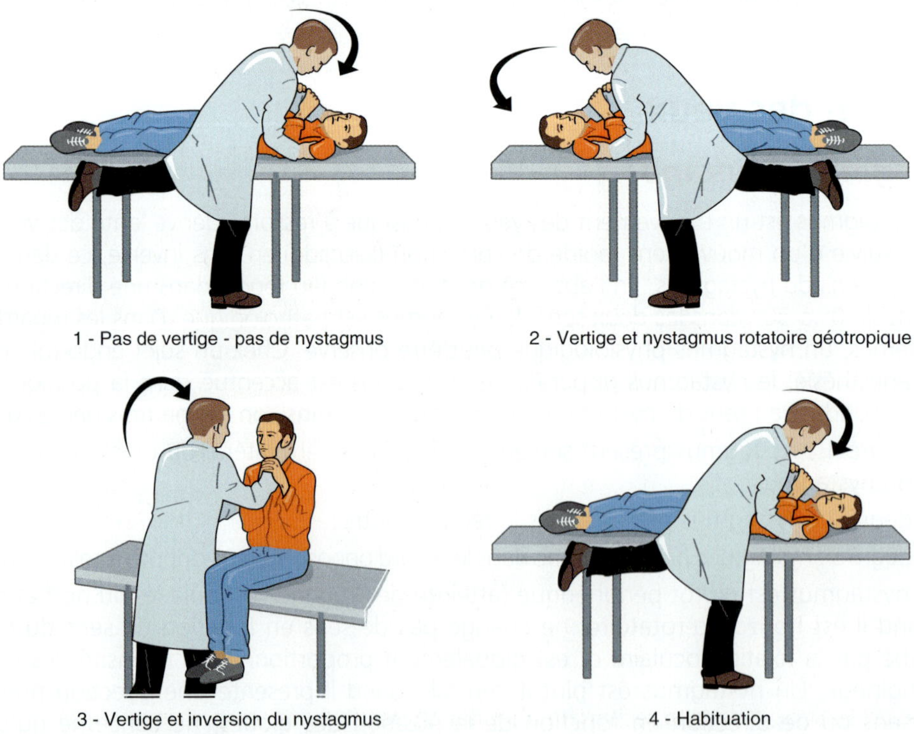

Fig. 7.3. Manœuvre diagnostique de Dix-Hallpike en cas de vertige paroxystique positionnel bénin du canal semi-circulaire postérieur droit.

L'habituation (étape 4) est un critère diagnostique important.

Un nystagmus vertical inférieur ou oblique, l'absence d'épuisement du phénomène, un nystagmus positionnel sans vertige ou des vomissements avec peu de vertige doivent faire suspecter une cause centrale.

Signe de la fistule

C'est le déclenchement de vertiges et d'un nystagmus provoqué par la modification de la pression dans le conduit auditif externe par un appui sur le tragus avec l'index ou sur tout le pavillon avec la paume de la main ou, mieux, à l'aide d'un spéculum pneumatique. Ce signe est évocateur d'une fistule labyrinthique. Dans les formes frustes, l'hyperpression peut seulement déclencher un malaise ou des nausées.

Test d'Halmagyi

Le test d'Halmagyi (prononcer « Halmagui ») (figure 7.4) évalue le réflexe vestibulo-oculaire (RVO) dans le plan horizontal — ce réflexe permet de garder les yeux sur une cible fixe lors d'un mouvement rapide de la tête. Le test consiste à demander au patient de regarder le nez de l'observateur ou une autre cible fixe droit devant, à lui imprimer un mouvement très rapide (> 60°/s) et de faible amplitude (< 20°) de la tête dans le plan horizontal et à observer attentivement les yeux. En cas de normalité, les yeux restent fixés sur la cible. En cas de déficit vestibulaire, les yeux sont emportés dans le sens du déplacement de la tête et une saccade de rattrapage permet de les ramener sur la cible. Cette saccade indique le déficit vestibulaire. Le côté du déplacement de la tête indique le côté du déficit. Sa normalité n'élimine pas l'absence de déficit vestibulaire. Il s'agit d'un des tests les plus importants pour distinguer les déficits périphériques de syndromes centraux (figure 7.3).

Manœuvre de secouage de la tête (*head shaking test*)

Sous lunettes ou vidéonystagmoscopie, on imprime des mouvements de faible amplitude et oscillatoires dans le plan horizontal. On effectue vingt va-et-vient. On recherche un nystagmus horizonto-rotatoire dès l'arrêt des mouvements. En cas de déficit labyrinthique, on observe quelques saccades battant vers le vestibule le plus fort.

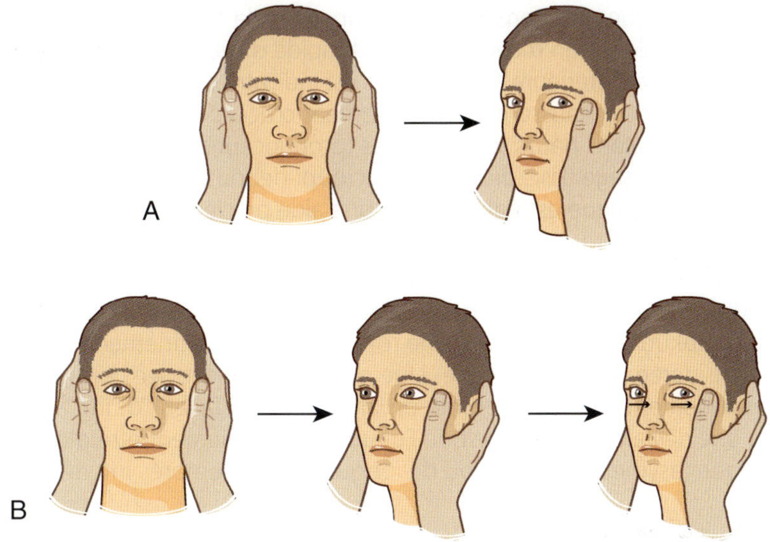

Fig. 7.4. Test d'Halmagyi pour la recherche d'un déficit vestibulaire périphérique.

A. Exemple d'un réflexe vestibulo-oculaire normal. Dans ce cas, les yeux restent fixés sur la cible (nez de l'examinateur) lors d'un mouvement très rapide et de faible amplitude de la tête (> 60° par seconde) à droite. **B.** Exemple d'un déficit vestibulaire droit. Les yeux partent vers la droite avec la tête et une saccade de rattrapage les ramène secondairement sur la cible.

Nystagmus dans le regard excentré avec fixation (*gaze nystagmus*)

Il s'agit de demander au patient de fixer un doigt ou un crayon placé à 30 cm et 30° à droite et à gauche, la présence d'un nystagmus est en faveur d'une atteinte centrale entraînant la levée d'inhibition cérébelleuse sur les noyaux oculomoteurs. Ce test est également utilisé pour rechercher l'alcoolisme aigu et l'utilisation de drogues. Ces agents ont le même effet de désinhibition dans le tronc cérébral.

3. Étude de la position et des mouvements oculaires

À l'aide de deux crayons, on étudie également l'oculomotricité. Les saccades lors de la fixation alternative de deux crayons de chaque côté du champ périphérique permettent de rechercher une hypermétrie ou une dysmétrie cérébelleuse.

La poursuite oculaire d'un crayon balayé horizontalement puis verticalement permet de rechercher des poursuites saccadiques (syndrome cérébelleux) ou un déficit oculomoteur.

La recherche d'un désalignement vertical des yeux (*skew deviation*) est systématique. On sensibilise l'examen en demandant au patient de fixer le nez de l'examinateur puis en cachant un œil et en le découvrant. Une saccade verticale de « correction » ramenant l'œil caché sur la cible signe un désalignement. Ce signe est fortement suspect d'une lésion supra-nucléaire du tronc cérébral, souvent dans le cadre d'un syndrome de Wallenberg. Il peut être associé à un torticolis avec inclinaison de la tête, une oculotorsion vers le côté d'inclinaison et une déviation de la verticale visuelle subjective du même côté.

B. Étude de la motricité

L'étude de la marche — quand elle est possible en toute sécurité — est importante : capacité de suivre une ligne droite, embardées, demi-tours, réactions de rattrapage adaptées ou inadaptées lors d'un bousculement vers l'arrière ou l'avant (examinateur derrière le patient), problèmes orthopédiques, attitude phobique ou hystérique, composante émotionnelle…

Un examen neurologique complète l'évaluation systématiquement. L'état de la musculature axiale (sarcopénie) influe grandement sur les capacités de réaction à un déséquilibre. La durée de station monopodale est un moyen simple est rapide d'évaluer le risque de chute chez le sujet âgé instable. Une durée inférieure à 3 secondes est indicatrice d'un risque de chute accrue. L'état des pieds et le choix des chaussures sont également cruciaux. Les chaussures de sport (amortissement accru) et les talons hauts sont néfastes (proprioception altérée). On peut évaluer également la qualité du passage assis-debout ou accroupi-debout. La prise de tension à la recherche d'hypotension orthostatique est également d'une aide précieuse en fonction du contexte.

La déviation segmentaire les yeux fermés debout (test de Romberg) ou assis les bras tendus vers l'avant (épreuve des index) peut fournir des éléments en faveur d'une atteinte labyrinthique. Debout, elle est sensibilisée par le piétinement sur place (50 pas) les yeux ouverts puis fermés (test de Fukuda). On recherche une rotation lors du piétinement. Une rotation de moins de 60° est considérée comme normale. Une déviation dans le sens opposé à celui du nystagmus est classiquement évoquée comme un argument en faveur d'une atteinte périphérique. Cependant, une déviation lors du test de Fukuda peut également être d'origine proprioceptive et orthopédique (asymétrie d'appui ou de longueur des membres inférieurs).

Points clés

- En fonction de la durée des vertiges, des signes associés (céphalées, signes auditifs) et du facteur déclenchant, une orientation diagnostique est possible dès la prise en charge du patient.
- Le test d'Halmagyi est un moyen simple de détecter un déficit vestibulaire périphérique.

C. Otoscopie et examen de la sphère ORL

L'examen de la sphère ORL est systématique, en particulier l'otoscopie à la recherche d'une infection, d'une tumeur ou d'un traumatisme. Il est intéressant d'utiliser un otoscope pneumatique pour rechercher un signe de la fistule. Ce signe peut également être recherché par un index ou la paume de la main pour exercer une pression douce dans le conduit auditif.

D. Examen neurologique

Il comprend surtout l'examen des paires crâniennes et de la fonction cérébelleuse. L'examen neurologique est complet par ailleurs.

E. Examen cardiovasculaire

Il recherche une hypertension artérielle, une hypotension orthostatique, un souffle cardiaque, cervical ou intracrânien (anévrysme), un trouble du rythme.

IV. Examens complémentaires

Les examens complémentaires sont systématiques lors d'un premier bilan de vertiges ou quand les caractères sémiologiques des vertiges déjà suivis changent. Aucun examen ne permet d'avoir une vue complète de l'oreille interne. L'addition de plusieurs tests est recommandée pour pouvoir juger du fonctionnement des différents capteurs périphériques.

A. Examens audiologiques

Les examens audiologiques sont indispensables. Ils permettent de découvrir une atteinte cochléaire associée. Ils comprennent un examen audiométrique tonal pour différencier une surdité de transmission d'une surdité de perception, un examen audiométrique vocal pour mettre en évidence une surdité de perception (rétrocochléaire), une tympanométrie conventionnelle (226 Hz) et un réflexe stapédien.

La tympanométrie à large bande (226–2 000 Hz) permet de découvrir des signes d'hydrops endolymphatique.

Les potentiels évoqués auditifs (PEA) peuvent orienter vers une atteinte rétrocochléaire (schwannome vestibulaire).

L'éléctrocochléographie est utile en cas de suspicion de la maladie de Ménière. Cet examen, qui correspond à la partie précoce des PEA, montre, en cas d'hydrops endolymphatique, l'apparition anormale d'un potentiel de sommation (SP) 0,6–0,7 ms après la stimulation sonore et avant le potentiel d'action habituel (AP) à environ 1,2 ms. L'importance de l'hydrops serait en rapport avec l'amplitude de l'onde SP : un rapport SP/AP de 0,7 est fortement évocateur d'un hydrops en cours.

L'étude du déphasage des produits de distorsion acoustique en fonction de la position (couchée, assise) peut également montrer une élévation de l'impédance de l'oreille interne en position couchée. Ce déphasage est en faveur d'un hydrops.

B. Vestibulométrie

1. Vidéonystagmographie

La vidéonystagmographie (VNG) permet l'enregistrement des nystagmus : spontané, pendant la fixation oculaire, ou dans l'obscurité, positionnels (dans le regard excentré ou *gaze nystagmus*) ou lors des stimulations vestibulaires calorique ou rotatoire.

Épreuve calorique

L'épreuve calorique (figure 7.5 A, B) consiste en la stimulation vestibulaire par injections d'eau (plus rarement d'air) froide (30 °C) dans le conduit auditif externe, dans une oreille, puis dans l'autre après 5 minutes d'intervalle, puis injection d'eau chaude (44 °C) de la même manière. Chez un sujet normal, l'irrigation froide inhibe la fonction du canal externe (nystagmus vers l'oreille non irriguée) et l'irrigation chaude stimule le canal externe (nystagmus ipsilatéral). L'examen est bilatéral et comparatif. La réponse est mesurée par la fréquence (nombre de nystagmus en 30 secondes) et la vitesse maximale de sa phase lente. Une réponse faible (< 20 % par rapport au côté opposé) ou inexistante aux irrigations froide et chaude traduit une hyporéflectivité ou une aréflexie de l'oreille irriguée.

Cet examen évalue la fonction canalaire externe exclusivement et à une fréquence très lente (moins de 0,5 Hz) correspondant à la convection thermique. Il est essentiel dans le bilan vestibulaire mais doit être couplé aux autres épreuves.

Épreuve rotatoire

L'épreuve rotatoire impulsionnelle (ERI) correspond à l'étude du nystagmus per- et post-rotatoire après une rotation de 180° en 9 secondes du patient assis sur un fauteuil tête droite. Deux rotations (horaire et antihoraire) sont effectuées, chacune suivie d'une pause de 10 secondes. Chez le sujet normal et lors de la rotation, un nystagmus dans le sens de la rotation est observé. À l'arrêt, aucun nystagmus (ou au maximum deux saccades) n'est noté. En cas de déficit canalaire externe unilatéral, la rotation du côté déficitaire montre une diminution du nombre de nystagmus et, à l'arrêt, on remarque un nystagmus dans le sens opposé à la rotation.

À noter que la stimulation rotatoire explore les deux canaux externes simultanément, alors que l'épreuve calorique interroge chaque vestibule séparément.

Autres

La VNG comprend également une étude de l'oculomotricité avec poursuite d'une cible (mouvement d'aller-retour horizontal et sinusoïdal) et saccades (figure 7.5C).

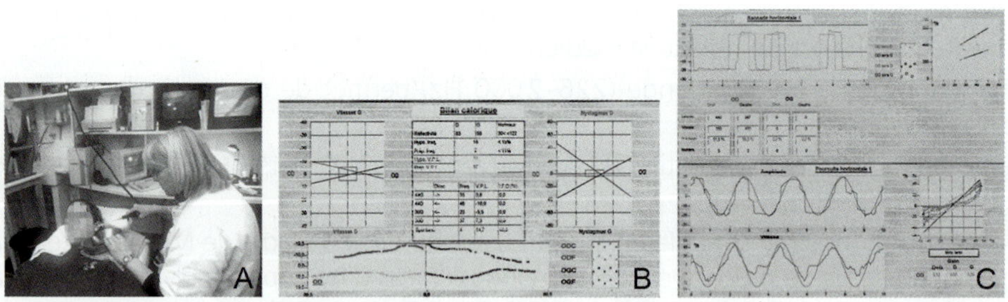

Fig. 7.5. Épreuve calorique couplée à la vidéonystagmographie.

A. L'irrigation des conduits auditifs externes se fait par un pistolet automatique. La patiente est allongée et la tête relevée à 30°. **B.** Le nombre de nystagmus en 30 secondes (fréquence) ou la vitesse maximale de la phase lente au cours des quatre examens (chaud, froid, droite et gauche) est classiquement reporté sur le diagramme de Fraysse dit « en papillon », permettant d'apprécier visuellement la symétrie des réponses. **C.** La vidéonystagmographie permet l'étude de l'oculomotricité lors des saccades (haut) ou d'une poursuite (bas).

2. *VHIT* (Video Head Impulse Test)

Le VHIT (figure 7.6) est un autre système informatisé d'analyse des mouvements oculaires utilisant la manœuvre d'Halmagyi : il permet l'analyse de la réactivité des six canaux semi-circulaires à fréquence élevée (2–3 Hz). Le sujet porte des capteurs sur la tête. Il fixe un objet

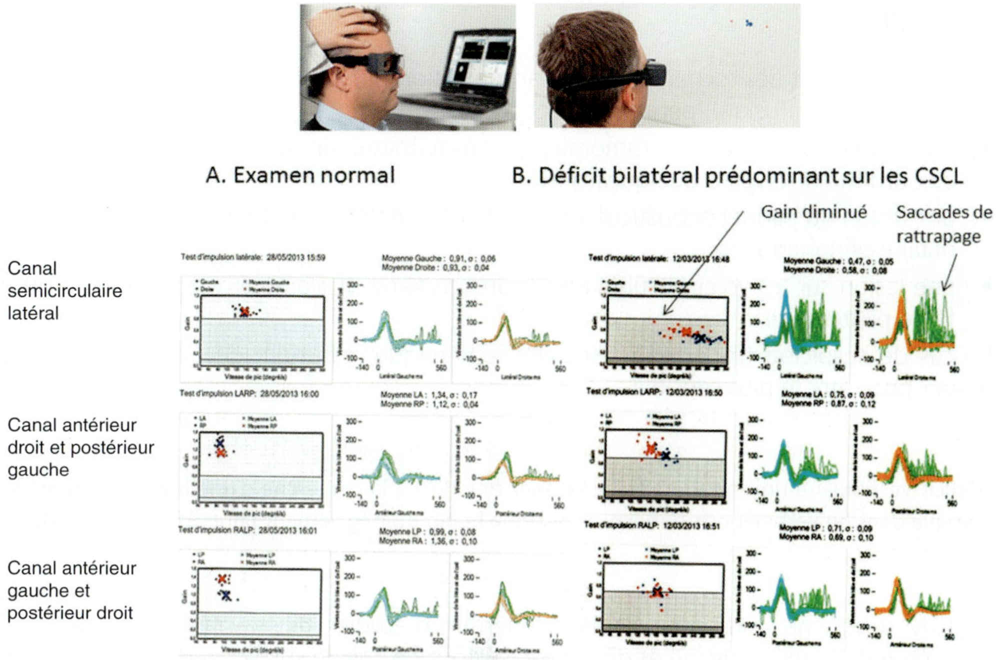

Fig. 7.6. Épreuve d'impulsion de la tête couplée à la vidéo, ou *Video Head Impulse Test* (VHIT).

Le patient porte un capteur des mouvements oculaires et crâniens. Il fixe une cible sur le mur et sa tête est fermement tenue par l'examinateur pour les impulsions rapides et de faible amplitude.

A. L'examen normal montre les mouvements des yeux et de la tête dans trois plans différents (latéral, RALP et LARP). Un gain (vitesse des yeux/vitesse de la tête) est calculé pour chaque canal. **B.** En cas de déficit vestibulaire, les gains sont diminués et les saccades de rattrapage sont visibles. Ce test est l'équivalent du test clinique d'Halmagyi qui se limite au canal latéral.

droit devant à 1,50 m et l'examinateur imprime des mouvements très rapides et de faible amplitude à la tête du sujet dans un plan précis : latéral, gauche antérieur-droit postérieur (LARP) ou droit antérieur-gauche postérieur (RALP). Le test analyse les mouvements de la tête et des yeux et calcule un gain (vitesse des yeux/vitesse de la tête) qui doit s'approcher de 1 pour des mouvements rapides de la tête (120° par seconde). Il détecte également des saccades de rattrapage pendant (*covert saccade*) ou après (*overt saccades*) le mouvement de la tête. Un gain inférieur à 0,8 ou la présence des saccades de rattrapage signent un déficit canalaire dans le plan du mouvement.

3. Verticale visuelle subjective et PEO

Les épreuves vestibulaires évaluant la fonction otolithique de manière courante sont la verticale visuelle subjective (VVS) et les potentiels évoqués sacculo-colliques ou otolithiques (PEO).

La mesure de la verticale visuelle subjective consiste à faire placer une barre lumineuse le plus verticalement possible par le patient dans l'obscurité à l'aide d'une télécommande. La valeur normale est inférieure à 2,5°. En cas de déficit otolithique, la VVS est déviée du côté déficitaire.

La mesure des PEO consiste à mesurer l'activité du muscle sternocléidomastoïdien ipsilatéral en réponse à une stimulation sonore intense (clicks de 90–100 dB) délivrée au casque et stimulant le saccule. L'absence de la réponse, une élévation du seuil ou du délai de l'activité musculaire traduisent une atteinte utriculaire.

C. Imagerie

L'IRM cérébrale et des rochers, avec et sans injection de contraste et avec des séquences spécifiques (FLAIR, diffusion), permet de rechercher :

- une atteinte vestibulaire (tumorale, inflammatoire), un hydrops (IRM 3 tesla, examen aujourd'hui réservée à quelques centres) ;
- une lésion du paquet acousticofacial ou de l'angle pontocérébelleux en cas de déficit vestibulaire périphérique ;
- une lésion sur les voies vestibulaires (tronc cérébral, thalamus, cortex pariétal) ou dans la fosse postérieure.

En cas de suspicion d'accident vasculaire ischémique, elle doit idéalement être réalisée au 4e jour pour être le plus sensible.

Tout déficit vestibulaire unilatéral doit faire réaliser une IRM à la recherche d'une lésion rétrocochléaire.
Toute atypie dans un vertige positionnel paroxystique bénin doit également faire réaliser une IRM.

La TDM des rochers en haute résolution permet d'étudier les structures osseuses de l'oreille moyenne, de l'oreille interne et du rocher, surtout en cas de suspicion de labyrinthite ou dans un contexte d'otospongiose ou de traumatisme du rocher.

L'angioscanner et l'angio-IRM permettent d'examiner les grands axes vasculaires en cas de suspicion de dissection d'une artère vertébrale.

Points clés

- L'examen calorique doit être complété par d'autres examens vestibulaires (VHIT, tests otolithiques) pour pouvoir tester l'appareil vestibulaire.
- L'IRM est systématique en cas de déficit cochléovestibulaire unilatéral à la recherche d'une lésion rétrocochléaire.

V. Diagnostic étiologique

Chez l'adulte, l'étiologie la plus fréquente est le vertige positionnel paroxystique bénin (VPPB) ; chez l'enfant, la cause la plus fréquente est la migraine (figure 7.7). En fonction de la durée,

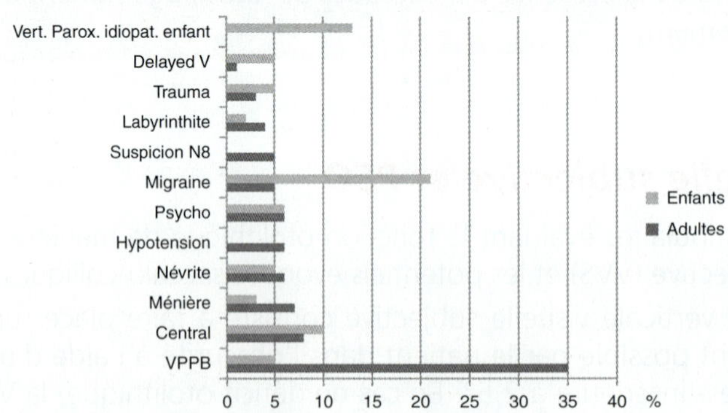

Fig. 7.7. Fréquence des étiologies des vertiges chez l'enfant et chez l'adulte vus dans un centre spécialisé de manière consécutive en 10 ans.

Adultes $n = 5535$ et enfants $n = 458$. (Source : Toupet M. Vertigo in childhood. International Congress of Pediatric ENT, 1990, Gand.)

des symptômes auditifs associés et des céphalées, plusieurs étiologies peuvent être évoqués (figures 7.8 et 7.9). Ces hypothèses étiologiques doivent ensuite être affinées par les autres éléments de l'interrogatoire, l'examen clinique et les examens complémentaires. Le diagnostic est établi dans environ 85 % des cas seulement. Cinq pour cent des vertiges ne peuvent être

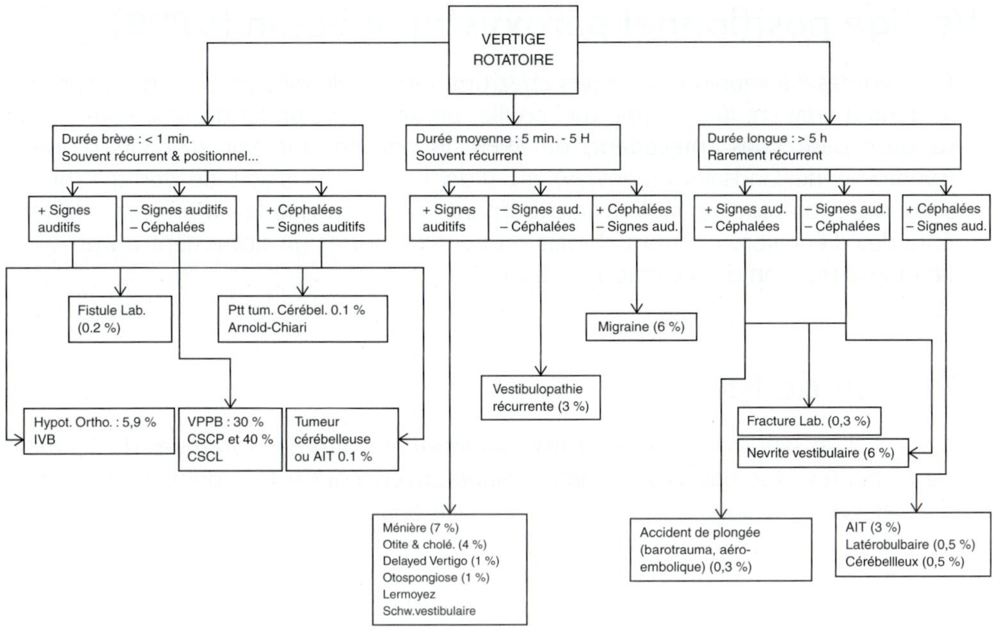

Fig. 7.8. Orientation étiologique devant un vertige rotatoire en fonction des céphalées et des signes auditifs.

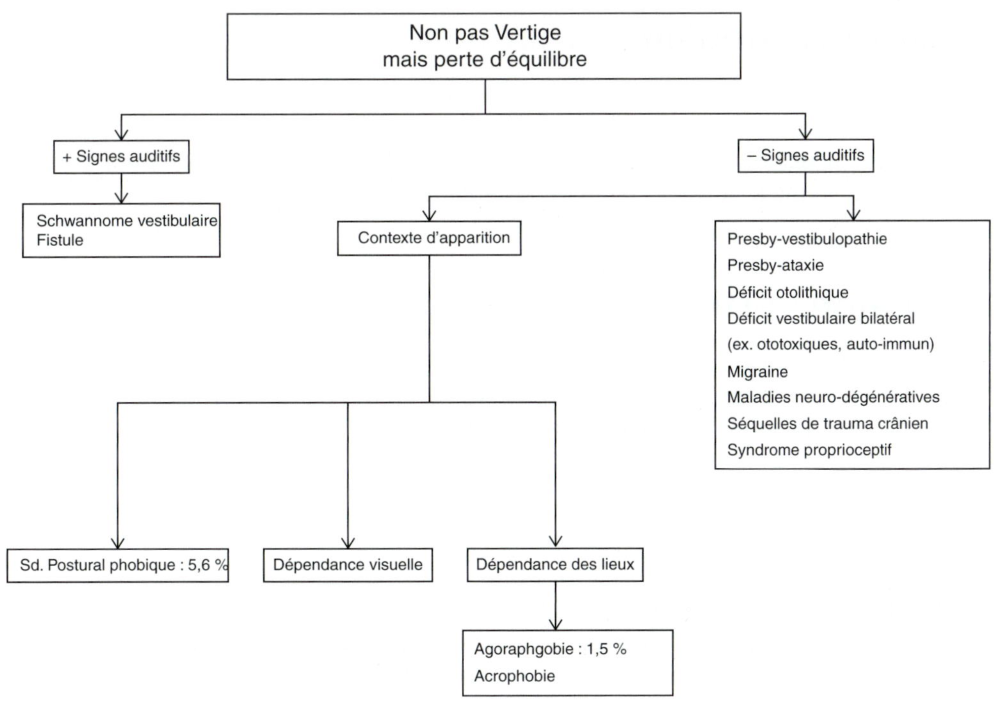

Fig. 7.9. Orientation diagnostique devant une instabilité.

classés à l'issue des examens. Enfin, l'interrogatoire et les examens concluent à la normalité dans 10 % des cas malgré la plainte.

Pour une orientation rapide et efficace, les grands tableaux cliniques et leurs variantes doivent être connus et maîtrisés par le praticien.

A. Vertige positionnel paroxystique bénin (VPPB)

Ces vertiges surviennent volontiers chez une femme de plus de 60 ans. Ils sont favorisés par le trauma crânien, la chirurgie de l'oreille, un alitement prolongé, une carence calcique. On retrouve parfois les antécédents de VPPB. Ils peuvent survenir au cours d'une labyrinthite (syndrome de Lindsay-Hemenway) ou d'un hydrops. Il s'agit de vertiges brefs (quelques secondes), rotatoires et violents en tournant la tête dans le lit ou en levant la tête. Entre les épisodes, l'équilibre est normal mais on peut rapporter un flottement ou un syndrome otolithique (sensation d'accélération linéaire).

B. Maladie de Ménière

Il s'agit d'un syndrome associant trois symptômes : vertiges rotatoires de 15 minutes à plusieurs heures avec nausées et vomissements, hypoacousie et acouphènes graves unilatéraux du côté de la maladie. Une sensation d'oreille bouchée ou de pression dans l'oreille pendant les crises est assez typique. Les crises peuvent s'accompagner de céphalées. La fréquence des vertiges est très variable mais il s'agit de crises à répétition et non pas unique. On ne peut porter le diagnostic avec certitude que devant le caractère récidivant des crises. Des formes incomplètes sans vertiges et sans hypoacousie existent. Cette maladie est liée à l'hydrops endolymphatique (élévation de la pression endolymphatique) et peut être secondaire à une autre affection de l'oreille interne (auto-immune, inflammatoire, traumatique, tumorale, etc.).

C. Névrite vestibulaire

Il s'agit d'une grande crise de vertige rotatoire d'un à plusieurs jours avec une régression progressive. Il n'y a ni céphalées ni surdité. L'examen neurologique est normal et seuls les signes d'un déficit vestibulaire unilatéral sont présents. L'instabilité résiduelle peut persister plusieurs semaines ou mois, surtout en cas de sédentarité.

D. Migraine vestibulaire

Il s'agit de vertiges de plusieurs heures avec nausées et vomissements, sonophobie et phonophobie, parfois accompagnés de céphalées. On remarque des prodromes à type de malaise. Les patients peuvent décrire des fourmillements du visage et des mains ou des phénomènes visuels (phosphènes, par exemple) pendant la crise. On remarque des antécédents personnels et familiaux de migraine.

E. Sclérose en plaques

Dans ce cadre, les vertiges surviennent plus souvent chez une femme jeune, durent plusieurs heures à plusieurs jours, s'accompagnent d'une maladresse d'une main, d'un déficit sensitif ou moteur ou d'une diplopie.

F. Syndrome postural phobique

Ce syndrome est plus fréquemment observé chez le sujet âgé et sédentaire. Le patient décrit une sensation d'instabilité voire d'insécurité majorée à l'extérieur, une dépendance à un accompagnant. On relève une composante émotionnelle importante et des antécédents de chute traumatique. Les difficultés apparaissent après la chute traumatique. La posture est raide et le pas hésitant et décomposé.

G. Paroxysmie vestibulaire

Ce tableau est composé de vertiges brefs de quelques secondes spontanés ou déclenchés par des mouvements de rotation cervicale sans signe auditif ni céphalées. L'examen clinique et audiovestibulaire est classiquement normal. Il est classiquement associé à un conflit vasculo-nerveux de l'angle pontocérébelleux.

H. Déficit vestibulaire bilatéral

Le patient décrit une instabilité permanente majorée par l'obscurité ou la fermeture des yeux. Il décrit typiquement une oscillopsie à la marche gênant la lecture. Il décrit des difficultés à faire du vélo et à discuter tout en marchant. Dans les formes sévères, la marche en condition optimale devient hésitante avec des embardées.

I. Déséquilibre du sujet âgé

Il s'agit d'une instabilité permanente sans vertige rotatoire. On relève des troubles cognitifs, visuels, articulaires et musculaires associés. La composante émotionnelle est souvent significative. L'examen clinique et audiovestibulaire ne met pas en évidence de signe franc de déficit vestibulaire.

VI. Traitement

A. Traitement symptomatique

Le traitement symptomatique des vertiges consiste en un repos au lit pendant la phase aiguë associé à un traitement médicamenteux :

- antivertigineux :
  - antivertigineux majeurs sédatifs et vestibuloplégiques : benzodiazépines, chlorhydrate de méclozine ;
  - antivertigineux mineurs peu sédatifs (compensateurs et préventifs) : acétyl-leucine, piracétam, bétahistine ;
- antiémétiques :
  - neuroleptiques : métopimazine, métoclopramide, dompéridone ;
  - antagoniste 5-HT_3 : ondansétron ;
- antimigraineux (vertiges migraineux) : flunarizine, cinnarizine.

En cas d'inefficacité du traitement ambulatoire : hospitalisation, corticoïdes, piracétam, benzodiazépines et mannitol IV.

B. Traitement étiologique

1. Vertiges positionnels paroxystiques bénins (VPPB)

Les VPPB sont liés à un déplacement des otoconies qui se sont détachées des macules utriculaires et sacculaires et qui se sont placées dans les canaux semi-circulaires. La migration se fait du côté de la cupule (cupulolithiase) ou du canal (canalolithiase). La forme la plus fréquente (95 %) est constituée par le VPPB du canal postérieur du fait de sa position par rapport à l'utricule, suivi par le canal externe (5 %); le VPPB du canal supérieur est rare (< 1 %). Le VPPB peut régresser spontanément. Les manœuvres libératoires permettent une guérison très rapide dans la majorité des cas :

- la manœuvre de Sémont-Toupet (figure 7.10) consiste à positionner le patient en décubitus latéral avec la tête positionnée à 45° par rapport au plan du lit et le nez vers le haut du côté atteint et de le basculer rapidement vers un décubitus latéral du côté sain la tête à 45° et le nez vers le sol; le patient est maintenu dans cette position 10 minutes avant de se rasseoir;
- la manœuvre d'Epley (figure 7.11), équivalente en termes d'indication et d'effet thérapeutique, consiste en une rotation lente du patient installé initialement en décubitus dorsal et cou en extension tourné du côté atteint lentement vers le côté sain et le nez vers le sol. La manœuvre est réalisée en 2 minutes et la position finale est maintenue pendant 10 minutes.

Les VPPB des autres canaux peuvent également être traités par des variantes des manœuvres décrits ci-dessus en tenant compte de leur géométrie dans l'espace.

Une récidive de VPPB est possible. Elle est traitée de la même manière que la première crise. Les mesures de restriction de la position et des activités dans les jours suivant une manœuvre libératoire ne semblent pas utiles.

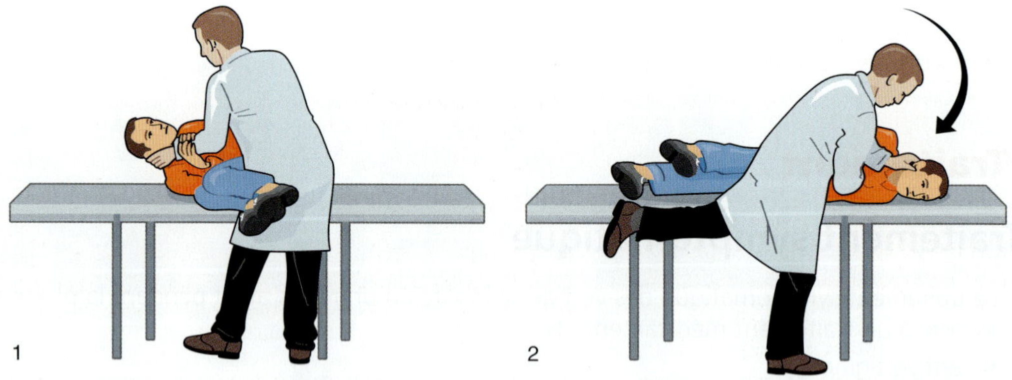

Fig. 7.10. Manœuvre de Sémont-Toupet pour un vertige positionnel paroxystique bénin du canal semi-circulaire postérieur droit.

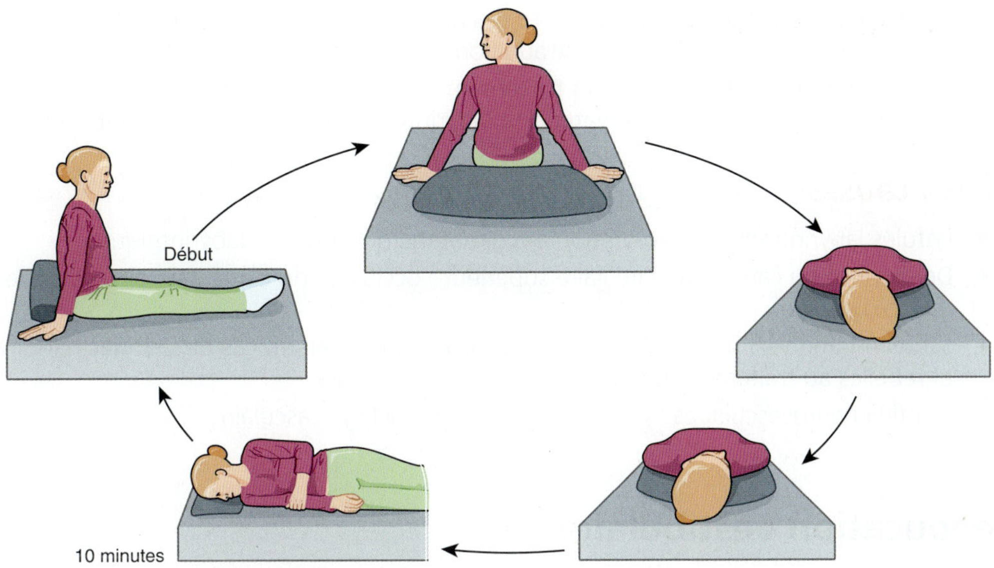

Fig. 7.11. Manœuvre d'Epley pour un vertige positionnel paroxystique bénin du canal semi-circulaire postérieur droit.

Le mouvement de la rotation cervicale et des épaules est très lent et doit se faire en 2 minutes.

2. Maladie de Ménière

Dans cette maladie, on insiste sur les mesures d'hygiène de vie : dormir mieux, relaxation et sport. Un régime peu salé et l'éviction de l'alcool et des excitants sont également conseillés. En cas de composante émotionnelle significative et un terrain anxiodépressif, la psychothérapie et la sophrologie sont envisagés.

Plusieurs traitements médicamenteux ont montré un bénéfice dans le traitement de la maladie de Ménière avec un contrôle des vertiges dans environ 70 % des cas :

- bétahistine 24 mg, 2 cp. par jour ;
- corticoïdes *per os* à une dose de 1 mg/kg et pendant une durée courte (8 jours) ;
- diurétiques : furosémide, spironolactone ;
- acétazolamide ;
- agents osmotiques : glycérol, sulfate de magnésium.

La mise en place d'un aérateur transtympanique a également montré un effet bénéfique sur les symptômes de la maladie y compris les vertiges. Le mécanisme de cet effet n'est pas totalement élucidé. De plus, cet aérateur permet une administration locale aisée et répétée de corticoïdes dans les cas rebelles.

L'association de plusieurs modalités thérapeutiques appelée « *gun shot therapy* » a été décrite comme un moyen de réduire les vertiges très fréquents dans les périodes difficiles.

La technique de décompression, destruction ou déconnexion du sac endolymphatique par voie mastoïdienne a également été rapportée comme efficace en deuxième intention.

Une labyrinthectomie chimique par instillation locale de gentamicine (injection transtympanique) permet de contrôler les vertiges dans près de 90 % des cas au prix d'une destruction vestibulaire unilatérale. La titration de la gentamicine permettrait de limiter l'atteinte cochléaire.

La neurotomie vestibulaire peut également être proposée en dernier recours devant une maladie handicapante, unilatérale avec peu d'atteinte auditive. Elle permet de contrôler les vertiges dans environ 95 % des cas.

Enfin, une labyrinthectomie chirurgicale en cas de vertiges rebelles et invalidants au cours d'une maladie strictement unilatérale avec une audition inutilisable peut soulager le patient rapidement.

Il est recommandé de débuter par un traitement médical avant d'envisager un acte chirurgical et de choisir un traitement conservateur du labyrinthe chaque fois que cela est possible.

3. Autres causes

- Fistules labyrinthiques : exploration et colmatage des fenêtres labyrinthiques.
- Déhiscence du canal semi-circulaire supérieur : occlusion du canal par voie sus-pétreuse ou mastoïdienne.
- Schwannome vestibulaire : option chirurgicale privilégiée en cas de vertiges handicapants et rebelles au traitement médical, quelle que soit la taille.
- Conflits neurovasculaires : carbamazépine, débouclage vasculaire.

C. Rééducation vestibulaire

Il s'agit d'exercices visant à stimuler les suppléances proprioceptives, visuelles et vestibulaires controlatérales. Cette rééducation doit être précoce après le déficit, variée, active et adaptée aux difficultés spécifiques de chaque patient. Elle est conduite par des kinésithérapeutes spécialisés dans ce domaine et équipés (salles d'optocinétique, plateaux et fauteuils rotatoires, trampolines, plateaux de posturographie…).

Elle est complétée par des exercices à domicile. Ces exercices doivent être expliqués par le praticien et fournis au patient par écrit.

La rééducation peut également se prolonger par des activités sportives adaptées à l'âge : randonnées, aquagym, Tai-Chi…

La détente et la sophrologie constituent des leviers thérapeutiques importants dans les vertiges chroniques et ceux avec une composante émotionnelle importante.

Pour favoriser la compensation, il faut éviter les vestibuloplégiques et les sédatifs au long cours.

Chez le sujet âgé, l'approche est multidisciplinaire (podologue, kinésithérapeute, ophtalmologue, gériatre). On s'attache à la correction de tous les déficits liés à l'âge : sarcopénie, troubles visuels, état des pieds et chaussures, troubles articulaires, dépression, anxiété, troubles du sommeil. On focalise la rééducation sur le réapprentissage des réflexes posturaux (rattrapage après déséquilibre, se relever de la position assise ou couchée, enjamber les obstacles, appui monopodal).

CHAPITRE

8

Item 108 – UE 4 Troubles du sommeil de l'enfant et de l'adulte

Objectifs pédagogiques

Nationaux et Collège français des enseignants d'ORL

- Diagnostiquer les troubles du sommeil du nourrisson, de l'enfant et de l'adulte.
- Argumenter l'attitude thérapeutique et planifier le suivi du patient.

La pathologie obstructive pharyngée de l'enfant, grande pourvoyeuse de troubles du sommeil de l'enfant, est traitée avec l'item 146 au chapitre 13, « Angines de l'adulte et de l'enfant et rhinopharyngites de l'enfant » (indications de l'adénoïdectomie et de l'amygdalectomie).

Les troubles du sommeil de l'adulte sont largement dominés par le ronflement simple et le syndrome d'apnées obstructives du sommeil (SAOS). Le rétrécissement puis le collapsus de la voie aérienne supérieure générateur de cette pathologie sont dus à un déséquilibre entre les forces dilatatrices des voies aériennes supérieures (VAS) et celles qui tentent à les collaber. Le gradient de pression transmural dépend de trois facteurs :

- la pression intraluminale ;
- la pression péritissulaire induite par les muscles dilatateurs pharyngés ;
- le poids des tissus mous.

Le SAOS se définit par une somnolence diurne excessive et/ou par un index d'apnées-hypopnées (IAH) supérieur à 5 par heure, l'apnée étant déterminée par un arrêt respiratoire de plus de 10 secondes et l'hypopnée par une diminution du flux aérien de plus de 50 % pendant plus de 10 secondes.

I. Épidémiologie

Le ronflement simple, permanent et intermittent touche 30 à 40 % de la population adulte française.

Pour le SAOS, il existe une prédominance masculine nette. La prévalence de la maladie est de 2 % chez une femme contre 4 % pour l'homme. Le SAOS sévère avec un index d'apnées-hypopnées supérieur à 30 par heure est associé à une mortalité accrue, en particulier chez le sujet âgé de moins de 50 ans. Certains facteurs anatomiques, tels que l'obésité et les anomalies anatomiques craniofaciales, sont des facteurs de risque de survenue de la maladie.

II. Aspects cliniques

La circonstance de découverte la plus fréquente d'un syndrome d'apnées du sommeil est un ronflement gênant socialement. Plus rarement, il peut s'agir d'apnées décrites par le conjoint, d'une hypersomnolence diurne ou d'un bilan réalisé dans le cadre d'une autre pathologie susceptible d'être aggravée par le SAOS.

L'obésité constitue un facteur de risque important.

L'interrogatoire vise trois objectifs : recenser les symptômes, évaluer le retentissement social, rechercher des comorbidités.

Recenser les symptômes pouvant faire suspecter un syndrome d'apnées du sommeil

Face à un ronflement, il faut recenser les symptômes pouvant faire suspecter un syndrome d'apnées du sommeil ou une autre pathologie du sommeil.

Les *symptômes nocturnes* sont les suivants :

- ronflements;
- arrêts respiratoires (décrits par le conjoint);
- polyurie;
- éveils en sursaut.

Concernant les *symptômes diurnes*, outre une somnolence diurne excessive, qui doit être mesurée par une échelle de type Epworth, on trouve :

- asthénie;
- céphalées matinales;
- état dépressif;
- diminution de la libido ou impuissance sexuelle;
- marginalisation sociale ou professionnelle.

On recherchera enfin des éléments en faveur d'une autre pathologie du sommeil associée à un syndrome d'apnées du sommeil ou un ronflement simple :

- fourmillements dans les jambes et coups de pied au conjoint (syndrome des jambes sans repos);
- bruxisme;
- hallucinations nocturnes;
- sensation de paralysie éveillante;
- narcolepsie.

Évaluer le retentissement social du ronflement

La doléance sociale du ronflement est un motif principal de consultation; elle nécessite d'évaluer le couple — notion difficile liée à la dimension subjective et psychologique du couple. On s'attachera à rechercher d'autres témoins de la gêne sociale et à évaluer les mesures d'évitement déjà mises en place : boules Quiès, chambre à part.

Rechercher des comorbidités susceptibles d'aggraver le syndrome d'apnées du sommeil

Il convient également de rechercher des signes des comorbidités pour lesquels le syndrome d'apnées du sommeil est un facteur d'aggravation :

- facteurs de risque vasculaire : HTA, diabète, dyslipidémie ;
- insuffisance respiratoire susceptible d'être aggravée par un SAOS par un mécanisme de recouvrement ;
- obésité familiale ;
- antécédents familiaux de ronflement et de syndrome d'apnées du sommeil liés à une dysmorphose cervicofaciale.

III. Examen clinique

Les antécédents chirurgicaux doivent être notés, en particulier ORL ou orthodontiques :

- amygdalectomie ;
- traitement d'une obstruction nasale ;
- traitement orthodontique avec extractions dentaires.

L'examen clinique apprécie la morphologie générale et cervicofaciale, à la recherche d'un rétrognathisme ou d'un affaissement de l'angle cervicomentonnier. Le poids et la taille sont notés pour déterminer l'indice de masse corporelle (IMC).

L'examen clinique permet d'évaluer :

- une hypertrophie du voile mou du palais et/ou des amygdales ;
- une macroglossie ;
- une obstruction nasale (en s'aidant d'une fibroscopie) ;
- l'état dentaire et l'articulé dentaire, évalués à la recherche d'une rétroposition mandibulaire : un articulé dentaire en classe II s'associe souvent au syndrome d'apnées du sommeil ; la propulsion mandibulaire sera évaluée en vue d'un traitement par orthèse dentaire.

Une fibroscopie ORL est systématiquement réalisée.

Au terme de ce bilan clinique, un SAOS peut être suspecté, mais son authentification nécessite des examens paracliniques complémentaires.

IV. Examens paracliniques

Tout ronfleur, avec ou sans SAOS en intention de traiter, doit bénéficier d'un enregistrement du sommeil.

L'enregistrement évalue le ronflement, la ventilation et le sommeil.

L'évaluation du sommeil nécessite un enregistrement électroencéphalographique et fait appel à une polysomnographie coûteuse et difficile d'accès. C'est pourquoi l'examen de référence utilisé en pratique quotidienne est la *polygraphie ventilatoire ambulatoire*. Cet examen évalue :

- le débit respiratoire buccal et nasal grâce à des lunettes nasales ;
- les efforts respiratoires grâce à des jauges de contraintes sous la forme de sangles thoracoabdominales ;
- la saturation en oxygène par un saturomètre.

On y associe fréquemment une évaluation du ronflement et de la position corporelle.

La polysomnographie est réservée au patient présentant une dissociation entre les données de la clinique et les résultats de la polygraphie ventilatoire ou bien en cas de suspicion d'une pathologie du sommeil associée, telle que syndrome des jambes sans repos, narcolepsie ou insomnie.

Au terme de ce bilan clinique et paraclinique, quatre situations diagnostiques sont possibles. Il peut s'agir :

- d'un SAOS sévère avec un index d'apnées-hypopnées supérieur à 30 par heure ;
- d'un SAOS modéré avec un index d'apnées-hypopnées supérieur à 15 et inférieur à 30 par heure ;
- d'un SAOS léger avec un index d'apnées-hypopnées supérieur à 5 et inférieur à 15 par heure ;
- d'un ronflement simple sans événement obstructif respiratoire.

Le ronflement aura été évalué en termes de durée, et un facteur positionnel aura été recherché.

V. Traitement

A. Traitement du ronflement simple

Des règles hygiénodiététiques ainsi qu'une décroissance pondérale seront instituées en première intention. Si un traitement postural est indiqué sur l'examen du sommeil, il sera utilisé.

Le traitement du ronflement repose ensuite soit sur l'utilisation d'une orthèse dentaire de propulsion mandibulaire à port nocturne, soit sur un traitement chirurgical du vibrateur vélaire avec radiofréquence ou laser, en ambulatoire sous anesthésie locale. Dans tous les cas, il f aut éviter des séquelles iatrogéniques pour le traitement d'une gêne sociale non pathologique.

B. Traitement du SAOS sévère

Le traitement de référence est la ventilation à pression positive continue nocturne avec le port d'un masque nasal ou facial et narinaire.

Après prescription, la mise en place du traitement est effectuée par un prestataire de services avec une première période d'essai transitoire de 3 mois. Le principe est de ventiler le patient à pression positive continue, le plus souvent autopilotée, s'adaptant à l'importance de l'obstacle sur les voies aériennes supérieures.

Le port minimum nocturne pour être efficace et pris en charge par la caisse primaire d'assurance maladie doit être de 3 heures et demie et le traitement doit être mené à vie.

En cas d'échec et si l'état dentaire le permet, une orthèse dentaire de propulsion mandibulaire est indiquée. Son efficacité doit être contrôlée par une polygraphie ventilatoire. Ce traitement peut, à long terme, entraîner des déplacements dentaires qui doivent être notés. Il nécessite donc un suivi régulier.

La chirurgie reste la troisième voie thérapeutique, indiquée en particulier chez le sujet jeune. Contrairement aux deux autres traitements prothétiques, il s'agit du seul traitement radical possible de la maladie. Elle est réservée aux échecs des autres traitements ou s'il existe des anomalies morphologiques évidentes, telles qu'une hypertrophie des amygdales ou une rétrusion mandibulaire.

Les techniques chirurgicales sont multiples et les résultats variables. La pratique d'une endoscopie sous sommeil induit préalablement à la chirurgie permet de mieux localiser le site obstructif à corriger et d'augmenter le taux de succès. Le traitement chirurgical nécessite un contrôle de son efficacité par un enregistrement du sommeil. Il est contre-indiqué lorsque l'IMC est supérieur à 30.

C. Traitement du syndrome d'apnées du sommeil léger ou modéré

Les traitements font appel aux traitements chirurgicaux ou par orthèses dentaires.

Le suivi des syndromes d'apnées du sommeil traités doit être régulier, à un rythme annuel. La croissance pondérale ou le vieillissement sont des facteurs d'aggravation de la maladie. Le suivi est clinique et aidé d'une polygraphie ventilatoire en cas de réapparition ou d'aggravation des symptômes de la maladie.

Syndrome d'apnées obstructives du sommeil de l'enfant

Le syndrome d'apnées obstructives du sommeil (SAOS) de l'enfant est un trouble respiratoire nocturne qui touche 2 à 3 % des enfants âgés entre 1 et 9 ans. Il peut survenir à tout âge mais est plus fréquent durant la période préscolaire car c'est le moment où les tonsilles palatines (amygdales) et les tonsilles pharyngiennes (végétations adénoïdes) sont les plus volumineuses comparativement à la taille des VADS.

Symptômes évocateurs

Le SAOS se manifeste habituellement par un ronflement nocturne trois nuits ou plus par semaine souvent associé à des pauses respiratoires. Ce ronflement est décrit par les parents qui sont souvent inquiets du fait des arrêts respiratoires qui durent parfois plusieurs secondes avec une reprise inspiratoire très bruyante. Le sommeil est agité avec des réveils possibles, une énurésie, des cauchemars… Une position de sommeil inhabituelle peut être observée avec le cou en hyperextension et une respiration buccale exclusive. Durant la journée, les parents, l'assistante maternelle ou l'institutrice notent des difficultés d'attention, une hyperactivité voire des troubles du comportement pouvant entraîner des difficultés scolaires. Il peut y avoir des difficultés alimentaires avec impossibilité de manger des morceaux voire une perte de poids. Le classique endormissement diurne constaté chez l'adulte est plus rare chez l'enfant, mais il peut se réveiller souvent fatigué et s'endormir rapidement pour la sieste ou le soir.

Facteurs de risque

Toute circonstance qui favorise une diminution de la filière respiratoire haute est un facteur de risque. L'hypertrophie des tonsilles palatines (figure 8.1) et des végétations adénoïdes est le facteur le plus souvent retrouvé. L'asthme, l'obésité, les malformations craniofaciales, la trisomie 21, les maladies neuromusculaires ou les maladies pulmonaires chroniques favorisent également cette pathologie.

Diagnostic

Le diagnostic repose sur l'interrogatoire à la recherche des symptômes et des facteurs de risque (exposés lors du précédent paragraphe) et sur l'examen clinique. Le diagnostic de certitude repose sur l'enregistrement du sommeil qui est réalisé soit à la maison (polygraphie nocturne, possible chez le grand enfant) soit en hospitalisation (polysomnographie qui comprend un électroencéphalogramme et un enregistrement vidéo du sommeil en plus de la polygraphie). Il permet d'apporter une mesure objective de la pathologie obstructive nocturne en mesurant l'index d'apnées-hypopnées (IAH) comme chez l'adulte. Cet IAH doit être interprété différemment selon

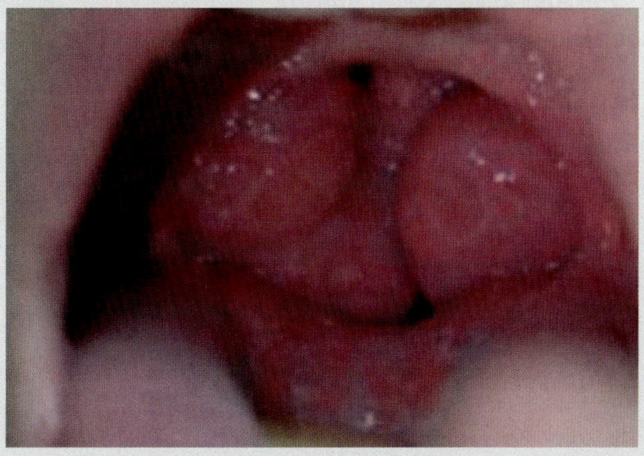

Fig. 8.1. Hypertrophie obstructive des tonsilles palatines chez un enfant de 4 ans.

Les tonsilles se rejoignent sur la ligne médiane et touchent la luette.

l'âge de l'enfant. Cependant, les valeurs retrouvées dans de nombreux articles montrent qu'un IAH supérieur à 1 par heure définit la présence d'un SAOS de l'enfant, et qu'il est considéré comme grave lorsqu'il est supérieur à 5 par heure.

Traitement

Seuls les enfants symptomatiques (fatigue, trouble de l'attention, hyperactivité…) ayant un ronflement avec apnées constatées par l'entourage ou enregistrées lors d'une polysomnographie doivent être traités. Le principe du traitement est d'améliorer la filière respiratoire haute. En cas d'hypertrophie adénoamygdalienne objectivée cliniquement, une tonsillotomie, qui consiste à retirer la partie obstructive des deux amygdales palatines sous anesthésie générale, associée une adénoïdectomie (exérèse des végétations adénoïdes) est le traitement de choix. Elle est recommandée dans cette indication car elle permet d'obtenir des suites postopératoires plus simples (moins de saignement, moins de douleur) que lors de la réalisation d'une tonsillectomie classique qui retire la totalité des deux tonsilles. En revanche, en cas d'angines à répétition associées, une tonsillectomie classique est indiquée.

Ce geste est réalisé par les voies naturelles. Les parents doivent être informés des principes et des risques de cette chirurgie. L'obstruction postopératoire aiguë des voies aériennes supérieures, l'hémorragie postopératoire (survenant le plus souvent entre le 5e et le 10e jour postopératoire, appelée également chute d'escarre), l'insuffisance vélopharyngée et la sténose nasopharyngée représentent les principales complications liées à cette chirurgie. Les troubles majeurs de l'hémostase (devant le risque de saignement lié à cette intervention) et l'existence d'un antécédent de fente palatine (devant le risque de décompensation d'une insuffisance vélaire latente) contre-indiquent la tonsillotomie.

En l'absence d'hypertrophie adénoamygdalienne ou en cas de contre-indication à la tonsillectomie, on pourra proposer une ventilation à pression positive continue. Elle consiste en l'application par un masque d'une pression positive permettant la levée mécanique de l'obstacle respiratoire. Cette thérapeutique reste très contraignante pour l'enfant et doit être réservée aux SAOS sévères et prescrite par des praticiens expérimentés.

La perte de poids chez les enfants obèses permet souvent de faire diminuer le SAOS. Elle est rarement suffisante lorsqu'elle est appliquée seule et se fait de façon progressive, ne permettant pas de surseoir à l'adénoamygdalotomie ou à la ventilation en pression positive. Elle est souvent associée à ces deux mesures.

La prise en charge orthodontique peut être efficace dans les cas de SAOS liés à un trouble de l'articulé dentaire.

La trachéotomie est réservée aux malformations craniofaciales majeures responsables de SAOS sévères pour lesquels les thérapeutiques moins invasives citées précédemment sont insuffisantes.

Conclusion

Le SAOS est une pathologie fréquente de l'enfant pouvant avoir des conséquences importantes sur son état général. Son diagnostic repose sur un faisceau d'arguments d'interrogatoire et d'examen clinique qui doivent être recherchés de manière systématique lors de chaque consultation de pédiatrie. La tonsillotomie associée à l'adénoïdectomie constitue le traitement de référence chez les enfants porteurs d'une hypertrophie adénoamygdalienne.

CHAPITRE
9

Item 115 – UE 5 Évaluation clinique et fonctionnelle d'un handicap sensoriel : la surdité

Objectifs pédagogiques

Nationaux

- Évaluer une incapacité ou un handicap.
- Analyser les implications du handicap en matière d'orientation professionnelle et son retentissement social.

Collège français des enseignants d'ORL

- Connaître les signes d'appel indirects ou directs d'une surdité de l'enfant.
- Connaître les principes de dépistage des troubles de l'audition chez l'enfant en fonction de son âge.

Le handicap auditif est la conséquence d'une surdité. L'importance du handicap dépend de la date de survenue de la surdité, de sa profondeur, de son caractère uni- ou bilatéral et permanent.

La surdité peut trouver son origine au niveau de l'oreille externe, de l'oreille moyenne, de l'oreille interne et de la voie auditive centrale.

En fonction du niveau lésionnel, les surdités de transmission et les surdités de perception, ainsi que les surdités mixtes, lorsque les deux types sont associés, sont définies.

I. Surdités

A. Définition et épidémiologie

Une surdité se définit par sa localisation et sa profondeur.

Les *surdités de transmission* sont liées à des pathologies de :

- l'oreille externe (pavillon et conduit auditif externe) ;
- l'oreille moyenne (tympan, osselets, mastoïde, trompe auditive).

Ces pathologies peuvent être d'origine malformative et donc congénitales ou, le plus souvent, acquises et d'origine inflammatoire et infectieuse (otites chroniques). Enfin, certaines surdités correspondent à des atteintes dégénératives avec ankylose stapédovestibulaire, comme dans l'otospongiose chez l'adulte. Ces déficits auditifs sont la conséquence de la perte de la fonction d'adaptateur d'impédance de l'oreille moyenne. La perte auditive est donc au maximum de 60 dB (50 à 60 dB en cas de grand syndrome malformatif). L'altération du message sonore est seulement quantitative.

Les *surdités de perception* sont liées à des pathologies de l'oreille interne le plus souvent, du nerf auditif ou très rarement des voies auditives centrales.

Les surdités congénitales sont dans leur grande majorité d'origine génétique (80 %) ou de cause extrinsèque (20 %). Les facteurs de risque sont les suivants : antécédents familiaux de surdité, infections pendant la grossesse (CMV, herpès, toxoplasmose, rubéole), présence de malformations craniofaciales, poids de naissance inférieur à 1 500 g, ictère nucléaire, médicaments ototoxiques, ventilation mécanique de plus de 5 jours, Apgar bas, méningite bactérienne.

Le déficit auditif est variable, suivant les cas entre 20 et plus de 120 dB.

Le message sonore est altéré quantitativement et qualitativement.

La surdité de perception congénitale bilatérale profonde représente un handicap sensoriel majeur à l'origine de troubles sévères de la communication.

A. Classification des surdités en fonction du déficit auditif (d'après le Bureau international d'audiophonologie)

Une perte totale moyenne est calculée à partir de la perte en dB aux fréquences 500 Hz, 1 000 Hz, 2 000 Hz et 4 000 Hz. Toute fréquence non perçue est notée à 120 dB de perte. Leur somme est divisée par quatre, arrondi à l'unité supérieure.

En cas de surdité asymétrique, le niveau moyen de perte en dB est multiplié par 7 pour la meilleure oreille et par 3 pour la plus mauvaise oreille. La somme est divisée par 10.

- Surdité légère de 21 à 40 dB de perte auditive.
- Surdité moyenne de 41 à 70 dB de perte auditive.
- Surdité sévère de 71 à 90 dB de perte auditive.
- Surdité profonde : plus de 91 dB de perte auditive.

Le niveau de 40 dB représente le premier niveau majeur de handicap, car la parole ne peut être perçue que si le locuteur élève la voix; à 90 dB de perte auditive, la parole ne peut plus être perçue.

B. Évaluation fonctionnelle de la surdité

L'évaluation fonctionnelle de la surdité repose, chez l'enfant et chez l'adulte, sur les tests d'audiométrie comportementale.

1. Chez l'enfant

Les techniques d'audiométrie comportementale précoces peuvent être utilisées dès les premiers jours de vie. Les tests sont réalisés au casque et au vibrateur pour obtenir des niveaux de seuil en conduction aérienne et en conduction osseuse sur l'ensemble des fréquences. Les techniques de conditionnement et le matériel sonore utilisé sont choisis en fonction de l'âge. Ces données sont indispensables pour poser les indications et la prise d'un appareillage prothétique qui doit pouvoir être réalisé au mieux à partir de l'âge de 6 mois, âge optimal actuel du diagnostic des surdités congénitales.

Les autres techniques, test des otoémissions acoustiques ou potentiels évoqués auditifs précoces automatisés, représentent des techniques de dépistage néonatal de la surdité en maternité. Les potentiels évoqués auditifs du tronc cérébral sont aussi utiles pour donner une première approche du seuil auditif sur les fréquences aiguës. L'impédancemétrie est utilisée pour l'approche diagnostique des atteintes de l'oreille moyenne.

Au-delà du dépistage néonatal des surdités, il est recommandé que soit réalisé systématiquement un dépistage des surdités de l'enfant à l'âge de 4 mois, 9 mois, 2 et 4 ans (cf. item 44 « Dépistage des troubles auditifs chez l'enfant », au chapitre 3). Ce dépistage fait intervenir la notion de facteurs de risque, prend en compte l'entretien avec les parents, les tests de stimulation vocale et l'acoumétrie aux jouets sonores.

Toute suspicion doit faire réaliser un test d'audiométrie comportementale adapté à l'âge (comme précédemment décrit) par une équipe spécialisée.

2. Chez l'adulte

Le bilan audiométrique doit comporter systématiquement une audiométrie tonale et vocale et un examen impédancemétrique. Les potentiels évoqués auditifs du tronc cérébral et les otoémissions acoustiques provoquées sont réservés au diagnostic topographique des surdités de perception.

II. Handicap sensoriel chez l'enfant

A. Développement normal du langage oral de l'enfant

Le développement du langage oral suit les étapes suivantes :

- à la naissance, l'enfant réagit aux bruits, produit des vocalisations réflexes ;
- vers 3 mois, il sursaute aux bruits, réagit à la voix, il présente les premiers gazouillis, vocalise ;
- vers 6 mois, il se retourne quand on l'appelle et vers les sources sonores, il imite des sons et des intonations ;
- à 12 mois, les premiers mots apparaissent, il comprend des mots, des ordres simples ;
- vers l'âge de 18 mois, il comprend des phrases simples, dit une vingtaine de mots ;
- vers 2 ans, il comprend un ordre complexe, fait des phrases d'au moins deux mots ;
- vers l'âge de 3 ans, il comprend les petites histoires, pose des questions, s'exprime par phrases, utilise le « je » ;
- à l'âge de 5 ans, l'enfant :
  - parle sans déformer les mots ;
  - possède déjà un vocabulaire étendu ;
  - comprend et construit des phrases complexes ;
  - est capable d'évoquer un événement et de raconter une histoire.

Les conséquences de la surdité sur le développement du langage oral sont d'autant plus importantes que la surdité est profonde et qu'elle apparaît tôt.

B. Signes d'appel, principes de prise en charge

Chez le nourrisson, toute anomalie dans le calendrier du développement normal doit faire réaliser les tests spécialisés dans les plus brefs délais. À noter que le dépistage de la surdité permanente néonatale est obligatoire (arrêté de 2012) avant la sortie de la maternité. Il est effectué à l'aide des OEAA (nouveau-nés sans facteurs de risque) et/ou des PEAA.

Chez l'enfant en période préscolaire, tout petit retard d'acquisition du langage ou retard de parole doit faire rechercher rapidement un déficit auditif.

Une otite séromuqueuse chronique bilatérale responsable d'une surdité de transmission, elle-même potentiellement responsable d'un trouble d'acquisition, doit être traitée.

Les surdités de perception bilatérales peuvent survenir au cours de méningites, de traitement ototoxique ou être de survenue progressive, secondaire et probablement génétique.

Il en est de même à l'âge scolaire.

Toute surdité de perception bilatérale doit être prise en charge très rapidement par une équipe spécialisée et pluridisciplinaire, assurant le bilan et le suivi ORL, pédiatrique, orthophonique et audioprothétique, l'accompagnement parental et le suivi éducatif.

L'appareillage prothétique bilatéral est pris en charge à 100% jusqu'au vingtième anniversaire.

L'implantation cochléaire est réservée aux surdités neurosensorielles bilatérales profondes, voire sévères, en l'absence d'apport suffisant des prothèses conventionnelles et lorsque celles-ci ne permettent pas le développement du langage oral. Elle est souhaitable dans ces conditions dès l'âge de 12–18 mois pour les surdités congénitales et au plus tôt dans les mêmes conditions pour les surdités secondaires.

III. Handicap sensoriel chez l'adulte

A. Généralités

Les surdités de transmission doivent faire l'objet d'une prise en charge spécifique, dont les traitements chirurgicaux font partie.

Les surdités de perception bilatérales sont le plus souvent progressives, touchant préférentiellement les fréquences aiguës, au moins au début. Des surdités bilatérales profondes peuvent survenir dans des circonstances particulières :

- fracture bilatérale des rochers;
- méningites bactériennes;
- surdités brusques.

Les surdités bilatérales qui apparaissent à l'âge adulte ont des conséquences variables en fonction de l'intensité de la perte auditive et de l'âge du sujet.

B. Retentissement

Toute surdité bilatérale de 35–40 dB, sur les fréquences médiums et aiguës, représente une gêne sociale invalidante :

- un étudiant dans l'enseignement secondaire et supérieur peut se retrouver en difficulté ;
- tout adulte en activité professionnelle peut se trouver en difficulté, avec des risques de perte d'emploi et de reclassement professionnel ;
- tout sujet senior risque de s'isoler progressivement. Ayant tendance à éviter les contacts sociaux, familiaux et l'utilisation du téléphone, il peut perdre les stimulations essentielles pour préserver ses facultés intellectuelles.

C. Principes de prise en charge

Les conditions d'appareillage prothétique bilatéral doivent idéalement permettre d'appareiller précocement tout adulte, compte tenu des évolutions technologiques actuelles.

La prise en charge orthophonique doit être réservée aux formes sévères profondes pour permettre une rééducation de la lecture labiale. Ce sont aussi ces patients devenus sourds profonds qui, en l'absence d'apport des prothèses conventionnelles, sont candidats à l'implantation cochléaire.

Sur le plan administratif, les surdités professionnelles sont listées au tableau n° 42 des maladies professionnelles et donnent droit, sous condition, à indemnisation.

Les différents barèmes qui évaluent le handicap auditif, en droit commun, droit du travail ou dans le cadre de la fonction publique, considèrent que le taux IPP (incapacité permanente partielle) varie entre 5 % pour une surdité légère bilatérale et 80 % pour une surdité bilatérale de 80 dB et plus.

IV. Cas particulier des surdités unilatérales profondes ou totales

Chez l'enfant, elles n'ont habituellement pas de retentissement sur l'acquisition du langage oral ; cependant, il faut rester vigilant car leur pourcentage serait plus important dans la population des enfants présentant une dyslexie et dysorthographie que dans la population générale.

Chez l'adulte, leur survenue — imposant la recherche d'une atteinte rétrocochléaire systématique — fait apparaître des plaintes variables en rapport essentiellement avec la perte de discrimination de la parole en milieu bruyant : réunion, repas en groupe, conducteur présentant une surdité droite.

Ces patients doivent pouvoir bénéficier des apports d'appareillages prothétiques spéciaux en conduction osseuse.

CHAPITRE

10

Item 118 – UE 5 Principales techniques de rééducation et de réadaptation en ORL. Savoir prescrire la massokinésithérapie et l'orthophonie

Objectifs pédagogiques

Nationaux et du Collège français des enseignants d'ORL

- Argumenter les principes d'utilisation des principales techniques de rééducation, planifier le suivi médical et argumenter l'arrêt de la rééducation.
- Savoir prescrire la massokinésithérapie et l'orthophonie.
- Les objectifs de l'item 53 (Développement psychomoteur du nourrisson et de l'enfant) comprennent également : aspects normaux et pathologiques (langage); repérer précocement les troubles de l'apprentissage.

I. Rappels fondamentaux

A. Langage

1. Grandes étapes du développement du langage oral

- Dès le 6e mois *in utero*, les mères notent certaines réactions de l'embryon aux bruits. On sait maintenant que l'embryon à partir de cette époque entend la voix de sa mère et même d'une autre personne, en principe le père si celui-ci prend soin de parler au contact du ventre de la mère.
- À la naissance, le bébé est sensible aux bruits environnants et réagit de façon bien connue aux bruits qui le surprennent. Ce sont des réflexes archaïques, comme celui de Moro où le bébé écarte les bras en réaction à un bruit extérieur.
- À partir de 3 mois, le bébé commence à produire des sons; il s'agit souvent de cris de joie et de productions stéréotypées (« areu »).
- À partir de 4 à 5 mois le nourrisson gazouille : les sons produits l'intéressent et il en joue en en modulant l'intonation.

- Vers 6 mois le bébé réagit à son prénom. Entre 6 et 9 mois apparaît le babillage avec le doublement des consonnes, préférentiellement le « baba ». L'imitation des sons et intonations commence. Le bébé, à cette période, donne un objet sur demande.
- À 12 mois, il prononce quelques mots, au moins un, souvent « papa » ou « mama(n) ».
- Entre 18 et 20 mois, l'enfant associe deux ou trois mots en formant des métaphrases et a déjà un vocabulaire d'une cinquantaine de mots.
- À partir de 20 mois, le vocabulaire s'enrichit rapidement et, à 3 ans le langage devient fluide ; l'enfant comprend le « je », fait de véritables phrases avec sujet/verbe/complément ;
- À 5 ans, l'enfant est capable de raconter une histoire complète en produisant des phrases élaborées.

2. Définitions des troubles du langage

- On parle de *retard de langage* lorsque le schéma d'acquisition (cf. ci-dessus) n'est pas respecté. Au maximum, si le diagnostic est évoqué tardivement, l'enfant de 3 ans a des difficultés à organiser les mots pour former des phrases. Il a également des difficultés de compréhension.
- Le *retard de parole* concerne la prononciation des mots qui est altérée, par défaut de prononciation correcte de certains phonèmes ou encore difficulté à associer ou organiser les phonèmes qui forment un mot (inversion ou omission de phonèmes, confusions, simplification).
- *L'articulation est dite altérée* quand on note une erreur permanente et systématique de la prononciation de certains phonèmes (par exemple, le zozotement).
- Le *bégaiement* est une altération du rythme de la parole avec répétition de certaines syllabes ou phonèmes marquant l'impossibilité de produire le son suivant attendu. On décrit deux formes qui coexistent le plus souvent avec une prédominance plus ou moins marquée de l'une ou de l'autre selon les individus : tonique avec blocage qui vient interrompre pour une durée variable le débit normal de la phrase ou qui empêche sa production dès le début, et clonique avec répétition saccadée d'une syllabe au début d'un mot ou d'une phrase.
- La *dysphasie* est un trouble de la structure du langage sans substrat organique décelable, en l'absence de déficit auditif, de retard mental majeur et de trouble psychotique. C'est une forme sévère des troubles du développement du langage. La dysphasie se diagnostique chez des enfants qui n'ont, à l'âge de 4 ans, qu'un langage très sommaire, souvent encore au stade du mot-phrase. Le langage spontané est réduit avec un vocabulaire imprécis et rudimentaire, souvent difficilement compréhensible en raison des troubles phonétiques ; il est agrammatique ou comporte d'importantes et nombreuses erreurs syntaxiques.
- Les *troubles envahissants du développement et de la communication* (TED), dont fait partie l'autisme (dans le DSM-5 : *troubles du spectre de l'autisme*, ou TSA). Les symptômes représentent un continuum qui varie de léger à sévère. Le trouble du spectre de l'autisme se caractérise par des altérations significatives dans deux domaines : déficits persistants au niveau de la communication et de l'interaction sociale (l'enfant ne regarde pas son interlocuteur, ne répond pas aux questions ou répond à côté en suivant son idée) et comportements, activités et intérêts restreints ou répétitifs. Les symptômes doivent être présents dans la petite enfance, mais ils peuvent aussi se manifester pleinement avec l'augmentation des demandes sociales.

B. Séquelles de la chirurgie ou de l'irradiation cervicale

Lésion de la branche latérale du XI

Le nerf accessoire (anciennement « nerf spinal ») est la XIe paire crânienne. C'est un nerf purement moteur qui possède une double origine crâniale et spinale. Il sort du crâne par le foramen jugulaire, chemine dans l'espace rétrostylien et se divise en deux branches : une branche médiale (phonatoire) qui s'anastomose avec le X au niveau du ganglion supérieur du X, et une branche latérale destinée aux muscles sternocléidomastoïdien et trapèze. La branche latérale du XI peut être lésée lors de biopsies ganglionnaires ou de curage cervical intéressant la chaîne ganglionnaire du XI. La lésion de cette branche est responsable d'une limitation de l'abduction du membre supérieur (<90°), d'une chute de l'épaule, d'un décollement de la scapula et de douleurs liées à la chute du bras.

« Jabot » post-radique

L'irradiation de la région sous-mentonnière dans les cancers des VADS ou les lymphomes peut provoquer une inflammation indolore du tissu sous-cutané de cette région. Ce « jabot » est dû à un ralentissement du drainage lymphatique local (lymphœdème). Il peut persister ou s'atténuer après l'irradiation et est souvent fluctuant dans le temps. Inesthétique, il inquiète souvent le malade mais est inoffensif. Le drainage lymphatique peut améliorer l'aspect.

II. Savoir prescrire l'orthophonie

A. Introduction

> **Décret de compétences n° 2002-721 du 2 mai 2002**
> « L'orthophonie consiste :
> – à prévenir, à évaluer et à prendre en charge, aussi précocement que possible, par des actes de rééducation constituant un traitement, les troubles de la voix, de l'articulation, de la parole, ainsi que les troubles associés à la compréhension du langage oral et écrit et à son expression ;
> – à dispenser l'apprentissage d'autres formes de communication non verbale permettant de compléter ou de suppléer ces fonctions.
> Dans le cadre de la prescription médicale, l'orthophoniste établit un bilan qui comprend le diagnostic orthophonique, les objectifs et le plan de soins. Le compte rendu de ce bilan est communiqué au médecin prescripteur accompagné de toute information en possession de l'orthophoniste et de tout avis susceptible d'être utile au médecin pour l'établissement du diagnostic médical, pour l'éclairer sur l'aspect technique de la rééducation envisagée et lui permettre l'adaptation du traitement en fonction de l'état de santé de la personne et de son évolution. »

L'orthophoniste peut donc être sollicité pour prendre en charge des patients de tout âge, lorsque le corps médical constate un trouble du langage oral ou écrit, un trouble de la communication quelle qu'en soit l'origine : surdité, déficience neurologique, handicap, autisme. Il peut intervenir auprès d'enfants prématurés pour stimuler la sphère buccale et l'oralité quand ils sont alimentés par sonde afin de favoriser la mise en place d'une alimentation *per os* le plus tôt possible et de prévenir des troubles du langage qui pourraient se révéler plus tard, et, à l'autre extrémité de la vie, accompagner les personnes âgées pour maintenir le mieux possible leur communication avec leur entourage malgré le vieillissement cognitif et les pathologies neurologiques fréquentes à cet âge.

L'orthophonie est primordiale en cas de retard de langage chez l'enfant, que celui-ci soit lié ou non à une atteinte auditive. L'acquisition du langage oral peut être rendue difficile par l'altération auditive, même relativement légère comme dans le cas d'otites séreuses à répétition.

Les orthophonistes sont souvent appelés à aider les patients souffrant d'une altération fonctionnelle du larynx, l'organe phonatoire principal. Au maximum, leur aide est indispensable en cas d'absence de larynx, après chirurgie pour cancer par exemple. De même, comme le larynx est primordial dans la déglutition, l'orthophonie est requise en cas de troubles de la déglutition, indépendamment des troubles phonatoires, lors d'atteintes neurologiques comme par exemple la maladie de Parkinson.

L'orthophonie a donc un champ d'application très vaste, qui concerne aussi le bégaiement, les troubles du langage écrit et les pathologies neurologiques suite à un AVC ou à une maladie neurodégénérative.

En pratique, le médecin a surtout un rôle diagnostique et pose l'indication d'un bilan orthophonique chaque fois que l'altération de la communication ou du langage oral ou écrit, de la phonation ou de la déglutition handicape le patient qu'il soigne.

B. Indication du bilan orthophonique

C'est ici le rôle primordial du médecin. Bien entendu, la démarche diagnostique de la cause du handicap doit toujours être engagée soit préalablement soit simultanément au bilan orthophonique mais jamais *a posteriori*.

Par exemple, il ne doit pas être prescrit une prise en charge orthophonique chez un patient dysphonique tant que l'on n'a pas vérifié son larynx, *a fortiori* s'il s'agit d'un sujet à risque de cancer laryngé.

Pour la surdité de l'enfant, la démarche est un peu différente dans la mesure où l'orthophoniste aide le médecin à évaluer le handicap langagier induit par la surdité. Il participe donc à l'évaluation de la gravité du handicap auditif. Néanmoins, le médecin doit avoir tout mis en œuvre pour caractériser le type de surdité et pour connaître son stade ainsi que sa cause.

Nomenclature générale des actes

« Le bilan orthophonique fait l'objet d'une prescription médicale, accompagnée si possible, des motivations de la demande de bilan et de tout élément susceptible d'orienter la recherche de l'orthophoniste.

Deux types de prescriptions de bilans peuvent être établis :

- *bilan orthophonique avec rééducation si nécessaire* : à l'issue de ce bilan, un compte rendu indiquant le diagnostic orthophonique est adressé au prescripteur. Si des séances de rééducation doivent être dispensées, ce compte rendu comprend les objectifs de la rééducation, le nombre et la nature des séances que l'orthophoniste détermine, par dérogation à l'article 5 des dispositions générales de la NGAP. Sauf contre-indication médicale, il établit une demande d'accord préalable à la Caisse d'assurance maladie ;
- *bilan orthophonique d'investigation* : à l'issue de ce bilan, un compte rendu indiquant le diagnostic orthophonique est adressé au prescripteur, accompagné des propositions de l'orthophoniste. Le prescripteur peut alors prescrire une rééducation orthophonique en conformité avec la nomenclature. L'orthophoniste établit une demande d'accord préalable à la Caisse d'assurance maladie.

À la fin du traitement, une note d'évolution est adressée au prescripteur. Si à l'issue des 50 ou des 100 premières séances selon la pathologie, la rééducation doit être poursuivie, la prescription d'un *bilan orthophonique de renouvellement* est demandée au prescripteur par l'orthophoniste. La poursuite du traitement est mise en œuvre conformément à la procédure décrite pour le premier type de bilan.

Le compte rendu de bilan est communiqué au service médical de la Caisse d'assurance maladie à sa demande. »

C. Orthophonie dans la surdité

Le rôle de l'orthophoniste est indispensable dans le handicap auditif chez l'enfant. Concernant l'adulte qui a déjà parfaitement entendu dans son passé, l'orthophoniste ne s'intéresse qu'aux personnes profondément handicapées par la surdité. En pratique, cela concerne les sourds sévères ou profonds dont l'aide auditive externe ou implantée ne suffit pas par elle-même à restaurer une boucle audiophonatoire correcte. L'orthophonie vise dans ces cas à mettre en œuvre tous les moyens et stratégies possibles pour permettre une meilleure utilisation des perceptions auditives dans un but de compréhension et de production du langage oral.

Le développement du langage dépend à la fois de capacités neurocognitives innées, probablement génétiquement déterminées, et d'une rencontre de l'enfant avec un environnement humain parlant. Processus actif au cours duquel l'enfant explore et expérimente le langage qui l'environne, l'acquisition du langage est conditionnée par l'intégrité :

- des organes phonatoires et de leurs commandes neuromusculaires;
- des structures corticales et sous-corticales spécialisées dans diverses fonctions du langage;
- de l'appareil auditif.

Le développement du cortex auditif spécialisé dans le langage est dépendant de la fonction auditive et ce, dans une période très précise. En pratique, si un enfant n'entend pas avant un certain âge — 5 ans étant une date charnière pour une aide auditive —, il ne sera plus possible de lui permettre d'acquérir un langage oral correct, quel que soit le moyen de réhabilitation auditive mis en œuvre. C'est pourquoi le dépistage auditif néonatal a toute son importance. C'est donc avant tout par un retard de langage ou un trouble de la phonation que le diagnostic de surdité est évoqué.

Le bilan orthophonique sert en premier lieu à préciser le retard de langage, son type, sa sévérité, et à envisager la prise en charge orthophonique adéquate. Même si devant toute altération du langage le médecin doit se poser la question de la surdité, il n'est pas rare de voir le diagnostic évoqué par l'orthophoniste après un bilan demandé par exemple en raison de difficultés scolaires.

Le rôle de la prise en charge orthophonique est d'aider l'enfant à rattraper son retard et à s'aider de tous les autres moyens pour mieux comprendre son environnement sonore. La lecture labiale prend un intérêt primordial. On peut s'aider d'un code spécifique formé avec les doigts positionnés à certains endroits autour de la bouche lors de la prononciation des mots pour permettre un déchiffrage plus facile et plus juste de la lecture labiale. Ce langage codé, le langage parlé complété (LPC), est d'une importance capitale en cas de surdité réhabilitée par implant cochléaire. On insiste actuellement sur la nécessité d'une rééducation orthophonique multimodale (auditive et visuelle, en particulier par signes) en cas de surdité.

Chez l'adulte devenu sourd, la prise en charge orthophonique sert à aider le patient à mieux comprendre ses interlocuteurs et à mieux appréhender le monde sonore environnant. L'aide auditive externe a fait tant de progrès que souvent l'orthophonie n'est requise qu'en cas de surdité profonde. Toutefois, même dans les stades de surdité moins importants, l'orthophonie se justifie, ne serait-ce que pour l'apprentissage de la lecture labiale, afin de rendre la compréhension plus facile, mais aussi dans le but de faciliter l'acceptation de la surdité et l'adaptation à la prothèse.

D. Troubles du langage écrit

On peut avoir à demander une prise en charge orthophonique devant des troubles du langage écrit : lecture, orthographe, écriture. On estime que 5 à 10 % des enfants scolarisés sont en échec scolaire à cause de cela. Il existe souvent un retard de langage associé, mais ce n'est pas obligatoire. Ces troubles se manifestent chez des enfants d'intelligence normale, indemnes de trouble sensoriel grave (audition et/ou vision) et de trouble neurologique ou psychologique primaire.

On parle de dyslexie en cas de problèmes d'apprentissage de la lecture avec confusion, inversion ou omission de lettres; elle peut être liée à une mauvaise intégration auditive des sons. La dysorthographie concerne les troubles de l'acquisition des règles orthographiques, mais aussi de la transcription des sons. La dysgraphie est remarquée sur une écriture excessivement mauvaise. On rencontre également la dyscalculie qui est un trouble du raisonnement logico-mathématique et peut s'accompagner du même type de confusions et d'inversions que dans la dyslexie mais cette fois-ci avec les chiffres.

En pratique, devant des difficultés d'apprentissage scolaire de ce type, il est bon d'une part de vérifier l'acuité et l'intégration auditive et, d'autre part, de demander un bilan orthophonique.

E. Cas d'enfants polyhandicapés

L'orthophonie s'inscrit dans une stratégie de prise en charge pluridisciplinaire, en développant tout moyen de communication avec le monde environnant, même en cas d'impossibilité de langage oral et/ou écrit, et même en l'absence de surdité périphérique. L'orthophoniste peut aider l'enfant et son entourage à utiliser un code de communication à base de gestes ou de pictogrammes par exemple.

L'orthophonie concerne donc tout type de handicap, mental, sensoriel ou moteur, lié ou non à un syndrome génétique.

F. Orthophonie dans les troubles pharyngolaryngés (dont la dysphonie)

Il y a dans ce cas une altération de la fonction laryngée et donc bien souvent de la déglutition. Soit le larynx est endommagé à la suite d'une chirurgie, soit sa mobilité est altérée.

Dans la paralysie laryngée, l'orthophoniste fait le bilan de l'atteinte phonatoire et met en route une prise en charge visant à compenser le défaut de mobilité unilatéral par l'autre côté. Le diagnostic précis de l'atteinte laryngée est indispensable et guide en partie la prise en charge orthophonique (position et tonicité de la corde vocale). En cas d'atteinte bilatérale, le rôle de l'orthophoniste est plus relatif. Dans l'atteinte fonctionnelle intermittente avec dysphonie spasmodique, l'orthophoniste aide le sujet à maîtriser sa phonation. Dans la mauvaise utilisation laryngée avec forçage vocal, le rôle de l'orthophoniste est indispensable pour que le patient puisse mieux utiliser sa voix et sa respiration, afin de ne pas entretenir la formation de nodules vocaux (*kissing nodules*). L'orthophonie doit encadrer tout geste de microchirurgie vocale à visée fonctionnelle.

Dans l'atteinte organique du larynx, après chirurgie le plus souvent, l'orthophonie est indispensable afin d'atteindre deux objectifs essentiels :

- une phonation audible;
- une déglutition correcte en évitant au maximum les fausses routes.

La prise en charge orthophonique vise dans ces cas non seulement la mobilité du larynx restant, mais aussi la bonne coordination pharyngolaryngée lors de la phonation et surtout de la déglutition. Dans le cas extrême de la laryngectomie totale, l'orthophonie permet l'acquisition de la voix œsophagienne en utilisant la musculature du pharynx.

G. Orthophonie dans la dysphagie

En dehors d'altérations du pharyngolarynx, il peut y avoir des troubles de la déglutition. La prise en charge orthophonique peut aider dans la rééducation des troubles de la déglutition par défaut de synchronisation du carrefour pharyngolaryngé et du temps œsophagien.

H. Orthophonie dans l'atteinte vélopalatopharyngée et buccale

Elle est un soutien primordial pour l'acquisition correcte de la parole en cas de fente labiopalatine ou autre malformation vélopalatopharyngée, ou en cas de trouble fonctionnel vélopharyngé. La prise en charge orthophonique permet de faire face à une insuffisance vélaire avec rhinolalie (fuite d'air vers les fosses nasales lors de la phonation). Si une chirurgie réparatrice est envisagée, l'orthophonie est indispensable à la récupération fonctionnelle.

I. Orthophonie dans les atteintes neurologiques

Notamment après un accident cérébral, il peut exister des troubles complexes centraux, à la fois de la phonation et de la déglutition, par atteinte non seulement de la mobilité laryngée ou pharyngée, mais aussi par défaut de coordination pharyngolaryngée. La production de la parole peut aussi être altérée, de même que le langage. L'atteinte étant susceptible de récupération au moins partielle, l'orthophonie est une aide indispensable non seulement pour stimuler autant que possible la récupération, mais aussi pour aider le patient à s'adapter à son état instable à chaque étape de récupération s'il y a lieu.

L'orthophonie est en pratique indiquée en cas de :

- troubles neurologiques :
  - du langage (aphasie, démence, notamment maladie d'Alzheimer, vieillissement avec atteinte cognitive) ;
  - de la parole (dysarthrie) ;
  - de l'écriture (atteinte cérébrale neurovisuelle) ;
- dysphonie ;
- troubles de la déglutition.

III. Savoir prescrire la kinésithérapie

A. Introduction

Le kinésithérapeute est un professionnel de santé formé en trois ans après un concours (1 400 places réparties dans environ trente écoles).

Le masseur-kinésithérapeute réalise des actes manuels et instrumentaux qui ont pour finalité soit de prévenir, soit de rétablir ou de suppléer à une incapacité fonctionnelle. Il est habilité sur prescription médicale à participer au traitement de nombreuses affections. Il est conduit, dans les limites de ses compétences, à pratiquer un bilan. Celui-ci comporte l'évaluation des déficiences et de l'incapacité fonctionnelle. Il permet d'établir un « diagnostic kinésithérapique » et de proposer des techniques de rééducation. La prescription de prise en charge relève du médecin qui peut à tout moment modifier celle-ci.

Il est précisé dans les textes réglementaires que le masseur-kinésithérapeute participe dans le cadre des pathologies otorhinolaryngologiques à la rééducation :

- vestibulaire des troubles de l'équilibre ;
- des troubles de déglutition isolés ;
- maxillofaciale.

B. Kinésithérapie et rééducation maxillofaciale

Elle est indiquée dans la dysfonction de l'articulation temporomandibulaire.

Les symptômes sont de deux ordres : douleurs et diminution de l'ouverture buccale. Les étiologies sont multiples : séquelles de traumatisme, séquelles chirurgicales, atteinte fonctionnelle.

L'objectif de la kinésithérapie est d'améliorer l'ouverture buccale en réduisant les contractures.

C. Kinésithérapie et paralysie faciale

Le handicap lié à une paralysie faciale périphérique est très anxiogène pour le patient. Le pronostic dépend de l'étiologie. Qu'il soit bon ou péjoratif, une prise en charge kinésithérapique est souvent indiquée. L'objectif est double : rééducation et aide psychologique.

La rééducation comporte :

- des massages faciaux à type de drainage lymphatique ;
- un travail par groupes musculaires (expression mimique).

Les contractions faciales globales et le travail en force sont proscrits. Cette rééducation a sa place tant au début de la paralysie qu'au stade des séquelles (contractures, syncinésies et spasme facial).

D. Kinésithérapie et rééducation vestibulaire

L'équilibre est une fonction complexe. Il fait appel à trois afférences sensorielles (vestibulaire, visuelle, proprioceptive). De leur concordance dépend un fonctionnement normal et inconscient de l'équilibre. Une atteinte de l'appareil vestibulaire entraîne un trouble de l'équilibre qui se traduit, entre autres, par des manifestations vertigineuses.

La rééducation vestibulaire a deux objectifs en fonction de l'origine des troubles :

- en cas de vertige positionnel paroxystique bénin : restaurer une fonction vestibulaire normale ;
- dans les autres cas : développer des suppléances visuelles et proprioceptives, diminuer les conséquences subjectives des manifestations vertigineuses.

1. Vertige positionnel paroxystique bénin

Le traitement du vertige positionnel paroxystique bénin (cause la plus fréquente de vertiges) n'est pas à proprement parler une technique de rééducation mais une thérapeutique. Il fait appel à une manœuvre libératoire destinée à déplacer les otolithes qui ont migré dans le canal semi-circulaire postérieur, le plus souvent.

Le patient ressent dans certaines positions (décubitus latéral ou lors de flexion-extension de la tête) une sensation vertigineuse intense et brève.

La manœuvre qui peut être réalisée par un kinésithérapeute, après avis médical, consiste à déclencher chez le patient allongé, la manifestation vertigineuse et à rapidement retourner le patient de l'autre côté afin de déplacer les otolithes et les faire « sortir » du canal semi-circulaire postérieur (manœuvre de Semont) (cf. figure 7.10 au chapitre 7).

2. Autres situations vertigineuses

Les buts recherchés sont :

- diminuer l'intensité, la durée, la fréquence des vertiges ;
- améliorer l'équilibre debout, à la marche ;
- diminuer des symptômes associés (nausées).

La rééducation est indiquée dans les situations suivantes :

- atteinte vestibulaire unilatérale, telle que névrite vestibulaire, section du nerf vestibulaire (par exemple après neurinome de l'acoustique) ;
- atteinte vestibulaire bilatérale ;
- troubles de l'équilibre de la personne âgée caractérisés par l'absence d'utilisation des informations vestibulaires souvent associée à une diminution des autres informations sensorielles (vision, proprioception, cinétose ou mal des transports).

Les techniques utilisées sont :

- stimulations à l'aide d'un fauteuil rotatoire qui agit sur la réflexivité des deux vestibules ;
- stimulations optocinétiques (projection de points lumineux en mouvement avec un patient debout) ; cette technique diminue une éventuelle dépendance visuelle et favorise les informations somatosensorielles ;

- plate-forme proprioceptive : le sujet est debout sur une plate-forme mobile; l'objectif est de développer la proprioception en favorisant les informations somatosensorielles.

Ces différentes techniques sont associées à une prise en charge psychologique et un soutien psychologique qui permettent de dédramatiser la situation.

E. Kinésithérapie et chirurgie carcinologique cervicale

La réalisation d'un curage ganglionnaire associé à une radiothérapie est susceptible d'entraîner des troubles trophiques et éventuellement des lésions au niveau du nerf accessoire (XIe paire crânienne). Ce traumatisme entraîne une douleur de l'épaule avec une difficulté à lever le bras en abduction. À l'examen, le haussement d'épaule est déficitaire et le décollement de la scapula anormal.

Le traitement associe la mise en place d'une attelle de suspension de l'épaule à visée antalgique ainsi que des techniques de compensation par les autres muscles. La récupération est souvent incomplète.

En dehors des lésions du nerf accessoire, le kinésithérapeute peut aussi intervenir afin de réduire et améliorer les œdèmes cervicofaciaux (séances de drainage lymphatique), mais aussi les brides cicatricielles séquellaires des divers traitements.

CHAPITRE

11

Item 127 – UE 5 Déficit neurosensoriel chez le sujet âgé : surdité et vertige

Objectifs pédagogiques

Nationaux et Collège français des enseignants d'ORL

- Diagnostiquer les troubles de l'audition liés au vieillissement.
- En discuter la prise en charge thérapeutique, préventive et curative.

I. Surdités du sujet âgé

A. Presbyacousie

La presbyacousie se définit comme une altération de l'audition liée à l'âge, mais il ne faut pas oublier qu'un sujet âgé peut présenter tous les types de surdité rencontrés chez les patients plus jeunes. Les antécédents d'otite, d'otospongiose, les traumatismes de toute nature, les toxiques, certaines infections peuvent provoquer une surdité à laquelle viennent s'ajouter les effets du vieillissement.

Le vieillissement sensoriel commence très tôt pour l'organe auditif (dès l'âge de 25 ans). Il affecte le champ auditif au niveau de l'extrême aigu et reste très longtemps infraclinique. La perte auditive moyenne (fréquences conversationnelles) est estimée à 0,5 dB par année d'âge à 65 ans, 1 dB à 75 ans, 2 dB à 85 ans (figure 11.1).

Le vieillissement de l'oreille interne est variable selon les sujets. Cette variabilité est liée à un terrain génétique et à des facteurs d'aggravation locaux (otite chronique…), généraux (dysmétaboliques, vasculaires…) ou environnementaux (traumatismes sonores…).

1. Physiopathogénie

La presbyacousie touche les cellules sensorielles de l'organe de Corti qui subissent une dégénérescence plus importante à la base de la cochlée (sons aigus) qu'au sommet (sons graves). Ce sont les cellules ciliées externes qui sont les plus touchées ; ces cellules contractiles adaptent la déformation de la membrane basilaire au stimulus en améliorant la sélectivité de la perception fréquentielle. Plusieurs mécanismes sont évoqués et parfois intriqués : presbyacousie sensorielle, mécanique, métabolique et nerveuse.

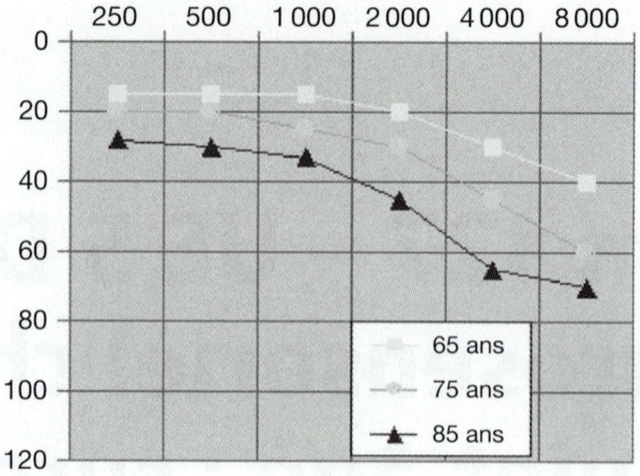

Fig. 11.1. Abaques montrant la progression des seuils auditifs moyens en audiométrie tonale en fonction de l'âge des patients.

La surdité prédomine sur les fréquences aiguës et devient socialement gênante quand le seuil audiométrique devient supérieur à 30 dB HL (*hearing level*) sur la fréquence 2 000 Hz.

Chez le sujet presbyacousique, il y a :

- élévation des seuils auditifs du fait de la dégénérescence des cellules ciliées internes (CCI) : il faut augmenter l'intensité du son pour qu'il soit perçu ;
- diminution de la discrimination fréquentielle par dégénérescence des cellules ciliées externes (CCE), aboutissant à une altération de la compréhension de la parole même amplifiée : « j'entends, mais je ne comprends pas » ;
- des troubles cognitifs soit de traitement du signal sonore, soit de son intégration ;
- un retentissement psychologique (sensation de déclin, isolement, voire dépression).

2. Signes cliniques

Il s'agit d'une surdité de perception bilatérale et symétrique prédominant généralement sur les fréquences aiguës. Cette surdité est le plus souvent isolée mais peut parfois s'accompagner d'acouphènes et de troubles d'équilibre. Son installation est lente et insidieuse.

La date d'apparition des premiers troubles se situe généralement entre 60 et 65 ans. Lorsque les troubles débutent plus tôt dans la vie, on parle de presbyacousie précoce ou aggravée.

On distingue habituellement trois stades à la presbyacousie :

- stade infraclinique :
  - les troubles sont constitués par une perte d'intelligibilité dans le bruit ; le patient est gêné dans les conversations à plusieurs (repas de famille, restaurant), en réunion, en présence d'un fond musical… ;
  - l'audiogramme montre des seuils normaux sur les graves jusqu'à la fréquence 2 000 Hz avec une perte, sur les fréquences aiguës, inférieure à 30 dB, inconstante (figure 11.2) ;
- stade de retentissement social :
  - la gêne auditive est nette, le patient devant faire répéter et demandant qu'on élève la voix ; ceci se produit dès que la perte atteint 30 dB sur la fréquence 2 000 Hz ;
  - la prise en charge est impérative ;
- stade d'isolement :
  - le patient non traité renonce à communiquer ;
  - il s'ensuit parfois l'installation d'un syndrome dépressif.

La presbyacousie est fréquemment associée à des acouphènes, qui sont parfois au premier plan et le motif de la consultation.

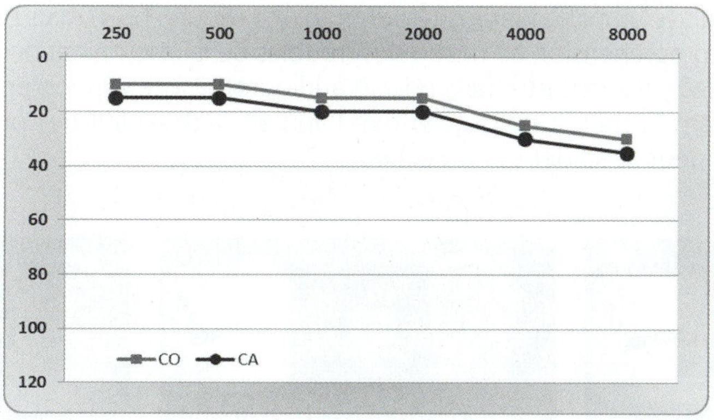

Fig. 11.2. Audiométrie tonale montrant une surdité de perception débutante sur les fréquences aiguës. Presbyacousie débutante.

CO, conduction osseuse ; CA, conduction aérienne.

3. Diagnostic

L'examen ORL montre des tympans normaux.

L'audiogramme tonal montre une surdité de perception pure, bilatérale et symétrique touchant davantage les aigus que les graves.

L'audiométrie vocale doit être réalisée de façon systématique. L'importance des troubles de l'intelligibilité permet de présager des résultats de l'appareillage.

4. Diagnostic différentiel

Le diagnostic différentiel pose surtout comme problème le fait de méconnaître une pathologie associée :

- les anomalies de l'otoscopie permettent d'éliminer facilement les bouchons de cérumen, les perforations tympaniques séquellaires ou les otites chroniques en évolution (cholestéatome) ;
- en cas de surdité de transmission ou de surdité mixte, il est parfois nécessaire de recourir à l'impédancemétrie pour faire le diagnostic de blocage ou d'interruption de la chaîne ossiculaire ;
- enfin, si la surdité de perception est asymétrique, il faut rechercher de principe un schwannome vestibulaire (ou neurinome de l'acoustique).

En cas de surdité asymétrique, de surdité rapidement évolutive, de discordance entre les données audiométriques vocales et tonales, une autre cause que la presbyacousie doit être recherchée, notamment un schwannome vestibulaire dont la suspicion nécessite la réalisation d'une imagerie IRM.

5. Traitement

Appareillage auditif

Il doit être proposé dès que la perte auditive dépasse 30 dB à partir de la fréquence 2 000 Hz. De manière générale, cet appareillage doit être prescrit de la façon la plus précoce possible sans attendre les effets de la sénescence nerveuse.

La prothèse auditive amplifie l'intensité du son perçu (figure 11.3) mais ne permet pas toujours une meilleure compréhension en raison des troubles de la discrimination. Le choix et le réglage de cet appareillage doivent être faits par un audioprothésiste expérimenté. Des essais doivent être réalisés avant l'achat. Il faut savoir que l'appareillage auditif des presbyacousies est souvent difficile et peut se solder par un échec.

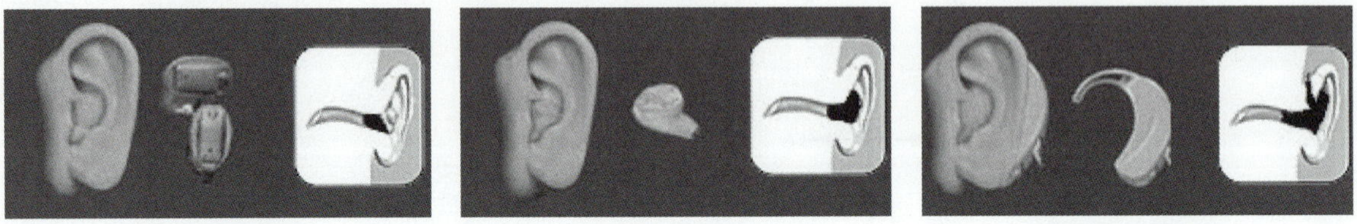

Fig. 11.3. Prothèses auditives.

La prothèse auditive en conduction aérienne permet d'amplifier le signal de la parole en cas de surdité. Le son est capté par un microphone, puis le signal est traité par un circuit électronique, avant d'être délivré dans le conduit auditif externe par le transducteur. La prothèse intraconduit contient les trois éléments (microphone, électronique, transducteur) moulés dans une coque rigide de petite taille introduite dans le conduit auditif externe (taille limitée, amplification limitée). La prothèse intraconque contient les mêmes éléments dans une coque placée dans la conque ; elle a une taille plus grande et permet une amplification plus importante. Le contour d'oreille contient les trois éléments, et le son est délivré dans le conduit grâce à un embout d'oreille en silicone placé dans le conduit ; c'est le type de prothèse qui permet une amplification maximale.

Rééducation orthophonique

La prescription de séances de rééducation orthophonique permettant un apprentissage ou une amélioration de la lecture labiale est souvent une aide précieuse.

Enfin, des conseils visant à prévenir l'aggravation de la situation, notamment par la prévention des traumatismes sonores et une surveillance annuelle de l'audition, sont classiquement proposés.

B. Autres surdités du sujet âgé

1. Otites chroniques

Les perforations tympaniques simples (séquelles d'otites chroniques suppurées) sont de diagnostic aisé. Elles doivent être prises en charge chirurgicalement jusqu'à un âge avancé, d'autant que cette chirurgie peut être réalisée sous anesthésie locale. Les perforations tympaniques sont en effet une entrave à l'appareillage auditif avec des prothèses à embout, et leur fermeture doit être proposée.

Le cholestéatome du sujet âgé, bien qu'évoluant moins rapidement que chez le sujet jeune, obéit aux mêmes règles thérapeutiques que chez l'adulte plus jeune.

2. Otospongiose

L'otospongiose du sujet âgé n'est pas rare. Que l'affection ait été auparavant négligée ou qu'elle soit d'apparition tardive, elle obéit aux mêmes règles pour le diagnostic et le traitement que l'otospongiose du sujet jeune.

La prise en charge chirurgicale peut être faite à un âge très avancé et sous anesthésie locale.

3. Autres surdités de perception du sujet âgé

Toutes les autres causes de surdité peuvent s'observer chez les sujets âgés :

- les surdités traumatiques consécutives à une fracture du rocher ou à une commotion labyrinthique lors d'un traumatisme crânien, sans fracture ;
- les surdités par traumatismes sonores : les loisirs des retraités pratiquant largement le bricolage, les activités de tronçonnage, débroussaillage, le tir et la chasse, provoquent des traumatismes sonores analogues aux troubles des surdités professionnelles qui viennent s'ajouter aux effets du vieillissement, d'où l'importance des mesures de prévention ;
- les surdités toxiques, infectieuses, vasculaires ou la maladie de Ménière ne posent pas de problèmes différents que ceux qui peuvent se poser chez le sujet plus jeune ;
- la surdité brusque unilatérale doit être traitée de la même façon que chez le sujet jeune.

La prise en charge de toutes ces surdités nécessite le plus souvent le recours à l'appareillage auditif.

En cas de surdité profonde bilatérale inappareillable, l'implantation cochléaire peut être proposée jusqu'à un âge avancé.

II. Vertiges et troubles de l'équilibre du sujet âgé

A. Pathologie vertigineuse du sujet âgé

L'interrogatoire et l'examen clinique ne diffèrent pas théoriquement de ceux de l'adulte plus jeune. Mais certaines pathologies fréquentes chez les personnes âgées méritent une recherche particulière :

- diabète ;
- pathologies cardiovasculaires, neurologiques ;
- prise de médicaments.

De plus, la sémiologie vestibulaire peut être trompeuse.

1. Vertige positionnel paroxystique bénin

C'est la cause la plus fréquente de vertige chez le sujet âgé.

Particularités de ce diagnostic chez le sujet âgé : l'interrogatoire est souvent trompeur ; en effet, le sujet ne décrit pas spontanément le caractère positionnel de ce vertige, réduit souvent à de simples troubles de l'équilibre ; l'interrogatoire retrouve de véritables attitudes d'évitement au cours du sommeil : position semi-assise, par exemple.

2. Maladie de Ménière

La maladie de Ménière n'a pas de caractère spécifique et peut apparaître à tout âge. Toutefois, les capacités de compensation vestibulaire sont moindres chez le sujet âgé. De plus, il peut s'agir de la perte de compensation d'une maladie de Ménière ancienne et chronique.

3. Névrite vestibulaire

La névrite vestibulaire n'a pas de caractère spécifique et peut apparaître à tout âge. L'examen neurologique est normal. Il doit être particulièrement rigoureux chez le sujet âgé et peut découvrir des symptômes préexistants et, donc, trompeurs car sans rapport avec le vertige récent. C'est dire l'importance des renseignements cliniques préexistants pour éliminer une atteinte du système nerveux central.

4. Ischémie cochléovestibulaire

La symptomatologie vertigineuse est identique, mais s'y ajoute une surdité de perception, voire une cophose. L'examen cardiovasculaire peut faire apparaître une cardiopathie emboligène.

B. Atteinte du système nerveux central entraînant des troubles de l'équilibre

1. Étiologie vasculaire

Les pathologies suivantes peuvent être en cause :

- syndrome de Wallenberg ;
- hémiplégie ;
- accidents ischémiques transitoires du territoire vertébrobasilaire ;
- ataxie cérébelleuse ou ataxie pseudotabétique ;
- syndrome lacunaire ou pseudobulbaire.

2. Syndrome de Parkinson

C'est une cause classique de troubles de l'équilibre chez le sujet âgé.

3. Causes médicamenteuses

L'association d'hypotenseurs, d'anxiolytiques et de somnifères aboutit immanquablement à des troubles de l'équilibre : il faut pouvoir proposer courageusement une « toilette » de l'ordonnance.

C. Troubles de l'équilibre du sujet âgé sans pathologie particulière

1. Rappel physiologique

Afférences anormales

La vision peut être progressivement altérée chez le sujet âgé, soit par cataracte soit par atteinte de la rétine. Il peut s'agir de correction ou de troubles de la convergence négligés. Heureusement, la fonction visuelle de la rétine périphérique est conservée ; c'est elle qui a le rôle le plus important dans la fonction de l'équilibre.

Des troubles de la sensibilité profonde et épicritique intervenant dans la posture peuvent exister.

Omissions vestibulaires

Il s'agit de la non-utilisation de la fonction vestibulaire chez des sujets qui ont une fonction vestibulaire normale (testée par l'examen électro- ou vidéonystagmographique) mais qui ne l'utilisent pas. C'est un abandon progressif de cette fonction par le patient du fait de la diminution progressive de la mobilité de l'ensemble du corps et notamment de la tête. L'équilibre devient majoritairement géré par la vision, ce qui explique le déséquilibre dans un environnement mouvant (rue, grand magasin). Un bilan vestibulaire bien conduit — associant épreuves caloriques, qui sont normales, et l'EquiTest®, dont le score d'utilisation vestibulaire est nul — doit pouvoir les dépister et permettre une prise en charge par la rééducation vestibulaire.

Traitement central de l'information

Le traitement de l'information par le système nerveux central peut être altéré. Citons l'atteinte des centres : le tronc cérébral et le cervelet. Il peut y avoir des atteintes de type vasculaire qui altèrent :

- la fonction de l'équilibre;
- le système pyramidal;
- le système extrapyramidal;
- les noyaux gris centraux.

Efférences

Il s'agit de la diminution des capacités physiques.

2. Facteurs aggravants à rechercher

Ces facteurs sont les suivants :

- manque d'activité physique;
- dénutrition, facteurs nutritifs, amyotrophie;
- anomalies morphologiques fréquentes chez le sujet âgé (par exemple, anomalies articulaires des membres inférieurs et déformation des pieds, pathologie rhumatologique);
- effets médicamenteux délétères.

3. Conduite à tenir

La prise en charge repose sur :

- la stimulation et l'entraînement physique;
- la rééducation vestibulaire;
- les apports protéiques;
- la réduction des psychotropes.

CHAPITRE
12

Item 145 – UE 6 Infections nasosinusiennes de l'enfant et de l'adulte

Objectifs pédagogiques

Nationaux

- Connaître les différentes formes de sinusite et les explorations éventuellement nécessaires pour en étayer le diagnostic.
- Connaître les arguments cliniques permettant de distinguer une sinusite maxillaire aiguë, d'une rhinite ou d'une rhinopharyngite.
- Prescrire le traitement approprié, antibiotique et/ou symptomatique, à un patient présentant une sinusite maxillaire aiguë, une rhinite, une rhinopharyngite.
- Diagnostiquer et connaître les complications et les principes du traitement d'une ethmoïdite aiguë du nourrisson et de l'enfant.

Collège français des enseignants d'ORL

- Savoir poser le diagnostic d'une sinusite aiguë sur les caractères de la douleur, l'obstruction nasale, la rhinorrhée unilatérale, les données de la rhinoscopie, la radiographie, les signes généraux.
- Savoir reconnaître une ethmoïdite, en particulier chez le nourrisson et l'enfant.
- Reconnaître les complications de voisinage des rhinosinusites (orbito-oculaire, crâniennes).
- Savoir qu'une rhinite séreuse chronique, une obstruction nasale chronique et des éternuements sont en faveur d'un syndrome allergique nasosinusien.
- Connaître les limites de l'examen radiologique standard des sinus ; connaître les indications de l'examen tomodensitométrique et de l'IRM et savoir en rédiger la demande.
- Savoir prescrire le traitement symptomatique d'une rhinite aiguë épidémique.
- Connaître les germes habituels impliqués dans la sinusite aiguë pour prescrire une antibiothérapie probabiliste.
- Connaître les modalités de surveillance au cours d'une sinusite aiguë et la place de l'imagerie.

I. Pathologie rhinosinusienne aiguë

A. Rhinites aiguës

1. Rhinite aiguë infectieuse de l'adulte : « rhume banal »

C'est une affection épidémique et contagieuse surtout fréquente en automne et en hiver, dont la déclaration semble favorisée par une baisse transitoire de l'immunité (fatigue, surmenage, stress…). Dans le langage courant, « prendre froid » équivaut à attraper un « rhume ». Il s'agit d'une infection virale (rhinovirus, virus influenzae, coronavirus…).

Dans sa forme typique, le sujet éprouve tout au début un sentiment de lassitude vague, de frissonnement, de pesanteur de la tête et parfois des courbatures. Dans les heures qui suivent, des troubles variables s'installent et peuvent concerner le rhinopharynx (sécheresse, cuisson, brûlure) et/ou les fosses nasales (prurit, éternuements, rhinorrhée, larmoiement). L'obstruction nasale s'installe, unilatérale, bilatérale ou à bascule. L'écoulement, parfois très abondant, d'un liquide séreux, incolore, filant, irritant les orifices narinaires et la lèvre supérieure, oblige le malade à des mouchages incessants. Le sujet se plaint de céphalées frontales et d'une sensation de plénitude de la face et souvent des oreilles. Il n'y a en général peu (38 °C) ou pas de fièvre. La rhinoscopie montre une muqueuse très rouge avec une hypertrophie congestive des cornets inférieurs.

Après 2 ou 3 jours, le malaise s'atténue, les sécrétions changent d'aspect et deviennent plus épaisses, colorées (jaune-vert), avec parfois des stries sanguinolentes.

Puis, quelques jours plus tard, les sécrétions se modifient à nouveau ; elles redeviennent moins épaisses, plus claires, muqueuses, puis elles diminuent en quantité, et l'obstruction nasale disparaît.

La durée, l'intensité et la gravité de la rhinite aiguë sont variables selon les sujets ; en général, la durée de l'évolution est de 5 à 20 jours.

Le rhume banal peut survenir au printemps et même en été, lorsque les conditions climatiques sont mauvaises. Le nombre annuel de rhinites aiguës infectieuses qui peut affecter naturellement un adulte dans nos climats varie de 0 à 4.

Si le rhume banal dans la majorité des cas est une affection d'évolution bénigne, il faut garder à l'esprit qu'il peut être la source de complications à type de sinusite aiguë ou, plus graves, à type de syndrome méningé ou de complications oculaires, voire cervicomédiastinales. Les patients en général, les adultes jeunes en particulier, méritent d'être avertis sans pour autant les affoler que l'apparition de symptômes neurologiques (céphalées, vomissements) oculaires ou cervicaux doit les amener à reconsulter.

2. Formes cliniques

Rhinite aiguë du nouveau-né et du nourrisson

Cette rhinite touche l'enfant de moins de 6 mois, à respiration nasale exclusive. La symptomatologie varie de la simple obstruction nasale bilatérale intermittente à la détresse respiratoire néonatale imposant une hospitalisation.

L'examen des fosses nasales retrouve un œdème de la muqueuse avec des cornets inférieurs tuméfiés jusqu'au contact du septum nasal.

Les diagnostics différentiels sont les atrésies de choanes, les hypoplasies des orifices piriformes ou les autres malformations de la face.

Rhinopharyngite de l'enfant

Les signes cliniques associent une respiration buccale bruyante à une fièvre rarement supérieure à 38,5 °C. L'examen clinique permet de retrouver :

- une rhinorrhée antérieure mucopurulente bilatérale ;
- une rhinorrhée postérieure visible sous la forme d'un épais tapis de mucopus sur la paroi postérieure du pharynx ;
- une discrète rougeur de la muqueuse pharyngée ;
- des adénopathies cervicales bilatérales inflammatoires et sensibles.

L'otoscopie éliminera une otite moyenne aiguë : elle retrouve en général un tympan dépoli ou légèrement congestif, mais il n'y a pas de bombement inflammatoire du tympan avec perte des reliefs, ni d'otalgie.

3. Diagnostic différentiel : rhinites allergiques

Les rhinites allergiques intermittentes (ancienne rhinite allergique saisonnière ou périodique) peuvent se manifester comme une rhinite aiguë mais prédominent classiquement au printemps. Le trépied clinique repose sur l'association obstruction nasale, rhinorrhée claire abondante, éternuements en salves. Une conjonctivite allergique et un prurit palatin sont souvent associés. Il n'y a pas de facteur infectieux : l'interrogatoire recherche une exposition à un ou des allergènes, un terrain atopique. Il faut confirmer l'hypersensibilité spécifique IgE-dépendante par des tests allergologiques cutanés.

4. Traitement

La prise en charge d'une rhinite ou d'une rhinopharyngite aiguë non compliquée est symptomatique :

- lavages des fosses nasales avec des solutions proches de l'eau de mer associés au mouchage du nez et/ou à des aspirations au « mouche-bébé » ;
- antalgiques en cas de douleurs ;
- antipyrétiques en cas de fièvre ;
- vasoconstricteurs par voie nasale chez l'adulte en l'absence de contre-indication, en cas d'obstruction invalidante (les vasoconstricteurs généraux et les préparations commerciales en contenant sont à déconseiller en raison d'effets adverses systémiques potentiels : rétention d'urine, crise de glaucome aigu).

Le traitement antibiotique par voie générale n'est pas justifié dans la rhinite ou la rhinopharyngite aiguë non compliquée, chez l'adulte comme chez l'enfant.

II. Sinusites aiguës

Il s'agit de l'atteinte infectieuse aiguë de la muqueuse d'une ou plusieurs cavités sinusiennes, d'origine virale ou bactérienne.

A. Rappel anatomique

Les sinus paranasaux sont des cavités aériennes, creusées dans le massif facial par transformation graisseuse de l'os puis cavitation. Ces foyers se réunissent progressivement pour s'aboucher aux cavités nasales. Elles sont tapissées par de la muqueuse respiratoire et communiquent avec les fosses nasales par un canal ou un orifice étroit appelé ostium. Le méat moyen donne accès à l'ethmoïde antérieur dans lequel se situe l'ostium du canal nasomaxillaire et du canal nasofrontal. Le méat supérieur donne accès à l'ethmoïde postérieur. Le sphénoïde se draine par son propre ostium directement dans la fosse nasale (figure 12.1).

L'ethmoïde se développe durant le premier trimestre du développement fœtal autour de l'organe olfactif. Les sinus maxillaires, frontaux et sphénoïdaux n'apparaissent qu'après la naissance et se développent lentement dans les os du même nom durant l'enfance et l'adolescence.

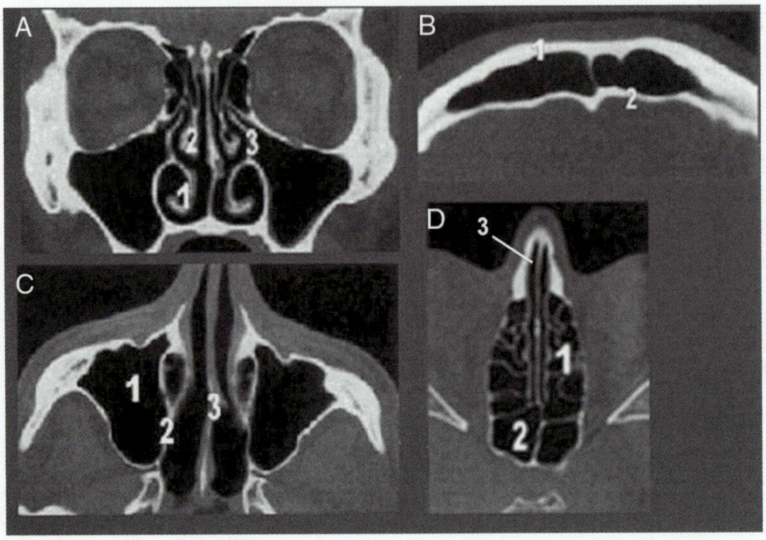

Fig. 12.1. Scanner normal des sinus de l'adulte.

A. Coupe frontale passant par l'ethmoïde et les sinus maxillaires : cornet inférieur droit (1) ; cornet moyen droit (2) ; méat moyen gauche assurant le drainage et l'aération du sinus maxillaire gauche (3). **B.** Coupe axiale passant par le sinus frontal : paroi antérieure (1) ; paroi postérieure (2). **C.** Coupe axiale passant au niveau des sinus maxillaires : sinus maxillaire droit (1) ; cloison intersinusonasale droite (2) ; cloison nasale (3). **D.** Coupe axiale passant par l'ethmoïde : sinus ethmoïdal gauche (1) ; sinus sphénoïdal droit (2) ; fente olfactive (3).

B. Physiopathologie

Les sinus sont des zones stériles en raison de la forte concentration de gaz comme le monoxyde d'azote. Il y a très peu d'échanges entre les sinus et les cavités nasales chez un sujet normal : ils se font plutôt de l'intérieur du sinus vers la fosse nasale et non l'inverse.

L'infection des sinus se produit :

- par voie aérienne ou hématogène à partir de la fosse nasale (rhinogène) au cours d'une rhinite aiguë ou dans le contexte plus rare d'un barotraumatisme. L'importance de la symptomatologie dépend de la virulence du germe et de la perméabilité ostiale. Les germes responsables sont :
  - pneumocoque ;
  - streptocoque ;
  - *Haemophilus influenzae* ;
  - *Moraxella catarrhalis* ;
  - staphylocoque ;
- pour les sinus maxillaires, en raison des rapports étroits entre le plancher du sinus et les racines dentaires, l'infection du sinus maxillaire peut avoir pour origine une infection dentaire (carie, granulome) avec, dans ce cas, présence possible de germes anaérobies.

C. Sinusite maxillaire aiguë

C'est la plus fréquente des sinusites aiguës. Dans sa forme typique, elle survient au cours de l'évolution d'une rhinite aiguë banale et se caractérise par l'apparition d'une douleur sous-orbitaire unilatérale, pulsatile, accrue par l'effort et le procubitus (syndrome douloureux postural), à recrudescence vespérale, d'une obstruction nasale homolatérale, d'un mouchage épais, voire mucopurulent, parfois strié de sang, homolatéral, et d'un fébricule. Les formes hyperalgiques avec douleurs insomniantes signent une sinusite « bloquée ».

La rhinoscopie antérieure découvre du pus au méat moyen du côté douloureux. Du pus peut également être découvert en rhinoscopie postérieure ou à l'examen du pharynx.

La douleur provoquée par la pression des points sinusiens n'a pas de valeur diagnostique.

L'examen clinique s'attache surtout à rechercher les signes d'une complication neuroméningée ou ophtalmologique, rare dans cette localisation : syndrome méningé, altération de la conscience, exophtalmie, œdème palpébral, troubles de la mobilité oculaire (extrinsèque ou intrinsèque), baisse d'acuité visuelle.

D. Diagnostic

Le tableau clinique peut être moins typique car tous les éléments sémiologiques ne sont pas réunis. Des critères diagnostiques ont été définis pour aider le clinicien à décider s'il existe ou non une surinfection bactérienne et s'il faut ou non prescrire des antibiotiques.

Les arguments en faveur d'une sinusite aiguë maxillaire purulente sont la présence d'au moins deux des trois critères majeurs suivants :

- persistance voire augmentation des douleurs sinusiennes sous-orbitaires malgré un traitement symptomatique (antalgique, antipyrétique, décongestionnant) pris pendant au moins 48 heures ;
- type de douleur : caractère unilatéral et pulsatile de la douleur, ou son augmentation quand la tête est penchée en avant, ou son acmé en fin de journée ou la nuit ;
- augmentation de la rhinorrhée et augmentation de la purulence de la rhinorrhée ; ce signe a d'autant plus de valeur qu'il devient unilatéral.

Il existe aussi des critères mineurs qui, associés aux signes précédents, renforcent la suspicion diagnostique :

- persistance de la fièvre au-delà du 3e jour d'évolution ;
- obstruction nasale, éternuements, gêne pharyngée, toux persistant au-delà des quelques jours d'évolution habituelle de la rhinopharyngite.

La radiographie standard n'est pas indiquée, son interprétation étant souvent prise en défaut et elle est trop irradiante. Le scanner sinusien, plus adapté que les radiographies standards, n'est pas indiqué sauf en cas de doute diagnostique ou de suspicion de complication, plus rarement en cas d'échec d'une première antibiothérapie (figure 12.2).

En cas de sinusite maxillaire aiguë unilatérale sans contexte de rhinite, l'origine dentaire doit être recherchée. L'examen dentaire souvent évocateur sera complété par un bilan radiographique adapté (panoramique dentaire, clichés rétroalvéolaires, Dentascan).

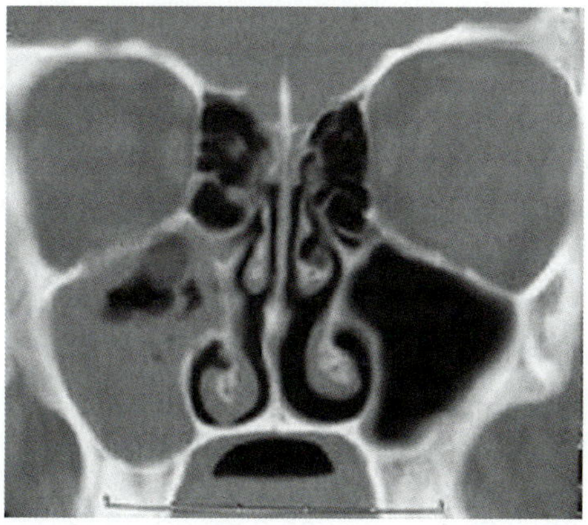

Fig. 12.2. Scanner en coupe frontale d'un patient présentant une sinusite maxillaire droite sous la forme d'une opacité inhomogène du sinus maxillaire droit.

E. Formes cliniques

1. Selon la topographie

Sinusite frontale

La douleur est ici de siège frontal, sus-orbitaire, irradiant parfois à tout l'hémicrâne, intense, pulsatile, associée à une rhinorrhée et une obstruction nasale homolatérales. L'acmé de la douleur survient typiquement en fin de matinée et en soirée. Les sinusites frontales aiguës ne doivent pas être méconnues et doivent être traitées par antibiothérapie adaptée (cf. *infra*) en raison d'un risque plus élevé de complications (figure 12.3).

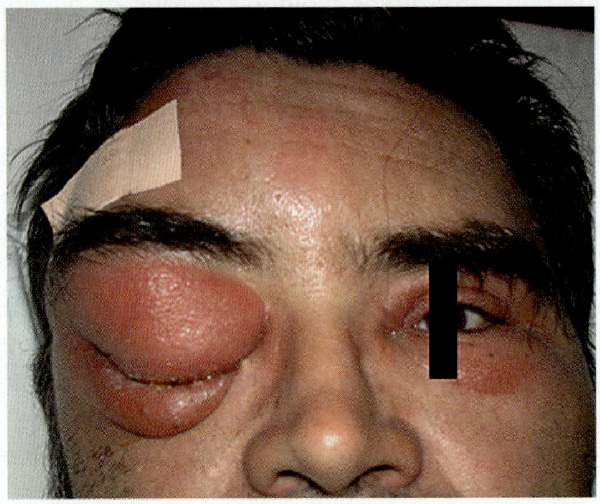

Fig. 12.3. Patient adulte présentant une sinusite frontale extériorisée avec œdème palpébral droit.

Sinusite sphénoïdale

De siège douloureux plus atypique (céphalées occipitales ou du vertex ou rétro-orbitaires), son diagnostic est difficile : il faut savoir y penser devant la survenue de ces douleurs atypiques au cours de l'évolution d'une rhinite aiguë banale. Le diagnostic repose sur le scanner des sinus. Le risque de complication est également plus élevé que dans les sinusites maxillaires et la prise en charge thérapeutique peut bénéficier d'un avis spécialisé.

Ethmoïdite aiguë de l'enfant

L'ethmoïdite aiguë se caractérise par un œdème palpébral supéro-interne douloureux et fébrile. Elle survient classiquement chez le jeune enfant. Elle est rare mais de pronostic potentiellement grave. Elle doit être reconnue par le clinicien afin d'instaurer en urgence une antibiothérapie parfois parentérale en milieu hospitalier.

Forme œdémateuse

Elle se caractérise par un œdème palpébral douloureux prédominant à l'angle interne de l'orbite et à la paupière supérieure. La fièvre est généralement élevée (39 à 40 °C).

L'origine ethmoïdale de cette cellulite palpébrale peut être établie sur les arguments suivants :

- absence de pus conjonctival (élimine une dacryocystite ou une conjonctivite) ;
- suppuration nasale homolatérale, parfois sanguinolente (inconstante) ;
- opacité ethmoïdomaxillaire à prédominance unilatérale sur l'examen scanographique.

Il faut éliminer :

- l'exceptionnelle ostéomyélite du maxillaire supérieur : œdème prédominant à la paupière inférieure, tuméfaction gingivale et palatine ;
- la staphylococcie maligne de la face, consécutive à un furoncle de l'aile du nez ou de la lèvre supérieure ;
- l'érysipèle de la face : affection streptococcique de la face.

Un traitement antibiotique à large spectre ambulatoire est possible si l'état général est conservé, sous réserve d'un contrôle clinique à 48 heures et d'une information des parents sur les signes de gravité.

Forme collectée

L'ethmoïdite aiguë peut se compliquer par l'apparition d'une collection purulente orbitaire qui se forme classiquement entre l'os planum (paroi interne de l'orbite) et le périoste, en refoulant le contenu orbitaire.

Cet abcès extrapériosté entraîne l'apparition d'une exophtalmie douloureuse. L'exophtalmie peut être difficile à diagnostiquer en cas d'œdème palpébral important. Il faut écarter les paupières entre pouce et index et systématiquement rechercher les signes de gravité suivants : troubles de la vue (diplopie), baisse de l'acuité visuelle, troubles de la mobilité oculaire (ophtalmoplégie complète ou incomplète), mydriase aréflexique, anesthésie cornéenne. La présence d'un seul de ces signes de gravité doit conduire le patient aux urgences.

Le scanner avec injection permettra de rechercher un abcès extrapériosté ou d'éventuelles complications plus graves à type de suppuration intraorbitaire ou de thrombophlébite intracérébrale du sinus caverneux.

La présence d'une collection sur l'imagerie ou la présence d'une ophtalmoplégie, d'une disparition du réflexe photomoteur, d'une baisse d'acuité visuelle imposent le drainage chirurgical de l'abcès et de l'ethmoïdite (figure 12.4). Ces signes exigent l'hospitalisation en urgence, la réalisation de prélèvements bactériologiques et la mise en route d'une antibiothérapie parentérale à large spectre, double ou triple, associant céphalosporine de troisième génération, fosfomycine ou vancomycine et métronidazole, qui sera ensuite adaptée aux résultats bactériologiques.

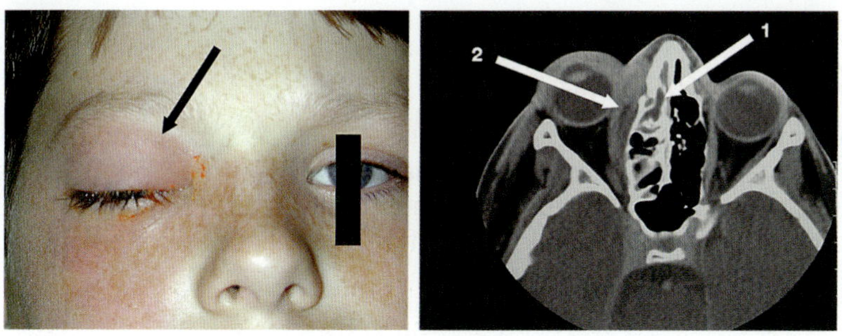

Fig. 12.4. Enfant présentant une ethmoïdite droite.

A. Noter l'œdème palpébral. **B.** Scanner, coupe axiale : opacités de l'ethmoïde antérieur droit (1) ; extension au travers de la lame papyracée sous le périoste orbitaire (2).

2. Formes récidivantes ou traînantes

Une sinusite unilatérale récidivante (plus de deux épisodes de même localisation) doit faire rechercher une cause : dentaire dans la localisation maxillaire et une cause locorégionale dans toutes les autres localisations (tumeur, balle fongique, anomalie anatomique : intérêt de l'imagerie par scanner, voire IRM). Une forme traînante au-delà de 12 semaines définit une rhinosinusite chronique.

Toute rhinosinusite chronique peut s'accompagner de poussées de surinfections aiguës. Parmi les causes de sinusite chronique bilatérale, citons la polypose nasosinusienne, maladie inflammatoire chronique de la muqueuse nasale, caractérisée par des polypes des fosses nasales à point de départ ethmoïdal (responsable d'une obstruction nasale et de fluctuation de l'odorat pouvant évoluer vers l'anosmie) et souvent associée à un asthme ou une hyperréactivité bronchique qu'il faut savoir rechercher. Cette polypose nasosinusienne peut s'intégrer dans un syndrome de Widal (polypose, asthme et intolérance à l'aspirine et à tous les AINS).

3. Formes hyperalgiques : sinusite bloquée maxillaire ou frontale ou sphénoïdale

Le tableau clinique se différencie de la forme commune par l'intensité de la douleur qui devient rapidement insupportable et insomniante, et par l'absence d'amélioration malgré le traitement médical. La douleur peut être soulagée immédiatement par une ponction du sinus par :

- voie méatale inférieure pour une sinusite maxillaire bloquée ;
- voie frontale antérieure pour une sinusite frontale bloquée (clou de Lemoine) ;
- voie endonasale pour une sinusite sphénoïdale bloquée.

4. Formes compliquées

Les formes compliquées sont souvent rencontrées chez le sujet jeune et comportent à échéance un risque vital ou des séquelles visuelles, d'où la nécessité de les rechercher par un examen clinique systématique devant tout tableau de sinusite aiguë. Ces complications ne sont pas nécessairement liées à la sévérité de la sinusite aiguë ; elles peuvent être liées à des facteurs anatomiques individuels prédisposants favorisant la propagation locorégionale d'une infection :

- complications oculo-orbitaires : cellulite palpébrale, abcès orbitaire sous-périosté, cellulite orbitaire (cf. *supra*, « Ethmoïdite aiguë de l'enfant ») ;
- complications cérébroméningées : abcès cérébraux, méningites, empyèmes sous-duraux, thrombophlébite du sinus caverneux, sinus longitudinal supérieur ;
- ostéite frontale, abcès jugal, thrombophlébite.

5. Formes de l'immunodéprimé

Chez les patients immunodéprimés (diabète insulinorequérant, VIH, corticothérapie prolongée, chimiothérapies aplasiantes, hémopathies malignes et greffes de moelle, traitements immunosuppresseurs), il faut savoir évoquer les rhinosinusites aiguës fongiques invasives, au tableau clinique souvent pauvre au stade de début (fièvre inexpliquée) et au pronostic très sombre.

F. Traitement

Les sinusites aiguës maxillaires sont les plus fréquentes ; les sinusites frontales et les autres localisations sont plus rares (ethmoïdales, sphénoïdales), mais ne doivent pas être méconnues du fait du risque plus élevé de complications orbitaires ou méningées.

Des signes cliniques faisant suspecter une sinusite compliquée (syndrome méningé, exophtalmie, œdème palpébral, troubles de la mobilité oculaire, douleurs insomniantes) imposent une hospitalisation, des prélèvements bactériologiques, une imagerie et une antibiothérapie parentérale urgente.

1. Traitement des sinusites aiguës de l'adulte

Indications de l'antibiothérapie

En cas de diagnostic incertain, l'antibiothérapie n'est pas indiquée d'emblée, en particulier lorsque les symptômes rhinologiques restent diffus, bilatéraux, d'intensité modérée, dominés par une congestion avec rhinorrhée séreuse ou puriforme banale, survenant dans un contexte épidémique. Dans ce cas, une réévaluation est nécessaire en cas de persistance anormale ou d'aggravation de la symptomatologie sous traitement symptomatique.

Une antibiothérapie (tableau 12.1) :

- doit être envisagée :
  - lorsque le diagnostic de sinusite aiguë maxillaire purulente est établi sur les critères définis précédemment;
  - en cas d'échec d'un traitement symptomatique initial ou en cas de complications;
  - en cas de sinusite maxillaire unilatérale associée à une infection dentaire homolatérale de l'arc dentaire supérieur.
- est indiquée sans réserve en cas de sinusite frontale, ethmoïdale ou sphénoïdale.

Antibiothérapie recommandée et durée de traitement

L'amoxicilline, à la dose de 2 à 3 g par jour en deux à trois prises quotidiennes, est à privilégier en première intention. Dans la sinusite maxillaire aiguë de l'adulte, en effet, elle est la molécule orale la plus active sur les pneumocoques de sensibilité diminuée à la pénicilline et est active sur plus de 80 % des *Haemophilus influenzae*.

La durée du traitement des sinusites maxillaires aiguës purulentes est habituellement de 7 à 10 jours.

Les autres antibiotiques ont un rapport bénéfice/risque moins favorable : ils exposent à une efficacité moindre (céphalosporines de deuxième et de troisième génération, cotrimoxazole) et/ou à plus d'effets indésirables (amoxicilline-acide clavulanique, céphalosporines de deuxième et de troisième génération, cotrimoxazole, pristinamycine, quinolones, télithromycine).

Tableau 12.1. Symptomatologie des sinusites de l'adulte selon leurs localisations, antibiothérapie de première intention selon la localisation.

Localisation	Symptomatologie	Antibiothérapie de première intention
Maxillaire	Douleur infraorbitaire unilatérale ou bilatérale avec augmentation lorsque la tête est penchée en avant; parfois pulsatile et maximale en fin d'après-midi et la nuit	Amoxicilline Amoxicilline-acide clavulanique Céphalosporines de 2e et 3e générations (sauf céfixime) : céfuroxime-axétil, cefpodoxime-proxétil, céfotiam-hexétil Pristinamycine
Frontale	Céphalée sus-orbitaire	*Idem* ou fluoroquinolone active sur pneumocoque (lévofloxacine, moxifloxacine)
Ethmoïdale	Comblement de l'angle interne de l'œil, œdème palpébral, céphalée rétro-orbitaire	*Idem* ou fluoroquinolone active sur pneumocoque (lévofloxacine, moxifloxacine)
Sphénoïdale	Céphalée rétro-orbitaire permanente, irradiant au vertex, pouvant simuler par son siège, son intensité et sa permanence une douleur d'hypertension intracrânienne Écoulement purulent sur la paroi pharyngée postérieure (siège très postérieur de l'ostium de drainage sinusien) visible à l'abaisse-langue	*Idem* ou fluoroquinolone active sur pneumocoque (lévofloxacine, moxifloxacine)

Ils peuvent être cependant proposés dans les situations suivantes :

- association amoxicilline-acide clavulanique :
  - en cas d'échec de traitement d'une sinusite aiguë maxillaire par amoxicilline ;
  - en cas de sinusite aiguë maxillaire d'origine dentaire ;
  - en cas de sinusite frontale, ethmoïdale ou sphénoïdale ;
- céphalosporines de deuxième ou troisième génération par voie orale, en cas d'allergie à la pénicilline sans allergie aux céphalosporines (situation la plus fréquente) : céfotiam ou cefpodoxime ou céfuroxime-axétil ; la durée de traitement proposée est alors de 5 jours ;
- pristinamycine ou télithromycine, en cas de contre-indication aux β-lactamines (pénicillines et céphalosporines) : la durée de traitement proposée est de 4 jours pour la pristinamycine et 5 jours pour la télithromycine ; la télithromycine est associée à un risque élevé de survenue d'effets indésirables graves ;
- lévofloxacine ou moxifloxacine (fluoroquinolones actives sur le pneumocoque) qui doivent être réservées aux situations cliniques les plus sévères et susceptibles de complications graves telles que les sinusites frontales, sphénoïdales, ethmoïdales, pansinusites ou en cas d'échec d'une première antibiothérapie dans les sinusites maxillaires. La moxifloxacine est associée à un risque plus élevé de survenue d'effets indésirables graves et doit donc être réservée au traitement des sinusites radiologiquement et/ou bactériologiquement documentées lorsqu'aucun autre antibiotique ne peut être utilisé.

Les antibiotiques locaux par instillation nasale, endosinusienne ou par aérosol ne sont pas recommandés.

Traitement symptomatique associé

Les **antalgiques** en association avec des vasoconstricteurs locaux (durée maximale : 5 jours) et les lavages de nez peuvent être proposés.

Les **corticoïdes** par voie orale peuvent être utiles en cure courte (durée maximale : 7 jours), en traitement adjuvant à une antibiothérapie efficace, uniquement dans les **sinusites aiguës hyperalgiques**.

L'utilité des anti-inflammatoires non stéroïdiens à dose anti-inflammatoire n'est pas démontrée ; ils pourraient par ailleurs favoriser la diffusion de l'infection sous forme de cellulite ou de fasciite de la face ou du cou, prélude à une possible médiastinite. Dans les formes hyperalgiques résistant au traitement, un avis ORL est souhaitable pour discuter notamment l'indication de ponction-drainage du sinus maxillaire.

2. Traitement des sinusites aiguës de l'enfant

Les rhinopharyngites, dont les symptômes sont très voisins de ceux des sinusites, sont extrêmement banales chez l'enfant et ne doivent pas être prises pour des sinusites maxillaires purulentes dans leur forme dite traînante au cours desquelles les signes tels que la toux à prédominance diurne, la rhinorrhée (antérieure ou postérieure), l'obstruction nasale, la congestion nasale se prolongent au-delà de 10 jours, sans tendance à l'amélioration. Parfois, le tableau observé est celui d'une rhinopharyngite s'améliorant en quelques jours puis se réaggravant vers le 6–7e jour, avec fièvre, exacerbation de la rhinorrhée, de la congestion nasale et de la toux.

Ni une radiographie standard ni un scanner ne doivent être demandés systématiquement chez l'enfant suspect de sinusite maxillaire. Un scanner avec éventuellement injection sera demandé seulement en cas de doute diagnostique devant un tableau atypique. Un scanner est indiqué pour confirmer les sinusites sphénoïdales, ethmoïdales ou pour les sinusites compliquées, notamment frontales.

Traitement antibiotique des sinusites de l'enfant

Les rhinopharyngites sont virales et ne justifient pas d'une antibiothérapie. En cas de rhinopharyngite, l'antibiothérapie ne prévient pas la survenue de sinusite.

Pour les enfants sans facteurs de risque présentant une sinusite aiguë, le bénéfice de l'antibiothérapie est controversé et deux attitudes sont licites :

- soit une surveillance sous traitement symptomatique avec réévaluation à 3–4 jours ;
- soit la prescription d'antibiotiques d'emblée.

Le traitement antibiotique est toutefois indiqué d'emblée dans les situations suivantes :

- formes aiguës sévères de sinusite maxillaire ou frontale, évoquant une sinusite purulente ;
- tableau de rhinopharyngite se prolongeant au-delà de 10 jours sans signe d'amélioration ou se réaggravant secondairement.

L'amoxicilline, à la dose de 80–90 mg/kg par jour en deux à trois prises quotidiennes, est à privilégier en première intention. Dans la sinusite maxillaire aiguë de l'enfant, en effet, elle est la molécule orale la plus active sur les pneumocoques de sensibilité diminuée à la pénicilline et est active sur plus de 80 % des *Haemophilus influenzae*.

Si le temps entre les trois prises quotidiennes ne peut être équidistant (environ 8 heures), il est préférable d'administrer le produit en deux prises. La durée du traitement est classiquement de 8 à 10 jours.

Les autres antibiotiques ont un rapport bénéfice/risque moins favorable : ils exposent à une efficacité moindre (cefpodoxime, érythromycine-sulfafurazole, cotrimoxazole) et/ou à plus d'effets indésirables (amoxicilline-acide clavulanique, cefpodoxime, érythromycine-sulfafurazole, cotrimoxazole, pristinamycine).

Ils peuvent être cependant proposés dans les situations suivantes :

- association amoxicilline-acide clavulanique :
  - en cas d'échec de traitement d'une sinusite aiguë maxillaire par amoxicilline ;
  - en cas de sinusite aiguë maxillaire d'origine dentaire ;
  - en cas de sinusite frontale, ethmoïdale ou sphénoïdale ;
- cefpodoxime, en cas d'allergie vraie aux pénicillines sans allergie aux céphalosporines (situation la plus fréquente) ;
- cotrimoxazole, en cas de contre-indication aux β-lactamines (pénicillines et céphalosporines).

Du fait de l'évolution de la résistance aux antibiotiques, les macrolides et les céphalosporines de première génération ne sont plus recommandés.

Traitement symptomatique associé

Un traitement **antalgique/antipyrétique** est recommandé en fonction des symptômes présentés.

L'utilité des corticoïdes et des anti-inflammatoires non stéroïdiens à dose anti-inflammatoire par voie générale ou locale n'est pas démontrée. L'utilisation des corticoïdes peut cependant être discutée au cas par cas dans les sinusites hyperalgiques.

Les lavages de nez peuvent aider pour rétablir un certain confort et nettoyer les fosses nasales des sécrétions et substances inflammatoires.

CHAPITRE

13

Item 146 – UE 6 Angines de l'adulte et de l'enfant et rhinopharyngites de l'enfant

Objectifs pédagogiques

Nationaux

- Connaître les principales formes cliniques des angines, leurs agents étiologiques et leurs complications.
- Connaître l'utilisation appropriée du test de diagnostic rapide (TDR).
- Savoir prescrire le traitement approprié, antibiotique et/ou symptomatique, à un patient présentant une angine ou une rhinopharyngite.

Collège français des enseignants d'ORL

- Connaître le tableau d'une rhinopharyngite aiguë. Connaître les risques évolutifs des infections rhinopharyngées, sinusiennes.
- Savoir évoquer une adénoïdite chronique.
- Savoir poser le diagnostic de phlegmon péri-amygdalien.
- Connaître le tableau de phlegmon péri-amygdalien, ses diagnostics différentiels et les principes de son traitement général et local.
- Savoir discuter l'indication d'une amygdalectomie chez l'enfant, chez l'adulte, en connaître les contre-indications et les complications.

Ce chapitre aborde :

- les rhinopharyngites (aussi appelées adénoïdites), qui constituent l'essentiel de la pathologie rhinopharyngée de l'enfant ;
- les autres affections rhinopharyngées de l'enfant, rares, qui sont évoquées en diagnostic différentiel ;
- les infections amygdaliennes aiguës (angines) et chroniques (amygdalites chroniques) qui se rencontrent à tout âge.

L'ensemble de ces manifestations réactionnelles et infectieuses est lié à la pathologie de l'anneau ou grand cercle lymphatique de Waldeyer, disposé à l'entrée des VADS. Il représente une partie importante du système lymphoïde périphérique, à côté des ganglions lymphatiques, de la rate et des formations lymphoïdes du tube digestif. Il est constitué essentiellement par (figure 13.1) :

- les amygdales palatines (tonsilles palatines) au niveau de l'isthme du gosier : elles sont situées en arrière du pilier antérieur de l'amygdale sous-tendu par le muscle glossostaphylin, en avant du pilier postérieur de l'amygdale sous-tendu par le muscle pharyngostaphylin, en dedans du muscle constricteur moyen du pharynx ; la vascularisation est assurée par des branches de l'artère carotide externe, l'artère carotide interne étant un simple rapport anatomique situé en arrière et en dehors ;
- l'amygdale pharyngée (tonsille pharyngienne) au niveau du rhinopharynx : le rhinopharynx est la partie du pharynx située au-dessus d'un plan passant par le palais dur ; il présente sur ses faces latérales l'orifice tubaire ; il répond en avant par les choanes aux fosses nasales ; en arrière, il répond au rachis au travers du plan prévertébral qui contient des formations lymphoïdes ;
- l'amygdale linguale (tonsille linguale) au niveau de la base de la langue.

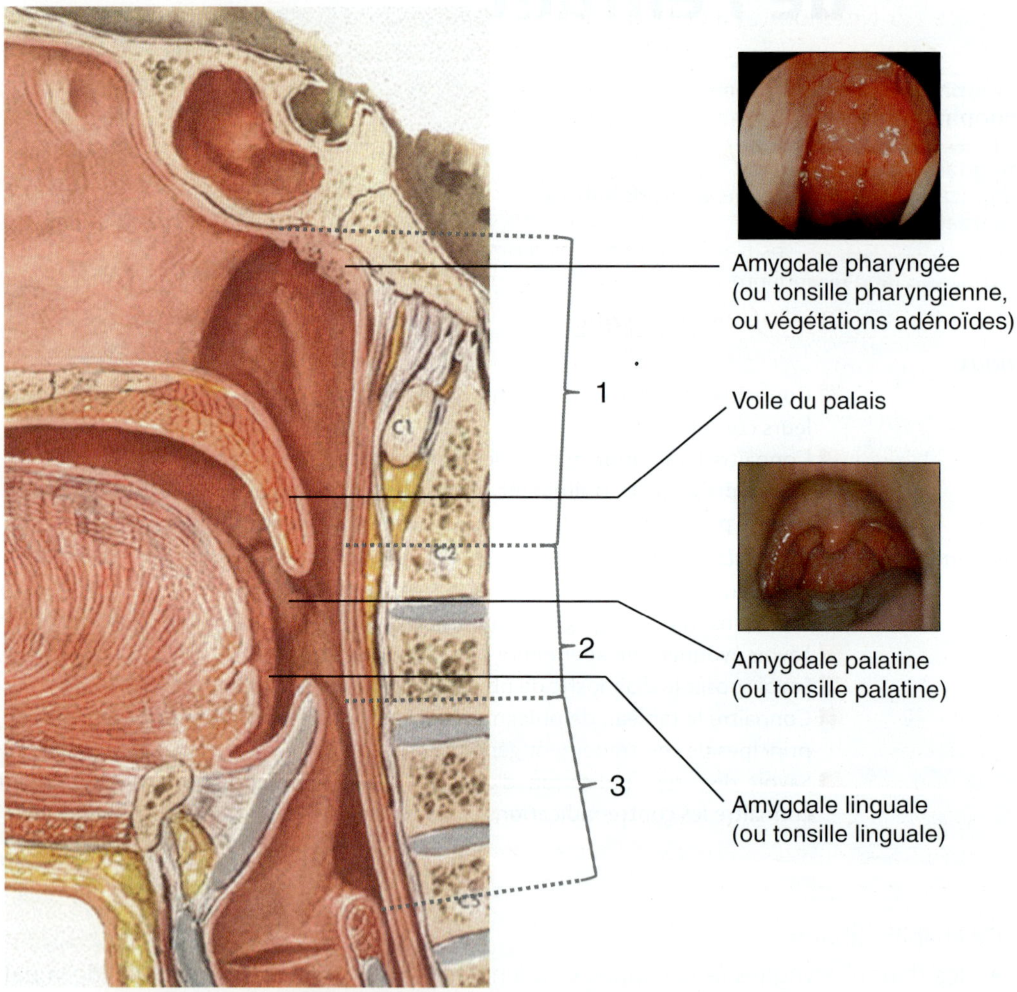

Fig. 13.1. Coupe sagittale du pharynx.

Le pharynx est un carrefour multiple. 1. Rhinopharynx, ou nasopharynx ou cavum ou épipharynx, à la partie haute au-dessus d'un plan passant par le palais dur, contenant les végétations adénoïdes et communiquant en avant avec les fosses nasales par l'intermédiaire des choanes. 2. Oropharynx communiquant en avant avec la cavité buccale par l'intermédiaire de l'isthme du gosier et contenant les amygdales palatines et linguales. 3. Hypopharynx, ou laryngopharynx, situé sous le plan passant par l'os hyoïde communiquant en avant avec le larynx.

I. Physiopathologie, généralités

À la naissance, l'enfant ne possède comme moyen de défense anti-infectieux immunitaire humoral que les seules IgG maternelles : cette arme anti-infectieuse est passive et temporaire (environ 6 mois). Durant cette période, l'enfant met en place ses propres moyens d'acquisition immunitaire : son tissu lymphoïde.

Les antigènes nécessaires à cette synthèse immunitaire pénètrent dans l'organisme par les fosses nasales et entrent d'abord en contact avec la muqueuse du rhinopharynx, entraînant ainsi le développement de l'amygdale pharyngée, puis dans un second temps, au niveau de l'oropharynx (amygdales palatines), enfin le long du tube digestif (plaques de Peyer).

Les antigènes, viraux ou bactériens, traversent la muqueuse, sont captés par les macrophages et véhiculés dans les centres germinatifs du tissu lymphoïde, centres de la synthèse immunitaire (grâce aux lymphocytes B et T), qui ainsi se multiplient, augmentent de volume et provoquent l'hypertrophie de l'amygdale pharyngée : les végétations adénoïdes.

L'hypertrophie adénoïdienne (de même que celle des amygdales) doit donc être considérée non pas comme une manifestation pathologique, mais comme la réaction normale d'un organisme en voie de maturation immunitaire.

L'inflammation du rhinopharynx (rhinopharyngite) représente chez l'enfant une adaptation naturelle au monde microbien. On doit considérer comme normale une fréquence de quatre à cinq rhinopharyngites banales, non compliquées, par an, jusque vers l'âge de 6 à 7 ans. Cette « maladie d'adaptation » évolue pendant la période au cours de laquelle l'enfant acquiert son capital immunitaire.

En revanche, les rhinopharyngites ou les angines de l'enfant sont considérées comme véritablement pathologiques lorsqu'elles se répètent trop souvent ou lorsqu'elles entraînent des complications.

À l'âge adulte, les tissus lymphoïdes régressent pour disparaître progressivement et quasi complètement. Les épisodes de rhinopharyngite sont beaucoup plus rares, de l'ordre de deux à trois par an.

II. Rhinopharyngites

La rhinopharyngite est la première pathologie infectieuse de l'enfant et la première cause de consultation en médecine pédiatrique. Il s'agit, en théorie, d'une atteinte inflammatoire du rhinopharynx situé en arrière du nez et au-dessus du voile du palais. En fait, on entend par rhinopharyngite une atteinte inflammatoire du pharynx et des fosses nasales.

Son incidence est plus élevée chez l'enfant, particulièrement en âge préscolaire, que chez l'adulte.

La rhinopharyngite est principalement d'origine virale et reste une pathologie bénigne, d'évolution spontanément favorable en 7 à 10 jours.

A. Étiologie

Les virus sont de très loin les principaux agents pathogènes des rhinopharyngites : rhinovirus, coronavirus, virus respiratoire syncytial (VRS), virus influenzae et parainfluenzae, adénovirus, entérovirus… sont les plus fréquents. Plus de 200 virus sont susceptibles d'induire une rhinopharyngite accompagnée ou non de signes cliniques, témoignant de l'atteinte d'une autre partie de l'arbre respiratoire.

Ces virus induisent une immunité locale de courte durée qui ne protège pas contre les types hétérologues et dès lors permet les réinfections. Le nombre de virus responsables, l'état d'infection ou de réinfection, l'âge expliquent la variabilité du tableau clinique. La contagiosité est grande pour l'ensemble de ces virus, en particulier pour les rhinovirus, le VRS et le virus de la grippe.

Les bactéries retrouvées dans les sécrétions rhinopharyngées (notamment *Streptococcus pneumoniae*, *Haemophilus influenzae*, *Moraxella catarrhalis*, staphylocoque) font partie de la flore commensale du rhinopharynx de l'enfant. Les mêmes bactéries sont retrouvées chez l'enfant sain et chez l'enfant présentant une rhinopharyngite.

B. Diagnostic

Le tableau clinique associe de façon variable les symptômes suivants : rhinorrhée antérieure, éternuements, obstruction nasale, fièvre et toux.

L'examen clinique retrouve une rhinorrhée antérieure et/ou postérieure qui peut être séromuqueuse (visqueuse et claire), purulente (colorée, plus ou moins épaisse) ou mucopurulente (visqueuse et colorée). La rhinorrhée cesse d'être translucide et devient jaunâtre ou verdâtre lorsqu'elle contient beaucoup de cellules de desquamation. Il ne s'agit pas de pus (défini par la présence de polynucléaires altérés) et une rhinorrhée dite purulente n'est aucunement synonyme d'infection bactérienne. Le caractère puriforme de la rhinorrhée et l'existence d'une fièvre (dans les délais normaux d'évolution de la rhinopharyngite) ne sont pas des arguments en faveur de l'origine bactérienne de l'infection rhinopharyngée ou de la surinfection de celle-ci, et ne sont pas des facteurs de risque de complications. L'oropharynx est souvent inflammatoire : muqueuse plus rouge et plus luisante que la muqueuse de la face interne de la joue. Les tympans sont congestifs.

Ce diagnostic est facilement établi chez un enfant de 6 mois à 8 ans qui présente un syndrome infectieux brutal associant :

- une fièvre à 38,5–39 °C, quelquefois plus élevée à 40 °C, surtout matinale, avec agitation, parfois vomissements et diarrhée ;
- une obstruction nasale avec rhinorrhée mucopurulente, pouvant entraîner des troubles graves de l'alimentation chez le nourrisson ;
- une obstruction aiguë du tube auditif (trompe d'Eustache) avec surdité de transmission légère ;
- des adénopathies cervicales bilatérales douloureuses.

L'examen clinique est peu contributif et, en pratique, il consiste à éliminer un autre foyer infectieux face à un syndrome fébrile de l'enfant (méninges, articulations, digestif, pulmonaire, urinaire, otite, angine).

En pratique, il n'est pas effectué de prélèvement virologique. Le prélèvement bactériologique, nasal ou nasopharyngé, n'a pas d'intérêt car les fosses nasales et le rhinopharynx ne sont pas des cavités stériles. Ils sont habités par une flore plus ou moins riche, et les mêmes espèces bactériennes peuvent être trouvées autant chez les sujets « normaux » que chez ceux présentant une rhinopharyngite.

C. Évolution spontanée

La rhinopharyngite est une pathologie bénigne, d'évolution spontanément favorable en 7 à 10 jours. Beaucoup de patients ayant une rhinopharyngite aiguë ne consultent pas de médecin. Les patients s'automédiquent : les médicaments de confort pour passer au mieux les quelques jours que dure la rhinopharyngite sont en prescription médicale facultative ou « délistés » (gouttes nasales, antipyrétiques…). Si le patient consulte, un des rôles du médecin est de vérifier l'absence de complication.

Les patients et les parents doivent être informés du caractère bénin de cette affection, des modalités habituelles de son évolution, en particulier de la durée moyenne des symptômes et de la survenue possible, mais rare, de complications bactériennes locorégionales.

Du fait de la diversité des agents pathogènes impliqués et de la diversité des sujets touchés, l'histoire naturelle des rhinopharyngites est variable d'un cas à l'autre. La fièvre dure en général 3–4 jours, la rhinorrhée et la toux persistent généralement 7 à 10 jours, parfois plus longtemps. Les patients et les parents seront avertis de la nécessité de recontacter le praticien en présence de signes évoquant la survenue d'une complication bactérienne :

- fièvre persistant au-delà de 3 jours ou réapparaissant secondairement après ce délai ;
- persistance, sans tendance à l'amélioration, des autres symptômes (toux, rhinorrhée, obstruction nasale) au-delà de 10 jours ;
- changement de comportement de l'enfant : anorexie, irritabilité, réveils nocturnes ou, au contraire, somnolence ;
- otalgie, otorrhée ;
- conjonctivite purulente ;
- œdème palpébral ;
- troubles digestifs (anorexie, vomissements, diarrhée) ;
- apparition ou persistance d'une gêne respiratoire.

La possibilité d'une infection respiratoire basse telle qu'une bronchite, bronchiolite ou pneumonie doit être également évoquée. Au moindre doute, le patient doit être réévalué. D'autres complications rares (convulsions fébriles) ou exceptionnelles (hyperthermie maligne) sont liées à la fièvre. Elles ne peuvent être considérées comme des complications directes de la rhinopharyngite et n'indiquent en rien une antibiothérapie.

Chez le nourrisson de moins de 6 mois, l'obstruction nasale peut entraîner une gêne respiratoire ainsi qu'une gêne alimentaire.

D. Traitement

La prise en charge d'une rhinopharyngite non compliquée peut justifier un traitement symptomatique pour améliorer le confort. Les vasoconstricteurs par voie générale comme par voie nasale ne sont pas recommandés avant l'âge de 15 ans, et les anti-inflammatoires non stéroïdiens (AINS) à dose anti-inflammatoire ainsi que les corticoïdes par voie générale ne sont pas indiqués.

Le traitement antibiotique n'est pas justifié chez l'adulte comme chez l'enfant. Son efficacité n'est démontrée ni sur la durée des symptômes ni pour la prévention des complications (sinusites et OMA purulente), même en présence de facteurs de risque. Ils exposent à des effets indésirables (cliniques et écologiques).

E. Complications des rhinopharyngites

Plusieurs facteurs sont susceptibles de modifier l'évolution naturelle des rhinopharyngites et augmenter l'incidence des complications :

- immunodépression : constitutionnelle de l'enfant, post-varicelle, virale (VIH), due à un traitement par corticoïdes ou par immunodépresseurs ;
- antécédents d'OMA récidivante ;
- vie en collectivité (crèche collective) : incidence des rhinopharyngites augmentée avec évolution prolongée des épisodes qui se compliquent plus volontiers d'OMA ;

- âge : le pic d'incidence des OMA purulentes se situe entre 6 mois et 4 ans ; inversement les patients de plus de 80 ans ont un risque de complications supérieur à celui des adultes jeunes ;
- comorbidités, en particulier diabète et insuffisance cardiaque.

Les rhinopharyngites se compliquent le plus souvent par la survenue d'infection bactérienne qui conditionne la prescription d'antibiotiques :

- l'OMA, qui est le plus souvent précoce et survient le plus souvent chez l'enfant de 6 mois à 2 ans ;
- les sinusites :
  - dès le plus jeune âge, ethmoïdite aiguë ;
  - plus tardivement et essentiellement après l'âge de 6 ans, sinusite maxillaire ;
- et les complications ganglionnaires : adénophlegmon cervical, abcès rétropharyngien, torticolis.

D'autres types de complications peuvent aussi être observés :

- laryngées : laryngites aiguës sous-glottiques, laryngite striduleuse ;
- digestives : diarrhée, vomissements, déshydratation du nourrisson ;
- convulsions fébriles.

La survenue d'une infection respiratoire basse telle qu'une bronchite, bronchiolite ou pneumopathie n'est pas considérée comme une complication ou une surinfection d'une rhinopharyngite — la rhinopharyngite est dans ce cas un prodrome ou un des signes d'accompagnement.

Le caractère purulent de la rhinorrhée et l'existence d'une fièvre (dans les délais normaux d'évolution de la rhinopharyngite) ne sont pas des facteurs de risque de complications.

F. Diagnostic différentiel

Il se pose rarement :

- en cas de rhinorrhée, la rhinite simple peut prêter à confusion : elle est, la plupart du temps, associée à une rhinopharyngite et relève d'une thérapeutique analogue ;
- en cas d'obstruction nasale :
  - l'imperforation choanale bilatérale du nouveau-né se manifeste par une obstruction nasale totale. La symptomatologie est dramatique car le nouveau-né ne sait pas respirer par la bouche : asphyxie, impossibilité d'alimentation avec fausses routes. Le diagnostic est facile par l'utilisation d'un simple miroir placé devant les narines (absence de buée à l'expiration) et d'une sonde introduite dans l'une et l'autre des fosses nasales, qui bute après quelques centimètres et ne passe pas dans le pharynx ; le geste immédiat est la mise en place dans la cavité buccale d'une canule de Mayo. Le traitement chirurgical doit être précoce : perforation des diaphragmes muqueux ou osseux obstruant les choanes ;
  - l'imperforation choanale unilatérale n'entraîne pas de trouble important : sa découverte est le plus souvent tardive, devant une obstruction nasale et une rhinorrhée muqueuse au long cours, unilatérale ; le traitement chirurgical peut être différé ;
  - tumeur bénigne : le fibrome nasopharyngien, tumeur saignante chez un garçon après 10 ans, est une tumeur rare, histologiquement bénigne. Il s'agit d'une tumeur très vascularisée développée au niveau de la paroi latérale de l'orifice choanal. Son extension progressive dans la fosse nasale et le rhinopharynx entraîne chez un adolescent à la période pubertaire une obstruction nasale progressive, avec rhinorrhée et des épistaxis à répétition, de plus en plus abondantes et quelquefois dramatiques ;
  - tumeurs malignes : les cancers du rhinopharynx ne sont pas exceptionnels chez l'enfant.

G. Hypertrophie des végétations adénoïdes et rhinopharyngites à répétition

Il s'agit de l'hypertrophie de l'amygdale pharyngée (ou tonsille pharyngienne, cf. figure 13.1), réaction normale lors de la maturation immunitaire. Elle est l'apanage de l'enfant. Lorsqu'elle est importante, l'hypertrophie des végétations adénoïdes peut se manifester par des signes obstructifs (obstruction respiratoire haute, rhinopharyngée) :

- obstruction nasale permanente ;
- respiration buccale ;
- ronflement nocturne, avec sommeil agité ;
- voix nasonnée (rhinolalie fermée) ;
- faciès particulier, dit « adénoïdien », en fait commun à toutes les obstructions nasopharyngées chroniques : bouche ouverte avec béance incisive, aspect hébété du visage, face allongée et étroite, voûte palatine ogivale ;
- thorax globuleux en carène dans les formes précoces et majeures.

L'examen clinique retrouve :

- un enfant, souvent pâle, hypotrophique, ou quelquefois joufflu et apathique ;
- rarement, un bombement antérieur du voile du palais à l'examen buccal ; plutôt l'apparition de la partie inférieure de végétations volumineuses lors d'un réflexe nauséeux ;
- une polyadénopathie cervicale bilatérale à la palpation du cou : les ganglions sont de petite taille (moins de 1,5 cm), fermes et indolores.

Il peut être complété par la nasofibroscopie réalisée par l'ORL — la rhinoscopie postérieure au miroir ou aux optiques et la radiographie de cavum de profil sont des examens tombés en désuétude.

L'évolution est souvent émaillée de poussées de rhinopharyngite, avec leurs complications éventuelles. Les végétations adénoïdes, qui atteignent leur maximum de développement entre 4 et 7 ans, involuent spontanément, en règle générale à la puberté. Des reliquats peuvent cependant persister, à l'origine de certaines rhinopharyngites de l'adulte.

Adénoïdectomie

Le traitement chirurgical, qui réalise l'adénoïdectomie par curetage du cavum, est parfois nécessaire si :

- l'hypertrophie des végétations entraîne des troubles respiratoires obstructifs ;
- les poussées infectieuses sont fréquentes et compliquées d'otites (avec retentissement auditif), de laryngites ou de trachéobronchites.

L'adénoïdectomie ne réalise jamais une éradication complète du tissu lymphoïde du rhinopharynx. Une « repousse » des végétations adénoïdes peut survenir d'autant plus rapidement que l'opéré est plus jeune.

L'adénoïdectomie est contre-indiquée en cas d'insuffisance vélaire ou de voile court en raison du risque de rhinolalie postopératoire, et peut être contre-indiquée en cas de troubles de l'hémostase.

H. Autres facteurs favorisant les infections rhinopharyngées

La rhinopharyngite récidivante non compliquée de l'enfant se caractérise par son évolution subaiguë ou chronique, désespérément traînante sur des semaines et des mois. À peine atténué pendant les mois d'été, ce « rhume perpétuel » pose un problème thérapeutique difficile. Les facteurs favorisants sont multiples :

- l'hypertrophie des végétations adénoïdes ;
- des facteurs climatiques : printemps, automne ;
- des facteurs épidémiques : grippe… ;
- le mode de vie : crèche, école, milieu familial infectant, tabagisme passif ;

- les fièvres éruptives de l'enfance : rougeole, varicelle, scarlatine… ;
- le terrain, avec volontiers une notion familiale de « fragilité muqueuse », allergique ou non.

La prise en charge de chaque facteur aide au contrôle des rhinopharyngites à répétition :

- l'éducation du mouchage et de l'hygiène nasale ;
- l'éviction du tabagisme passif ;
- l'éviction temporaire de la crèche ;
- la prise en charge d'un reflux gastro-œsophagien ;
- l'ablation des végétations.

L'affection guérit spontanément vers l'âge de 6 à 7 ans sans laisser de séquelles, tout au moins dans les formes non compliquées.

Points clés

- Les végétations adénoïdes sont une hypertrophie de l'amygdale pharyngée.
- La rhinopharyngite de l'enfant représente une adaptation au monde microbien.
- Le rhinopharynx est le pivot de la pathologie infectieuse de l'enfant.
- La rhinopharyngite est d'évolution spontanément favorable le plus souvent.
- Le traitement antibiotique de la rhinopharyngite n'est pas justifié.

III. Angines

A. Étiologie

L'angine, ou amygdalite aiguë, est une inflammation aiguë des amygdales palatines (ou tonsilles palatines, cf. figure 13.1) voire du pharynx. Elle se rencontre volontiers chez l'enfant et l'adolescent. Elle est rare avant 18 mois et chez l'adulte. L'infection est virale le plus souvent : 60 à 90 % d'origine virale selon l'âge (adénovirus, virus influenzae, virus respiratoire syncytial, virus parainfluenzae).

L'angine peut être d'origine bactérienne. Le streptocoque β-hémolytique du groupe A (SGA) est la bactérie la plus fréquemment retrouvée : 20 % tous âges confondus. L'angine à SGA ne représente que 25 à 40 % des cas d'angine de l'enfant et 10 à 25 % des angines de l'adulte. Elle survient surtout à partir de l'âge de 3 ans avec un pic d'incidence situé entre 5 et 15 ans. Elle est rare chez l'adulte.

Les angines à SGA évoluent le plus souvent favorablement en 3-4 jours, même en l'absence de traitement. Cependant, elles peuvent donner lieu à des complications potentiellement graves — syndromes post-streptococciques : rhumatisme articulaire aigu (RAA), glomérulonéphrite aiguë, et complications septiques locales ou générales —, dont la prévention justifie la mise en œuvre d'une antibiothérapie. Seules les angines à SGA sont justiciables d'un traitement antibiotique en raison des risques inhérents aux infections à SGA et du fait que les antibiotiques sont inutiles dans les angines virales.

Les très exceptionnelles infections pharyngées à *Corynebacterium diphtheriae*, *Neisseria gonorrhoeae* et à germes anaérobies requièrent aussi une antibiothérapie, mais leurs tableaux cliniques sont différents.

B. Diagnostic clinique

L'angine constitue un syndrome associant :

- fièvre ;
- odynophagie (gêne douloureuse à la déglutition) ;
- inflammation de l'oropharynx.

D'autres symptômes sont parfois révélateurs : douleurs abdominales, éruption, signes respiratoires (rhinorrhée, toux, enrouement, gêne respiratoire). Ces symptômes sont diversement associés et variables en fonction de l'agent étiologique et de l'âge du patient.

L'examen clinique de l'oropharynx fait le diagnostic d'angine. Des adénopathies satellites sensibles sont souvent présentes.

Plusieurs aspects sont observés :

- angine érythémateuse : c'est l'aspect le plus fréquent, les amygdales et le pharynx sont congestifs. ;
- angine érythématopultacée : les amygdales congestives sont recouvertes d'un enduit pultacé plus ou moins abondant ;
- angine vésiculeuse, ou herpangine (due à un entérovirus, coxsackie ou une gingivostomatite herpétiforme) : le pharynx inflammatoire présente des vésicules ;
- angine ulcéreuse : l'amygdale est ulcérée et doit faire évoquer une angine de Vincent (germes anaérobies) — mais elle peut être également due à une agranulocytose, une hémopathie ou un cancer ;
- angine pseudomembraneuse : l'amygdale est recouverte de fausses membranes, ce qui oriente vers une mononucléose infectieuse ou une diphtérie.

L'aspect de l'oropharynx n'est pas prédictif de l'angine à SGA, qui peut prendre une forme érythémateuse, érythématopultacée voire unilatérale, érosive.

Certains signes cliniques peuvent orienter le diagnostic d'angine à SGA, mais leur valeur prédictive est souvent insuffisante (tableau 13.1).

Sont en faveur des angines à SGA :

- le caractère épidémique (hiver et début du printemps surtout) chez des enfants et adolescents entre 5 et 15 ans ;
- la survenue brusque ;
- l'intensité de la douleur pharyngée, de l'odynophagie, le purpura du voile du palais ;
- les douleurs abdominales ;
- le rash scarlatiniforme.

Par ailleurs, des scores cliniques (*score de Mac Isaac*) ont été proposés, prenant en compte quatre items :

- Fièvre : > ou < à 38 °C.
- Présence d'exsudat, hypertrophie amygdalienne : oui/non.

Tableau 13.1. Principales caractéristiques cliniques et épidémiologiques des angines à SGA et des angines virales.

	Angine à SGA	Angine virale
Épidémiologie	Épidémie, hiver et début du printemps Âge : pic d'incidence entre 5 et 15 ans (survenue possible dès 3 ans)	
Signes fonctionnels ou généraux	Début brusque Odynophagie intense Absence de toux Fièvre élevée	Début progressif Dysphagie modérée ou absente Présence de toux, coryza, enrouement, diarrhée
Signes physiques	Érythème pharyngé intense Purpura du voile Exsudat Adénopathies satellites sensibles Éruption scarlatiniforme	Vésicules (herpangine due à un entérovirus, coxsackie ou gingivostomatite herpétiforme) Éruption évocatrice d'une maladie virale (par exemple, syndrome pieds-mains-bouche) Conjonctivite

(Source : SPILF, 2011.)

- Adénopathies cervicales douloureuses : aucune, une, ou plus.
- Toux : oui/non.

La sensibilité de tels scores est insuffisante pour étayer une stratégie thérapeutique.

C. Diagnostic microbiologique de SGA

Sur un prélèvement oropharyngé, deux techniques permettent de confirmer la présence de SGA : la mise en culture du prélèvement et la pratique d'un test de diagnostic rapide (TDR).

1. Cultures

Les techniques de culture classique (gélose au sang, sans inhibiteur, incubée 24 ou mieux 48 heures à l'air ambiant) ont une sensibilité et une spécificité de 90 à 95 %. En pratique, elles sont peu réalisées et ne sont pas recommandées en dehors de rares indications dont la recherche de résistance aux macrolides et aux kétolides sur les données de l'antibiogramme. Quelle que soit la technique utilisée, le résultat est obtenu dans un délai de 1 à 2 jours.

2. Test de diagnostic rapide (TDR)

Les TDR permettent, à partir d'un prélèvement oropharyngé et après extraction, de mettre en évidence les antigènes de paroi (polysaccharide C) de *Streptococcus pyogenes* (nom taxonomique du SGA). Les TDR sont simples de réalisation, ne nécessitent qu'un bref apprentissage et sont réalisables au cabinet médical en 5 minutes environ. Dans les études cliniques d'évaluation, ils ont une spécificité voisine de 95 %. Leur sensibilité varie de 80 à 98 % selon la technique de culture à laquelle ils sont confrontés.

Sur un plan pratique :

- chez l'enfant de plus de 3 ans, le TDR doit être réalisé de façon systématique ;
- chez l'adulte, il est possible de décider de surseoir au test si le score clinique de Mac Isaac est inférieur à 2 ;
- chez le nourrisson et l'enfant de moins de 3 ans, la pratique du TDR est habituellement inutile, les angines observées à cet âge étant généralement d'origine virale.

Le TDR est recommandé chez tout patient ayant une angine érythémateuse ou érythématopultacée :

- un test positif, confirmant l'étiologie à SGA, justifie la prescription d'antibiotiques ;
- un test négatif chez un sujet sans facteur de risque de RAA ne justifie pas de contrôle supplémentaire systématique par culture, ni de traitement antibiotique : seuls les traitements antalgiques et antipyrétiques sont alors utiles.

Contexte à risque de RAA

Certaines situations rares (exceptionnelles en métropole) évoquent un contexte à risque de RAA :

- antécédents personnels de RAA ;
- âge entre 5 et 25 ans associé à des antécédents d'épisodes multiples d'angine à SGA ou à la notion de séjours en régions d'endémie de RAA (Afrique, DOM-TOM) et éventuellement à certains facteurs environnementaux (conditions sociales, sanitaires et économiques, promiscuité, collectivité fermée).

Dans un contexte à risque de RAA, un TDR négatif peut être contrôlé par une mise en culture. Si la culture est positive, le traitement antibiotique sera alors entrepris.

D. Formes cliniques

Selon l'aspect de l'oropharynx (figure 13.2), diverses étiologies peuvent être évoquées.

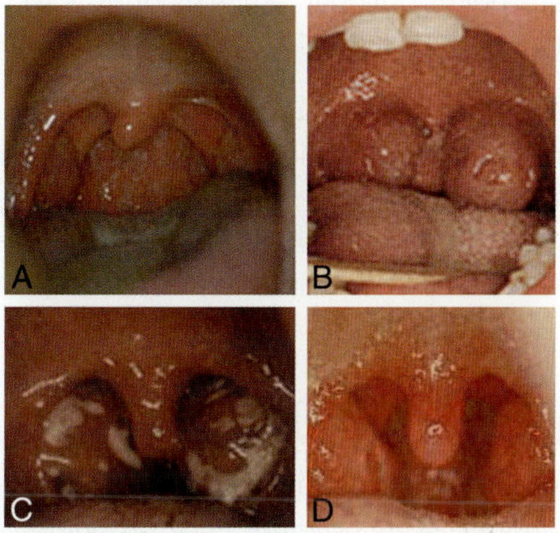

Fig. 13.2. Différents aspects de la région amygdalienne.

A. Amygdales de taille normale non inflammatoires. **B.** Hypertrophie amygdalienne bilatérale symétrique responsable d'un syndrome d'apnées du sommeil. **C.** Angine érythématopultacée bilatérale. **D.** Amygdalite érythémateuse bilatérale avec œdème de la luette (mononucléose infectieuse).

1. Angines rouges (ou érythémateuses)

Elles sont le plus souvent d'origine virale, peuvent inaugurer ou accompagner une maladie infectieuse spécifique : oreillons, grippe, rougeole, rubéole, varicelle, poliomyélite…

Une angine rouge peut constituer le premier signe d'une **scarlatine**, maladie infectieuse d'origine microbienne. Une fièvre à 40 °C avec vomissements, l'aspect rouge vif du pharynx, des deux amygdales et des bords de la langue, l'absence de catarrhe rhinopharyngé doivent faire rechercher un début de rash scarlatineux aux plis de flexion et pratiquer un TDR pour mettre en évidence un streptocoque β-hémolytique A.

2. Angines blanches (ou érythématopultacées)

Elles succèdent souvent à la forme précédente et se caractérisent par la présence sur des amygdales rouge vif d'un exsudat pultacé : gris jaunâtre, punctiforme ou en traînées, mince et friable, facilement dissocié, ne débordant pas la surface amygdalienne. Les signes fonctionnels sont en général plus marqués. Outre l'origine virale (dont l'EBV) ou le streptocoque β-hémolytique A, l'étiologie peut être un streptocoque hémolytique non A, *Pasteurella tularensis* (tularémie) ou *Toxoplasma gondii* (toxoplasmose).

3. Angines pseudomembraneuses (ou à fausses membranes)

L'examen du pharynx montre de fausses membranes nacrées, extensives, pouvant déborder la région amygdalienne, le voile et ses piliers.

Il faut penser en particulier à la **mononucléose infectieuse** (virus d'Epstein-Barr) lorsque l'angine se prolonge et qu'il s'y associe des adénopathies diffuses, une splénomégalie, une asthénie marquée, un purpura du voile. Les fausses membranes se décollent facilement. La numération-formule sanguine (hyperleucocytose avec mononucléose hyperbasophile), la cytolyse hépatique et surtout la sérologie MNI en font le diagnostic. Le traitement est symptomatique.

La **diphtérie**, autrefois étiologie classique de cette forme clinique, est devenue exceptionnelle en France depuis la vaccination obligatoire. Il faut cependant toujours y penser devant une angine pseudomembraneuse rapidement extensive avec pâleur et asthénie inhabituelles. Les fausses membranes sont adhérentes, non dissociables. Chez une population transplantée en nombre croissant, les deux points qui orientent le diagnostic sont l'absence de vaccination et le retour d'une zone d'endémie. L'isolement (1 mois), la sérothérapie antidiphtérique (10 000 à 20 000 U chez l'enfant, 30 000 à 50 000 U chez l'adulte), la recherche de *Corynebacterium diphtheriae* doivent être mis en route immédiatement, afin d'éviter les formes malignes, autrefois de pronostic très grave. Une antibiothérapie doit être associée.

D'autres causes sont possibles, mais rares : staphylocoques, streptocoques, pneumocoques, ou encore les autres syndromes mononucléosiques (CMV, VIH).

Dans le doute, une sérothérapie antidiphtérique et une antibiothérapie sont instituées immédiatement.

4. Angines ulcéreuses et nécrotiques

L'ulcération, en règle unilatérale, est plus profonde et recouverte d'un enduit nécrotique.

L'**angine de Vincent** débute insidieusement chez un adolescent ou un adulte jeune tabagique, à l'état buccodentaire médiocre :

- les signes généraux et fonctionnels sont peu marqués : état subfébrile, dysphagie unilatérale légère, puis fétidité de l'haleine ;
- à l'examen, on observe sur une seule amygdale un enduit pultacé blanc grisâtre, friable, recouvrant une ulcération atone, à bords irréguliers et surélevés, non indurée au toucher. La réaction ganglionnaire est minime ;
- le prélèvement de gorge montre une association fusospirillaire (*Fusobacterium necrophorum*, *Treponema vincenti*) ;
- la numération-formule sanguine est normale ;
- on retrouve souvent un point de départ buccodentaire (gingivite, carie, péricoronarite d'une dent de sagesse inférieure) ;
- l'évolution est bénigne en 8 à 10 jours.

Le diagnostic différentiel principal est le cancer de l'amygdale. Après avoir éliminé une syphilis, le traitement par pénicilline est très efficace et hâte la guérison.

Le **chancre syphilitique de l'amygdale** réalise un aspect très voisin, mais :

- l'ulcération unilatérale de l'amygdale repose sur une induration ;
- l'adénopathie est plus importante, avec un ganglion central volumineux entouré de ganglions de plus petite taille ;
- le prélèvement de gorge avec examen à l'ultramicroscope montre le *Treponema pallidum*.

L'anamnèse peut être délicate à recueillir. La sérologie syphilitique confirme le diagnostic (sérologie initiale et à J15) : VDRL positif 2 à 3 semaines après le chancre, TPHA positif 10 jours après le chancre, FTA (*Fluorescent Treponemal Antibody Test*) se positivant très précocement (7 à 8 jours) et d'excellente spécificité, le test de Nelson se positivant plus tardivement à 1 mois. Une sérologie VIH est systématiquement proposée. La pénicillinothérapie est le traitement de base : par exemple Extencilline® (2,4 MU à 8 jours d'intervalle) ou Biclinocilline®.

5. Angines vésiculeuses

Elles sont caractérisées par une exulcération du revêtement épithélial, succédant à une éruption vésiculeuse fugace au niveau des amygdales et des piliers.

L'**angine herpétique** en est l'exemple, due au virus *Herpes simplex*, habituellement de type 1 :

- son début est brutal par une température à 39–40 °C avec frissons et dysphagie douloureuse intense ;

- dans les premières heures, sur des amygdales rouge vif, des bouquets de petites vésicules hyalines sont observés puis, à la période d'état, des taches blanches d'exsudat entourées d'une auréole rouge, confluant quelquefois en une fausse membrane à contour polycyclique; cet exsudat recouvre des érosions superficielles à bords nets;
- un herpès narinaire ou labial est fréquemment associé;
- l'évolution est bénigne, en 4 à 5 jours, sans complication ni séquelle;
- le traitement est uniquement symptomatique.

L'**herpangine** a une symptomatologie très voisine; elle est due en fait au virus coxsackie du groupe A et survient surtout chez le jeune enfant. Son évolution est également bénigne et le traitement symptomatique.

6. Angines gangréneuses, nécrosantes

Dues à des infections à germes anaérobies, elles survenaient sur un terrain très fragile : diabète, insuffisance rénale, hémopathies. Elles n'ont plus qu'un intérêt historique.

E. Traitement

La prescription d'antibiotiques dans les angines à SGA a plusieurs objectifs :

- accélérer la disparition des symptômes;
- diminuer la dissémination du SGA à l'entourage : les patients ne sont plus contagieux 24 heures après le début du traitement antibiotique; sans traitement, l'éradication du streptocoque SGA peut être obtenue dans des délais plus longs, pouvant atteindre jusqu'à 4 mois;
- prévenir les complications post-streptococciques non suppuratives, notamment le RAA;
- réduire le risque de suppuration locorégionale.

1. Prise en charge des angines non liées au SGA

Aucune étude ne prouve l'utilité du traitement antibiotique dans les angines d'origine virale.

Si les bactéries isolées dans les prélèvements de gorge chez des patients atteints d'angines sont nombreuses, certaines n'ont aucun rôle pathogène démontré et sont des commensaux : *Haemophilus influenzae* et *H. parainfluenzae*, *Moraxella (Branhamella) catarrhalis*, pneumocoque, staphylocoque, anaérobies divers.

Les streptocoques des groupes C, G, F, le gonocoque (adulte, contexte +++), *Arcanobacterium haemolyticum* sont rarement en cause. Quant à *Corynebacterium diphtheriae*, il est exceptionnellement en cause dans l'angine en France.

Ces bactéries :

- ne donnent qu'exceptionnellement des complications : streptocoques des groupes C, G, F, *Arcanobacterium haemolyticum*;
- ne sont pas toujours sensibles à la pénicilline et ne poussent pas sur les milieux de culture utilisés pour les angines à streptocoques : gonocoque. Autrement dit, ni un traitement systématique par la pénicilline, ni les prélèvements de gorge systématiques ne permettent de dépister et traiter ces patients;
- ont un contexte ou des symptômes cliniques suffisamment évocateurs pour déclencher les examens et les traitements nécessaires (angine ulcéronécrotique, à fausses membranes).

Seules les angines diphtériques, gonococciques ou les angines nécrotiques (angine de Vincent, angine de Ludwig) justifient d'un traitement antibiotique adapté.

2. Traitement antibiotique des angines à SGA

Buts du traitement

La prescription d'antibiotiques dans les angines à SGA a plusieurs objectifs :

- accélérer la disparition des symptômes : même si la guérison spontanée des symptômes est de règle, leur durée est réduite d'environ 24 heures par les antibiotiques à condition d'être prescrits précocement;
- diminuer la dissémination du SGA à l'entourage : les patients ne sont plus contagieux 24 heures après le début du traitement antibiotique; sans traitement, l'éradication du SGA peut être obtenue dans des délais plus longs, pouvant atteindre jusqu'à 4 mois; la diminution du portage pharyngé par les antibiotiques se traduit par la négativation des cultures de SGA chez au moins 90 % des patients à la fin d'un traitement correctement conduit;
- prévenir les complications post-streptococciques non suppuratives, notamment le RAA. Les seules études contrôlées ayant établi le pouvoir préventif (prévention primaire et secondaire) des antibiotiques sur le RAA ont été menées avec la pénicilline G injectable dans l'angine. Chez les patients présentant une angine à SGA (vérifiée par culture) traités par pénicilline G intramusculaire, le taux de RAA est réduit d'environ 25 %;
- réduire le risque de suppuration locorégionale : la diminution de l'incidence des phlegmons pourrait toutefois être expliquée tant par l'évolution des conditions socioéconomiques que par les antibiotiques. Les phlegmons péri-amygdaliens peuvent tout de même survenir après un traitement antibiotique bien conduit d'une angine.

Le traitement précoce accélère la disparition des symptômes et réduit la période d'infectivité. Le traitement retardé n'altère pas l'effet protecteur de l'antibiothérapie vis-à-vis du risque de survenue d'un RAA : l'antibiothérapie peut être commencée jusqu'au 9e jour après le début des signes et être encore efficace sur la prévention du RAA. Ces constatations autorisent des délais d'évaluation diagnostique avant la mise en route de l'antibiothérapie.

Il faut toutefois noter (SPILF, 2011) que :

- le risque de RAA est actuellement extrêmement faible dans les pays industrialisés (mais reste préoccupant dans les pays en voie de développement);
- la réduction du risque de RAA a débuté avant l'apparition des antibiotiques dans tous les pays industrialisés; elle est le reflet de modifications environnementales et sociales autant que thérapeutiques, et peut-être d'une évolution des souches;
- les GNA post-streptococciques ont rarement un point de départ pharyngé (cutané le plus souvent); la démonstration que les antibiotiques préviennent la survenue d'une GNA n'est pas faite.

Modalités thérapeutiques des angines à SGA

Le traitement de l'angine à SGA doit faire privilégier les traitements de courte durée (moins de 10 jours) afin d'améliorer l'observance et de réduire la pression de sélection sur la flore bactérienne.

Traitements non antibiotiques

Des traitements symptomatiques visant à améliorer le confort, notamment antalgiques et antipyrétiques, sont recommandés. Il n'y a pas de données permettant d'établir l'intérêt ni des

AINS à dose anti-inflammatoire ni des corticoïdes par voie générale dans le traitement des angines à SGA. Les corticoïdes peuvent parfois être indiqués dans certaines formes sévères d'angines à EBV (mononucléose infectieuse).

Il n'existe pas de place pour les bithérapies associant le paracétamol et les AINS.

Antibiotiques

À l'heure actuelle, au moins dans les pays développés, seuls les critères « éradication du streptocoque » et « raccourcissement des symptômes » sont utilisés pour juger de l'efficacité des traitements antibiotiques, le RAA ayant une incidence trop faible.

β-lactamines

Les souches de SGA sont sensibles aux β-lactamines, y compris celles ayant développé des résistances vis-à-vis d'autres antibiotiques dont notamment les macrolides.

- Pénicilline V : la pénicilline G injectable est le traitement historique de référence dans toutes les recommandations car son efficacité est démontrée en termes de prévention du RAA (OR : 0,25 ; IC 95 % : 0,16–0,42). La pénicilline V orale est devenue, par extension, le traitement de référence. Ce traitement a été validé pour une durée de 10 jours. Il s'agit encore aujourd'hui d'un traitement efficace bien toléré et de spectre étroit. Il est toutefois peu utilisé en pratique, compte tenu de la durée de traitement impérative de 10 jours. Le traitement par pénicilline V n'est donc plus un traitement recommandé en première intention.
- Aminopénicillines orales : l'efficacité de l'ampicilline et de l'amoxicilline pendant 10 jours est comparable à celle de la pénicilline V 10 jours. Le traitement par amoxicilline en 6 jours a une efficacité équivalente à la pénicilline V 10 jours en prenant en compte les taux d'éradication bactérienne et une meilleure observance chez l'enfant et chez l'adulte. Ainsi, en raison de la persistance de la sensibilité des SGA vis-à-vis de l'amoxicilline, de l'évolution des résistances bactériennes et de la possibilité d'un traitement raccourci de 6 jours facilitant l'observance, l'amoxicilline est le traitement recommandé.
- Céphalosporines orales : les céphalosporines par voie orale permettent d'obtenir des résultats équivalents par rapport au traitement par pénicilline V. Certaines céphalosporines orales de deuxième et troisième génération ont des durées de traitement raccourcies permettant une meilleure observance : 4 jours pour céfuroxime-axétil, 5 jours pour cefpodoxime et céfotiam. L'utilisation des céphalosporines doit être cependant limitée afin de diminuer l'impact sur la flore digestive et notamment le pneumocoque. Les céphalosporines sont réservées aux patients ayant une allergie à la pénicilline sans allergie aux céphalosporines. Le cefpodoxime a démontré son efficacité chez l'adulte, en traitement de 5 jours au cours d'angines récidivantes sans étiologie particulière (plus de trois épisodes dans l'année).

Macrolides

Différentes études ont comparé la clarithromycine, l'azithromycine et la josamycine au traitement de référence représenté par la pénicilline V. Toutes concluaient à une équivalence entre ces deux classes thérapeutiques. Certaines molécules sont données en traitement raccourci de 5 jours (josamycine, clarithromycine) ou de 3 jours (azithromycine), du fait d'une demi-vie prolongée. Cependant, plusieurs pays européens, notamment l'Italie et l'Espagne, ont constaté des taux de résistance aux macrolides en augmentation inquiétante (> 34 %). Le principal mécanisme de résistance en France est lié à l'acquisition du gène *ermB*. Ce gène permet la synthèse d'une méthylase, enzyme qui agit en modifiant la conformation de l'ARN 23S de la sous-unité 50S du ribosome, cible d'action des macrolides. Il s'agit d'une résistance à haut niveau à tous les macrolides (érythromycine, josamycine, spiramycine, azithromycine et clindamycine).

Streptogramines

Parmi les synergistines, seule la pristinamycine a l'autorisation de mise sur le marché (AMM) dans les infections ORL. La pristinamycine conserve son activité *in vitro* sur les SGA résistant aux macrolides sur la base des données disponibles. Cependant, du fait d'un taux d'échec bactériologique particulièrement élevé, la pristinamycine n'est pas indiquée dans le traitement des angines.

Kétolides

Comme pour les macrolides, il existe des résistances acquises des streptocoques du groupe A à la télithromycine. Si la télithromycine est moins touchée, elle partage avec les macrolides le même mécanisme de résistance justifiant des précautions quant à son utilisation. De plus, du fait de sa toxicité, elle n'est pas recommandée dans les angines.

En pratique

La prise en charge des angines érythémateuses ou érythématopultacées recommande de ne traiter que les angines à SGA sélectionnées par l'utilisation d'outils diagnostiques (TDR). L'intérêt de cette prescription antibiotique sélective est triple : écologique (moindre augmentation des résistances), individuel (moindre risque d'effets indésirables) et économique.

Devant toute angine érythémateuse ou érythématopultacée, l'attitude est la suivante (figure 13.3) :

- un TDR positif confirme l'origine streptococcique et justifie la prescription d'antibiotiques;
- un TDR négatif ne justifie pas de contrôle supplémentaire systématique par culture, ni de traitement antibiotique. Compte tenu de la faible prévalence du SGA et du caractère exceptionnel du RAA en pratique courante en métropole, la sensibilité du TDR est suffisante pour ne pas traiter par antibiotique. Seuls les traitements antalgiques et antipyrétiques sont utiles. Toute angine dont le TDR est négatif ne doit pas faire considérer qu'il s'agit uniquement d'angine virale : les germes anaérobies, l'association fusospirillaire (angine de Vincent) peuvent conduire à une prescription d'antibiotiques.

Chez l'adulte, il est possible de ne pas réaliser de TDR si le score de Mac Isaac est inférieur à 2, ce qui suffit à la non-prescription d'antibiotiques.

Une sensibilisation et une éducation des patients sont indispensables. Elles doivent insister sur :

- l'intérêt de limiter l'indication de l'antibiothérapie au traitement des angines à SGA (à l'exception des rares angines diphtériques, gonococciques ou à bactéries anaérobies) qui sont identifiées par les tests diagnostiques au cours de la consultation;
- la nécessité d'une bonne observance faisant privilégier les traitements de courte durée.

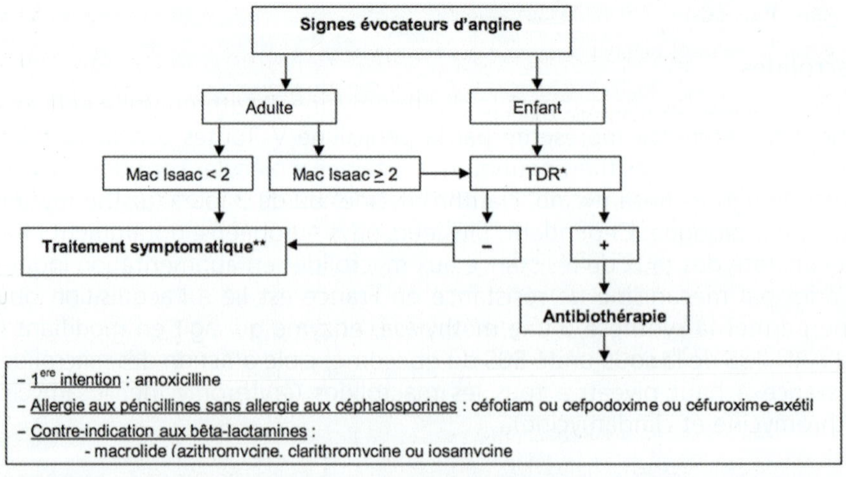

* Réalisation du Test de Diagnostic Rapide du streptocoque du groupe A (TDR) systématique chez l'enfant ≥ 3 ans et l'adulte si score de Mac-Isaac ≥ 2
** Antalgique et/ou antipyrétique.

Fig. 13.3. Traitements antibiotiques courts recommandés pour les angines à SGA.

Le traitement recommandé est le suivant (tableau 13.2) :

- **en première intention** : amoxicilline par voie orale à la dose de 50 mg/kg et par jour chez l'enfant et de 2 g par jour chez l'adulte en deux prises par jour et pour une durée de 6 jours;
- **en cas d'allergie vraie aux pénicillines sans allergie aux céphalosporines** (situation la plus fréquente) : céphalosporines de deuxième et troisième génération par voie orale :
  - chez l'enfant : cefpodoxime (du fait d'une mauvaise acceptabilité et d'une mauvaise adhérence au traitement, les suspensions de céfuroxime-axétil ne sont plus recommandées);
  - chez l'adulte : céfuroxime-axétil ou cefpodoxime ou céfotiam;
- **en cas de contre-indication à l'ensemble des β-lactamines** (pénicillines et céphalosporines) : macrolides (ayant une durée de traitement raccourcie validée par l'AMM) : azithromycine, clarithromycine ou josamycine.

La pristinamycine ne fait plus partie des recommandations en raison d'une efficacité non prouvée dans l'angine streptococcique.

Des échecs cliniques peuvent survenir malgré un traitement bien conduit et correctement prescrit. Ils peuvent se manifester par la persistance ou la réapparition des symptômes cliniques. Ils nécessitent une réévaluation clinique avec élimination d'un autre diagnostic. Ceci peut conduire à la réalisation d'un bilan, notamment à la recherche d'une mononucléose infectieuse ou d'une autre étiologie bactérienne.

La prise en charge d'une scarlatine non sévère et non compliquée (traitement et éviction) est la même que celle d'une angine streptococcique. Il est rappelé que l'éviction doit être limitée à 48 heures de traitement antibiotique.

Tableau 13.2. Traitement antibiotique.

Antibiotiques	Posologies (quotidiennes, établies pour adulte/enfant à fonction rénale normale)	Durée de traitement
β-lactamines		
Pénicilline : amoxicilline	Adulte : 2 g par jour en deux prises Enfant > 30 mois : 50 mg/kg par jour en deux prises (sans dépasser la posologie adulte)	6 jours
C2G : Céfuroxime-axétil	Adulte : 500 mg par jour en deux prises	4 jours
C3G : Céfotiam	Adulte : 400 mg par jour en deux prises	5 jours
Cefpodoxime	Adulte : 200 mg par jour en deux prises Enfant : 8 mg/kg par jour en deux prises (sans dépasser la posologie adulte)	5 jours
Macrolides*		
Azithromycine	Adulte : 500 mg par jour en une prise unique journalière Enfant : 20 mg/kg par jour, en une prise, sans dépasser la posologie adulte	3 jours
Clarithromycine (standard)	Adulte : 500 mg par jour en deux prises Enfant : 15 mg/kg par jour en deux prises sans dépasser la posologie adulte	5 jours
Clarithromycine (LP)	Adulte : 500 mg par jour en une prise journalière	5 jours
Josamycine	Adulte : 2 g par jour en deux prises Enfant : 50 mg/kg par jour en deux prises (sans dépasser la posologie adulte)	5 jours

*Après prélèvement de gorge pour culture bactériologique et antibiogramme si le taux de résistance du SGA aux macrolides est > à 10 %.
C2G, céphalosporines de deuxième génération; C3G, céphalosporines de troisième génération.

Des traitements symptomatiques visant à améliorer le confort, notamment antalgiques et antipyrétiques, sont recommandés. Ni les AINS à dose anti-inflammatoire, ni les corticoïdes par voie générale ne sont recommandés, en l'absence de données permettant d'établir leur intérêt dans le traitement des angines alors que leurs risques sont notables.

F. Diagnostic différentiel des angines

Au stade de début ou lors d'un examen superficiel, l'angine peut être confondue avec divers diagnostics :

- cancer de l'amygdale : l'absence de signes infectieux généraux, l'âge, l'unilatéralité, l'induration profonde et le saignement au toucher, les adénopathies de caractère malin conduisent à la biopsie, clé du diagnostic. Il doit être évoqué systématiquement dans une forme unilatérale ;
- manifestation buccopharyngée d'une hémopathie :
  - conséquence d'une neutropénie : agranulocytose pure, d'origine médicamenteuse, toxique, idiopathique… ;
  - les lésions, sphacéliques et pseudomembraneuses, sont diffuses sur tout le pharynx et d'extension rapide ; elles ne saignent pas, ne suppurent pas ; il n'y a pas d'adénopathie ;
  - l'hémogramme et le myélogramme montent l'agranulocytose sans atteinte des autres lignées sanguines ;
  - leucose aiguë : l'atteinte amygdalienne est associée à une gingivite hypertrophique ; son évolution nécrotique et sa tendance hémorragique doivent faire pratiquer un hémogramme et un myélogramme qui affirment le diagnostic ;
- zona pharyngien : dû à l'atteinte du nerf glossopharyngien, il est rare et se caractérise par son éruption vésiculeuse strictement unilatérale, siégeant sur le voile, le tiers supérieur des piliers, le palais osseux, respectant l'amygdale ;
- aphtose : elle intéresse plutôt la muqueuse gingivobuccale, mais peut se localiser sur le voile et les piliers : une à plusieurs ulcérations en « coup d'ongle » ou en « pointe d'épingle », à fond jaunâtre, très douloureuses ; elles peuvent entrer dans le cadre d'un syndrome de Behçet ;
- éruptions bulleuses : ce sont des affections rares, qui intéressent surtout la dermatologie (pemphigus, maladie de Duhring-Broq…) ;
- infarctus du myocarde : il peut simuler une angine aiguë par une violente douleur amygdalienne unilatérale. Il n'y a pas de syndrome infectieux général. L'examen de la gorge est normal. L'ECG fait le diagnostic.

Points clés

- L'angine, survenant dans le contexte d'un catarrhe des voies respiratoires, est volontiers d'origine virale.
- Le traitement recommandé est l'amoxicilline sur une durée de 6 jours.
- Une mononucléose infectieuse doit être soupçonnée, quel que soit l'aspect clinique d'une angine s'il s'accompagne d'une polyadénopathie, d'une splénomégalie et d'une asthénie marquée.

IV. Amygdalite chronique

L'infection chronique des amygdales palatines se manifeste de façon différente chez l'enfant et l'adulte.

A. Amygdalite chronique de l'enfant

L'amygdalite chronique est secondaire à une perturbation immunologique locale au cours des premières années de la vie et peut être favorisée par une antibiothérapie abusive.

Elle se manifeste cliniquement par :

- des angines à répétition, souvent blanches, prolongées, avec adénopathies importantes et asthénie durable ;
- la persistance entre ces angines :
  - d'un état inflammatoire des amygdales, dures, atrophiques ou mollasses, donnant issue à leur pression à un liquide louche ou purulent ;
  - d'un syndrome biologique inflammatoire : hyperleucocytose, CRP (*C-reactive protein*) augmentée ;
  - d'adénopathies cervicales sous-angulo-maxillaires chroniques.

L'évolution est désespérément chronique, entraînant une gêne au développement staturo-pondéral, un retard scolaire par absentéisme, favorisant les complications locorégionales (nasosinusiennes, otitiques, trachéobronchiques) ou générales.

L'antibiothérapie n'a que peu d'efficacité.

Diagnostic différentiel

Ne pas confondre l'amygdalite chronique avec une simple hypertrophie amygdalienne constitutionnelle ou une hyperplasie réactionnelle (maladie infectieuse ou terrain allergique). Ces hypertrophies n'ayant pas de retentissement fonctionnel, aucune sanction thérapeutique n'est utile, sauf éventuellement en cas de gêne respiratoire (apnées du sommeil) par obstruction mécanique lorsque l'hypertrophie est majeure (cf. figure 8.1 au chapitre 8).

Traitement

Le traitement de l'amygdalite chronique est l'amygdalectomie.

B. Amygdalite chronique de l'adulte

L'amygdalite chronique se caractérise par une réaction fibrocicatricielle importante des amygdales, qui vient s'ajouter à la régression normale du tissu lymphoïde.

La symptomatologie, locale, habituellement modérée, se traduit chez un sujet volontiers anxieux, dystonique, cancérophobe, par une dysphagie unilatérale intermittente avec otalgie, une mauvaise haleine, des crachats de fragments caséeux fétides, une toux irritative. Il n'y a pas de signes infectieux généraux.

À l'examen, les amygdales sont petites, enchatonnées dans les piliers, sièges de cryptes emplies de caséum, de noyaux cicatriciels notés à la palpation, de kystes jaunâtres par occlusion de cryptes.

L'évolution est chronique, mais le plus souvent bénigne. La recherche et la prise en charge d'un reflux acide pharyngolaryngé peuvent améliorer l'évolution.

Des complications locales (abcès intra-amygdalien, phlegmon péri-amygdalien) ou générales peuvent cependant survenir, et il est classique de rechercher un foyer amygdalien chronique dans le bilan d'une néphropathie ou d'un rhumatisme infectieux.

Diagnostic différentiel

Le diagnostic différentiel se pose avec :

- la pharyngite chronique essentiellement, où l'inflammation est diffuse à l'ensemble du pharynx, surtout en rapport avec une maladie générale (diabète, goutte, allergie…), une affection digestive, une mycose (après antibiothérapie prolongée, chimiothérapie…), une médication au long cours à effet atropinique (antihypertenseurs, tranquillisants…) ;
- les paresthésies pharyngées, manifestations phobiques à cible pharyngée : sensation de corps étranger, de boule pharyngée (*globus hystericus*) chez un névrotique cancérophobe. L'examen local est normal.

Cet examen doit cependant être toujours très attentif, afin de ne pas laisser passer un cancer amygdalien en début d'évolution, caché dans une crypte ou derrière un pilier. La palpation de l'amygdale est le geste essentiel.

Traitement

Le traitement est souvent fait de petits moyens locaux : gargarismes, pulvérisation superficielle au laser, utilisation de radiofréquence, cryothérapie. L'amygdalectomie est indiquée en cas de complications.

V. Complications des infections amygdaliennes

Les complications sont dues au SGA et s'observent au cours d'une angine aiguë ou lors d'une poussée de réchauffement d'une amygdalite chronique. Les angines à SGA évoluent le plus souvent favorablement en 3–4 jours, même en l'absence de traitement, mais elles peuvent donner lieu à des complications septiques, locales ou générales, et à des syndromes post-streptococciques (rhumatisme articulaire aigu, glomérulonéphrite aiguë).

En présence d'une rhinopharyngite ou d'une angine, il faut savoir reconnaître les signes d'alerte faisant suspecter une adénite aiguë bactérienne, un phlegmon péri-amygdalien, une infection peripharyngée ou une cellulite cervicale profonde. Ces signes sont une altération de l'état général, un syndrome septique sévère, l'unilatérisation des symptômes, un trismus, un torticolis, une tuméfaction latérocervicale, une inflammation cutanée, une dyspnée. L'association de ces signes est variable selon la nature de l'infection, son degré de sévérité et le terrain sur lequel elle survient (âge, immunodépression, prise d'AINS…).

A. Complications locales et locorégionales

Les complications suppuratives locorégionales sont représentées essentiellement par le phlegmon péri-amygdalien, mais aussi par l'adénite cervicale suppurative (adénophlegmon latérocervical), l'abcès rétropharyngé, l'otite moyenne aiguë, la sinusite, la mastoïdite, la cellulite cervicale.

1. Phlegmon péri-amygdalien

Le phlegmon péri-amygdalien correspond à une cellulite suppurée développée entre la capsule de l'amygdale et la paroi pharyngée. Il fait le plus souvent suite à une angine évoluant depuis plusieurs jours mais, dans 10 % des cas, il peut être inaugural.

Les signes habituels sont la fièvre, une douleur pharyngée à prédominance unilatérale avec éventuelle otalgie réflexe, une odynophagie, un trismus, une voix modifiée dite de « patate chaude » et une hypersalivation.

L'examen clinique retrouve quasi systématiquement des adénopathies cervicales satellites.

L'examen endobuccal à l'abaisse-langue est souvent rendu difficile par le trismus. Il montre un élargissement important du pilier antérieur du côté atteint, masquant presque complètement l'amygdale. La luette est œdématiée en « battant de cloche » et déviée du côté opposé (figure 13.4).

On distingue le phlegmon antérieur, au cours duquel le bombement prédomine au pôle supérieur du pilier antérieur, et le phlegmon postérieur, plus rare, transformant le pilier postérieur en bourrelet vertical, blanchâtre, œdématié et habituellement sans trismus.

Traitement

Le traitement est le suivant :

- chez l'adulte, la prise en charge peut être ambulatoire dans les formes non compliquées, à condition qu'une alimentation orale reste possible et que la ponction à l'aiguille (qui aspire le pus) ou le drainage évacuateur de la collection suppurée (figure 13.5) aient permis de ramener du pus. En cas d'échec du traitement ambulatoire initial, une hospitalisation secondaire peut se révéler nécessaire ;
- l'enfant est systématiquement hospitalisé.

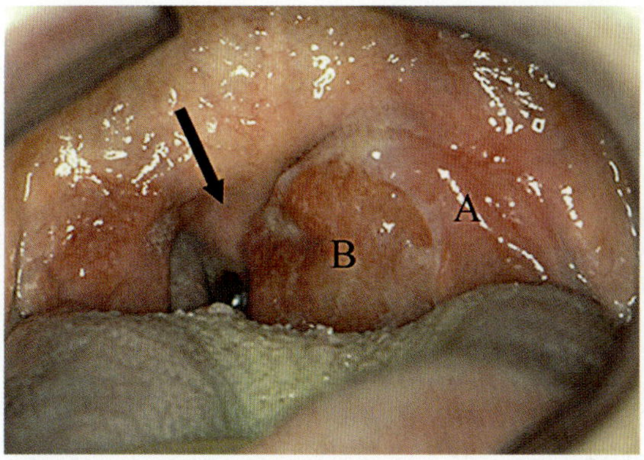

Fig. 13.4. Phlegmon péri-amygdalien gauche.

L'amygdale gauche est refoulée en dedans (B) par un phlegmon développé en dehors de l'amygdale et bombant derrière le pilier antérieur gauche de l'amygdale qui est inflammatoire (A). La luette est déviée au-delà de la ligne médiane (flèche noire).

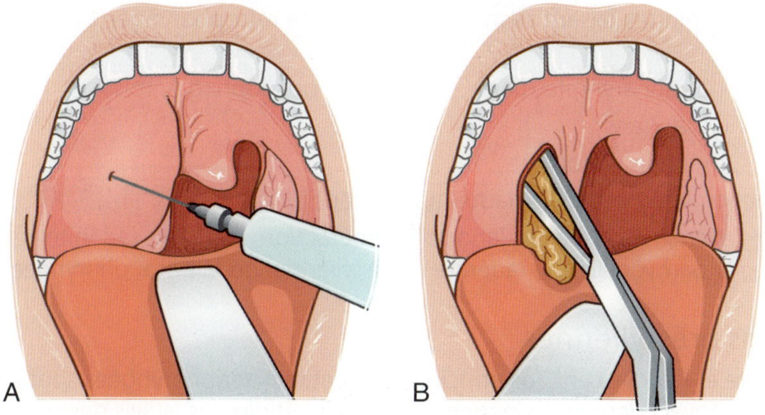

Fig. 13.5. Traitement chirurgical d'un phlegmon péri-amygdalien droit.

A. Phlegmon péri-amygdalien droit ponctionné au travers du pilier antérieur, ce qui permet un prélèvement bactériologique du pus. **B.** Le phlegmon est incisé au travers du pilier antérieur, l'ouverture est agrandie avec une pince pour faciliter l'évacuation de la collection purulente (avec prélèvement bactériologique).

L'antibiothérapie est orale (traitement ambulatoire) ou intraveineuse (hospitalisation). Dans ce deuxième cas, un relais est pris par une antibiothérapie orale. En moyenne, la durée totale de traitement est de 10 jours.

L'antibiotique recommandé en première intention est l'association amoxicilline-acide clavulanique.

En cas d'allergie avérée à la pénicilline, on proposera l'association intraveineuse de céphalosporine de troisième génération (céfotaxime ou ceftriaxone) et de métronidazole ou clindamycine, relayée par un traitement oral par de la clindamycine ou de la pristinamycine.

Une dose unique de corticoïdes permettrait de mieux soulager la douleur, le trismus et la fièvre, sans augmenter les risques d'évolution défavorable.

Les autres traitements médicaux sont les antalgiques/antipyrétiques et la prévention de la déshydratation par perfusion quand l'alimentation orale est rendue impossible par l'intensité du trismus et de la douleur en particulier.

Une amygdalectomie est proposée en cas de forme récidivante.

2. Infections péripharyngées

L'imagerie, le plus souvent par TDM, complète l'examen clinique.

Il s'agit d'une véritable urgence et les aspects de la prise en charge se limitent à la reconnaissance des signes d'alerte et de gravité et à l'organisation d'un transfert du patient vers un centre spécialisé pour un traitement médicochirurgical.

Infections rétropharyngées et rétrostyliennes

Il s'agit en fait d'adénites, mais elles sont classées parmi les infections péripharyngées car elles partagent les mêmes étiologies bactériennes (flore commensale pharyngée) ainsi que certaines complications. Elles s'observent le plus souvent chez l'enfant, les ganglions rétropharyngés et rétrostyliens régressant habituellement vers l'âge de 7 ans. Les rhinopharyngites sont plus souvent en cause que les angines. Elles peuvent être rétropharyngées, rétrostyliennes, ou occuper ces deux territoires dans les formes les plus étendues. En revanche, du fait de l'existence d'une coque (capsule ganglionnaire ou coque d'abcès) freinant leur extension, elles ne s'étendent habituellement pas au-delà de ces deux espaces.

Les éléments cliniques faisant suspecter une adénite rétropharyngée ou rétrostylienne sont les suivants :

- signes de rhinopharyngite (fièvre, rhinorrhée, odynophagie, toux);
- âge inférieur à 7 ans;
- torticolis, dyspnée, sialorrhée;
- tuméfaction latérocervicale haute mal limitée;
- lors de l'examen à l'abaisse-langue : tuméfaction médiane (adénite rétropharyngée) ou latérale rétroamygdalienne (adénite rétrostylienne) de la paroi pharyngée.

Infections préstyliennes

Chez l'adulte et l'adolescent, les principales infections péripharyngées sont les infections préstyliennes. Les foyers dentaires viennent en tête des étiologies, suivis des portes d'entrée amygdaliennes dans le cadre d'angines ou, plus fréquemment, de phlegmons péri-amygdaliens. À partir de l'amygdale ou du tissu celluleux péri-amygdalien, l'infection traverse le fascia buccopharyngien, enveloppe fibreuse bordant la face externe des muscles pharyngés, et atteint l'espace cellulograisseux paratonsillaire. Ce tissu étant propice à la liquéfaction purulente, les infections préstyliennes sont le plus souvent abcédées. Le processus infectieux peut rester circonscrit ou s'étendre rapidement à différents espaces, donnant naissance à une cellulite cervicale profonde extensive.

Les éléments cliniques faisant suspecter une infection préstylienne sont les suivants :

- contexte d'angine ou surtout de phlegmon péri-amygdalien;
- âge adulte;
- trismus, sialorrhée;
- tuméfaction latérocervicale haute parotidienne et sous-mandibulaire;
- découverte lors de l'examen à l'abaisse-langue.

En cas de voussure pharyngée dans un contexte infectieux, l'examen à l'abaisse-langue doit se faire délicatement, en surveillant attentivement la ventilation et l'état de vigilance du patient et en disposant d'une aspiration.

En cas de dyspnée laryngée, la fibroscopie souple pourra aider à préciser l'obstacle.

Chez l'adulte, l'examen clinique n'oubliera pas de rechercher des comorbidités associées (diabète…), ainsi qu'un cancer surinfecté des voies aériennes supérieures en cas de terrain alcoolique et/ou tabagique.

Cellulites cervicales profondes extensives

Le terme de cellulite désigne une infection des espaces celluleux, zones tissulaires essentiellement graisseuses séparant entre eux les fascias, lames fibreuses sous-tendant la peau et entourant les muscles et les viscères. Ce terme a pour synonymes ceux de fasciite nécrosante ou d'infection nécrosante des tissus mous.

Dans le cadre des pharyngites, les cellulites cervicales profondes extensives font le plus souvent suite à des infections préstyliennes sur angine ou sur phlegmon péri-amygdalien. L'infection diffuse rapidement aux régions parotidienne, sous-mandibulaire, rétrostylienne puis rétropharyngée et enfin médiastinale. Les tissus infectés sont d'abord le siège d'une inflammation intense (stade présuppuratif sans collection), puis secondairement certaines zones peuvent s'abcéder (stade suppuratif ou collecté).

3. Adénite cervicale suppurative (ou adénophlegmon latérocervical)

Il s'agit d'une suppuration d'un ganglion lymphatique de la chaîne jugulocarotidienne. Cette complication est plus rare (figure 13.6). Après une phase d'angine, un torticolis douloureux et un empâtement cervical profond avec syndrome fébrile apparaissent. L'imagerie aide au diagnostic topographique dans les formes abcédées.

Traitement

La plupart des adénites aiguës bactériennes peuvent faire l'objet d'une prise en charge ambulatoire exclusive et ne nécessitent pas de consultation ORL spécialisée. Les examens biologiques et l'imagerie sont inutiles en l'absence de complication. Le traitement repose sur la prescription d'antalgiques/antipyrétiques et d'une antibiothérapie orale. L'antibiothérapie initiale doit essentiellement couvrir les staphylocoques méthi-S et les SGA. Les cibles bactériennes principales à couvrir sont le streptocoque A, le staphylocoque doré avec parfois anaérobies (*Bacteroides fragilis*). En ambulatoire, on privilégie l'association amoxicilline-clavulanate *per os*. En cas d'allergie, le traitement associe au métronidazole :

- la pristinamycine après l'âge de 6 ans;
- la josamycine ou la spiramycine avant 6 ans.

Une durée de traitement de 10 à 14 jours est en général suffisante. Il est préférable de poursuivre l'antibiothérapie durant au moins 5 jours après résolution complète des symptômes. Une réévaluation clinique est nécessaire 48 à 72 heures après l'instauration du traitement antibiotique. L'évolution sous traitement est habituellement favorable en 2 à 3 jours.

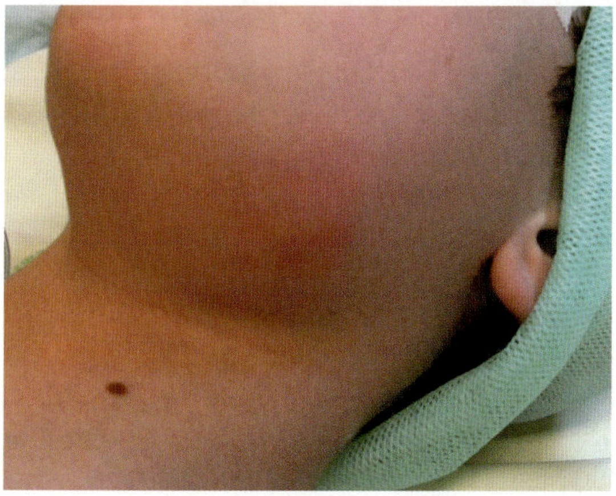

Fig. 13.6. Adénophlegmon cervical gauche consécutif à une angine bactérienne chez un enfant.
La peau est rouge, la palpation est douloureuse, la tuméfaction est ferme en périphérie, ramollie en son centre en relation avec une collection purulente.

En l'absence d'amélioration après 48 à 72 heures de traitement ambulatoire bien conduit, une hospitalisation est nécessaire. Une collection, dont la fréquence de survenue est d'environ 10 %, est recherchée par :

- la clinique : érythème cutané faisant craindre une rapide fistulisation, masse fluctuante à la palpation ;
- l'imagerie : celle-ci consiste en une échographie ou un scanner selon les possibilités et les habitudes locales ;
- une ponction aspirative : cet examen permet une analyse bactériologique du pus et a également des vertus thérapeutiques. La ponction peut être répétée en cas de récidive de la collection. Le pus prélevé doit faire l'objet d'une étude bactériologique.

Le patient peut rentrer chez lui lorsque sont réunies les conditions suivantes : masse cervicale en cours de diminution de volume, bon état général, retour à l'apyrexie depuis au moins 48 heures. Après retour à domicile, une antibiothérapie orale est prescrite pour une durée minimale de 5 jours après résolution des symptômes. Le choix de la molécule dépend des résultats des prélèvements bactériologiques. En l'absence de germe isolé, on proposera les mêmes antibiotiques que ceux utilisés en première intention en ambulatoire. Le patient doit être prévenu de la persistance prolongée (plusieurs semaines voire plusieurs mois) d'une masse cervicale palpable.

B. Complications générales

Les complications générales sont surtout rénales, articulaires et cardiaques, et sont le fait du SGA.

La pathogénie, longtemps discutée, paraît de mécanisme immunitaire. Les complications seraient consécutives à la mise en circulation de complexes immuns, associant des antigènes du streptocoque β-hémolytique A et des immunoglobulines IgG, qui se déposent surtout dans les glomérules rénaux et les articulations, déclenchant l'activation du complément et une réaction inflammatoire.

1. Glomérulonéphrites aiguës

Le plus souvent œdémateuses ou hématuriques, survenant de 10 à 20 jours après l'angine streptococcique, leur évolution est en général favorable chez l'enfant, mais peut se faire vers une insuffisance rénale irréversible, surtout chez l'adulte.

2. Rhumatisme articulaire aigu et syndromes post-streptococciques

Ils débutent 15 à 20 jours après l'infection amygdalienne initiale, soit :

- de façon brutale et parlante par une polyarthrite ;
- insidieusement en cas de cardite modérée inaugurale.

Il existe une relation inverse entre la gravité de l'atteinte articulaire et le risque de développement d'une atteinte cardiaque.

Manifestations articulaires

Ce sont les plus fréquentes :

- la forme clinique typique, devenue rare, se caractérise par une polyarthrite mobile, migratrice, asymétrique des grosses articulations. L'articulation est le siège de douleurs limitant la mobilité, de rougeur, de chaleur et de tuméfaction ;
- cette forme est actuellement remplacée soit par de simples arthralgies, soit par une monoarthrite faisant discuter le diagnostic d'arthrite purulente. La durée spontanée de l'accès rhumatismal est d'environ 1 mois. Il disparaît sans séquelle, tandis que d'autres localisations apparaissent sans systématisation.

Manifestations cardiaques

Elles constituent l'élément pronostique essentiel. Leur pronostic est tant immédiat avec le risque de survenue d'une insuffisance cardiaque, que tardif par le risque de séquelles valvulaires. Elles sont d'autant plus fréquentes que le sujet est plus jeune. Il peut s'agir d'une atteinte isolée ou globale des trois tuniques cardiaques. L'échographie cardiaque permet d'en confirmer le diagnostic et d'en surveiller l'évolution.

- L'atteinte endocardique est la plus grave. Elle est dépistée, au début, par un souffle d'insuffisance plus souvent mitrale qu'aortique. Les souffles de sténose aortique et mitrale interviennent plus tardivement dans l'histoire de la maladie.
- L'atteinte myocardique se traduit par l'apparition de signes d'insuffisance cardiaque de très mauvais pronostic. Des troubles du rythme, de la repolarisation et de la conduction sont fréquents et évocateurs. À la radiographie thoracique, le volume cardiaque est augmenté.
- L'atteinte péricardique, peu fréquente, est suspectée devant l'apparition de douleurs précordiales, d'un frottement péricardique, d'une augmentation de volume de la silhouette cardiaque ou de troubles de la repolarisation à l'ECG.

Manifestations cutanées

Les nodosités de Meynet sont exceptionnelles : sous-cutanées, fermes, indolores, mesurant de quelques millimètres à 2 cm; elles siègent en regard des surfaces osseuses et des tendons, surtout près des coudes, genoux, poignets, chevilles. Elles persistent 1 à 2 semaines.

L'érythème marginé a une évolution fugace : il s'agit de macules rosées, non prurigineuses, siégeant à la racine des membres et sur le tronc.

Manifestations nerveuses

La chorée de Sydenham est évoquée devant l'existence de mouvements involontaires, désordonnés, anarchiques, diffus, bilatéraux. Cette symptomatologie neurologique n'apparaît, comme les sténoses valvulaires, qu'après de nombreuses poussées inflammatoires.

Manifestations générales

La fièvre est très fréquente, non durable, répondant bien aux anti-inflammatoires, même non stéroïdiens. Les douleurs abdominales, liées à une adénolymphite mésentérique ou à un foie cardiaque, surviennent dans 5 à 10 % des cas. Il existe une hyperleucocytose. Les marqueurs de l'inflammation sont élevés (VS souvent supérieure à 100 à la première heure).

Traitement curatif

Dans les syndromes post-streptococciques majeurs sont préconisés :

- repos au lit pendant 3 semaines;
- corticothérapie (dans le but de limiter ou d'éviter les remaniements valvulaires cardiaques, à la dose de 2 mg/kg par jour sans dépasser 80 mg par jour jusqu'à normalisation de la VS, puis réduction progressive);
- pénicillines V pour stériliser un foyer pharyngé, relayée par une prophylaxie ultérieure.

Dans les syndromes post-streptococciques mineurs, le traitement repose sur les salicylés et la pénicilline V.

Traitement préventif

L'antibiothérapie prophylactique (pour éviter toute rechute de RAA consécutive à une infection pharyngée à streptocoque A) est commencée dès la fin du traitement curatif : benzathine-pénicilline (Extencilline®) et, en cas d'allergie, un macrolide.

La durée de cette antibioprophylaxie est de 5 ans en cas de forme majeure et seulement de 1 an en cas de formes mineures. Il est conseillé de la reprendre lorsque le patient est amené à séjourner en collectivité fermée (caserne, internat…).

VI. Amygdalectomie

A. Indications

Les deux principales indications de l'amygdalectomie (ou tonsillotomie) sont l'hypertrophie amygdalienne symptomatique et les infections amygdaliennes récidivantes.

1. Hypertrophie amygdalienne

Avec troubles respiratoires obstructifs

Elle est l'apanage de l'enfant. Les enfants concernés ont moins de 5 ans le plus souvent.

L'hypertrophie amygdalienne est responsable de troubles respiratoires du sommeil. La forme la plus sévère de cette obstruction est appelée le syndrome d'apnées-hypopnées obstructives du sommeil (SAHOS).

L'examen clinique doit mettre en évidence une hypertrophie du tissu lymphoïde pharyngé avec hypertrophie des amygdales palatines (cf. figure 8.1 au chapitre 8). La présence de signes nocturnes et/ou diurnes doit être recherchée par l'interrogatoire des parents car ils peuvent être témoins du trouble respiratoire.

L'amygdalectomie (le plus souvent couplée à une adénoïdectomie) est le traitement de référence de l'obstruction des voies aériennes supérieures (VAS) de l'enfant durant le sommeil.

Sans troubles respiratoires obstructifs

L'hypertrophie amygdalienne peut être à l'origine de :

- troubles de la déglutition (dysphagie aux gros morceaux);
- difficultés de phonation (voix oropharyngée);
- troubles du développement orofacial liés à de grosses amygdales en position basses (rétrobasilinguale).

L'amygdalectomie est recommandée pour lever l'obstruction oropharyngée.

2. Infections

Hormis la pharyngite récidivante qui n'est pas une indication d'amygdalectomie, celle-ci peut être proposée dans les situations suivantes :

- angine récidivante : l'amygdalectomie peut être proposée en cas d'infections répétées avec au moins trois épisodes infectieux par an pendant trois ans ou cinq épisodes par an sur deux ans;
- amygdalite chronique : signes inflammatoires locaux (douleurs pharyngées, halitose, aspect inflammatoire des amygdales) et régionaux (adénopathies cervicales), persistant au moins trois mois et ne répondant pas au traitement médical;
- abcès péri-amygdalien récidivant;
- autres indications infectieuses plus rares :
  - syndrome de Marshall ou fièvre périodique;
  - syndromes post-streptococciques des angines à SGA (excepté la pathologie rénale post-streptococcique car l'efficacité de l'amygdalectomie dans cette indication n'est pas démontrée);
  - angine aiguë dyspnéisante au décours d'une mononucléose infectieuse;
  - amygdalectomie à chaud associée au drainage par voie endobuccale d'un abcès parapharyngé.

3. *Tuméfaction amygdalienne unilatérale*

Lorsqu'il existe une tuméfaction amygdalienne unilatérale suspecte de malignité (rapidement évolutive, présence d'adénopathies cervicales, odynophagie), l'amygdalectomie est indiquée sans délai pour réaliser les examens anatomopathologiques nécessaires.

B. Contre-indications

Il n'existe pas de contre-indication absolue à l'amygdalectomie.

Les contre-indications relatives doivent être examinées au cas par cas :

- les troubles de la coagulation peuvent être dépistés en général et ne sont pas une contre-indication lorsque la chirurgie est impérative ;
- les fentes palatines et les divisions sous-muqueuses doivent être recherchées cliniquement. Elles représentent une contre-indication relative à l'adénoïdectomie à cause du risque de décompensation d'une insuffisance vélaire potentielle masquée par l'hypertrophie adénoïdienne. Elles ne contre-indiquent pas l'amygdalectomie ;
- un état fébrile (température > 38 °C) reporte l'intervention de quelques jours.

Un terrain allergique et/ou un asthme préexistant ne constituent pas une contre-indication à l'amygdalectomie.

C. Complications

L'*hémorragie* est la complication immédiate la plus fréquente de l'amygdalectomie. Les saignements précoces surviennent le plus souvent dans les six premières heures. Ce délai correspond au temps minimum de surveillance recommandé pour une intervention ambulatoire. Ce risque justifie une attention permanente et prolongée par l'examen minutieux et répété des loges amygdaliennes en postopératoire immédiat. L'hémorragie impose une reprise chirurgicale et une hospitalisation de l'enfant. L'apparition d'une hémorragie retardée est également un risque ; elle justifie l'hospitalisation.

La *dysphagie douloureuse* est fréquente et peut survenir malgré l'antalgie. Dans ce cas, un refus alimentaire est habituel et peut se compliquer d'une déshydratation chez l'enfant. Il est recommandé d'hospitaliser l'enfant pour réhydratation et pour équilibrer l'antalgie.

Dans certains cas, *l'obstruction respiratoire peut persister*. Lorsque l'amygdalectomie a été réalisée pour traiter un trouble respiratoire obstructif, il est recommandé de vérifier la disparition des signes à distance de l'intervention. Lorsque les signes respiratoires persistent, la cause de l'obstruction doit être recherchée par un examen clinique complété par une nasofibroscopie. L'intérêt d'une polysomnographie doit être discuté selon les résultats de l'examen clinique.

CHAPITRE

14

Item 147 – UE 6 Otites infectieuses de l'adulte et de l'enfant

Objectifs pédagogiques

Nationaux

- Connaître les agents infectieux responsables de l'otite moyenne aiguë (OMA) et leur profil de sensibilité.
- Connaître les éléments diagnostiques et la stratégie de prise en charge d'une OMA purulente, d'une otite externe, d'une otite séromuqueuse.
- Prescrire le traitement approprié, antibiotique et/ou symptomatique, à un patient présentant une OMA purulente en première intention et en cas d'échec.
- Diagnostiquer une otite moyenne chronique dangereuse ou cholestéatomateuse.

Collège français des enseignants d'ORL

- Reconnaître une otite moyenne aiguë, en préciser le stade, la cause; connaître les germes habituellement en cause; connaître les formes particulières (nourrisson), connaître les critères de guérison.
- Dépister et reconnaître une mastoïdite.
- Reconnaître une otite externe diffuse ou localisée d'origine microbienne, mycosique ou allergique.
- Savoir réaliser un lavage d'oreille pour ablation d'un corps étranger du conduit auditif externe ou d'un bouchon de cérumen et en connaître les risques.
- Reconnaître une otite séromuqueuse à tympan fermé.
- Préciser les caractères d'une otorrhée. Savoir distinguer une perforation tympanique dangereuse (marginale).
- Préciser les signes à rechercher dans l'interrogatoire et l'examen clinique pour dépister une complication en cas d'otite moyenne aiguë ou d'otite moyenne chronique cholestéatomateuse ou non cholestéatomateuse.
- Connaître les causes, les traitements, les moyens de prévention de l'otite externe.
- Connaître les germes habituels impliqués dans l'otite moyenne aiguë, autorisant une antibiothérapie probabiliste.
- Savoir traiter l'otite moyenne aiguë en fonction du stade évolutif et de l'âge.
- Savoir poser l'indication d'une paracentèse.
- Connaître les modalités de surveillance, d'évolution sous traitement d'une otite moyenne aiguë.

- Connaître et savoir expliquer au patient les modalités d'application, les limites, les risques et contre-indications d'un traitement auriculaire local par instillation et bain d'oreille.
- Connaître les indications, les contraintes et complications de la pose d'aérateurs transtympaniques.
- Savoir adresser un patient souffrant d'une otite moyenne chronique au spécialiste pour diagnostic précis et indication chirurgicale éventuelle.

I. Rappels anatomiques et physiologiques

A. Anatomie et physiologie de l'oreille moyenne

On reconnaît anatomiquement trois parties à l'oreille que sont l'oreille externe, l'oreille moyenne et l'oreille interne. Dans le cadre de cet item, seules les oreilles externe et moyenne sont envisagées.

L'oreille externe est formée du pavillon, du conduit auditif externe et de la couche épidermique du tympan.

L'oreille moyenne est constituée d'un ensemble de cavités (mastoïde, caisse du tympan) creusées dans l'os temporal et de la couche muqueuse du tympan. La couche fibreuse du tympan constitue la séparation entre oreilles moyenne et externe. Les cavités de l'oreille moyenne sont en communication avec le pharynx par un conduit dont la portion latérale est osseuse et la partie médiale est fibromusculaire : la trompe auditive (trompe d'Eustache).

Les ondes sonores sont acheminées par l'oreille externe, qui amplifie les aigus, jusqu'à la membrane tympanique. Celle-ci, en vibrant, met en mouvement la chaîne des osselets qui transmet ces mouvements à l'oreille interne en ayant amplifié d'autres fréquences. L'oreille peut donc être schématisée sous la forme de l'intersection d'un axe aérien pharyngo-oto-mastoïdien et d'un axe sensoriel dont le carrefour est la caisse du tympan (figure 14.1).

Chez les nourrissons, la trompe auditive est, anatomiquement, courte, béante et horizontale. Sur le plan fonctionnel, elle est immature, ses mouvements d'ouverture-fermeture étant incoordonnés et moins efficaces. L'épithélium qui recouvre les cavités de l'oreille moyenne ainsi que la lumière tubaire est de type respiratoire : il comporte donc des cellules ciliées, chacune avec environ 200 cils, dont les battements sont dirigés de l'oreille vers le rhinopharynx. Avec la croissance, la trompe d'Eustache s'allonge et prend une direction oblique en bas et en avant. De même, avec l'âge, la fonction tubaire s'établit progressivement. Cette fonction clé explique que toute atteinte tubaire aura des conséquences sur l'oreille moyenne.

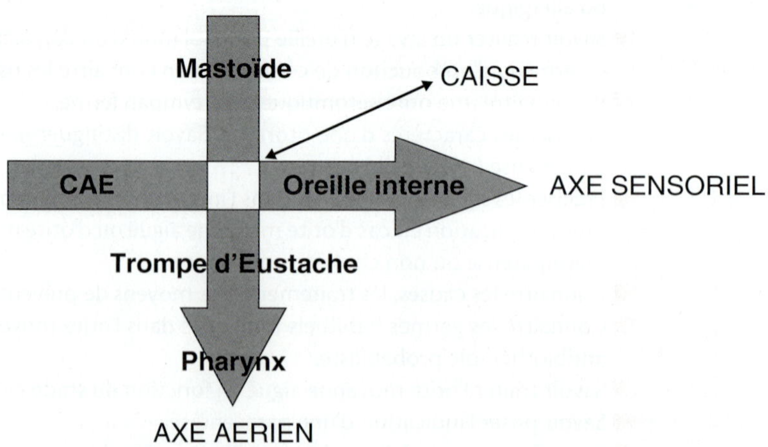

Fig. 14.1. Représentation symbolique de l'organisation de l'oreille avec ses deux axes, aérien et sensoriel.

B. Physiopathologie de l'otite séromuqueuse (OSM)

L'OSM se définit comme un épanchement inflammatoire de l'oreille moyenne évoluant plus de 3 mois. L'OSM est un phénomène multifactoriel, ce qui est illustré par l'existence d'au moins deux théories :

- la théorie *ex vacuo*, mécaniste, expliquant l'épanchement par une dépression dans l'oreille moyenne qui entraînerait une transsudation au travers des capillaires de la muqueuse ;
- la théorie inflammatoire, actuellement retenue, expliquant l'épanchement par des agressions virales ou bactériennes de la muqueuse générant la production d'un exsudat.

Parmi les arguments positifs pour cette deuxième théorie, on retrouve le fait qu'une grande partie des enfants porteurs d'OSM ont été infectés, comme en témoignent les traces d'agents infectieux retrouvées grâce aux techniques de biologie moléculaire dans les épanchements d'OSM.

Le modèle actuellement retenu est une inflammation entraînant un épaississement de la muqueuse des cavités de l'oreille moyenne qui, en modifiant les capacités d'échanges gazeux, est responsable d'une diminution de la pression partielle en oxygène et d'une dépression chronique (les deux théories se rejoignent ainsi).

La contamination des cavités de l'oreille moyenne se fait, *via* la trompe auditive, à partir du rhinopharynx où les végétations adénoïdiennes se comportent souvent comme des « éponges » infectieuses fréquemment recouvertes de biofilms. Ces éléments sont des structures protéiques sécrétées par les bactéries et qui leur servent de refuge, les mettant à l'abri des agressions extérieures telles que les anticorps, les macrophages, les antibiotiques.

C. Physiopathologie et bactériologie des otites moyennes aiguës (OMA)

Les modifications de l'épithélium par les virus respiratoires au décours des infections intercurrentes contribuent à favoriser l'adhérence et la multiplication des bactéries normalement présentes dans le rhinopharynx. Celles-ci (*Streptococcus pneumoniae*, *Haemophilus influenzae* et *Moraxella catarrhalis*) colonisent l'oreille moyenne par la trompe auditive, d'autant que le tapis mucociliaire y est altéré, en particulier à cause d'infections par certains virus respiratoires.

Plusieurs facteurs de risque de survenue d'une OMA (ou d'une OSM) ont été identifiés. Ils peuvent être classés en facteurs de risque endogènes (s'ils sont fonction de l'enfant lui-même) ou exogènes (s'ils lui sont extérieurs).

Les principaux facteurs de risque endogènes sont :

- l'hérédité (antécédents familiaux d'OMA ou OSM dans la petite enfance) ;
- les terrains particuliers : trisomie 21, malformations craniofaciales, fentes et/ou anomalies vélaires ou vélopalatines (même opérées), pathologies ciliaires (syndrome de Kartagener par exemple qui associe un fort ralentissement du battement des cils associé à un *situs inversus*), déficits immunitaires.

Les principaux facteurs de risque exogènes sont :

- l'absence d'allaitement maternel ;
- un tabagisme passif qui d'une part irrite la muqueuse, d'autre part paralyse les cils (effet nicotinique) et enfin modifie la flore normale du rhinopharynx ;
- les collectivités, telles que les crèches qui favorisent les contaminations ;
- la pollution atmosphérique ;
- la saison automno-hivernale avec son cortège d'infections virales.

Les trois germes principalement responsables des OMA de l'enfant de plus de 3 mois sont les germes le plus fréquemment rencontrés dans le rhinopharynx, à savoir : *Streptococcus pneumoniae*, *Haemophilus influenzae* et *Moraxella (Branhamella) catarrhalis*. Depuis la tendance à la généralisation des vaccinations anti-*Hemophilus* B et antipneumococcique, on a pu assister à une variation de la répartition de ces bactéries dans les OMA. Actuellement, des souches d'*Haemophilus* non typables (non-B) donc non productrices de β-lactamases ont commencé à émerger au détriment des souches B dont beaucoup produisaient des β-lactamases. Les modalités de résistance de cette bactérie se sont donc modifiées. De même pour les pneumocoques, le sérotype 19B, non couvert par le vaccin heptavalent, est désormais couvert par le nouveau vaccin 13-valent.

Ces données, datant de fin 2013, sont toujours d'actualité. Les dernières publications parues en 2015 n'ont pas mis en évidence de modification de l'écologie bactérienne ni des résistances aux antibiotiques dans les otites moyennes aiguës.

II. Otite externe aiguë et diagnostic différentiel face à une otalgie

L'otalgie, douleur de l'oreille, est un symptôme fréquent.

A. Notions anatomophysiologiques pour la compréhension des otalgies

La compréhension du mécanisme à l'origine d'une otalgie ne peut se faire qu'au travers de la neuroanatomie et de la neurophysiologie. Nous rappelons uniquement les aspects de l'innervation sensitive de la région auriculaire nécessaire à l'explication de l'otalgie (figure 14.2).

L'innervation sensitive de la région auriculaire dépend des quatre paires crâniennes que sont les nerfs trijumeau (V), facial (VII), glossopharyngien (IX) et pneumogastrique (X), et du plexus cervical superficiel :

- au niveau du pavillon :
  - l'innervation de la racine de l'hélix, du tragus et de la partie antérieure du lobule dépend du nerf trijumeau par sa branche auriculotemporale (V3) ;

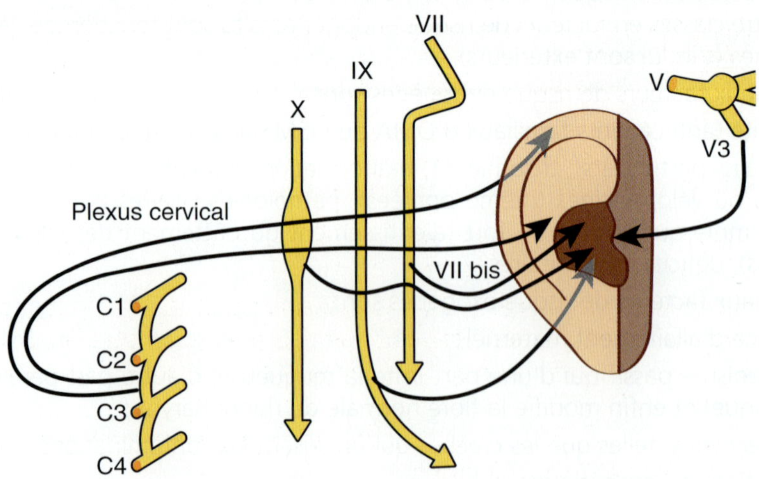

Fig. 14.2. Innervation du pavillon de l'oreille, permettant de comprendre le mécanisme des otalgies réflexes.

- celle de l'hélix, de l'anthélix et de la partie postérieure du lobule dépend du plexus cervical superficiel par l'intermédiaire de sa branche auriculaire;
- au niveau de la conque et du conduit auditif externe (CAE) :
  - la partie tout antérieure de la conque et du CAE est innervée par la branche auriculo-temporale du nerf trijumeau;
  - le reste de la conque et de la partie initiale du CAE (zone de Ramsay-Hunt) dépend du nerf intermédiaire de Wrisberg (VII*bis*);
  - enfin, la partie profonde du conduit et le tympan dépendent du pneumogastrique;
- au niveau de l'oreille moyenne : la caisse du tympan est innervée par le nerf tympanique (nerf de Jacobson), branche du nerf glossopharyngien.

Chacune des paires crâniennes citées précédemment innerve les VADS et émet un ou plusieurs filets récurrents qui rejoignent le territoire auriculaire. Ainsi, une affection quelconque intéressant un de ces nerfs en dehors de la zone auriculaire peut donner naissance à une otalgie réflexe.

L'innervation de la membrane tympanique est assurée par des nerfs formant des plexus riches et nombreux, procurant à celle-ci une très grande sensibilité :

- les nerfs sous-cutanés (qui prolongent ceux du CAE) : provenant du nerf auriculotemporal (branche du trijumeau) et du rameau sensitif du CAE que donne le nerf facial;
- les nerfs sous-muqueux : provenant du nerf tympanique, branche du nerf glossopharyngien IX).

B. Examen d'un patient otalgique

1. Interrogatoire

L'interrogatoire recherche :

- les modalités d'apparition;
- les habitudes toxiques (tabac, alcool), les antécédents pathologiques (infections à répétition, pathologies bronchopulmonaires, reflux gastro-œsophagien, allergies);
- les caractéristiques de l'otalgie : type, intensité, rythme, durée et mode de survenue;
- les signes auriculaires associés : surdité, sensation de plénitude auriculaire, otorrhée, otorragie, acouphène ou éruption cutanée vésiculeuse au niveau de la conque;
- les signes ORL autres : rougeur de la face ou de l'œil, rhinorrhée, dysphagie, dysphonie, glossodynie, obstruction nasale, douleur à l'ouverture de la bouche, douleur dentaire ou douleur d'origine cervicale;
- les signes généraux : fièvre, asthénie, amaigrissement.

2. Examen cervicofacial

L'examen clinique doit être complet et bilatéral, même en cas d'otalgie unilatérale. Il doit suivre un ordre chronologique bien précis :

- examen de la région auriculaire : pavillon, conduit auditif externe, tympan. L'otoscopie (figure 14.3) doit être particulièrement soigneuse et complétée au besoin par un examen au microscope. Une acoumétrie recherche l'existence d'une surdité associée à l'otalgie;
- puis examen de la région péri-auriculaire : parotide, articulation temporomandibulaire, région mastoïdienne et sous-digastrique;
- examen neurologique cervicofacial : examen des paires crâniennes;
- et enfin, examen de la bouche, de la denture, du nez, du cavum et du pharyngolarynx.

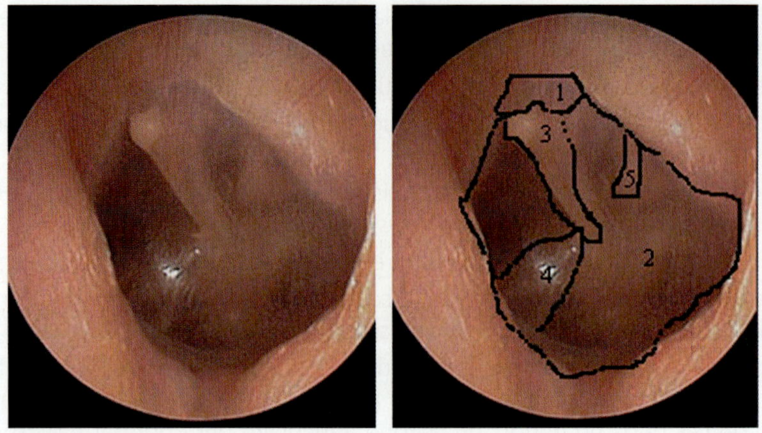

Fig. 14.3. Otoscopie d'un tympan gauche normal.

1. Pars flaccida. 2. Pars tensa. 3. Manche du marteau (ou malleus). 4. Triangle lumineux dans le quadrant antéro-inférieur. 5. Branche descendante de l'enclume (incus) visible au travers de la membrane tympanique. Il n'y a pas de contact entre le tympan et l'enclume.

3. Examens complémentaires

Ils sont envisagés lorsque l'ensemble de l'examen clinique est négatif :

- endoscopie rhinopharyngolaryngée ;
- radiographies des sinus, de la colonne cervicale ;
- orthopantomographie.

C. Otalgies : les lésions de l'oreille externe

1. Au niveau du pavillon

Pour le pavillon, l'inspection corrélée aux circonstances d'apparition reconnaît facilement :

- l'otohématome, qui correspond à l'extravasation de sang entre le périchondre et le cartilage après un traumatisme. Le pavillon, œdématié et tuméfié, est sensible au toucher. Le traitement en est chirurgical par l'évacuation de la collection sanguine et un drainage ;
- la périchondrite, qui succède à un traumatisme ouvert du pavillon, à un hématome surinfecté, une otite externe avec extériorisation au pavillon ou à une intervention sur l'oreille, comme une otoplastie. Le pavillon est rouge, tuméfié, avec effacement des reliefs ; la douleur est intense, augmentée par le contact. Le germe le plus souvent en cause est le *Pseudomonas aeruginosa*. Le traitement repose sur l'antibiothérapie par voie générale et le drainage chirurgical au stade collecté, avec l'élimination des éléments cartilagineux nécrosés. Le risque évolutif est la nécrose cartilagineuse ;
- le nodule douloureux de l'oreille, qui correspond à une dyskératose douloureuse centrée par un petit névrome siégeant sur le bord de l'hélix, au voisinage du tubercule de Darwin ; sa résection amène la guérison.

Dans ces cas, aucun examen d'imagerie n'est utile au diagnostic.

2. Au niveau du CAE : l'otite externe et ses diagnostics différentiels

Otite externe bactérienne, eczéma du conduit, otite externe mycosique, furoncle du CAE, otite externe « maligne » ou nécrosante

L'otite externe est une pathologie très fréquente, essentiellement estivale, liée aux baignades et aux traumatismes du conduit. Elle touche tous les âges et se manifeste par une otalgie intense, lancinante, augmentant dans la première partie de la nuit. Il n'y a pas de fièvre.

L'examen clinique permet le diagnostic face à une douleur provoquée à la palpation du tragus ou à la traction du pavillon. Les patients se plaignent par ailleurs d'une douleur à la mastication liée au contact du condyle mandibulaire sur la face antérieure du conduit. L'examen otoscopique est pauvre puisque l'introduction du spéculum est douloureuse, laissant voir un conduit auditif externe œdématié, inflammatoire, douloureux, avec des sécrétions blanchâtres qui peuvent être aspirées. Le tympan, s'il peut être vu, est subnormal.

Il peut s'agir d'une otite externe diffuse bactérienne ou mycosique, d'un furoncle de la zone pileuse du conduit ou d'un eczéma surinfecté. Les germes en cause sont le *Staphylococcus aureus* ou le *Pseudomonas aeruginosa*. Dans 10 % des cas, il s'agit d'une mycose, essentiellement à *Aspergillus* : il faut savoir reconnaître l'aspect filamenteux et les taches noires caractéristiques de cette pathologie (figure 14.4).

L'otite externe peut se compliquer de périchondrite ou de chondrite, hyperalgique et insomniante.

Le traitement est local, reposant sur l'application de gouttes à visée antibiotique. Ces gouttes nécessitent parfois des gestes locaux du conduit auditif externe à type de méchage ou mise en place de drains de façon à faciliter l'introduction des gouttes par le conduit auditif externe et surtout de permettre le contact au site infecté. Le recours à l'antibiothérapie est rare — le traitement par voie générale est réservé aux formes graves : périchondrites et chondrite. Un traitement symptomatique antalgique doit être systématiquement prescrit. La prévention repose sur une hygiène des conduits auditifs externes. En cas de suspicion d'otite externe d'origine mycotique, un traitement local avec un antimycotique est nécessaire.

Il ne faut pas méconnaître une affection dermatologique (érysipèle, impétigo…) sous-jacente.

Enfin, toujours penser à l'« otite maligne externe », véritable ostéite de la base du crâne chez le sujet diabétique ou immunodéprimé. L'agent causal le plus fréquent est le *Pseudomonas aeruginosa*, de traitement lourd et prolongé.

Otite externe du zona du nerf intermédiaire de Wrisberg (VII*bis*)

Elle débute par une otalgie intense à type de brûlure, associée à la présence de vésicules localisées au niveau de la conque et du CAE (zone de Ramsay-Hunt) (figure 14.5).

Bouchon de cérumen

Le classique bouchon de cérumen peut se révéler par des douleurs lorsqu'il est gonflé par une solution aqueuse, comme cela est souvent le cas après une baignade. Une vérification de l'état du conduit auditif externe et du tympan est indispensable après extraction du bouchon.

Corps étrangers

Les corps étrangers, de nature variable, sont aussi reconnus et localisés à l'otoscopie. Leur extraction est impérative et nécessite parfois une sédation (mélange équimolaire de protoxyde

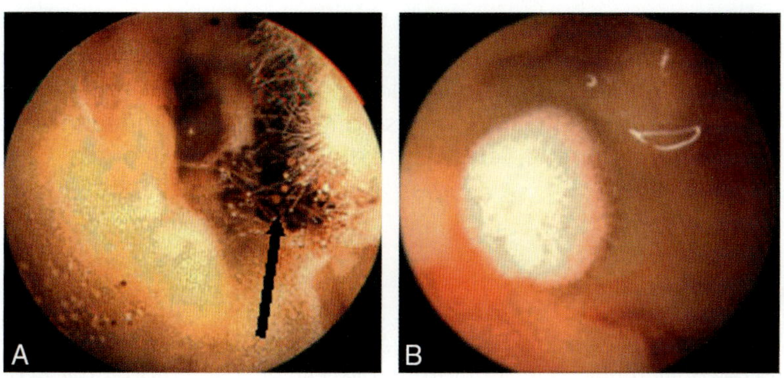

Fig. 14.4. Otoscopie d'une otite externe mycotique aspergillaire.
La flèche montre les filaments mycéliens (A) ou à *Candida* (B). Le conduit est inflammatoire, sténosé.

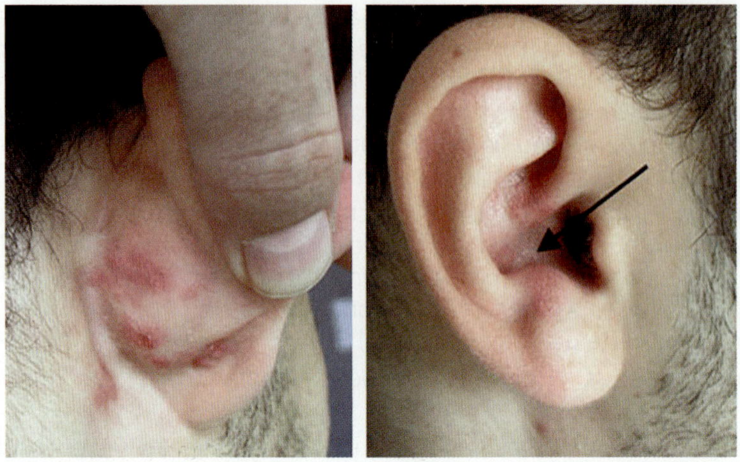

Fig. 14.5. Éruptions vésiculeuses dans la zone de Ramsay-Hunt lors d'un zona responsable d'une paralysie faciale.

d'azote et d'oxygène : MEOPA) ou une anesthésie générale quand ils sont enclavés. Dans tous les cas, une vérification de l'état du CAE et du tympan est nécessaire, avec prescription d'antibiotiques locaux si besoin.

Tumeurs du CAE

Les tumeurs du CAE, bénignes (ostéome, tumeurs vasculaires...) et surtout malignes (cylindrome, carcinomes, sarcomes), représentent des causes rares d'otalgie.

D. Otalgies : les lésions de l'oreille moyenne

1. Otite moyenne aiguë

Cf. *infra*.

2. Catarrhe tubaire

Il correspond à un dysfonctionnement de la trompe auditive lié à :

- une obstruction tubaire en rapport avec une inflammation du rhinopharynx (rhinopharyngite) ;
- une exposition à des variations importantes de la pression environnante (barotraumatisme) ;
- ou une obstruction tumorale (cancer du cavum).

L'otalgie est associée à une autophonie, une hypoacousie, une sensation d'oreille bouchée. L'otoscopie note une congestion ou une légère rétraction du tympan, à un degré de plus des signes d'OSM (otite séromuqueuse). L'impédancemétrie montre un décalage du tympanogramme vers les pressions négatives (courbe C) (cf. *infra*, « Otite séromuqueuse »).

3. Myringite phlycténulaire

L'otalgie, très vive, plus ou moins associée à une otorrhée sanglante, peut parfois céder à la ponction de ces phlyctènes sous antibiothérapie. Elle est caractérisée par la présence de phlyctènes sur la membrane tympanique, auxquelles peut s'associer une véritable otite moyenne aiguë (cf. *infra*, « Otite phlycténulaire »).

4. Otalgie après instillation de gouttes auriculaires

Elle traduit une perforation tympanique, quelquefois méconnue par le patient.

5. Otite chronique

L'otite chronique n'est pas douloureuse en soi, mais peut le devenir lors d'un épisode de surinfection par contamination au cours d'une baignade, par exemple. L'examen du tympan est rendu difficile à cause de l'otorrhée. Le traitement antibiotique permet d'assécher l'oreille pour réaliser une otoscopie précise et définir le type exact d'otite chronique en cause (cf. *infra*, « Otites moyennes chroniques »).

6. Mastoïdite

La mastoïdite se traduit par une douleur persistante spontanée ou provoquée de la pointe de la mastoïde au décours d'une otite. Cliniquement, l'élément pathognomonique est la tuméfaction inflammatoire rétroauriculaire responsable d'un décollement du pavillon (cf. *infra*, « Otites moyennes aiguës »).

7. Pétrosite

La pétrosite est devenue très rare. Elle correspond à une atteinte infectieuse suppurée de l'os pétreux, plus ou moins associée à une nécrose osseuse, facilitée par des troubles de l'immunité ou un microtraumatisme. Les diagnostics différentiels sont le cancer (rhabdomyosarcome, sarcome d'Ewing) et l'histiocytose langerhansienne. Parmi les signes essentiels, on retient la persistance sur une oreille opérée (le plus souvent de mastoïdectomie), d'un écoulement tenace et nauséabond, et de douleurs constantes pulsatiles de la région temporopariétale, parfois associées à une paralysie du VI dans les suites d'une otite moyenne aiguë homolatérale (syndrome de Gradenigo).

8. Pathologie tumorale

Elle peut siéger en n'importe quel point de la région auriculaire du CAE et de l'oreille moyenne. Les tumeurs malignes du CAE et de l'oreille moyenne sont rares. L'intensité de l'otalgie est variable. Ces tumeurs se révèlent plutôt par la modification d'une otorrhée chronique devenant très hémorragique, associée à une hypoacousie. L'otoscopie montre l'existence d'une masse tumorale dans le CAE, saignant parfois au contact. La biopsie permet le diagnostic (adénocarcinome, épithélioma spinocellulaire, céruminome). Malgré un traitement radiochirurgical, le pronostic de ces tumeurs reste redoutable. Parmi les tumeurs bénignes, les tumeurs du glomus jugulaire n'entraînent pas à proprement parler d'otalgie, mais sont plutôt responsables d'acouphènes pulsatiles, quelquefois étiquetés à tort otalgie par les patients à cause de la gêne qu'ils entraînent.

E. Otalgies et affections de l'oreille interne

Les affections de l'oreille interne ne donnent généralement pas lieu à des phénomènes douloureux. Il est exceptionnel que le neurinome de l'acoustique puisse se révéler par une otalgie.

F. Otalgies réflexes

1. Trijumeau

Les étiologies suivantes peuvent être en cause :

- origine dentaire (avis spécialisé et bilan radiographique) : carie profonde, pulpite chronique, granulome péri-apical ; accident d'éruption de dent de sagesse ; gingivostomatites herpétiques ;

- tumeur du bord de la langue, du sillon amygdaloglosse, du plancher de la bouche… de diagnostic facile ;
- tumeurs du rhinopharynx (+++) ;

> Toute otite séromuqueuse unilatérale doit imposer une nasofibroscopie rhinopharyngolaryngée à la recherche d'une éventuelle tumeur du cavum.

- atteinte de l'articulation temporomandibulaire :
  - arthrite évidente ;
  - arthralgies à la mobilisation articulaire ;
  - troubles de l'articulé dentaire, responsables de douleurs au niveau de l'articulation temporomandibulaire et de douleurs vives en avant de l'oreille (SADAM, syndrome algodystrophique de l'appareil manducateur), déclenchées par la pression ou l'ouverture de la bouche, la mobilisation de la mâchoire entraînant des craquements, un ressaut, une subluxation et des crises de trismus intermittentes. Chez le grand enfant et l'adolescent, les problèmes de malposition dentaire ou les mouvements de mastication excessive (tels que le bruxisme) donnent des douleurs temporomandibulaires ;
- syndrome de l'apophyse styloïde longue (douleur lors de la rotation de la tête ou de la déglutition).

2. Facial

Le zona acousticofacial (auriculaire) est une atteinte du ganglion géniculé (VII) par récurrence du virus de la varicelle et du zona (VZV), avec éruption cutanée vésiculeuse de la zone de Ramsay-Hunt, souvent précédée par une otalgie intense à type de brûlure. Classiquement, paralysie faciale périphérique, vertige et surdité de perception (participation du VIII) s'y associent.

La paralysie faciale *a frigore* entraîne des douleurs, en général mastoïdiennes, fréquentes.

3. Glossopharyngien

Il peut s'agir :

- d'une cause infectieuse : angine, phlegmon de l'amygdale, aphte… ;
- de l'otalgie du reflux gastro-œsophagien ;
- d'une tumeur de l'oropharynx.

4. Pneumogastrique

Les tumeurs de l'hypopharynx (sinus piriforme…), de diagnostic plus difficile, nécessitent un bilan endoscopique.

5. Sympathique cervical

Les pathologies suivantes peuvent être en cause :

- lésions rachidiennes cervicales dystrophiques ou traumatiques, trop souvent incriminées ;
- pathologie parotidienne infectieuse ou cancéreuse ;
- adénopathie inflammatoire (jugulocarotidienne haute) infectieuse ou néoplasique ;
- tumeur parapharyngée ;
- dissection carotidienne (accompagnée d'un syndrome de Claude Bernard-Horner).

G. Névralgies

Peuvent entraîner des otalgies :

- les névralgies du V, du IX et du nerf tympanique ;
- les algies neurovasculaires accompagnées de manifestations vasomotrices de la face, du pavillon, de la fosse nasale et de la conjonctive.

Points clés

- L'otite externe aiguë est une infection cutanée du conduit auditif externe à staphylocoque, pyocyanique ou mycotique, de traitement local.
- L'otite externe aiguë se manifeste essentiellement par une otalgie.
- La connaissance du mécanisme des otalgies est indispensable pour comprendre leur étiologie.
- Symptôme banal, l'otalgie peut révéler une grande variété d'affections ORL ou extra-ORL.
- Le problème essentiel est donc d'arriver à un diagnostic étiologique précis (tableau 14.1).
- Toute otalgie unilatérale qui ne fait pas sa preuve est *a priori* symptomatique et doit faire l'objet d'une surveillance rigoureuse.

Tableau 14.1. Causes des otalgies.

Otalgies intrinsèques		
Pavillon : – Othémathome – Chrondrite	**CAE** : – Bouchon de cérumen et corps étranger – Eczéma – Otite externe – Mycose – Furoncle – Tumeur	**Oreille moyenne et mastoïde** : – Otite aiguë – Catarrhe tubaire – Myringite – Otite chronique – Mastoïdite – Complication d'otite (pétrosite) – Tumeur
Otalgies extrinsèques ou réflexes		
Trijumeau : – Dentaire – Cavité buccale – Articulation temporomandibulaire	**Facial** : – Zona – Tumeur	**Glossopharyngien** : – Cavité buccale – Oropharynx – Rhinopharynx
Pneumogastrique : – Larynx – Pharynx, œsophage	**Sympathique cervical** : – Adénopathie – Glandes salivaires – Rachis cervical	
Névralgies		
– **Glossopharyngien** – **Trijumeau** (auriculotemporal) – **Facial** (ganglion géniculé)		

III. Otites moyennes aiguës

A. Définition

L'otite moyenne aiguë (OMA) est une inflammation aiguë d'origine infectieuse de la muqueuse de l'oreille moyenne. La contamination infectieuse provient du rhinopharynx et des cavités nasales par l'intermédiaire de la trompe d'Eustache.

B. Épidémiologie

Il s'agit de l'infection la plus fréquemment rencontrée chez l'enfant, avec une incidence maximale chez le nourrisson entre 6 et 24 mois. On considère que trois enfants sur quatre ont fait au moins une otite moyenne aiguë à l'âge de 2 ans.

C. Germes

Dans le cas de l'otite moyenne aiguë congestive, les virus sont responsables de plus de 90 % des infections. Dans 10 % des cas, il s'agit d'une infection bactérienne qui va pouvoir évoluer vers une otite collectée.

Toutes les otites collectées ou perforées sont d'origine bactérienne, avec deux germes prépondérants : l'*Haemophilus influenzae* (30 à 40 % entre 6 mois et 36 mois, dont 17 % sécrètent une β-lactamase) et dans environ 40 % des cas un pneumocoque ; 3,9 % des souches sont résistantes à la pénicilline et 42 % sont de sensibilité intermédiaire (chiffres à moduler en fonction de paramètres en particulier régionaux). Les résistances bactériennes aux antibiotiques ont diminué de façon significative pour certains pathogènes : pneumocoque résistant aux β-lactamines, *Haemophilus influenzae* producteurs de β-lactamases, streptocoque du groupe A résistant aux macrolides. Ceci a permis de nouveau l'utilisation de l'amoxicilline dans les recommandations.

Il s'agit des deux principaux germes bactériens des otites moyennes collectées, mais sont également rencontrés le staphylocoque doré, le *Staphylococcus epidermidis*, le streptocoque pyogène du groupe A, *Moraxella (Branhamella) catarrhalis* ou des germes anaérobies. L'attitude thérapeutique est dictée essentiellement par l'aspect congestif ou collecté, et par la prévalence particulière de l'*Haemophilus* et du pneumocoque.

La symptomatologie clinique peut orienter vers la bactérie responsable : une OMA associée à une conjonctivite purulente oriente vers *H. influenzae* ; une OMA associée à de la fièvre supérieure à 38,5°C et des douleurs locales importantes oriente plutôt vers *S. pneumoniae* (tableau 14.2).

Tableau 14.2. Facteurs de risque vis-à-vis du pneumocoque de sensibilité diminué chez l'enfant.

Âge inférieur à 18 mois
Vie en collectivité dans un habitat urbain
Existence dans les antécédents récents d'une otite moyenne aiguë
Et/ou administration d'antibiotiques de la série aminopénicilline dans les 3 mois précédents

D. Physiopathologie

La physiopathologie des otites moyennes aiguës permet de comprendre la prévalence particulière chez l'enfant et permet surtout de proposer des mesures préventives. Toute otite moyenne aiguë provient d'une infection *via* le rhinopharynx par l'intermédiaire de la trompe auditive.

Le rhinopharynx chez l'enfant présente une charge infectieuse supérieure à celle de l'adulte. En effet, il s'agit de l'âge de la maladie d'adaptation, correspondant à la phase d'apprentissage immunitaire après la perte de la protection maternelle acquise durant la grossesse. Cette maladie d'adaptation va entraîner des infections rhinopharyngées, prolongées, répétées, elles-mêmes responsables d'une hypertrophie des végétations adénoïdes qui à leur tour jouent leur rôle de réservoir de germes et provoquent par l'intermédiaire de leur volume une stase des sécrétions nasales facilitant la pullulation microbienne et des troubles de ventilation du cavum. Ceci est facilité par un état inflammatoire local lié à la pollution, au tabagisme passif. La charge bactérienne ou virale est corrélée à la mise en collectivité (crèche, école).

La fréquence particulière des otites moyennes aiguës s'explique par la coexistence de rhinopharyngites à répétition et par une trompe auditive probablement plus perméable, mais surtout plus courte et plus horizontale pour des raisons de croissance craniofaciale, la morphologie adulte commençant à être obtenue vers l'âge de 6 ou 7 ans. Bien sûr, toute anomalie au niveau de la trompe auditive (fente palatine, trisomie 21 ou toute malformation locale) est un facteur facilitant les otites moyennes aiguës.

Enfin, toute otite chronique à type d'otite séromuqueuse est un facteur facilitant la répétition des otites moyennes aiguës (tableau 14.3).

Tableau 14.3. Facteurs favorisant les otites moyennes aiguës de l'enfant.

Crèche et toute vie précoce en collectivité dans un habitat urbain
Tabagisme passif
Existence dans la famille d'antécédents d'otites récidivantes
Absence d'allaitement maternel
Précarité des conditions de vie et d'hygiène (promiscuité, humidité, carence de soins)
Saisons automne-hiver (fréquence des infections virales et bactériennes des voies aériennes supérieures)
Précocité du premier épisode d'OMA

Points clés

- L'OMA est d'origine rhinopharyngée.
- L'OMA est souvent monomicrobienne. L'*Haemophilus* et le pneumocoque en sont les germes les plus fréquents chez l'enfant.

E. Diagnostic

Le tableau clinique typique est celui de l'**OMA du jeune enfant**.

1. Signes d'appel

Au cours ou au décours d'une rhinopharyngite plus ou moins fébrile, l'attention est attirée vers l'oreille par une otalgie, plus ou moins violente, par paroxysmes (coliques de l'oreille). Quelquefois, le premier signe est une otorrhée ; l'otalgie est alors peu marquée.

2. Otoscopie

L'otoscopie affirme le diagnostic :

- au stade congestif, le tympan est rosé ou rouge vif, avec conservation des reliefs du marteau ;
- au stade suppuré :
  - à tympan fermé : le tympan est rouge violacé, bombant, avec disparition des reliefs (figure 14.6), ou d'aspect jaunâtre (otite « camouflée » par les antibiotiques) ;
  - à tympan ouvert (ou stade perforé) : perforation tympanique spontanée punctiforme, battante, laissant sourdre un liquide mucopurulent plus ou moins abondant.

Ne pas oublier d'examiner l'autre oreille (la bilatéralité de l'OMA est fréquente), le nez et le pharynx.

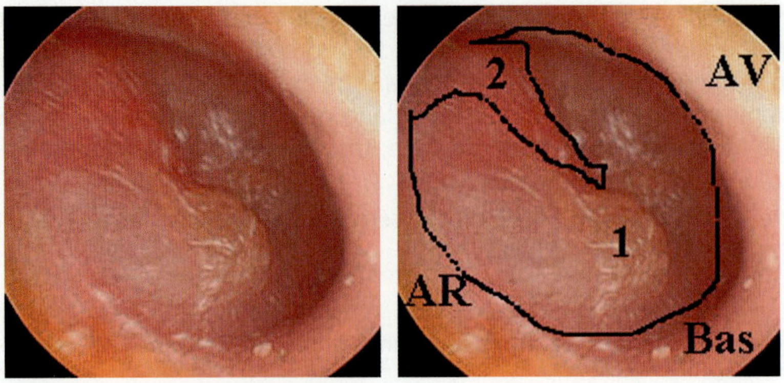

Fig. 14.6. Otite moyenne aiguë collectée droite.

1. Tympan bombant, épaissi, érythémateux. 2. Manche du marteau mal visible en raison du bombement de la membrane tympanique.

F. Formes cliniques

1. OMA du nourrisson

Elle est fréquente, bilatérale et elle a souvent un retentissement important sur l'état général.

La forme sthénique se manifeste comme chez le grand enfant par une otalgie (cris et pleurs intermittents spontanés ou à l'alimentation) et par un aspect otoscopique flagrant.

La forme asthénique se manifeste par des signes d'emprunt généraux : hyperthermie, chute pondérale, hypothrepsie, gastroentérite (pouvant aller jusqu'à la « toxicose »).

L'otoscopie peut aussi montrer des signes patents peu significatifs tels qu'un tympan simplement mat ou givré (otoantrite latente).

Un examen des oreilles s'impose devant toute atteinte de l'état général d'un nourrisson et notamment devant tout syndrome fébrile ou dyspeptique.

2. OMA de l'adulte

Beaucoup moins fréquente que celle du jeune enfant, elle a le même tableau clinique. Les formes torpides, asthéniques peuvent se rencontrer chez le vieillard ou le diabétique.

3. OMA nécrosante de la rougeole et de la scarlatine

Elle laisse comme séquelle une destruction tympanique importante.

4. Otite phlycténulaire

En principe bénigne mais très douloureuse, elle se manifeste dans un contexte épidémique par une otorragie (écoulement sérosanglant par l'oreille) et, à l'otoscopie, par des phlyctènes hémorragiques du tympan et/ou du conduit adjacent (figure 14.7), associées de façon inconstante à un épanchement rétrotympanique dans lequel *Haemophilus influenzae* ou le pneumocoque peut être isolé. Le traitement est celui de l'OMA (cf. *infra*).

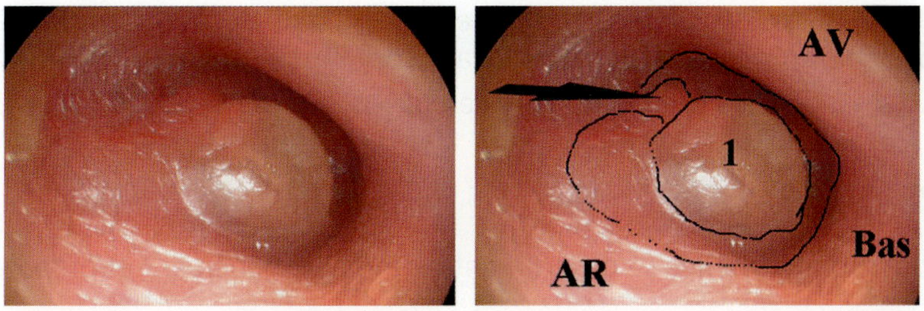

Fig. 14.7. Otite phlycténulaire droite (myringite virale).
Phlyctène posée sur la membrane tympanique (1); la flèche montre la partie haute du manche du marteau.

5. Otite barotraumatique

Épanchement séreux ou sérohémorragique de la caisse du tympan, elle est consécutive à un accident pressionnel (plongée, aviation…), souvent favorisé par une dysperméabilité tubaire ou une obstruction nasale (déviation de la cloison, rhinite…).

Elle se manifeste par une violente otalgie, une sensation d'oreille bouchée et une image otoscopique d'otite congestive. Elle guérit sans problème (spontanément ou par un traitement anti-inflammatoire), s'il n'y a pas de problème rhinopharyngé, source de surinfection.

Points clés

- L'OMA est souvent bilatérale.
- Dans une OMA suppurée, le tympan est bombant et il a perdu ses reliefs.
- Tout syndrome fébrile ou dyspeptique du nourrisson doit entraîner une otoscopie.

G. Diagnostic différentiel

En présence d'une otalgie, il convient d'éliminer :

- une otite externe diffuse ou un furoncle du conduit. Les caractères des douleurs permettent souvent l'orientation : lancinantes et non paroxystiques, exacerbées par la mastication, la pression au niveau du tragus, la mobilisation du pavillon de l'oreille;
- un zona auriculaire débutant; mais rapidement l'éruption dans la conque (zone de Ramsay-Hunt) et la paralysie faciale font le diagnostic;
- une otalgie réflexe, surtout chez l'adulte, d'origine pharyngée, dentaire, articulaire (articulation temporomaxillaire) : il faut y penser lorsque l'examen otoscopique est normal.

En cas d'otorrhée persistante ou récidivante, il faut éliminer :

- une otite externe chronique, eczémateuse ou mycosique;
- et surtout une otite moyenne chronique réchauffée sur l'anamnèse et le caractère de la perforation tympanique.

H. Traitement

1. Au stade catarrhal, congestif

Un traitement simple suffit sous surveillance clinique et otoscopique :

- désobstruction des fosses nasales : sérum physiologique, rarement vasoconstricteurs (prudence chez le nourrisson et le petit enfant : sérum adrénaliné très rarement utilisé);

- instillations auriculaires, surtout à visée antalgique et décongestionnante (Osmotol®, Otalgol®, Otipax®) ; les antibiotiques locaux sont inutiles ;
- antalgiques, anti-inflammatoires non stéroïdiens et antipyrétiques par voie générale.

2. Au stade suppuré

Les deux questions suivantes se posent : antibiothérapie générale ? et/ou paracentèse ?

Antibiothérapie

Elle a transformé le pronostic de l'OMA, dont les complications graves sont maintenant très rares. Elle n'a cependant ni diminué leur fréquence, ni leurs récidives, ni le passage à la chronicité. La prescription idéale serait celle qui serait guidée par l'étude bactériologique, mais il n'y a pas de tableau clinique typique d'un germe donné et les prélèvements sont difficiles à réaliser et à interpréter (souillure par les germes du conduit). Il s'agit donc d'une antibiothérapie probabiliste qui tient compte de deux notions : les souches productrices de β-lactamases en diminution et l'émergence du pneumocoque à sensibilité anormale à la pénicilline (4 % de souches résistantes, 43 % de souches intermédiaires).

Les règles suivantes peuvent actuellement être adoptées :

- **chez le nouveau-né** (rare), les germes sont souvent résistants aux antibiotiques (staphylocoque doré, *Pseudomonas*, streptocoques pyogènes). Les barrières épithéliales étant plus perméables à cet âge, ces infections nécessitent un bilan général comme toute fièvre néonatale. L'antibiothérapie à large spectre est indiquée. Le prélèvement bactériologique doit être systématique par paracentèse ;
- **chez l'enfant**, si l'otite est associée à une conjonctivite, l'*Haemophilus influenzae* est probablement en cause. Il convient de prescrire amoxicilline-acide clavulanique (Augmentin®). En cas d'allergie vraie aux pénicillines sans allergie aux céphalosporines : céphalosporine orale de deuxième ou troisième génération (cefpodoxime). En cas de contre-indication aux β-lactamines : érythromycine-sulfizoxazole (Pédiazole®) ou cotrimoxazole (érythromycine-sulfaméthoxazole) ;
- **chez le bébé de moins de 18 mois gardé en crèche, fortement fébrile**, il faut craindre surtout le pneumocoque (plus rarement *Haemophilus*, streptocoque). Le traitement repose sur l'amoxicilline (si *Haemophilus* : moins de souches productrices de β-lactamases donc la différence d'activité entre l'amoxicilline seule et l'amoxicilline associée à de l'acide clavulanique n'intéresserait que 5 patients sur 100 ; si pneumocoque : l'amoxicilline reste très active sur les pneumocoques intermédiaires). En cas d'impossibilité d'assurer un traitement par voie orale, une céphalosporine de troisième génération injectable (ceftriaxone) est indiquée ;
- **pour un enfant de plus de 2 ans ou un adulte peu fébrile**, sans antibiotique dans les 3 mois précédents, en région à faible prévalence de pneumocoque résistant, l'amoxicilline doit être prescrite en première intention. Chez l'enfant de plus de 2 ans avec des symptômes peu bruyants, un traitement symptomatique peut se justifier en première intention, sous couvert d'une réévaluation à la 48e à 72e heure. Si l'évolution n'est pas satisfaisante ou que les symptômes s'aggravent, une antibiothérapie doit être prescrite.

L'antibiothérapie doit respecter les conditions suivantes : doses correctes, durée minimale de 8–10 jours chez l'enfant de moins de 2 ans et 5 jours chez le plus grand, et surveillance otologique attentive des critères de guérison (disparition des signes généraux, disparition des douleurs, aspect otoscopique normal ou subnormal avec disparition de l'inflammation, réapparition des reliefs et audition normale ou subnormale).

L'antibiothérapie s'impose formellement dans certains cas :

- OMA suppurée du nouveau-né et du petit nourrisson ;
- formes avec atteinte sévère de l'état général ;

- OMA compliquant une maladie générale (rougeole, varicelle, scarlatine…);
- otorrhée sur OMA perforée persistant plus d'une semaine, sans tendance à l'amélioration.

Paracentèse

Il s'agit d'une incision dans le quadrant antéro-inférieur du tympan, réalisée de préférence avec anesthésie, et avec une parfaite immobilité du sujet. La paracentèse n'est pas strictement indispensable sous couvert d'antibiotiques et d'une bonne surveillance, mais elle est utile au stade suppuré, car elle assure le drainage de l'abcès et permet une documentation bactériologique. Ses indications sont résumées dans le tableau 14.4.

Tableau 14.4. Indications de la paracentèse (ou myringotomie) dans le cadre des otites moyennes aiguës collectées.

OMA collectée hyperalgique
OMA collectée très fébrile résistante aux antipyrétiques
Toutes les conditions nécessitant un prélèvement pour étude bactériologique : – évolution anormale ou compliquée – otites récidivantes ou traînantes – terrain particulier (nourrisson de moins de 3 mois, déficit immunitaire) – altération de l'état général

Points clés

- Une antibiothérapie générale est licite dans une OMA suppurée.
- Elle peut rester probabiliste et sous-entend une évaluation clinique et surtout une surveillance de l'évolution des résistances des germes en cause.
- La paracentèse garde des indications précises dans une OMA suppurée : elle assure le drainage de l'abcès et permet l'analyse bactériologique.

I. Évolution

L'évolution est favorable dans la majorité des cas, spontanément ou sous traitement :

- au stade congestif, elle peut guérir simplement ou passer au stade suppuré puis ouvert avec otorrhée;
- au stade suppuré (perforé), l'otorrhée est purulente puis, vers le 3e jour, devient mucopurulente puis muqueuse, tandis que les signes généraux et fonctionnels disparaissent;
- la fermeture du tympan (en cas d'ouverture) survient vers le 3e–4e jour.

En cas d'échec d'un traitement antibiotique, par *persistance des symptômes à la 48e heure*, il faut suspecter un pneumocoque de sensibilité diminuée à la pénicilline (PSDP) ou résistant à la pénicilline. Si le traitement premier était l'amoxicilline associée à l'acide clavulanique, la documentation bactériologique s'impose par paracentèse sinon, en cas d'échec d'un autre antibiotique, il convient de prescrire l'Augmentin® dans un premier temps.

En cas de récidive, il faut chercher et traiter la cause au niveau rhinopharyngé (ablation des végétations adénoïdes, traitement d'un terrain local déficient : tableau 14.3) et/ou au niveau otologique (otite séromuqueuse).

Le passage à la chronicité (otite séromuqueuse) s'observe dans 10 à 20 % des cas.

J. Complications

1. Mastoïdite

La mastoïdite correspond à une issue de pus au travers de la corticale de l'os mastoïdien dans le cas d'une otite moyenne aiguë collectée.

Le tableau est celui d'une otite moyenne aiguë avec habituellement un syndrome général important, une tuméfaction inflammatoire rétroauriculaire parfois collectée, responsable d'un décollement du pavillon (figure 14.8) et d'une chute de la paroi postérieure du conduit auditif externe, qui paraît refoulé par un processus inflammatoire.

L'examen du tympan montre une otite moyenne aiguë collectée. L'examen tomodensitométrique montre l'opacité mastoïdienne ; il doit être pratiqué non pas pour le diagnostic de mastoïdite, mais pour rechercher des complications méningoencéphaliques qui peuvent être latentes (incidence de l'ordre de 10 %). Sa fréquence a bien diminué depuis l'avènement des antibiotiques, avec une prévalence d'un cas pour 10 000 otites moyennes aiguës.

Son traitement s'effectue en milieu spécialisé et repose sur une antibiothérapie, une paracentèse et une prise en charge éventuellement chirurgicale.

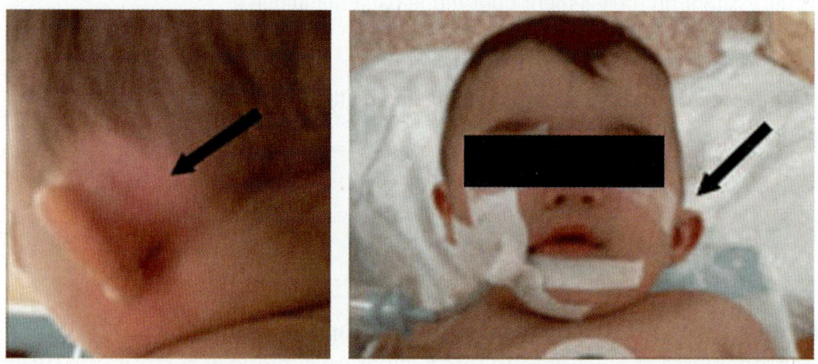

Fig. 14.8. Mastoïdite gauche compliquant une otite moyenne aiguë gauche collectée chez un nourrisson.
Noter que le pavillon de l'oreille est déplacé vers le dehors (flèches), vers le bas, par l'épanchement purulent et/ou l'inflammation de la région mastoïdienne.

2. Autres complications de l'OMA

La paralysie faciale est actuellement une complication fréquente de l'otite moyenne aiguë, avec une fréquence de 5 pour 1 000. Elle peut être partielle ou complète. Elle nécessite le recours au spécialiste pour réalisation d'une paracentèse et une antibiothérapie adaptée.

La méningite a une fréquence de 1 pour 10 000. Son mécanisme peut être hématogène ou par voie osseuse ou par voie labyrinthique. Le tableau est celui d'une méningite et le traitement s'effectue en milieu hospitalier.

Toute otite moyenne aiguë collectée peut aboutir à une perforation tympanique ; celle-ci généralement va se refermer spontanément mais elle peut passer à la chronicité avec persistance d'une perforation tympanique.

L'otite séromuqueuse vient compliquer 10 à 20 % des otites moyennes aiguës. Elle est à distinguer de l'épanchement post-otitique. Cette complication très fréquente oblige à recontrôler tout patient ayant présenté une otite moyenne aiguë dans les 4 à 6 semaines suivant son épisode.

Les complications rares sont, de façon non exhaustive : la labyrinthite, la thrombophlébite du sinus latéral, l'abcès cérébral, l'ostéite du temporal.

Points clés

- La mastoïdite est la complication classique de l'OMA.
- L'otite séromuqueuse est la complication la plus fréquente à long terme de l'OMA.

IV. Otites moyennes chroniques

A. Définition et physiopathologie

On appelle otites moyennes chroniques (OMC) tous les processus inflammatoires de l'oreille moyenne évoluant depuis plus de 3 mois. En réalité, ces processus évoluent généralement depuis longtemps lorsqu'on est amené à découvrir une OMC.

La genèse des OMC comporte encore beaucoup d'inconnues. L'OMC peut succéder à une OMA, surtout si elle est mal traitée ou récidivante. L'OMC s'installe souvent sournoisement. Différents facteurs peuvent intervenir, souvent intriqués :

- inflammation et/ou obstruction chronique des voies aériennes supérieures (nez, sinus, rhinopharynx);
- dysfonctionnement de la trompe auditive;
- dystrophie ou fragilité muqueuse par perturbation immunitaire locale (allergique ou non); cette notion de terrain particulier masque notre ignorance.

On distingue :

- les OMC bénignes, ou **non cholestéatomateuses** (otite séromuqueuse et otite moyenne chronique à tympan ouvert), qui peuvent laisser des séquelles tympaniques et ossiculaires accessibles au traitement chirurgical;
- les OMC **dangereuses ou cholestéatomateuses**, qui n'ont aucune tendance à la guérison spontanée et peuvent entraîner des complications dont certaines mettent en jeu le pronostic vital.

Les formes de passage des premières aux secondes ne sont pas exceptionnelles, ce qui implique la surveillance régulière de toute OMC tant qu'elle évolue, même si au départ elle est sans danger. L'OSM est considérée comme la plaque tournante de tous les processus d'otite chronique et porte en elle le potentiel susceptible de conduire aux autres formes cliniques (figure 14.9).

Un processus infectieux se surajoute souvent au processus inflammatoire qui définit l'OMC. On parle alors de poussée de réchauffement d'une OMC. L'infection est ici plurimicrobienne et le prélèvement pour examen bactériologique est quelques fois utile.

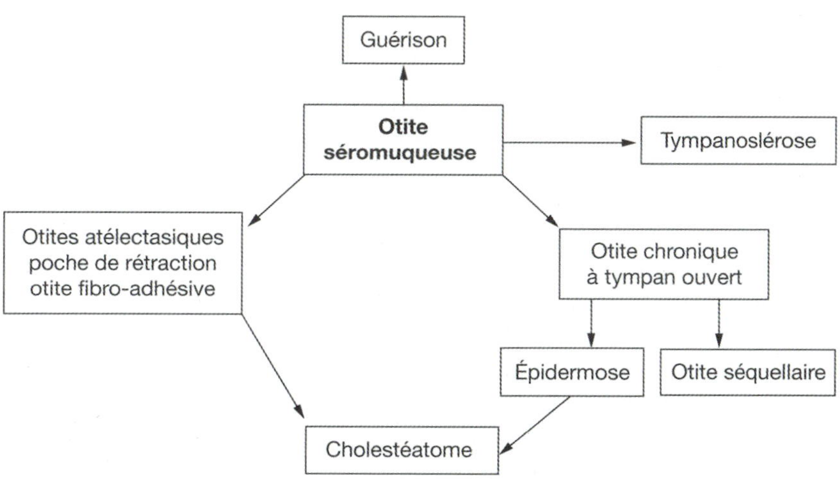

Fig. 14.9. Filiation des différentes formes d'otite chronique à partir de l'otite séromuqueuse (OSM).
L'OSM est au carrefour de toutes les otites moyennes chroniques.

B. Otite séromuqueuse, ou otite moyenne chronique à tympan fermé

L'otite séromuqueuse (OSM) est définie par l'existence d'une inflammation chronique de l'oreille moyenne à tympan fermé, responsable d'un épanchement sans symptôme d'infection aiguë au sein des cavités de l'oreille moyenne. Il peut revêtir tous les intermédiaires de l'épanchement de viscosité légère et de transparence claire à l'épanchement de viscosité épaisse et d'aspect trouble.

1. Épidémiologie

L'OSM est une pathologie très fréquente, touchant près de 50 % des enfants. L'âge moyen est de 5 ans. Elle est bilatérale dans 85 % des cas. La chronicité doit être affirmée par des examens répétés car certains épanchements évoluent spontanément vers la résorption.

2. Facteurs favorisants

L'examen clinique doit tenter d'évaluer une cause ou, tout au moins, des facteurs favorisants :

- **division vélaire** ou **vélopalatine**, qui doit être recherchée, même dans sa forme sous-muqueuse, voire une luette bifide. Chez ces enfants, même lorsque la fente a été fermée chirurgicalement, l'otite apparaît souvent très tôt et peut se prolonger fort longtemps;
- **tumeur du cavum** (cancer indifférencié, lymphome, rhabdomyosarcome…), de la fosse infratemporale ou de l'apex pétreux, qui doit être évoquée **à tout âge**, car l'OSM peut en être un mode de révélation, par envahissement de la trompe d'Eustache et du cavum. **L'OSM y est très souvent unilatérale.** Il faut insister sur l'exploration de ces régions (clinique par une fibroscopie nasopharyngée, et radiologique par un examen tomodensitométrique ou une imagerie par résonance magnétique). Tout doute doit conduire à la pratique d'une biopsie muqueuse;
- **hypertrophie adénoïdienne**;
- trisomie 21, déficits immunitaires, maladies ciliaires.

Toute OSM unilatérale de l'adulte ou de l'enfant doit faire rechercher une pathologie tumorale maligne du cavum.

3. Signes d'appel

L'hypoacousie est le mode de révélation habituel. Elle est d'autant plus handicapante qu'elle survient chez un enfant qui doit avoir une boucle audiophonatoire normale pour avoir un bon développement du langage oral. Outre les doutes des parents vis-à-vis de l'audition de l'enfant, l'hypoacousie a des répercussions variables selon l'âge auquel elle survient :

- chez le nourrisson et chez le jeune enfant, la vigilance est de mise face à un retard dans les premières acquisitions linguistiques ou alors que le langage est déjà bien établi avec des phrases construites. C'est aussi la possibilité de troubles articulatoires portant sur les consonnes : les mots sont mal articulés et non finis. On parle plus souvent d'un retard de parole que d'un retard de langage (compréhension). Dans les OSM, les phrases ont un sujet/verbe/complément, mais tout est mal articulé;
- à l'école, en maternelle ou en primaire, outre ces troubles décrits qui peuvent perdurer, c'est un enfant inattentif, trop calme, ne participant pas ou au contraire presque hyperactif; ces éléments sont souvent rapportés par l'enseignant. Les difficultés d'attention en dictée sont les plus fréquentes;

- plus rarement, c'est le dépistage systématique en milieu scolaire d'une surdité qui permet de découvrir une OSM.

Dans d'autres cas, les signes liés à la présence d'un épanchement de l'oreille moyenne attirent l'attention :

- découverte de l'OSM dans le bilan d'OMA à répétition : *il est indispensable d'examiner le tympan de l'enfant en dehors de l'épisode d'OMA*. L'OSM peut aussi être responsable d'otalgies fugaces ;
- parmi les autres symptômes, les grands enfants et les adultes signalent une sensation d'oreille pleine, d'autophonie, plus rarement de liquide changeant de place ou de vertige.

4. Examen clinique, explorations à réaliser

À l'otoscopie (figure 14.10), les tympans apparaissent comme une association des aspects suivants :

- mats, ambrés, jaunâtres, parcourus de fines stries vasculaires ;
- rétractés ;
- parfois bombant ;
- ou avec un niveau liquidien.

Ils sont immobiles lors de l'examen au spéculum pneumatique (de Siegle) ou à la manœuvre de Valsalva.

L'examen clinique du cavum doit compléter cet examen à la recherche d'une hypertrophie des végétations adénoïdes (fibroscopie nasopharyngée).

Les explorations à réaliser sont :

- audiométrie tonale : la surdité de transmission est de 27 dB en moyenne sur les fréquences conversationnelles. Chez le jeune enfant, il est possible de faire un examen audiométrique, avec étude des seuils en conduction aérienne et osseuse en employant des techniques utilisant le réflexe d'orientation conditionné ou le *ciné-show* ; une surdité de transmission

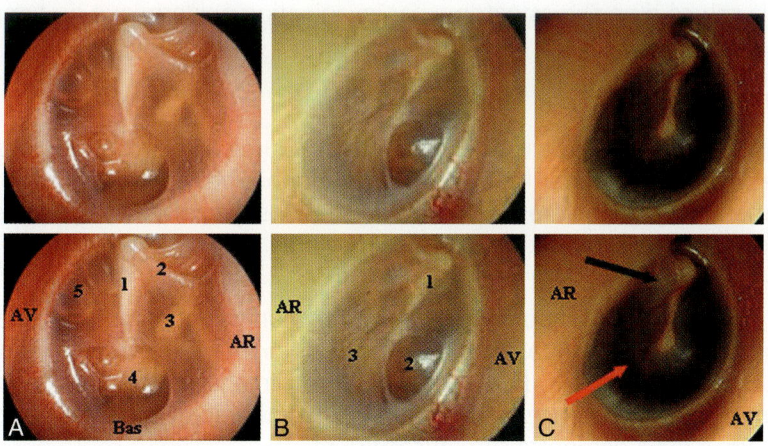

Fig. 14.10. Aspects otoscopiques rencontrés dans l'otite séromuqueuse (OSM).

A. OSM responsable d'un épanchement rétrotympanique avec rétraction tympanique : manche du marteau anormalement bien visible car drapé par le tympan rétracté (1) ; ligament tympanomalléaire postérieur bien visible en raison de la rétraction tympanique (2) ; branche descendante de l'enclume visible au travers de la membrane tympanique (3) ; zone d'atélectasie tympanique avec poche de rétraction tympanique contrôlable autonettoyante (4) ; bulles d'air dans un épanchement rétrotympanique séromuqueux (5). **B.** OSM avec un tympan épaissi et un épanchement rétrotympanique : manche du marteau (1) ; atélectasie limitée du tympan laissant apparaître un liquide séromuqueux rétrotympanique jaunâtre (2) ; partie postérieure de la pars tensa (3). **C.** OSM avec un épanchement rétrotympanique bleuâtre : pars tensa avec un épanchement rétrotympanique bleuâtre (flèche rouge) ; partie haute du marteau anormalement visible en raison de la rétraction tympanique (flèche noire).

dont l'aspect de la courbe est à pente ascendante des graves vers les aigus est classiquement observée. Chez l'adulte, les techniques conventionnelles d'audiométrie sont utilisées;

- tympanogramme (figure 14.11) : il est généralement plat, ce qui permet de conforter les données de l'otoscopie;
- bilan orthophonique si nécessaire, pour évaluer de façon objective le décalage langagier.

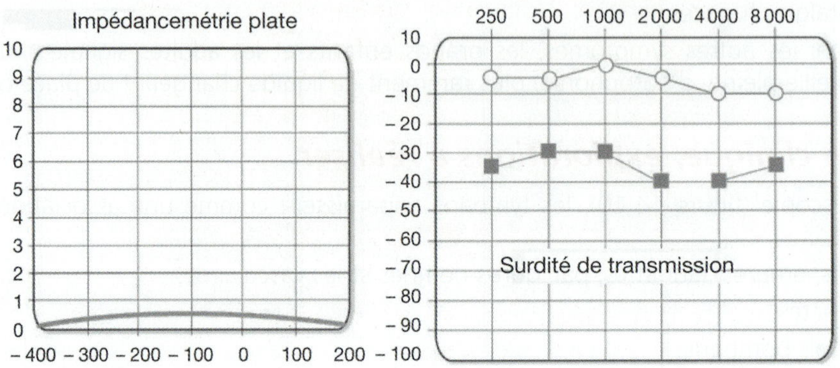

Fig. 14.11. L'otite séromuqueuse est responsable d'une courbe plate en impédancemétrie.
L'audiométrie montre une surdité de transmission. La courbe aérienne se situe entre – 30 et – 40 dB, alors que la courbe osseuse est normale.

5. Évolution

L'évolution est le plus souvent favorable et l'enfant guérit de lui-même avec la fin de la maladie d'adaptation. L'OSM peut faire l'objet de poussées de réchauffement sous la forme d'OMA à répétition. Elle peut cependant laisser des séquelles tympano-ossiculaires non négligeables (atélectasie tympanique, lyse ossiculaire), entraînant une surdité résiduelle de transmission. Elle peut être la source d'un cholestéatome par invagination épidermique du tympan.

6. Traitement

Un grand nombre d'OSM guérissent seules, mais la durée de guérison est incertaine et parfois prolongée. Il faut donc traiter les OSM qui vont donner des complications (hypoacousie avec retentissement langagier avéré ou prévisible — lésions tympaniques évolutives —, OMA récidivantes) ou les OSM à évolution prolongée prévisible.

Le traitement a plusieurs cibles :

- action sur l'infection rhinopharyngée : désinfection rhinopharyngée, **ablation des végétations adénoïdes** (adénoïdectomie), prise en charge d'un facteur d'environnement ou général (tabagisme passif, RGO, allergie), cure climatique (suppression momentanée des polluants, anémie, carence nutritionnelle), crénothérapie. Il n'existe aucun médicament allopathique qui a démontré son efficacité;
- action sur la perméabilité tubaire et l'aération de la caisse : pose d'aérateurs transtympaniques (ATT, appelés aussi communément drains, « yo-yo » ou « diabolos ») le plus souvent (figure 14.12); insufflation tubaire, auto-insufflation, rééducation tubaire par orthophoniste;

L'indication d'un ATT (références médicales opposables) doit être posée devant une OSM entraînant des complications :

- liées à la surdité : surdité bilatérale de transmission supérieure à 30 dB ou avec retard de langage ou de parole, ou surdité de perception sous-jacente;
- liées à la présence de l'épanchement liquidien : épisodes de surinfection répétés (plus de cinq à six épisodes d'OMA par hiver);

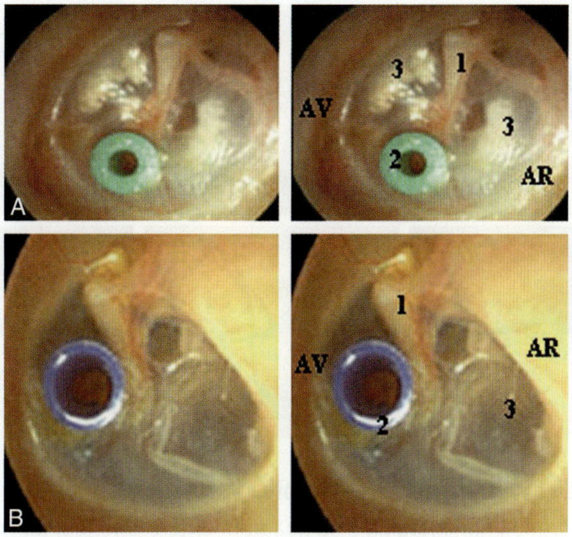

Fig. 14.12. Aspects otoscopiques après mise en place d'un aérateur transtympanique (ATT).
A. Tympan gauche porteur d'un ATT : manche du marteau (1) ; ATT (2) ; plaques de tympanosclérose (3). **B.** Tympan gauche porteur d'un ATT dans le quadrant antéro-supérieur : manche du marteau (1) ; ATT (2) ; pars tensa atrophique des deux quadrants postérieurs du tympan (3).

- liées à une souffrance démontrée par la présence d'une poche de rétraction tympanique ;
- liées à une durée d'évolution prolongée prévisible : séquelles de chirurgie vélaire, insuffisance vélaire.

Points clés

- L'OSM à tympan fermé est très fréquente chez l'enfant.
- Toute OSM unilatérale de l'adulte ou de l'enfant doit faire rechercher une pathologie tumorale maligne du cavum.
- Le traitement de référence de l'OSM reste l'association adénoïdectomie et mise en place d'aérateurs transtympaniques.

C. Otite muqueuse à tympan ouvert

Elle est dans le sillage de l'OSM, mais le tympan est perforé. Dans ce cadre, l'otorrhée est due à une métaplasie mucipare des cavités de l'oreille moyenne : tant que cette métaplasie est active, l'otorrhée persiste.

L'otorrhée résume la symptomatologie. L'écoulement, en général bilatéral, tantôt modéré, tantôt profus, est muqueux ou mucopurulent, non fétide.

L'otoscopie (figure 14.13) montre, après nettoyage du conduit, une perforation tympanique de taille variable, antéro-inférieure ou réniforme, voire subtotale de la *pars tensa*, mais non marginale : elle n'atteint pas les parois du conduit et est bordée de tympan.

La maladie reste cependant parfaitement bénigne et disparaît au fil des ans, vers l'âge de 6 à 8 ans. Généralement, il n'y a pas de surdité appréciable, sauf destruction ossiculaire. La perforation tympanique peut se fermer spontanément ou persister, accessible à un traitement chirurgical secondaire (tympanoplastie).

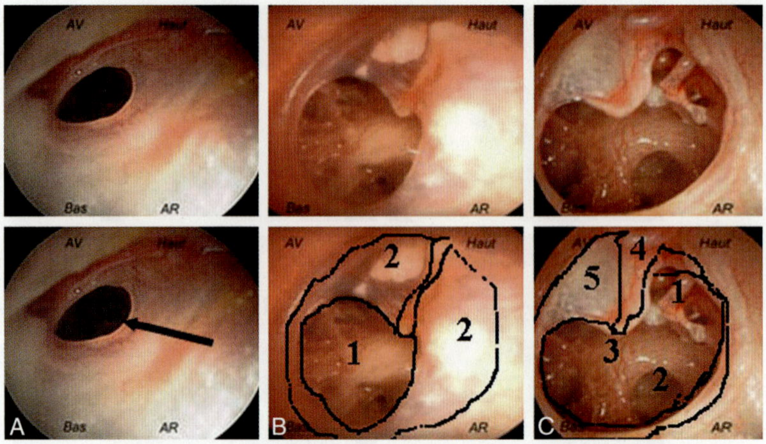

Fig. 14.13. Otite moyenne chronique perforée simple.

A. La flèche montre une perforation non marginale du quadrant antéro-inférieur du tympan gauche. **B.** Perforation centrale non marginale des deux quadrants inférieurs (1), plaques de tympanosclérose (2). **C.** Perforation subtotale du tympan gauche laissant apparaître la branche descendante de l'enclume (1), la fenêtre ronde (2), le promontoire (relief du premier tour de la cochlée) (3). Noter le manche du marteau (4) et le tympan restant dans le quadrant antéro-supérieur (5).

Le traitement a plusieurs cibles :

- action sur l'infection rhinopharyngée : désinfection rhinopharyngée, ablation des végétations adénoïdes, prise en charge d'un facteur d'environnement ou général (tabagisme passif, RGO, allergie), cure climatique (suppression momentanée des polluants, anémie, carence nutritionnelle), crénothérapie;
- éviter la stagnation des sécrétions dans le conduit auditif externe : aspirations répétées si nécessaire; les gouttes auriculaires sont souvent sans intérêt;
- la greffe de tympan (tympanoplastie) permet souvent au mouvement mucociliaire de la caisse de retrouver son chemin vers la trompe auditive et de *limiter l'inflammation liée au contact de la muqueuse de la caisse du tympan avec le milieu extérieur*.

Points clés

Une OMC muqueuse a un pronostic bénin.

D. Séquelles des otites

On distingue la tympanosclérose et l'otite atélectasique, avec ses deux formes, la poche de rétraction et l'otite fibroadhésive.

1. Tympanosclérose

La tympanosclérose se caractérise par une transformation hyaline de la muqueuse de l'oreille moyenne. Cette transformation conduit à l'infiltration progressive de la muqueuse par des lamelles pseudocartilagineuses ou par des blocs pseudocalcaires immobilisant les osselets. Il faut distinguer cette tympanosclérose de la simple infiltration calcaire de la membrane tympanique, appelée aussi myringosclérose, très fréquente dans les suites de pose d'ATT et sans conséquence fonctionnelle.

Cliniquement, les circonstances de découverte sont une hypoacousie progressive chez un grand enfant aux antécédents otitiques chargés. L'otoscopie montre un tympan blanc, jaunâtre, infiltré de plaques dures, d'étendue variable, séparées les unes des autres par des zones pellucides. Une perforation tympanique peut être associée, laissant voir une infiltration blanc jaunâtre de la muqueuse du fond de caisse, voire une atteinte de la chaîne ossiculaire.

L'audiométrie révèle une surdité de transmission.

Le traitement doit tenir compte du potentiel évolutif de cette affection. En effet, si la fermeture de la membrane tympanique (myringoplastie) donne de bons résultats, le geste de libération ossiculaire (ossiculoplastie) donne des résultats variables et généralement temporaires.

2. Otite atélectasique

Poche de rétraction tympanique

Une poche de rétraction tympanique (PR) se définit comme un collapsus de la caisse du tympan qui aboutit à la rétraction de la membrane tympanique. Les deux principales étiologies sont la fragilisation de la membrane tympanique (collagénolyse de la couche fibreuse de la membrane tympanique) et la dépression endotympanique.

L'otoscopie sous microscope ou à l'optique permet de définir une PR par :

- sa *topographie* : au niveau de la *pars tensa* (on parle de rétraction atriale) ou au niveau de la *pars flaccida* (rétraction atticale) (figure 14.14);
- son *caractère* : marginal (atteignant le sulcus osseux) ou non marginal;
- la *stabilité de l'épiderme* : normal (on parle de poches autonettoyantes) ou dyskératosique, conduisant à l'accumulation de squames (poches non autonettoyantes);
- la *réversibilité*, notamment lors des manœuvres de Valsalva, ou sa fixité en particulier à l'articulation incudostapédienne.

Sur le plan fonctionnel :

- *l'atteinte auditive dépend de l'état de la chaîne ossiculaire* (fréquence de la lyse de la branche descendante de l'enclume) et de la présence ou non d'un épanchement rétrotympanique;

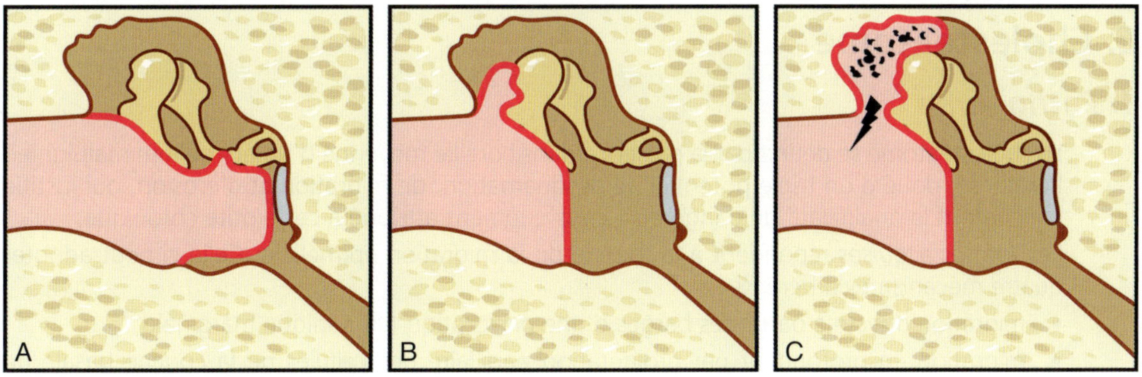

Fig. 14.14. Différents types d'otites atélectasiques.

A. Atélectasie tympanique avec poche de rétraction atriale (développée à partir de la *pars tensa*), moulant les osselets : *PR atriale, fixée, non marginale, autonettoyante*. **B.** Poche de rétraction tympanique atticale (à partir de la *pars flaccida*) : *PR atticale, fixée, marginale, autonettoyante*. **C.** Poche de rétraction tympanique atticale (à partir de la *pars flaccida*) très évoluée; la profondeur de la poche ne permet pas l'évacuation des débris de kératine produits par l'épithélium, elle est dite non autonettoyante; une infection est très fréquente, responsable d'une otorrhée : *PR atticale, fixée, marginale, non autonettoyante (otorrhée)*.

il s'agit dans tous les cas d'une surdité de type transmissionnel, allant de 10 à 40 dB de perte ;

- *la présence d'une otorrhée fétide* constitue un signe de gravité qui témoigne de la surinfection d'une PR ; elle fait redouter l'évolution vers un cholestéatome.

L'attitude thérapeutique doit retenir que les PR sont d'autant plus agressives qu'elles surviennent tôt dans la vie :

- *lorsque la PR est propre, stable et contrôlable*, l'abstention chirurgicale est de mise : l'attitude associe une surveillance otoscopique régulière, le traitement des infections ororhinopharyngées et sinusiennes, voire la mise en place d'un ATT si la poche paraît devoir évoluer ;
- *à l'opposé, toute PR incontrôlable*, desquamante, *a fortiori* otorrhéïque (états précholestéatomateux) ou toute surdité transmissionnelle invalidante constituent une indication chirurgicale de tympanoplastie (myringoplastie ± ossiculoplastie).

Otite fibroadhésive

Conséquence directe de l'inflammation chronique de la caisse du tympan, elle est caractérisée par un comblement de la caisse du tympan par du tissu fibreux entraînant la disparition de tout espace aérien résiduel, bloquant les osselets, ne laissant que quelques espaces remplis d'une glu épaisse. L'*otoscopie* donne le diagnostic en montrant un tympan épaissi, gris, blanchâtre, globalement rétracté, avec une verticalisation du manche du marteau, sans jamais mouler avec précision les reliefs ossiculaires, comme dans l'otite atélectasique. Le tympan n'est pas perforé.

L'audiométrie révèle une surdité de type mixte, l'atteinte de l'oreille interne étant caractéristique de l'évolution de l'otite fibroadhésive.

Le traitement chirurgical se solde par un échec et la récidive du comblement conjonctif. La mise en place d'un ATT permet, de façon inconstante, une aération des cavités de l'oreille moyenne.

L'otite fibro-inflammatoire est plus rare : l'espace virtuel de la caisse est remplacé par un tissu fibro-inflammatoire. La surdité avoisine les 40 dB de perte, osselets et tympan sont noyés dans une gangue fibro-inflammatoire. Le scanner montre une opacité diffuse des cavités de l'oreille moyenne.

Dans tous les cas, une prothèse auditive amplificatrice permet de restaurer une audition.

E. Cholestéatome

1. Pathogénie

Le cholestéatome se définit par la présence dans l'oreille moyenne d'un épithélium malpighien kératinisé, doué d'un triple potentiel de desquamation, de migration et d'érosion, qui justifie pleinement le qualificatif de dangereux, classiquement attribué à cette otite chronique.

Les *formes acquises* répondent à la théorie de la migration épithéliale. Celle-ci peut adopter quatre mécanismes différents :

- migration directe à partir des berges d'une perforation tympanique marginale ;
- migration en profondeur par prolifération papillaire des cellules de la couche basale de l'épithélium du CAE et de la membrane tympanique ;
- implantation épithéliale d'origine traumatique à l'occasion d'une fracture du rocher ou postchirurgicale ;
- **rétraction et invagination de la membrane tympanique (états précholestéatomateux des otites atélectasiques), cause la plus fréquente.**

Les *formes congénitales* sont plus rares. Leur topographie préférentielle dans le cadran antéro-supérieur du tympan trouve une explication pathogénique dans la persistance d'un reliquat épidermoïde normalement présent chez l'embryon entre la 10e et la 30e semaine de gestation (théorie de Mickaels). L'autre localisation, à la zone de fusion des premier et deuxième arcs branchiaux, dans la région du promontoire, trouve une explication dans un défaut du rôle inhibiteur de l'annulus sur la prolifération épidermique (théorie d'Aimi). La branche descendante de l'enclume et l'étrier sont alors les premiers osselets lysés.

2. Clinique

Les signes d'appel sont en général très insidieux : hypoacousie discrète, progressivement installée et/ou otorrhée purulente, minime, fétide. Le cholestéatome peut être longtemps méconnu et se révéler par une complication : paralysie faciale, labyrinthite, méningite, abcès temporal ou cérébelleux, thrombophlébite du sinus latéral.

L'otoscopie peut revêtir différents aspects (figures 14.15 et 14.16) :

- perforation ou poche de rétraction marginale atticale (au niveau de la *pars flaccida*) laissant échapper du pus mêlé de squames épidermiques ;
- croûtelles ou polypes atticaux masquant un authentique cholestéatome (l'examen otoscopique d'une otite chronique doit toujours se faire sur un CAE et un tympan libres de tous débris) ;
- poche de rétraction non contrôlable ou non autonettoyante de la *pars tensa* ou perforation marginale laissant apparaître un cholestéatome dans la caisse du tympan ;
- masse blanchâtre rétrotympanique (formes congénitales).

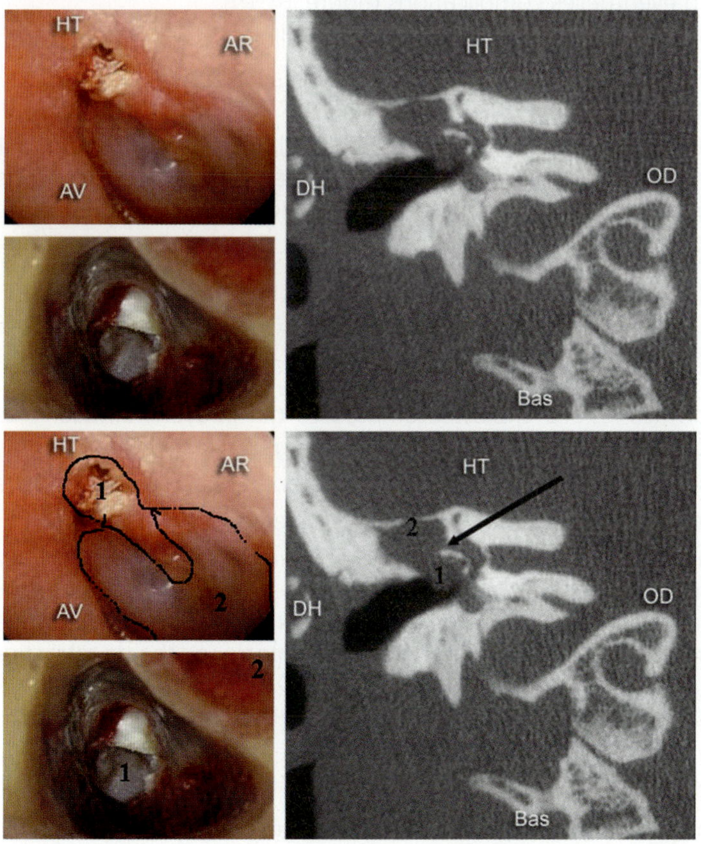

Fig. 14.15. Cholestéatome attical gauche (développé à partir de la *pars flaccida*).

En haut à gauche, aspect otoscopique montrant une croûtelle (1) au niveau de la pars flaccida ; la *pars tensa* est normale (2). À droite, scanner en coupe frontale qui montre l'extension du cholestéatome sous forme d'une lésion isodense dans la caisse du tympan (1) et la région de l'attique (2), elle se complique d'une lyse du canal semi-circulaire latéral (flèche noire). En bas à gauche, vue opératoire après ouverture de la mastoïde montrant l'extension du cholestéatome dans les cavités mastoïdiennes (1) à distance de la membrane tympanique et du conduit auditif externe (2).

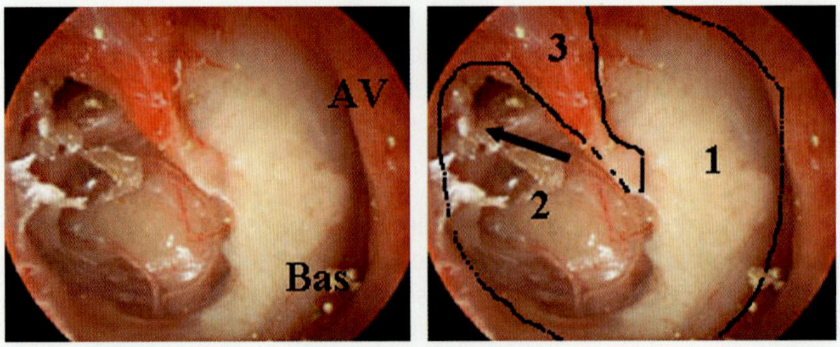

Fig. 14.16. Cholestéatome de l'oreille droite.

Otoscopie d'un cholestéatome de l'oreille droite développé à partir d'une poche de rétraction des deux quadrants postérieurs de la *pars tensa* (2). La flèche noire montre les squames de kératine qui s'accumulent au fond de la poche (non autonettoyante). Noter le manche du marteau (3) et la partie antérieure du tympan qui est tympanoscléreux (1).

L'imagerie (scanner et/ou IRM avec techniques adaptées) permet de visualiser le cholestéatome sous la forme d'une hyperdensité de la caisse associée souvent à une lyse des parois de celle-ci (mur de la logette) et/ou à une lyse de la chaîne ossiculaire. Elle permet d'apprécier son extension et d'éventuelles complications (figure 14.15).

L'évolution est caractérisée par le risque de complications en l'absence de traitement (cf. *infra* « Complications des otites moyennes chroniques ») :

- paralysie faciale périphérique, labyrinthite ;
- complications endocrâniennes : abcès cérébral, méningite, thrombophlébite du sinus latéral, otorrhée cérébrospinale (claire, parfois mêlée de sang ou de pus). Insistons sur la **fistule périlymphatique** par érosion du canal semi-circulaire latéral, suspectée devant l'apparition de vertiges avec signe de la fistule positif.

3. Traitement

Le traitement est chirurgical :

- éradication des lésions cholestéatomateuses qui peuvent diffuser plus ou moins dans le rocher, l'oreille interne, et atteindre les méninges ;
- reconstruction et renforcement de la membrane tympanique pour éviter toute récidive ;
- si possible reconstruction de la chaîne des osselets.

Une surveillance régulière clinique et/ou radiologique (scanner ou IRM avec séquences adaptées) postopératoire pendant au moins 10 ans est impérative, car quelques cellules laissées en place après la chirurgie peuvent se développer dans les mois ou années après la chirurgie (cholestéatome résiduel). Par ailleurs, la maladie initiale (poche de rétraction tympanique) peut réapparaître (récidive du cholestéatome).

Points clés

- Le cholestéatome est une otite moyenne chronique dangereuse (complications).
- Tout malade ayant eu un cholestéatome doit être surveillé régulièrement et longtemps sur le plan otologique en raison du risque de récidive.

F. Otite tuberculeuse

L'otite tuberculeuse est rare et souvent de diagnostic tardif. Il s'agit d'une tuberculose primitive ou survenant chez un sujet porteur d'un autre foyer tuberculeux connu ou ignoré.

La tuberculose se propage à la caisse du tympan par voie tubaire ou lymphatique essentiellement, ou par voie hématogène quelquefois.

Son diagnostic est difficile et doit être soupçonné devant :

- l'évolution traînante d'une otite ;
- une labyrinthisation (vertiges, surdité de perception) précoce et inexpliquée d'une otite ;
- une otite avec paralysie faciale en l'absence de cholestéatome ;
- un aspect otoscopique nécrotique, avec perforations tympaniques multiples.

L'adénopathie préauriculaire est classique. Il faut alors rechercher les signes en faveur d'une infection tuberculeuse (contact, migrants, conditions de vie) et l'existence d'autres foyers (pulmonaire…).

Localement, la présence de bacille de Koch (BK) peut être argumentée sur la culture, sur l'examen histologique après biopsie ou par PCR.

Le traitement antituberculeux est efficace (souvent test thérapeutique).

V. Complications des otites moyennes chroniques

Les complications sont surtout le fait des OMC cholestéatomateuses.

A. Paralysie faciale périphérique

C'est une paralysie de l'hémiface, portant sur les deux territoires du VII, avec signe de Charles Bell et quelquefois troubles du goût par atteinte du VII dans son trajet intrapétreux (2ᵉ portion, tympanique, ou 3ᵉ portion, mastoïdienne).

Elle peut se manifester au cours d'une OMA apparemment banale : l'antibiothérapie, les corticoïdes et la paracentèse suffisent en général pour entraîner la guérison.

Dans le diagnostic différentiel, face à une paralysie faciale avec otalgie, il faut penser au zona auriculaire et savoir rechercher une éruption de la conque avec tympan normal.

Elle peut compliquer un cholestéatome : l'indication opératoire est alors formelle.

B. Labyrinthites

L'infection du labyrinthe (oreille interne) est ici otogène par effraction de la capsule osseuse labyrinthique ou voie préformée (fenêtre ovale ou ronde).

La forme mineure se manifeste par des vertiges, avec signe de la fistule — l'hyperpression ou la dépression d'air dans le conduit entraîne un vertige et un nystagmus (cf. item 101 « Vertige » au chapitre 7). Elle est due à une fistule au niveau du canal semi-circulaire externe ou de la fenêtre ovale. Elle doit être systématiquement soupçonnée lorsqu'un cholestéatome s'accompagne de vertiges. La TDM de l'oreille permet de visualiser la fistule. C'est une menace de complication grave, entraînant l'indication opératoire. Les troubles peuvent être alors réversibles.

Dans la forme majeure, on observe une labyrinthite purulente se manifestant par un grand vertige, une surdité de perception profonde, des acouphènes, ainsi qu'un syndrome vestibulaire déficitaire à l'examen. Le pronostic est sombre au niveau auditif, et il existe un risque de complication endocrânienne par diffusion de l'infection à la fosse postérieure (méningite, abcès du cervelet…), justifiant une indication opératoire formelle et urgente.

C. Complications endocrâniennes

Les complications endocrâniennes sont les plus graves car elles mettent en jeu le pronostic vital. L'infection atteint la fosse cérébrale moyenne (temporale) ou la fosse postérieure par :

- les voies préformées (labyrinthe) ;
- la progression osseuse de l'infection ;
- la progression de l'infection par une brèche fracturaire (fracture du rocher).

1. Méningite otogène

C'est la plus fréquente. Il s'agit d'une méningite purulente à pneumocoque ou à streptocoque. Il faut penser à examiner les oreilles dans toute méningite purulente apparemment primitive.

2. Abcès

L'abcès peut être extradural, sous-dural ou intracérébral (temporal ou cérébelleux). Son diagnostic en est souvent difficile — aidé au moindre doute par la TDM éventuellement avec injection et/ou l'IRM —, c'est pourquoi la mortalité de ces affections reste encore élevée.

La thérapeutique associe le traitement médical et chirurgical suivant des modalités variables (nécessité d'une collaboration otoneurochirurgicale). Le foyer infectieux auriculaire est traité chirurgicalement soit dans l'immédiat, soit après traitement de l'épisode cérébroméningé.

3. Thrombophlébite du sinus latéral

La thrombophlébite du sinus latéral se manifeste par un syndrome d'hypertension intracrânienne fébrile. Son traitement est avant tout médical.

Points clés

- Les complications endocrâniennes des otites sont graves, elles mettent en jeu le pronostic vital.
- Toute méningite purulente apparemment primitive doit faire l'objet d'un examen ORL attentif.

CHAPITRE

15

Item 199 – UE 7 Dyspnée aiguë et chronique : dyspnée laryngée

Objectifs pédagogiques

Nationaux

- Diagnostiquer une dyspnée aiguë chez l'adulte et l'enfant.
- Diagnostiquer une dyspnée chronique.

Collège français des enseignants d'ORL

- Savoir établir le diagnostic d'une laryngite aiguë dyspnéisante de l'enfant; connaître les éléments de surveillance, savoir dépister les signes de décompensation.
- Savoir évoquer une épiglottite aiguë. Connaître les modalités de sa prise en charge.
- Savoir reconnaître les signes d'une dyspnée obstructive. Savoir apprécier l'importance de la dyspnée et son retentissement sur l'hématose.
- Connaître les principales causes de la dyspnée laryngée aiguë chez l'adulte et l'enfant.
- Savoir prendre en charge une dyspnée laryngée aiguë selon le stade de gravité à domicile ou en milieu spécialisé et connaître les modalités de surveillance.

I. Anatomie et fonctions du larynx

A. Anatomie du larynx

Le larynx se situe entre, en haut, l'os hyoïde et, en bas, la trachée cervicale. Il est constitué de cartilages, de ligaments et de muscles, l'ensemble étant recouvert, sur son versant endolaryngé, par une muqueuse de type respiratoire.

Les principaux cartilages du larynx sont : le cartilage thyroïde, le cartilage cricoïde sur lequel reposent les cartilages aryténoïdes et le cartilage épiglottique.

Ces cartilages sont reliés entre eux par un ensemble de ligaments et deux membranes, thyrohyoïdienne et cricothyroïdienne, qui permettent de rigidifier l'ensemble du larynx.

On distingue deux groupes de muscles laryngés :

- les muscles extrinsèques du larynx, pairs et symétriques;
- les muscles laryngés intrinsèques : cricothyroïdiens, cricoaryténoïdiens postérieurs, cricoaryténoïdiens latéraux, thyroaryténoïdiens (ou muscles vocaux), pairs et symétriques; seul le muscle interaryténoïdien est un muscle impair. Leurs noms proviennent de leurs insertions cartilagineuses. Seuls les muscles cricoaryténoïdiens postérieurs ouvrent les cordes

vocales (fonction abductrice). Les muscles crictothyroïdiens sont les tenseurs des cordes vocales, et les autres muscles laryngés intrinsèques ont une fonction de fermeture des cordes vocales (fonction adductrice).

L'innervation des muscles extrinsèques provient du nerf hypoglosse (XII), alors que l'innervation des muscles intrinsèque du larynx provient du nerf vague, ou pneumogastrique (X). Le X donne deux branches pour l'innervation du larynx :

- une branche sensitivomotrice, supérieure, qui est le nerf laryngé supérieur (NLS), ou nerf laryngé crânial ;
- une branche motrice pure, qui est le nerf laryngé inférieur (NLI), ou nerf laryngé caudal, également appelé nerf récurrent.

Le NLS naît du X juste en arrière de la bifurcation carotidienne. Il donne un rameau supérieur (rameau interne), qui est un nerf purement sensitif et qui traverse la membrane thyrohyoïdienne et innerve la partie haute de la muqueuse laryngée (vestibulaire). Le NLS possède également une branche externe qui descend sur la face externe du cartilage thyroïde et innerve le muscle cricothyroïdien. Il s'agit d'un nerf essentiellement moteur pour le muscle cricothyroïdien, mais il possède également quelques rameaux sensitifs pour la muqueuse de la partie glotto-sous-glottique du larynx.

Le NLI (récurrent ou nerf laryngé caudal) a un trajet ascendant depuis le défilé cervicothoracique à droite (sous l'artère subclavière) et le thorax à gauche (sous la crosse de l'aorte thoracique) jusqu'à l'angle cricothyroïdien qu'il atteint en passant sous le muscle cricopharyngien et sous les muscles constricteurs inférieurs du pharynx. L'angle cricothyroïdien se situe juste en arrière de l'articulation cricothyroïdienne. À ce niveau, le nerf va se diviser en différentes branches qui vont innerver les différents muscles intrinsèques du larynx, à l'exception du muscle cricothyroïdien.

Sur une coupe frontale et sagittale du larynx on distingue trois différents niveaux qui sont, de haut en bas (figure 15.1) :

- le vestibule laryngé, qui comprend les plis vestibulaires (ou bandes ventriculaires ou fausses cordes vocales), les ventricules laryngés et l'épiglotte médialement ; la margelle laryngée désigne l'entrée du vestibule laryngé ;
- le plan glottique qui comprend les deux cordes vocales, ou plis vocaux, et l'espace entre elles ;

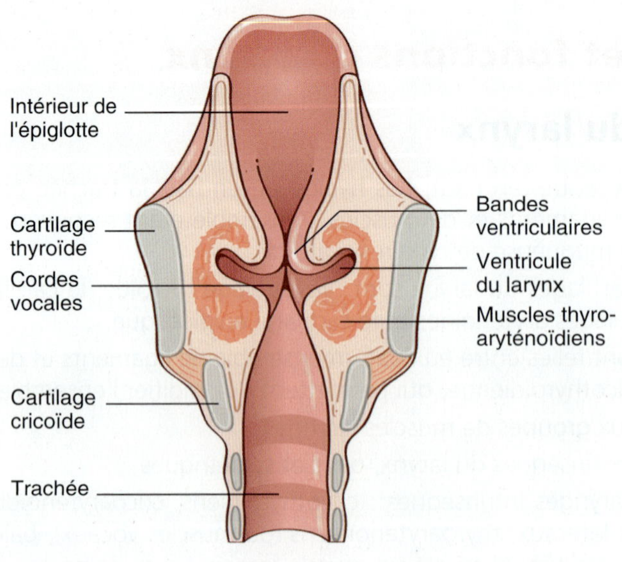

Fig. 15.1. Coupe frontale du larynx.

- la sous-glotte qui se poursuit en bas avec la trachée cervicale sous le bord inférieur des cordes vocales jusqu'au bord inférieur du cartilage cricoïde.

Sur une coupe sagittale du larynx, on distingue un espace graisseux qui est délimité en avant par la membrane thyrohyoïdienne, en arrière par le cartilage épiglottique, en haut par les ligaments hyoépiglottiques et, en bas, par le ligament thyroépiglottique. Cet espace graisseux est également appelé loge pré-épiglottique ou loge hyothyroépiglottique (HTE).

B. Fonctions du larynx

Les principales fonctions du larynx sont :

- la protection des voies aériennes au cours de la déglutition pour en éviter les fausses routes ;
- la respiration ;
- la phonation.

1. Respiration

La respiration est possible grâce au passage d'air dans la colonne laryngée et en particulier au niveau de l'espace situé entre les cordes vocales et la commissure postérieure du larynx, c'est-à-dire l'espace glottique (glotte respiratoire). Au cours de l'inspiration, les cordes vocales sont en abduction, permettant d'ouvrir le larynx et le passage de l'air. Au cours de l'expiration, les cordes vocales se rapprochent sous l'action des muscles adducteurs du larynx. Le larynx intervient aussi au cours des efforts à glotte fermée, pour permettre de maintenir une pression sous-glottique importante.

2. Déglutition

Lors de la déglutition, la fermeture et l'ascension du larynx protègent les voies aériennes, permettant d'orienter préférentiellement le bol alimentaire de la base de langue vers la bouche œsophagienne qui se relâche alors. Le cartilage épiglottique est alors plaqué passivement sur la partie haute du larynx. L'occlusion laryngée au cours de la déglutition est principalement liée à l'adduction active du larynx et à son ascension, et non à l'épiglotte. La propulsion du pharynx s'associe à ce temps pour conduire les aliments vers la bouche œsophagienne, ainsi que la relaxation puis l'ouverture du sphincter supérieur de l'œsophage.

3. Phonation

La phonation est possible grâce aux cordes vocales dont la muqueuse vibre sous l'effet de l'air expulsé de la cage thoracique (souffle expiratoire), particulièrement au niveau de la glotte phonatoire (partie antérieure du niveau glottique où l'accolement des deux cordes vocales est maximal). Cette vibration varie en fonction de la tension, et donc de la longueur des cordes vocales qui est sous le contrôle de deux groupes de muscles, les muscles cricothyroïdiens et les muscles thyroaryténoïdiens.

Le larynx peut faire varier trois critères du son :

- l'intensité, en augmentant la pression sous-glottique ;
- la fréquence du son, en faisant varier la fréquence de vibration des cordes vocales ;
- le timbre de voix, en fonction de la position des cordes vocales (en abduction ou adduction).

II. Définition de la dyspnée laryngée

La dyspnée laryngée est une dyspnée haute. C'est une *bradypnée inspiratoire* traduisant un rétrécissement de la filière laryngée. Elle peut être aiguë, surtout chez l'enfant, ou chronique. Son importance met en jeu le pronostic vital. Elle peut s'accompagner de bruits inspiratoires et d'un « tirage » sous-jacent à l'obstacle.

Sémiologie des dyspnées

Analyse de la dyspnée
- Dyspnée inspiratoire = nasale, oropharyngée, laryngée.
- Dyspnée aux deux temps = trachéale.
- Dyspnée expiratoire = bronchique ou trachéale bas.

Analyse du tirage : obstacle sus-jacent au tirage
- Sous-angulo-maxillaire, sus-claviculaire, intercostal, basithoracique = fosses nasales, cavum ou oropharyngée.
- Sus-claviculaire, intercostal, basithoracique = laryngée.
- Basithoracique = trachéale.

Analyse du bruit inspiratoire
- Stridor = bruit aigu d'origine vestibulaire ou glottique.
- Cornage = bruit rauque d'origine sous-glottique.
- *Wheezing* = sifflement aux deux temps d'origine trachéale.
- Bruit nasal humide, obstructif.

Analyse du timbre de la voix et de la toux
- Lésion glottique : altération du timbre et dysphonie.
- Lésion sous-glottique : voix conservée et toux rauque.
- Lésion sus-glottique : voix étouffée/couverte et timbre conservé.

Recherche de trouble de la déglutition
- Dysphagie = obstacle oropharyngé, pharyngolaryngé.
- Hypersialorrhée = épiglotitte.
- Fausses routes = larynx, pharynx.

Localisation
- *Lésion glottique* : altération du timbre de la voix, dysphonie.
- *Lésion sous-glottique* : timbre de la voix conservée mais toux aboyante, rauque.
- *Lésion sus-glottique* (vestibule laryngé et épiglotte) : pas de modification du timbre de la voix mais celle-ci est étouffée/couverte ; elle s'accompagne d'une dysphagie avec hypersialorrhée et aphagie.
- *Obstruction sous-glottique ou trachéale* : voix normale avec dyspnée aux deux temps.

III. Dyspnée laryngée de l'enfant

Le plus souvent aiguë, elle peut mettre en jeu le pronostic vital, car le larynx de l'enfant est proportionnellement beaucoup plus petit que chez l'adulte (en particulier au niveau de l'anneau inextensible du cartilage cricoïde).

A. Diagnostic positif

1. Signes fonctionnels

C'est une bradypnée inspiratoire qui signe l'atteinte laryngée, accompagnée :

- d'un tirage, c'est-à-dire d'une dépression inspiratoire des parties molles, sous-jacente à l'obstacle : région sus-sternale, espaces intercostaux, région épigastrique ;
- de bruits inspiratoires, stridor ou cornage produit par le passage de l'air sur la filière laryngée réduite.

Il peut s'y associer des modifications du cri ou de la voix si l'obstacle est glottique ainsi qu'une toux quinteuse, rauque.

2. Signes de gravité

Des signes de gravité traduisent la mauvaise tolérance de la dyspnée et la nécessité d'un traitement d'urgence :

- signes d'hypercapnie et d'asphyxie, avec sueurs, tachycardie, puis des signes d'hypoxie avec pâleur ou cyanose ;
- irrégularité respiratoire avec tachycardie ou pauses respiratoires ;
- troubles de la conscience avec agitation, somnolence ou confusion ;
- polypnée respiratoire puis disparition des signes de lutte avec amélioration trompeuse de l'enfant précédant l'arrêt respiratoire ou cardiorespiratoire par épuisement (dyspnée prolongée au-delà d'une heure).

Ces éléments de gravité doivent entraîner une prise en charge immédiate par oxygénation, intubation ou, rarement, une trachéotomie.

Pour rappel
- Fréquence respiratoire du nourrisson : 40 à 50/min.
- Fréquence respiratoire de l'enfant : 30/min.
- Fréquence respiratoire de l'adulte : 15 à 20/min.

3. Bilan

Il est limité, surtout chez le tout-petit.

Interrogatoire des parents

Il doit rechercher un antécédent malformatif connu, une notion de contexte infectieux, un début brutal ou progressif, un syndrome de pénétration ;

Recherche de signes généraux

Fièvre, asthénie, refus alimentaire, recherche de l'existence de signes de reflux gastro-œsophagien, de fausses routes.

Analyse du bruit respiratoire

Le stridor est un bruit inspiratoire aigu d'origine laryngée — à la différence du terme anglo-saxon qui désigne tous les bruits respiratoires.

Le cornage est un bruit rauque d'origine sous-glottique.

Les ronflements persistants bouche ouverte sont parfois d'origine laryngée.

Analyse du timbre de la voix et de la toux

Une lésion glottique ou glotto-sous-glottique s'accompagne d'une dysphonie, une toux aboyante et rauque sont en rapport avec des obstacles sous-glottiques.

Une voix étouffée avec éventuelle dysphagie est en rapport avec des obstacles sus-glottiques.

Examen local

Il est difficile, limité à l'état cervical, buccal et oropharyngé.

Laryngoscopie indirecte au miroir

Elle n'est possible qu'à partir de 5–6 ans ; même au-delà, elle est remplacée avantageusement par la nasofibroscopie.

Nasofibroscopie (laryngoscopie indirecte)

Réalisée à l'aide d'un tube souple de très petit diamètre chez l'enfant, passé par la fosse nasale sans anesthésie ou après anesthésie locale, et/ou sous protoxyde d'azote (MEOPA), elle permet un examen de débrouillage très simple et efficace à la consultation ou aux urgences.

Chez l'adulte, elle est réalisée en consultation (cf. *infra*).

L'examen de la région laryngée par nasofibroscopie a transformé la prise en charge des dyspnées hautes en permettant un diagnostic dès la consultation dans beaucoup de situations cliniques.

Imagerie

Elle est peu utilisée. Elle repose sur les radiographies standards du cou, face et profil, avec rayons peu pénétrants, l'air étant utilisé comme contraste. Cet examen permet de bien visualiser l'épiglotte, la sous-glotte ou les parois pharyngées. L'examen thoracique de face et de profil peut rechercher des signes directs ou indirects de corps étranger. Actuellement, c'est le scanner cervical qui est l'examen radiologique de référence pour l'étude du larynx — mais à ne réaliser qu'après contrôle des voies aériennes.

B. Diagnostic différentiel

La dyspnée haute s'oppose à une dyspnée basse, qui est expiratoire. Une dyspnée expiratoire est en relation avec un problème bronchopulmonaire, comme dans l'asthme, ou trachéal endothoracique, alors que le temps inspiratoire est normal.

En revanche, en cas d'obstacle trachéal cervical, la dyspnée est mixte, inspiratoire et expiratoire, et devient expiratoire plus le niveau de l'obstacle est trachéal inférieur (dyspnée inspiratoire et expiratoire en regard de la trachée haute, cervicale, et dyspnée qui devient de plus en plus expiratoire en cas d'obstacle trachéal inférieur, la dyspnée devenant expiratoire en regard de la trachée thoracique).

Une dyspnée d'origine pharyngée s'accompagne de modifications des cavités de résonance du larynx (voix de canard) avec une hypersialorrhée voire la présence d'une aphagie.

La dyspnée d'origine nasale cède à l'ouverture de la bouche ou lors des cris chez le nouveau-né.

Les détresses respiratoires non ORL se caractérisent par :

- une prédominance expiratoire;
- une polypnée;
- une auscultation et une percussion pulmonaire spécifiques;
- une radiographie de thorax pathologique.

Étiologie des dyspnées non ORL

Dyspnée par acidose métabolique

- Rythme respiratoire lent avec au maximum des pauses respiratoires entre chaque temps de la ventilation : dyspnée de Kussmaul.
- Pas de tirage, de toux, de cyanose, d'expectoration.

Dyspnée par trouble de l'hématose

- Dysfonctionnement des voies aériennes (étiologies selon la localisation) :
  - bronchiole (asthme) : bradypnée expiratoire avec sibilants;
  - alvéoles : OAP polypnée superficielle avec crépitants;

- plèvre : le pneumothorax dyspnéisant induit une polypnée, un silence auscultatoire, un tympanisme et une asymétrie d'ampliation thoracique ;
- fracture de côte, pneumothorax et pleurésie : polypnée superficielle ;
- muscles de la cage thoracique et commande nerveuse : myasthénie, atteinte métabolique ou inflammatoire, thyrotoxicose aiguë, poliomyélite, polyradiculonévrite, atteinte centrale (Cheynes-Stokes : cycles respiratoires évoluant par augmentation puis diminution de l'amplitude de la ventilation jusqu'à l'apnée).

– Dysfonctionnement de l'appareil circulatoire :
  - IVG : il s'agit dune tachypnée ;
  - embolie pulmonaire ;
  - anémie sévère.

Dyspnée psychique, angoisse
Cf. psychiatrie.

C. Diagnostic étiologique

La recherche des étiologies, très nombreuses, est orientée par l'âge de l'enfant : nouveau-né, nourrisson ou enfant de plus de 6 mois.

1. Nouveau-né

La *laryngomalacie*, ou stridor laryngé congénital, est l'anomalie congénitale du larynx la plus fréquente chez l'enfant (75 % des cas). Elle produit, par absence de rigidité, une bascule de l'épiglotte ou surtout des aryténoïdes vers la lumière glottique lors de l'inspiration. Ce phénomène produit un bruit inspiratoire appelé **stridor**. Le plus souvent, le stridor est de tonalité aiguë ; moins souvent, le bruit est grave à type de ronflement. Ce stridor peut être permanent ou intermittent. Il apparaît à la naissance ou après quelques jours et peut s'accompagner d'une dyspnée ou de troubles de la déglutition. Il va évoluer dans le temps avec stabilisation vers 4–5 mois et une régression à partir de l'âge de 6 mois.

Il peut exister une dyspnée chronique, mais on peut aussi observer des poussées d'aggravation de la dyspnée associée à une infection virale des voies aériennes supérieures.

Le diagnostic clinique est confirmé par la nasofibroscopie. Les formes dyspnéisantes justifient une endoscopie laryngotrachéale directe sous anesthésie générale, à la recherche d'un obstacle associé. La majorité des laryngomalacies sont traitées avec simple surveillance et éventuellement traitement d'un reflux gastro-œsophagien associé, en attendant la régression spontanée. Les formes dyspnéisantes chroniques peuvent, si elles retentissent sur la prise de poids, l'hématose, ou si elles sont source d'apnées, bénéficier d'un traitement endoscopique (résection des plis aryépiglottiques) (figure 15.2).

D'autres diagnostics plus rares sont évoqués et recherchés par la laryngoscopie directe (nasofibroscopie ou parfois endoscopie sous anesthésie générale dans un but à la fois diagnostique et thérapeutique) :

- malformation congénitale (palmure, atrésie, diastème laryngé) ;
- paralysie laryngée uni- ou bilatérale (traumatisme obstétrical, malformation basicrânienne, séquelle de lésion infectieuse endocrânienne) ou plus fréquente, dyskinésie laryngée (spasme des cordes vocales en fermeture à chaque inspiration, mimant une paralysie laryngée et pouvant être aussi sévère) ;
- tumeur congénitale (lymphangiome, kyste).

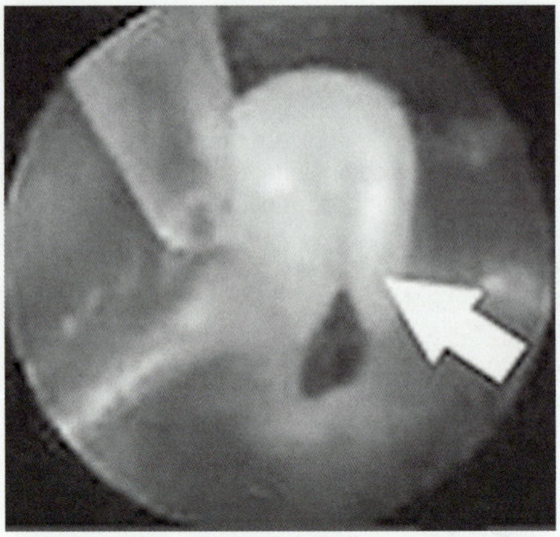

Fig. 15.2. Laryngomalacie chez un enfant présentant un stridor laryngé avec tirage.
Noter l'épiglotte repliée sur elle-même et la brièveté des plis aryépiglottiques réduisant le calibre de la filière laryngée (flèche blanche).

2. Nourrisson de moins de 6 mois

L'*angiome sous-glottique* est la lésion la plus fréquente. La dyspnée apparaît après quelques semaines, peut s'aggraver jusqu'à 6 mois, puis se stabilise et régresse après 1 an. Cet angiome est très fréquemment associé à d'autres angiomes cervicofaciaux.

La nasofibroscopie retrouve une masse sous-glottique, plutôt du côté gauche.

L'endoscopie sous anesthésie permet de visualiser la lésion, qui est dépressible à la palpation sous une muqueuse normale, de préciser le bilan et de juger de la possibilité d'une simple surveillance. La mauvaise tolérance respiratoire peut nécessiter en phase aiguë un traitement corticoïde par voie générale, rarement une intubation. Le traitement de référence des angiomes sous-glottiques dyspnéisants est depuis 2009 le propranolol. La corticothérapie au long cours doit être évitée; les traitements endoscopiques au laser ou chirurgicaux par voie externe sont réservés aux contre-indications ou inefficacité des bêtabloquants. La trachéotomie est devenue exceptionnelle.

3. Enfant de plus de 6 mois

Étiologie principale : les laryngites

La *laryngite striduleuse* survient la nuit, de façon brutale, chez un enfant ayant une rhinopharyngite. Elle s'accompagne d'un cornage mais cède spontanément en quelques dizaines de minutes. Elle peut récidiver et nécessiter alors un traitement préventif des rhinopharyngites à répétition, c'est-à-dire une adénoïdectomie.

L'*épiglottite* est devenue rare, car il s'agit d'une lésion à *Haemophilus* et la plupart des enfants sont vaccinés. L'obstruction, créée par l'augmentation importante du volume de l'épiglotte, s'accompagne d'une dysphagie intense avec hypersialorrhée, d'une dyspnée laryngée d'installation rapide, d'une voix étouffée (couverte), d'une toux claire et de signes généraux marqués chez un enfant de 4 à 6 ans assis dans son lit, tête penchée en avant. L'enfant ne doit pas être allongé. C'est une urgence vitale qui nécessite une hospitalisation en milieu de réanimation sans délai. Le recours à une intubation de courte durée est fréquent. Un traitement médical antibiotique est instauré par voie intraveineuse.

La *laryngite sous-glottique* est la plus fréquente. Elle est liée à un œdème de la région sous-glottique, d'origine virale le plus souvent. Elle s'installe progressivement après une rhinopharyngite, parfois dans un contexte de contage. La dyspnée s'accompagne de modifications du cri et de la voix, avec toux rauque, aboyante. Une décompensation brutale est toujours possible. Le traitement est essentiellement médical et le diagnostic clinique. Le traitement associe des aérosols adrénalinés et/ou avec corticoïdes, à débuter en urgence, voire une corticothérapie administrée par voie parentérale, et une oxygénothérapie. En fonction de la réponse au traitement, l'hospitalisation peut être nécessaire (risque de décompensation respiratoire). Il ne faut jamais prescrire de sédatif. Si l'étude des gaz du sang montre une hypoxie et une hypercapnie, une intubation nasotrachéale peut être nécessaire. La nasofibroscopie n'est nécessaire qu'en cas de doute diagnostique (figure 15.3).

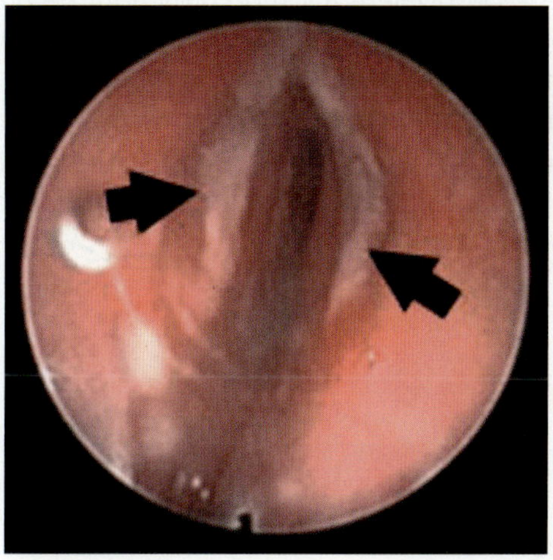

Fig. 15.3. Aspect endoscopique d'une laryngite sous-glottique chez un nourrisson.
Les flèches noires indiquent les cordes vocales surmontant un œdème inflammatoire réduisant la filière sous-glottique.

Autres causes

Le *spasme laryngé* est dans l'immense majorité des cas un spasme du sanglot, déclenché par une colère ou des pleurs. La dyspnée est brutale, très intense, avec angoisse et parfois cyanose. Le contexte est très évocateur, la dyspnée cède très rapidement et reste bénigne. La perte de connaissance est possible mais brève. Les spasmes laryngés peuvent très rarement être la manifestation d'une hypocalcémie, associée alors à d'autres signes (convulsions, hypertonie).

Le *corps étranger* est relativement rare mais grave, pouvant engager le pronostic vital dès la première phase de l'inhalation, appelée « syndrome de pénétration ». La pénétration du corps étranger se manifeste par un accès de suffocation, parfois une cyanose, une toux et une dyspnée. Tous ces signes régressent rapidement pour laisser place à une deuxième phase dite « phase muette ». La troisième phase survient après quelques jours et est marquée par des complications infectieuses bronchopulmonaires. Le diagnostic peut être difficile si le syndrome de pénétration n'a pas été observé par l'entourage. Le diagnostic est aidé par l'imagerie (corps étranger visible, atélectasie pulmonaire partielle, emphysème localisé), mais celle-ci peut être négative. Seule l'endoscopie, le plus souvent sous anesthésie générale, permet à la fois le diagnostic de certitude et le traitement.

De *nombreuses autres affections* peuvent être responsables de dyspnées laryngées chez l'enfant : une laryngite spécifique comme le croup, un œdème après piqûre ou allergie, une brûlure par caustique, un traumatisme du larynx (externe mais surtout interne, iatrogène après intubation), une tumeur bénigne comme la papillomatose laryngée.

D. Traitement des dyspnées laryngées de l'enfant

Le traitement des dyspnées chroniques dépend de l'étiologie. Dans tous les cas, la recherche d'un reflux gastro-œsophagien et son traitement est utile, car c'est un facteur aggravant fréquent des pathologies laryngées de l'enfant.

En urgence, les dyspnées aiguës par laryngite, angiome sous-glottique, aggravation aiguë sur laryngomalacie, peuvent bénéficier du même type de prise en charge :

- hospitalisation des dyspnées sévères ;
- enfant en position demi-assise si l'âge le permet, humidification et réchauffement de l'air ;
- oxygénothérapie au masque ou lunettes si nécessaire ;
- corticothérapie : dexaméthasone, 1 ampoule à 4 mg IV, ou 0,5 mg/kg chez l'enfant plus grand, puis relais *per os* équivalent à 1 mg/kg par jour de prednisone ;
- aérosols de type Bompard, associant un corticoïde (soit dexaméthasone, 1 ampoule à 4 mg, soit bétaméthasone, 2 ml = 8 mg) et de l'adrénaline à 1/1 000 (1 à 2 ml = 1 à 2 mg), complétés avec sérum physiologique à 10 cc.

Dans les dyspnées modérées, il est possible de traiter par inhalation de budésonide (Pulmicort®) à 0,5/2 ml, 4 mg à poursuivre toutes les 8 à 12 heures, constituant aussi un relais à la corticothérapie IV ou à l'aérosol de Bompard.

IV. Dyspnée laryngée de l'adulte

A. Diagnostic positif

1. Signes fonctionnels

La dyspnée inspiratoire peut s'installer sur un mode aigu ou, plus souvent, chronique, avec décompensation parfois aiguë. Elle peut être précédée d'une période plus ou moins longue de dysphonie. Elle est accompagnée ou non d'un tirage sus-sternal, sus-claviculaire, intercostal et d'un cornage. Elle possède les mêmes caractéristiques sémiologiques que la dyspnée de l'enfant.

D'autres signes ORL peuvent être associés (dysphagie, douleurs), en fonction de l'extension lésionnelle dans les cancers.

2. Antécédents à rechercher

Un terrain alcoolotabagique oriente vers un cancer des VADS.

La notion d'un cancer des VADS déjà traité fait rechercher une récidive ou une complication du traitement, par un œdème post-radique ou une complication de la chirurgie laryngée.

Seront également recherchées :

- la notion d'un traumatisme laryngé ou laryngotrachéal externe après accident de la voie publique, ou surtout interne, accidentel ou iatrogène après intubation ou trachéotomie ;
- la notion d'une intervention cervicale ou thoracique récente (chirurgie thyroïdienne notamment, avec une atteinte bilatérale des nerfs laryngés caudaux, ou inférieurs) ;
- la notion d'un contage infectieux, viral.

3. Bilan

Il faut rechercher une adénopathie cervicale ayant les caractères suspects de malignité, c'est-à-dire dure, mobile ou fixée, non inflammatoire, au niveau des groupes ganglionnaires cervicaux.

Un examen complet des VADS est nécessaire, plus particulièrement centré sur la région pharyngolaryngée, par une laryngoscopie indirecte, sur un patient vigile, au miroir ou au mieux par nasofibroscopie.

Cet examen est complété par une endoscopie sous anesthésie générale (panendoscopie aux tubes rigides comprenant une laryngoscopie directe, une hypopharyngoscopie directe et une œsophagoscopie directe), à la fois diagnostique (pour visualiser une tumeur, pratiquer des biopsies, retrouver une sténose) et thérapeutique (résection endoscopique d'une lésion).

Cependant, en cas de dyspnée sévère, une endoscopie au tube rigide ne peut être réalisée sans la levée de l'obstacle laryngé initial, soit par une désobstruction laser, soit par une trachéotomie.

L'imagerie par scanner et éventuellement l'IRM est importante pour visualiser l'extension en profondeur des lésions en cas de tumeur ou de sténose.

Des épreuves fonctionnelles respiratoires avec courbes débit/volume sont intéressantes à réaliser en dehors d'un contexte aigu, car elles vont quantifier l'importance de l'obstacle (atteinte de la courbe inspiratoire avec plateau inspiratoire, atteinte mixte en cas d'atteinte trachéale). En urgence, la mesure du débit inspiratoire de pointe (DIP) est particulièrement intéressante, car elle permet de quantifier la dyspnée inspiratoire au lit du patient, par un petit appareil manuel (*in-check* oral) ; un DIP inférieur à 60 litres/min traduit un obstacle important sur les voies aériennes hautes. Mais la méthode est récente, d'usage encore restreint.

B. Diagnostic différentiel

Il se fait comme chez l'enfant avec la dyspnée expiratoire d'origine bronchopulmonaire et la dyspnée aux deux temps d'origine trachéale (dyspnée de plus en plus expiratoire plus l'atteinte trachéale est basse).

C. Diagnostic étiologique

1. Cancer du larynx ou pharyngolaryngé

Il s'agit classiquement d'un patient de la cinquantaine avec un terrain alcoolotabagique ancien. Cependant, ces facteurs de risque peuvent être absents. La dyspnée est classiquement précédée d'une phase assez longue de dysphonie et s'aggrave progressivement. D'autres signes ORL comme des douleurs, une dysphagie, une adénopathie cervicale, peuvent être associés.

La laryngoscopie indirecte au miroir ou la nasofibroscopie permettent de visualiser la tumeur, souvent bourgeonnante, et pouvant immobiliser une ou deux cordes vocales. Le bilan local comprendra une endoscopie avec biopsies et recherche d'une autre localisation néoplasique sur les VADS (panendoscopie).

L'extension en profondeur est recherchée par le scanner cervical avec injection ou l'IRM. La recherche de métastases à distance se fait de façon systématique au niveau pulmonaire par un scanner thoracique avec injection. Elle est orientée par la clinique pour les autres sites. Une scintigraphie au FDG (^{18}F-fluorodéoxyglucose) est faite en fonction de la disponibilité des centres, actuellement souvent couplée à des images tomodensitométriques (TEP-TDM), et complète les autres explorations.

2. Œdème laryngé au cours des laryngites

Laryngites aiguës, d'origine infectieuse

Le tableau est dominé chez l'adulte par une dysphonie. Le traitement des formes bactériennes repose sur l'antibiothérapie et une cure courte de corticoïdes. Les épiglottites bien que rares semblent en augmentation et ne se voient quasi que chez l'adulte du fait des campagnes de vaccination contre l'*Haemophilus influenza*. Le tableau débute, chez un adulte bien portant par ailleurs, par une douleur pharyngée généralement intense qui est le signe pratiquement toujours retrouvé. Les autres symptômes qui s'y associent de façon variable sont, par ordre de fréquence : une odynophagie avec parfois une otalgie réflexe, de la fièvre, une dyspnée plus ou moins intense et qui n'est pas constante à l'admission du patient, une douleur cervicale antérieure, une dysphonie avec voix couverte, une difficulté à avaler la salive avec stase salivaire importante ; parfois, le patient est en détresse respiratoire. Les symptômes sont en général d'installation rapide, ils débutent dans 80 % des cas moins de 48 heures avant l'admission des patients.

L'examen met en évidence dans presque tous les cas, une *douleur parfois intense à la palpation cervicale antérieure*. On peut également retrouver des adénopathies cervicales, une pharyngite. Le stridor est en fait rarement présent (27 % des cas). L'examen de choix est la nasofibroscopie qui permet de faire le diagnostic en visualisant l'œdème et l'érythème de l'épiglotte avec l'inflammation des structures supraglottiques.

Une dyspnée est fréquente au cours des cellulites cervicales, du fait de leur extension sur l'axe laryngotrachéal.

Infections subaiguës spécifiques

Syphilis (stade tertiaire), tuberculose.

Brûlures

Brûlures par ingestion de caustiques, inhalation de toxiques, brûlures thermiques.

Causes générales, allergique

Œdème de Quincke, piqûre.

Larynx post-radique

Des lésions laryngées obstructives post-radiques se développent parfois à distance de l'irradiation cervicale pour un cancer des VADS. La dyspnée est de survenue progressive ; le diagnostic est apporté par la laryngoscopie, qui retrouve soit un œdème diffus avec rétrécissement de la filière glottique ou un œdème localisé au niveau des aryténoïdes et de l'épiglotte. Il est nécessaire de pratiquer un bilan endoscopique sous anesthésie générale à la recherche d'une récidive ou d'une complication du traitement (nécrose). Cette endoscopie permet également le traitement de réduction de l'œdème, par exemple par laser (cloutage ou résection d'une muqueuse hypertrophique).

Autre

Exceptionnellement, l'œdème laryngé peut être en rapport avec un œdème angioneurotique congénital par déficit du complément.

3. Sténose laryngée ou laryngotrachéale post-traumatique

Il peut s'agir d'un traumatisme externe avec fracture du larynx insuffisamment ou tardivement traitée. La dyspnée apparaît très rapidement et représente un signe de gravité. Tout traumatisme laryngé risque de se décompenser jusqu'à la 6e heure.

Le plus souvent, la dyspnée est due à un traumatisme interne d'origine iatrogène après intubation en urgence, prolongée ou traumatisante, ou après trachéotomie. Les facteurs favorisants sont : sonde de trop gros diamètre, une intubation prolongée (au-delà de 5 jours), pression du ballonnet trop importante. La dyspnée survient alors progressivement, quelques jours ou semaines après l'ablation de la sonde d'intubation ou de la canule de trachéotomie.

La laryngoscopie indirecte par nasofibroscopie peut retrouver une sténose glottique ou une atteinte cricoaryténoïdienne bilatérale avec une immobilité laryngée bilatérale.

Le bilan est complété par un scanner laryngotrachéal avec reconstructions et une endoscopie sous anesthésie générale à la fois diagnostique et thérapeutique (laryngotrachéoscopie avec dilatation trachéale, parage des sténoses émergentes…), en prévenant le patient du risque de trachéotomie en cas de décompensation respiratoire.

À rapprocher des causes traumatiques sont les complications opératoires d'une chirurgie cervicale, soit par un hématome cervical même unilatéral (post-thyroïdectomie), soit du fait d'une incompétence laryngée par un œdème cervical au cours des curages cervicaux, nécessitant de toujours discuter une trachéotomie transitoire en cas de curages cervicaux bilatéraux ou en cas de geste sur la filière associée à un curage même unilatéral.

4. Paralysies laryngées bilatérales

Des paralysies laryngées bilatérales peuvent se voir dans un contexte viral ou neurologique, avec paralysie bilatérale des cordes vocales en adduction rétrécissant de façon importante la filière glottique (syndrome de Gerhard lié à une atteinte bilatérale des noyaux moteurs du larynx, les noyaux ambigus, situés en regard du bulbe supérieur). Les causes sont les AVC et la sclérose latérale amyotrophique. Une paralysie unilatérale du larynx n'est pas à l'origine d'une dyspnée chez l'adulte.

Elles peuvent être secondaires à un processus tumoral intéressant les deux nerfs laryngés inférieurs (nerfs laryngés caudaux) : tumeur thyroïdienne, œsophagienne ou médiastinale (œsophage). Elles sont le plus souvent iatrogènes, après chirurgie ayant lésé les nerfs laryngés inférieurs ou les nerfs pneumogastriques : chirurgie thyroïdienne, œsophagienne ou vasculaire.

La dyspnée inspiratoire est importante et la voix est conservée, les cordes vocales étant en adduction. Il peut exister des fausses routes, du fait de l'immobilité laryngée mais, surtout, en cas d'exceptionnelle atteinte bilatérale des nerfs pneumogastriques. L'examen laryngé retrouve une immobilité des deux cordes vocales en adduction, sans lésion pariétale.

5. Tumeurs bénignes du larynx

Les tumeurs bénignes du larynx sont rarement dyspnéisantes et sont le plus souvent précédées d'une longue phase de dysphonie. La laryngoscopie peut retrouver un pseudomyxome (laryngite hypertrophique œdémateuse secondaire au tabac), une lésion sous-muqueuse dure de type chondrome de la sous-glotte, une tumeur nerveuse (schwannome), une tumeur d'Abrikossoff, un plasmocytome laryngé, un lipome ou une papillomatose laryngée obstructive (aspect framboisé et bourgeonnant). Les laryngocèles (hernie du ventricule laryngé) peuvent se présenter sous un tableau dyspnéisant.

Plus rarement, le larynx peut être le siège de lésions dans le cadre d'une pathologie générale, comme la sarcoïdose : tableau de neurosarcoïdose ou tableau de sarcoïdose laryngée avec infiltration pouvant être obstructive du vestibule laryngé, et respectant souvent le plan glottique.

6. Causes neuromusculaires, la myasthénie

Les atteintes laryngées au cours de la myasthénie concernent surtout les tableaux bulbaires de la myasthénie. Elle s'y associe souvent à une dysphonie lorsque l'atteinte bilatérale n'est pas complète, ainsi qu'à des troubles de la déglutition. La myasthénie peut toucher électivement les muscles dilatateurs de la glotte.

Il n'y a habituellement pas d'atteinte laryngée au cours des myopathies (exceptionnellement au cours de la myotonie de Steinert).

7. Causes oropharyngées

L'obstruction de la filière oropharyngée peut survenir au cours d'infections (angine préphlegmoneuse, phlegmon péri-amygdalien, adénophlegmon, cellulite du plancher buccal) ou en cas de tumeurs obstructives (carcinomes épidermoïdes et lymphomes). La gêne à la déglutition des sécrétions, notamment salivaires, est souvent un facteur de décompensation de la dyspnée.

D. Traitement des dyspnées laryngées de l'adulte

Le traitement sera dépendant de la cause obstructive. En cas d'épiglottite, outre le traitement symptomatique, il faudra débuter une antibiothérapie parentérale une fois les différents prélèvements à visée diagnostique réalisés; elle devra être active sur les germes les plus souvent rencontrés. Les molécules les mieux adaptées sont l'association amoxicilline-acide clavulanique ou une céphalosporine de troisième génération seule ou en association à du métronidazole.

Un obstacle obstructif majeur doit faire discuter la possibilité soit d'une intubation soit d'une trachéotomie, en dehors du traitement spécifique — antibiothérapie, désobstruction ou non possible en cas de tumeurs, dilatation possible ou non en cas de sténose laryngotrachéale, voire traitement chirurgical en urgence.

La mesure de la saturation n'est pas un bon critère d'évaluation sur une dyspnée haute contrairement aux dyspnées expiratoires, une décompensation brutale pouvant survenir malgré une hématose tout à fait stable. La clinique est essentielle à l'évaluation de la sévérité de la dyspnée.

Traitement en urgence d'une dyspnée de l'adulte

- Monitoring continu du patient (attention : la saturation est utile pour les problèmes bronchiques, non laryngés).
- Position assise ou demi-assise.
- Oxygène au masque ou lunettes nasales.
- Aérosols : 2 à 3 mg adrénaline + 40 mg méthylprednisolone + 3 ml sérum physiologique en continu jusqu'à amélioration du patient.
- Corticoïde en IV ou en IM, dose de 1 à 3 mg/kg.
- Antibiothérapie en cas de suspicion de contexte septique.
- Intubation ou trachéotomie en l'absence d'amélioration et avant épuisement.
- Désobstruction au laser pour les cancers ou trachéotomie.

L'absence de diagnostic étiologique de la dyspnée laryngée ne doit pas retarder un traitement d'urgence comme une intubation ou une trachéotomie dans les cas graves.

Points clés

- Une dyspnée laryngée est une bradyspnée inspiratoire avec tirage et cornage.
- La laryngite sous-glottique est la cause la plus fréquente chez le nourrisson. Les signes de gravité sont importants à connaître.
- Chez l'adulte, il faut toujours penser au cancer ORL, surtout en cas de terrain favorisant.

CHAPITRE

16

Item 216 – UE 7 Adénopathie superficielle de l'adulte et de l'enfant (cervicale)

Objectifs pédagogiques

Nationaux

- Devant une ou des adénopathies superficielles, argumenter les principales hypothèses diagnostiques et justifier les examens complémentaires pertinents.

Collège français des enseignants d'ORL

- Savoir reconnaître et analyser une tuméfaction cervicale antérieure et latérale du cou.
- Savoir orienter le diagnostic devant une tuméfaction cervicale antérieure ou latérale et connaître la place de l'échographie pour aider au diagnostic.

Tous les éléments constituants du cou peuvent être à l'origine d'une tuméfaction cervicale, mais il faudra différencier une adénopathie d'une autre pathologie cervicale ou d'un élément anatomique du cou comme le bulbe carotidien.

Une adénopathie se définit comme un ganglion de taille supérieure à 1 cm, dont l'évolution peut être aiguë, subaiguë ou chronique, et l'origine infectieuse, inflammatoire ou tumorale.

Une stratégie diagnostique devra être définie pour une prise en charge précoce.

I. Diagnostic positif

Face à une tuméfaction cervicale, le diagnostic positif repose sur le bilan de base qui comprend plusieurs temps.

A. Interrogatoire

L'interrogatoire est essentiel et doit préciser :

- les antécédents médicaux :
  - tuberculose ;
  - intervention chirurgicale ayant porté sur la face ou le cuir chevelu (épithélioma ou mélanome) ;

- les habitudes de vie :
  - alimentation (consommation de fromage et de produits de la chasse) ;
  - comportement sexuel à risque ;
  - voyages ;
- l'âge et le facteur racial : migrants (tuberculose), Asiatiques, Maghrébins, Inuits (cancer du cavum) ;
- la date d'apparition et les conditions de survenue :
  - épisode inflammatoire ou infectieux, apparition progressive ou brutale ;
  - suite à une piqûre, une plaie, une griffure ;
- les signes généraux : fièvre, frissons, sueurs, altération de l'état général ;
- les signes fonctionnels :
  - ORL, évoquant une lésion primitive dans les VADS : odynophagie, otalgie, dysphagie, dysphonie, amaigrissement ;
  - hématologiques, évoquant une hémopathie : prurit, sueurs nocturnes, amaigrissement, altération de l'état général ;
  - articulaires et cutanéomuqueux, évoquant une maladie de système.

B. Examen clinique

L'examen clinique recherche les caractères de cette tuméfaction :

- inspection :
  - état de la peau (cicatrice, rougeur) ;
  - ascension à la déglutition (goitre) ;
- palpation :
  - caractère inflammatoire ou non, avec recherche de douleur, de rougeur et de chaleur de la peau ;
  - siège par rapport aux chaînes lymphatiques cervicales ;
  - consistance dure voire ligneuse (évocatrice d'un cancer), rénitente (laissant suspecter un kyste), molle (lipome) ;
  - forme : la perte de la forme oblongue d'une adénopathie est un critère en faveur de son envahissement tumoral ;
  - caractère isolé ou multiple ;
  - uni- ou bilatéralité ;
  - mobilité : par rapport aux plans superficiels et profonds, par rapport à l'axe laryngotrachéal, par rapport aux vaisseaux ;
  - taille : hauteur, largeur, épaisseur (suspect si adénopathie de plus de 2 cm) ;
  - caractère battant ou non, expansibilité (palpation d'un *thrill*) ;
- auscultation si la tumeur est battante, à la recherche d'un souffle.

L'examen général doit rechercher :

- d'autres ganglions au niveau des territoires axillaires, inguinaux ;
- une hépatosplénomégalie ;
- des manifestations diverses orientant vers une hémopathie.

C. Examen ORL et cervicofacial

Éventuellement aidé par une nasofibroscopie, il doit être systématique et complet : VADS, thyroïde et territoires cutanés de la face et du cou (y compris le cuir chevelu et la nuque), à la recherche de mélanome ou de carcinome spinocellulaire cutané.

D. Examens paracliniques systématiques

Ils constituent un bilan minimum :

- NFS (hyperleucocytose, blastes), VS, CRP (aspect inflammatoire);
- IDR à la tuberculine;
- radiographie pulmonaire de face et de profil;
- échographie cervicale et thyroïdienne, voire d'emblée TDM cervicothoracique injectée.

E. Autres examens

Ils sont demandés en fonction des données de l'examen clinique et du bilan paraclinique minimal :

- sérologies (VIH, EBV, toxoplasmose, rubéole, maladie des griffes du chat);
- bilan hépatique;
- imagerie par TDM ou IRM injectées;
- angio-IRM ou artériographie (si suspicion de tumeur vasculaire);
- myélogramme (si suspicion d'hémopathie);
- dosage de T4, TSH, thyrocalcitonine en cas d'origine thyroïdienne.

La *ponction cytologique à l'aiguille fine* permet d'orienter le diagnostic, en particulier dans le cas d'adénopathie d'aspect métastatique mais sans découverte de carcinome des VADS ou de carcinome papillaire thyroïdien. Dans les masses fluctuantes, elle permet de préciser le caractère de la collection liquidienne, de faire un examen bactériologique, cytologique ± PCR.

Une *panendoscopie* associant sous anesthésie générale une exploration pharyngolaryngée et du cavum, voire une trachéobronchoscopie et une œsophagoscopie, sera utile dès qu'on suspecte une adénopathie d'allure maligne, surtout chez un sujet éthylotabagique.

Elle pourra être associée à la *cervicotomie exploratrice avec adénectomie* — donc exérèse complète sans effraction capsulaire et non une simple biopsie — et examen histologique extemporané, permettant le diagnostic puis le traitement dans le même temps opératoire.

II. Diagnostic étiologique et indications thérapeutiques

Le diagnostic étiologique est guidé par cinq critères :

- le caractère inflammatoire ou non;
- l'âge : enfant, adulte jeune, adulte;
- le siège;
- la consistance;
- la taille.

A. Adénopathies cervicales latérales

Une tuméfaction cervicale latérale est dans 80 % des cas une adénopathie.

1. Adénopathies inflammatoires aiguës

Il s'agit presque toujours d'adénopathies : adénite ou adénophlegmon, exceptionnellement d'un kyste congénital surinfecté.

La douleur est le signe de début puis la tuméfaction apparaît, le plus souvent unique et sous-angulo-maxillaire ; elle est d'abord ferme puis fluctuante et rouge. La fistulisation peut survenir.

La porte d'entrée peut être dentaire, oropharyngée (amygdale surtout) ou rhinopharyngée (chez l'enfant), plus rarement cutanée.

Le traitement est essentiellement médical : antibiotiques, antalgiques ; les AINS sont à éviter. Un drainage chirurgical peut être nécessaire en cas d'abcédation.

2. Adénopathies inflammatoires subaiguës

Elles posent déjà des problèmes diagnostiques plus difficiles. Il s'agit surtout de ganglions peu douloureux, fermes, empâtés avec péri-adénite ; ils peuvent évoluer avec des poussées.

Adénopathie séquellaire d'une inflammation de voisinage

Il faut rechercher les circonstances d'installation brusque au cours d'un épisode inflammatoire ; la porte d'entrée est gingivale, buccale ou dentaire, ou oropharyngée, ou une lésion du cuir chevelu.

Adénopathie tuberculeuse (item 155)

C'est une maladie locorégionale à forme de départ habituellement buccopharyngée, mais l'examen ORL doit être obligatoirement complet, une localisation otologique ou nasale étant possible. Typiquement due à une mycobactérie de type *Mycobacterium tuberculosis*, son caractère locorégional explique parfois l'absence de toute autre atteinte tuberculeuse, en particulier pulmonaire, qu'il faudra de principe rechercher.

Cliniquement, elle revêt parfois chez l'adulte l'aspect d'une masse volumineuse, polylobée, « pseudonéoplasique ». Le plus souvent, il s'agit de polyadénopathies cervicales unilatérales, de consistance inégale, volontiers sous-mandibulaires ou spinales. Elles peuvent prendre un aspect fluctuant, préfistulaire, alors hautement évocateur (figure 16.1).

Le diagnostic repose sur :

- l'IDR qui n'est pas nécessairement très positive ;
- le prélèvement du pus de l'abcès froid fistulisé, qui peut permettre d'identifier et de cultiver le bacille. Un diagnostic rapide peut être obtenu en PCR ;
- l'adénectomie avec examen histologique extemporané apportera la confirmation histologique (granulome gigantocellulaire à nécrose caséeuse centrale), mais l'étude bactériologique avec antibiogramme sur milieu de culture spécifique est impérative.

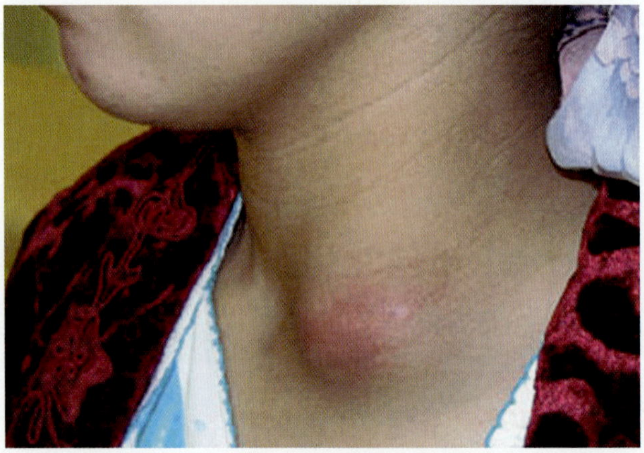

Fig. 16.1. Tuberculose ganglionnaire cervicale dans la région jugulaire inférieure gauche.

Suppurations ganglionnaires cervicales à mycobactéries atypiques

Elles peuvent donner des tableaux très voisins de la tuberculose ganglionnaire. Mais elles frappent surtout des enfants très jeunes (1 à 2 ans). Les lésions peuvent provoquer plusieurs fistules. L'examen bactériologique direct ne peut les différencier du BK. Seules les cultures systématiques nécessitant parfois de nombreuses semaines permettent d'en faire le diagnostic. En pratique, il faut commencer à les traiter comme une tuberculose ganglionnaire, secondairement adaptée à l'antibiogramme, car certaines mycobactéries ne sont pas sensibles aux antituberculeux classiques : *Mycobacterium avium intracellulare* nécessite une association de clarithromycine, rifabutine et éthambutol. L'évolution rend parfois le traitement chirurgical nécessaire.

Lymphogranulomatose bénigne d'inoculation, ou maladie des griffes du chat (item 169)

Elle est due à *Bartonella hensellae*. Elle se caractérise par une adénopathie d'allure traînante, volumineuse, quelquefois suppurée.

Le diagnostic repose sur :

- la recherche d'une porte d'entrée : griffures faciales ou cervicales par chat, ronce, rosiers ;
- l'existence d'une adénopathie axillaire ;
- l'isolement du germe, la PCR ou la sérologie.

Mononucléose infectieuse (item 213)

La mononucléose infectieuse est due au virus d'Epstein-Barr et atteint surtout les enfants et les sujets jeunes. Elle pose peu de problèmes diagnostiques si l'adénopathie est concomitante d'une angine aiguë. Elle peut donner un tableau d'adénopathies cervicales chroniques, volontiers postérieures, spinales, associées à une asthénie et à une splénomégalie. La NFS met en évidence une inversion de la formule sanguine avec monocytose. Les sérologies MNI sont positives.

Toxoplasmose (item 213)

Elle est due à un parasite protozoaire (*Toxoplasma gondii*). Sur le plan clinique, c'est une polyadénopathie superficielle à prédominance postérieure (occipitale et spinale), indolore, de petite taille.

La NFS montre parfois un syndrome mononucléosique avec une sérologie MNI négative ; le diagnostic est alors assuré par le dosage des IgM spécifiques et sa variation à 3 semaines qui indique une infection récente.

Sarcoïdose (item 207)

La maladie est exceptionnellement révélée par une adénopathie cervicale isolée ; il existe en règle générale d'autres localisations cutanées, pulmonaires, médiastinales, hépatospléniques, qu'il faut rechercher. Le diagnostic est évoqué notamment sur la négativité de l'IDR et l'histologie qui met en évidence un granulome épithélioïde gigantocellulaire sans caséum ni BK.

Lymphadénopathie du VIH (item 165)

C'est un des symptômes essentiels de début de cette infection, dont le diagnostic doit être évoqué devant toute adénopathie cervicale, notamment chez un sujet à risque. La sérologie VIH est positive. La TDM révèle souvent le caractère hypodense de ces adénopathies.

Syphilis (item 158)

Elle est rare, mais en recrudescence en association avec le VIH. L'adénopathie satellite d'un chancre oropharyngé régresse assez rapidement ; les polyadénopathies d'une syphilis secondaire s'intègrent dans un tableau de généralisation muqueuse et ganglionnaire : roséole, papulose. Le diagnostic est dans ce cas fait par les sérologies positives.

Tularémie (item 169)

Adénite cervicale secondaire à une morsure ou une griffure de lapin ou à une ingestion de produit de la chasse.

Brucellose (item 169)

La contamination directe représente 75 % des cas. Elle peut s'effectuer par voie cutanée ou muqueuse (favorisée par des blessures ou des excoriations) lors de contacts avec des animaux malades, des carcasses, des produits d'avortement ou par contact accidentel avec des prélèvements dans un laboratoire. Elle peut aussi s'effectuer par ingestion de produits laitiers non pasteurisés ou de viande insuffisamment cuite. La contamination indirecte (25 % des cas) est réalisée par l'ingestion de crudités souillées par du fumier, des mains sales, de la poussière de litière, dans une étable vide. La transmission interhumaine est exceptionnelle.

3. Adénopathies non inflammatoires

Les adénopathies non inflammatoires représentent en fait le véritable problème de ces tumeurs latérales du cou car l'origine néoplasique est fréquente.

La topographie permet de distinguer les régions suivantes.

Région jugulocarotidienne

L'âge est un bon élément d'orientation ainsi que le terrain.

Chez l'adulte d'âge moyen (40–50 ans)

Il faut surtout évoquer une adénopathie métastatique d'un carcinome des VADS (cf. item 295 au chapitre 18) notamment chez un patient éthylotabagique :

- elle peut être révélatrice d'un carcinome pharyngolaryngé (figure 16.2) ou de la cavité buccale que l'examen met en évidence ; la découverte de la tumeur primitive permettra sa biopsie ; un bilan d'extension complète le diagnostic, avec en particulier une panendoscopie, un scanner cervicothoracique ;
- il peut s'agir d'une adénopathie cervicale sans primitif retrouvé lorsque les examens ORL et endoscopiques sont strictement normaux. Le diagnostic est fait à l'examen histologique

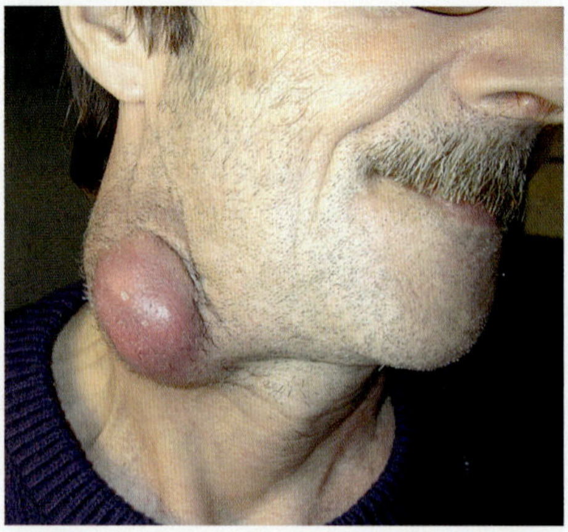

Fig. 16.2. Patient présentant une métastase ganglionnaire avec perméation cutanée d'un carcinome pharyngé.

extemporané, lors d'une cervicotomie exploratrice, qui permettra en cas de métastase d'un carcinome confirmée de réaliser dans le même temps thérapeutique le curage ganglionnaire. Dans cette situation, un PET-scan peut être demandé qui guidera, en cas de fixation du traceur, une biopsie à réaliser lors d'une nouvelle endoscopie. En l'absence de toute fixation, une amygdalectomie homolatérale à l'adénopathie est préconisée devant la fréquence de lésions primitives intra-amygdaliennes infracliniques associée à une biopsie systématique du cavum.

En l'absence d'intoxication éthylotabagique, une adénopathie cervicale peut provenir de la métastase d'une tumeur de l'oropharynx ayant comme origine une infection par HPV, le sérotype 16 étant le plus souvent retrouvé. La recherche de la protéine p16 et d'ADN viral dans le prélèvement ganglionnaire ou tumoral est dans ce cas (pas de facteurs de risque apparent retrouvé) recommandée.

Chez l'adulte plus jeune

Il faut penser à un lymphome (item 316), sans toutefois omettre de penser à un carcinome du cavum :

- maladie de Hodgkin : le début ganglionnaire cervical isolé est fréquent et le diagnostic est alors souvent difficile (adénopathie unique, sus-claviculaire, indolore). Mais il peut s'agir d'emblée de polyadénopathies cervicales, unilatérales, parfois bilatérales mais asymétriques. L'examen ORL est négatif et la présence éventuelle d'autres atteintes ganglionnaires (médiastinales), de signes généraux, d'une splénomégalie plaident en faveur d'un Hodgkin. Le diagnostic repose sur l'histologie du ganglion dans sa totalité (en excluant toute biopsie ganglionnaire) ;
- lymphome malin non hodgkinien : son siège d'élection est le cou. Il réalise un aspect de masse ganglionnaire de croissance rapide. D'autres localisations au niveau de l'anneau de Waldeyer sont possibles : amygdale, rhinopharynx, en particulier. Le diagnostic repose sur l'histologie du ganglion dans sa totalité (en excluant toute biopsie ganglionnaire). *Il est important d'adresser en anatomie pathologique un prélèvement frais pour étude des marqueurs du lymphome* ;
- un carcinome du cavum (UCNT) peut en être l'origine chez un adolescent ou un adulte jeune, notamment d'origine asiatique ou maghrébine.

Chez le sujet âgé

Il faut penser à une leucémie lymphoïde chronique (item 315). Elle débute fréquemment au cou et réalise une macropolyadénopathie régulière et symétrique. Outre l'examen clinique, le diagnostic repose sur l'hémogramme et l'immunophénotypage des lymphocytes sanguins.

Région sous-mandibulaire

Il faut penser à une adénopathie métastatique d'un carcinome de la langue, du plancher de la bouche, de la gencive ou de la lèvre : nécessité d'un examen ORL précis, complet sans omettre la palpation.

Région sus-claviculaire

Il faut penser à une métastase d'un cancer œsophagien, pulmonaire ou digestif (si adénopathie gauche : ganglion de Troisier).

Régions spinales

C'est le siège des métastases ganglionnaires des carcinomes du cavum, de l'oropharynx (figure 16.3), de mélanomes ou carcinomes spinocellulaires du cuir chevelu.

En cas d'adénopathie spinale haute, sous la pointe de la mastoïde, une lésion parotidienne doit être cherchée.

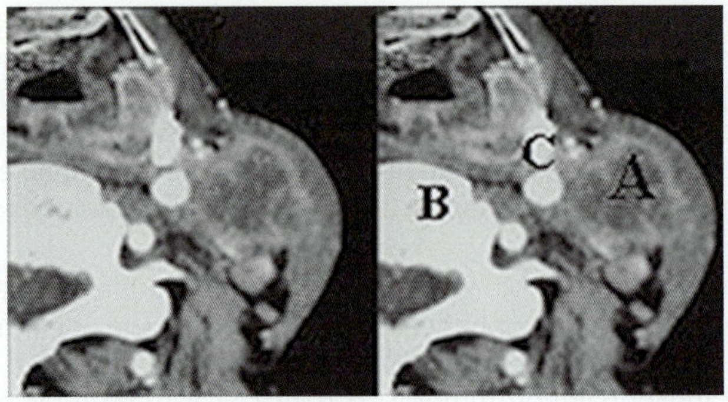

Fig. 16.3. **Adénopathie métastatique d'un carcinome ORL.**

A. Adénopathie métastatique. **B.** Rachis cervical. **C.** Bifurcation carotidienne normale.

Points clés

- Le diagnostic d'une tuméfaction cervicale latérale repose sur un certain nombre d'examens simples et systématiques qui forment le bilan de base et dans lequel l'examen ORL et cervicofacial complet est primordial.
- Ce bilan de base permet dans un certain nombre de cas de faire ou d'approcher le diagnostic.
- Dans les cas difficiles, la cervicotomie exploratrice avec examen histologique extemporané reste la solution de choix pour faire le diagnostic.
- Les adénopathies sont les tuméfactions cervicales latérales les plus fréquentes.

B. Tuméfactions cervicales médianes

1. Région sous-mentonnière

Ce sont essentiellement des adénopathies :

- aiguës, d'origine buccodentaire ;
- chroniques : surtout métastases d'un cancer du plancher de la bouche, de la langue et des lèvres.

2. Région hyoïdienne

La région prélaryngée et préhyoïdienne est rarement le siège d'une adénopathie. Citons le ganglion prélaryngé, le plus souvent inflammatoire, rarement carcinomateux.

3. Région sus-sternale

Elle est rarement le siège d'adénopathies prétrachéales, souvent malignes.

III. Diagnostic différentiel

Le diagnostic différentiel doit éliminer les fausses tuméfactions cervicales qui sont des pièges anatomiques :

- l'apophyse transverse de l'atlas ;
- la saillie du tubercule de Chassaignac (C6) ;

- la grande corne de l'os hyoïde;
- le bulbe carotidien athéromateux;
- une ptose de la glande submandibulaire.

A. Face à une adénopathie latérocervicale

Il faut éliminer :

- une tumeur congénitale latérocervicale :
  - le kyste amygdaloïde (ou lymphoépithélial ou kyste du sinus cervical) : il est dû à la persistance du sinus cervical. Il touche l'enfant et l'adulte jeune; il est parfois révélé au décours d'un épisode infectieux pharyngé. C'est une tuméfaction superficielle située au bord antérieur du sternocléidomastoïdien (figure 16.4); elle est rénitente. Sa nature kystique est confortée par l'échographie ou la TDM. Le traitement est chirurgical;
  - le lymphangiome kystique : il existe dès la naissance ou se manifeste dans les premiers mois (masse molle translucide polylobée ou unique). Son extension anatomique est appréciée par une IRM cervicofaciale;
- une tumeur battante vasculaire (ce caractère sémiologique les met à part) :
  - anévrisme carotidien : tumeur battante, expansive et soufflante;
  - fistule jugulocarotidienne : « *thrill* palpatoire »;
  - tumeur du glomus carotidien (paragangliome) : tumeur rarement battante, non expansive de la région sous-digastrique, non mobilisable selon un axe vertical, mais plus mobile selon un axe transversal. La TDM injectée montre un *blush* vasculaire dans la région de la bifurcation carotidienne qui est élargie, dite en « lyre ». Le traitement est chirurgical après explorations radiovasculaires;
- une tumeur nerveuse : neurinome du X, qui pourrait être confirmé par une IRM.

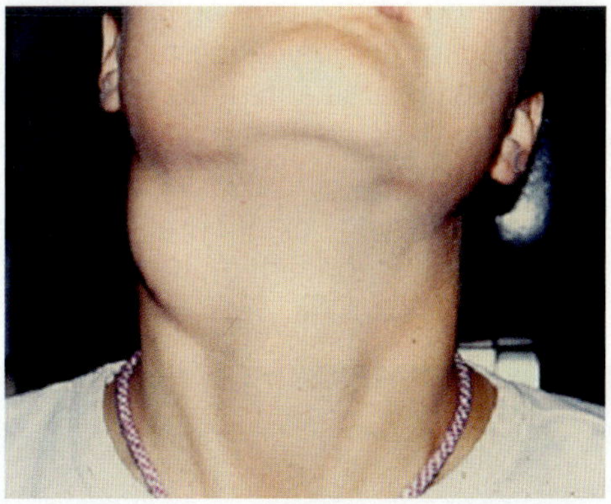

Fig. 16.4. Kyste amygdaloïde droit.

B. Face à une adénopathie sous-mandibulaire

Il faut éliminer :

- une sous-maxillite chronique d'origine lithiasique : l'anamnèse retrouve la notion de coliques salivaires; l'examen doit rechercher du pus au niveau de la caroncule dans le plancher buccal antérieur (extrémité du canal de Wharton). La radiographie et l'échographie peuvent visualiser le calcul;
- une tumeur de la glande submandibulaire (rare), mais volontiers maligne;

- l'actinomycose cervicofaciale : cette affection à *Actinomyces*, à point de départ souvent bucco-dentaire, se traduit cliniquement par une cellulite (infection des tissus celluloadipeux sous-cutanés) d'évolution lente et progressive, avec fistulisation en l'absence de traitement. Pour mettre en évidence les germes, l'ensemencement doit se faire en anaérobiose. Le traitement curatif est uniquement antibiotique, fondé sur la pénicilline ou les macrolides, de façon prolongée.

C. Face à une adénopathie sus-claviculaire

Il faut éliminer :

- un schwannome du plexus brachial, rare;
- un cancer de l'apex pulmonaire avec syndrome de Pancost-Tobias.

D. Face à une adénopathie spinale

Il faut éliminer un schwannome du XI ou du plexus cervical superficiel, diagnostiqué lors de l'examen IRM avec injection de gadolinium.

E. Face à une adénopathie sous-mentale

Il faut éliminer :

- un kyste dermoïde du plancher buccal, tumeur embryonnaire de l'enfant, indolore;
- une cellulite chronique d'origine dentaire : c'est une tuméfaction dure, sensible, qui infiltre la peau; elle se rencontre chez un sujet présentant un mauvais état dentaire.

F. Face à une adénopathie prélaryngée, rare

Il faut surtout éliminer un kyste du tractus thyréoglosse (figure 16.5). Ce tractus correspond à la persistance d'un canal pendant l'embryogenèse, sur le trajet de migration de la glande thyroïde de la base de langue vers la partie antérieure de la trachée cervicale. Le kyste se révèle au niveau juxta-hyoïdien médian dans l'enfance ou chez l'adulte jeune, parfois à la faveur d'une inflammation de celui-ci.

Une thyroïde ectopique, un cancer laryngé extériorisé, une tumeur bénigne (chondrome), une laryngocèle (poche remplie d'air correspondant à une dilatation anormale du ventricule laryn-

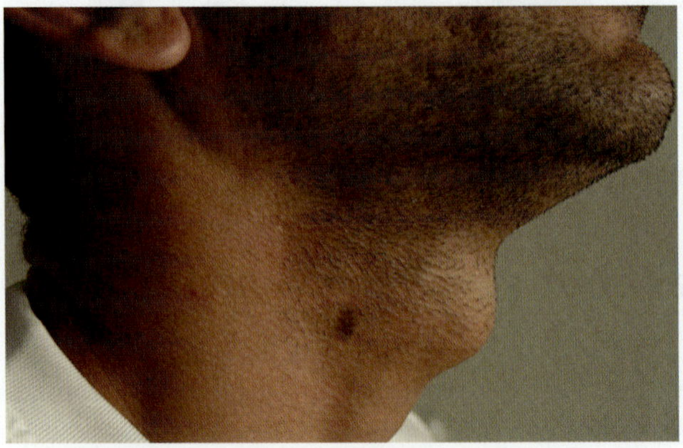

Fig. 16.5. Kyste du tractus thyréoglosse chez un homme.
Il s'agit d'une tuméfaction ferme, médiane, mobile avec la déglutition et à la protraction de la langue.

gée faisant saillie entre le larynx et l'os hyoïde) sont les autres diagnostics différentiels d'une adénopathie prélaryngée.

Une tuméfaction cervicale médiane juxta-hyoïdienne est très probablement un kyste du tractus thyréoglosse. Ce diagnostic nécessite chez le petit enfant une échographie thyroïdienne avant toute exérèse chirurgicale pour ne pas risquer une hypothyroïdie définitive en cas d'erreur diagnostique avec une thyroïde ectopique.

La région thyroïdienne est exceptionnellement le siège d'une adénopathie. Les lésions les plus fréquentes sont en rapport avec une pathologie du corps thyroïde : thyroïdite, goitres et adénomes, cancer thyroïdien.

Toutes les régions cervicales enfin peuvent être le siège de lipomes, d'angiomes.

IV. Orientation diagnostique en présence d'une adénopathie cervicale

L'orientation diagnostique en présence d'une adénopathie cervicale est synthétisée dans le tableau 16.1 et la figure 16.6.

Tableau 16.1. Étiologies des adénopathies cervicales et leurs diagnostics différentiels.

Adénopathie	Siège de la lésion primitive	Maladies responsables	Diagnostic différentiel
Inflammatoire aiguë	Cavité buccale, oropharynx et rhinopharynx Dent et gencive Revêtement cutané	Angines Gingivites Dermatites	Kyste congénital surinfecté Sous-maxillite aiguë Cellulite cervicale
Inflammatoire subaiguë	Cavité buccale, oropharynx, dents et gencives… après le début d'un traitement antibiotique Rhinopharynx Autre lésion primitive contingente ORL ou générale	Angines, gingivites, rhinopharyngites… Tuberculose ou mycobactéries atypiques Lymphogranulomatose bénigne d'inoculation (maladie des griffes du chat) Mononucléose infectieuse Toxoplasmose Sarcoïdose VIH Syphilis (chancre amygdalien, roséole…) Tularémie, rubéole…	Actinomycose cervicofaciale Lithiase submandibulaire
Non inflammatoire	Domaine ORL Glande thyroïde Général	Métastase ganglionnaire d'un carcinome (quelquefois d'un lymphome malin) de la sphère ORL Hémopathie maligne Maladie de Hodgkin Lymphome malin non hodgkinien Leucoses	Fausses tuméfactions (bulbe carotidien, colonne cervicale…) Lipomes, angiomes Kyste congénital Tumeur nerveuse (neurinome) Tumeur du glomus carotidien Anévrisme carotidien Sous-maxillite chronique lithiasique Tumeurs de la glande submandibulaire (adénome pléomorphe, cylindrome, adénocarcinome)

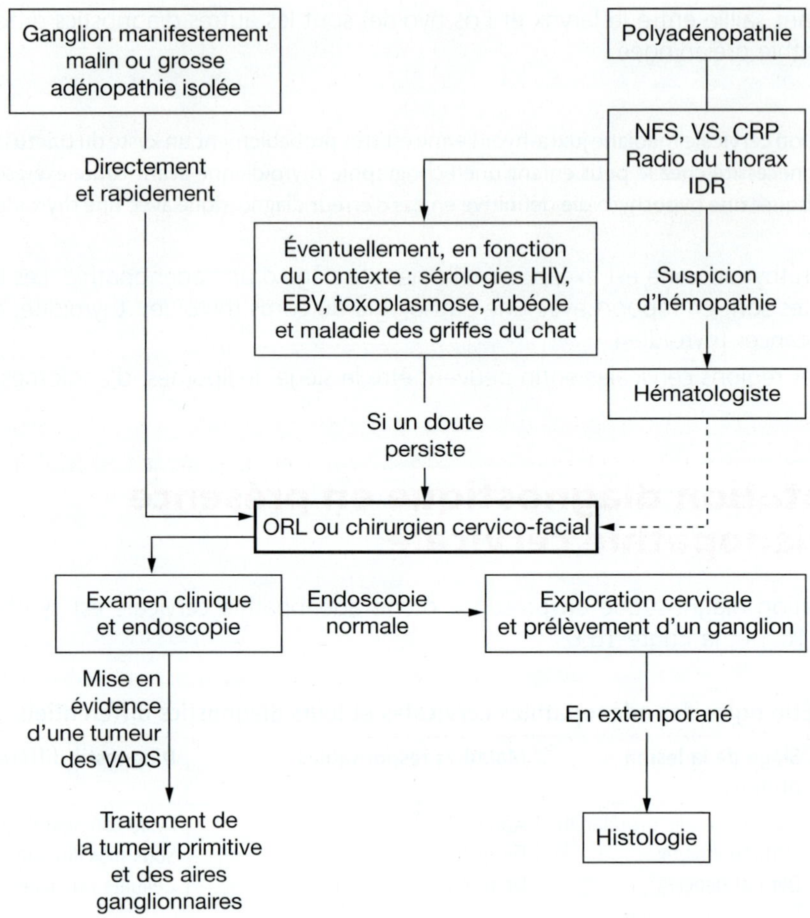

Fig. 16.6. Conduite diagnostique à tenir face à une adénopathie cervicale.

Démarche clinique devant une adénopathie cervicale

Anagrammes mnémotechniques

- Replacer la ou les adénopathies dans le temps et le contexte : faire l'histoire de la maladie.
- Décrire : donner les caractéristiques cliniques de la ou des adénopathies.
- Connaître les fausses adénopathies (moyen mnémotechnique : « TABASCO ») :
  - T : Thyroïde.
  - A : Apophyse transverse de l'atlas.
  - B : Bulbe.
  - A : Athéromateux.
  - S : Salive (glandes submandibulaires et parotides).
  - C : Chassaignac (C6).
  - O : Os hyoïde (grande corne).
- Notifier : faire un schéma daté.
- Orienter la pensée : adénopathie latérale/médiane ; inflammatoire aiguë, subaiguë ou froide non inflammatoire.
- Adénopathie froide :
  - Adulte jeune : c'est un lymphome jusqu'à preuve du contraire.
  - Adulte alcoolotabagique : c'est un cancer ORL jusqu'à preuve du contraire.
  - Personne âgée : c'est une hémopathie jusqu'à preuve du contraire.
- Adénopathies inflammatoires (moyen mnémotechnique : « TAMISER ») :
  - T : Tuberculose et mycobactéries atypiques.
  - A : Adénophlegmon-angine.
  - M : MST (VIH, syphilis).
  - I : Inoculation maladies (griffes du chat, tularémie).
  - S : Sarcoïdose.
  - E : EBV, MNI.
  - R : Rubéole, toxoplasmose, brucellose.
- Connaître les diagnostics différentiels notamment pour les adénopathies latéro-cervicales et sous-mandibulaires qui sont les plus fréquentes (moyen mnémotechnique : « KAPLANS ») :
  - K : Kystes (amygdaloïdes et congénitaux).
  - A : Anévrismes et fistules.
  - P : Paragangliome.
  - L : Lymphangiome kystique.
  - A : Actinomycoses.
  - N : Neurinomes.
  - S : Salivaire (tumeurs et lithiases submandibulaires).

CHAPITRE
17

Item 270 – UE 8 Dysphagie

Objectifs pédagogiques

Nationaux

- Devant une dysphagie, argumenter les principales hypothèses diagnostiques et justifier les examens complémentaires pertinents.

Collège français des enseignants d'ORL

- Savoir reconnaître l'origine pharyngolaryngée d'un trouble de déglutition, en apprécier la gravité et rechercher l'étiologie.
- Connaître les signes d'appel d'un cancer de l'œsophage.

La déglutition est le mécanisme qui permet la préhension des aliments, leur préparation dans la bouche, puis leur propulsion de la bouche vers l'estomac, tout en assurant la protection des voies respiratoires. Au cours de nombreuses affections tumorales ou neurologiques, ce mécanisme est susceptible d'être perturbé et d'engager le pronostic fonctionnel et vital. Cette atteinte peut être révélatrice de la pathologie.

La dysphagie est à la fois la perturbation du processus de déglutition et le symptôme caractérisé par la sensation de blocage, d'arrêt de la progression alimentaire. On parle plus généralement des troubles de la déglutition.

I. Physiopathologie

À côté des causes tumorales pharyngées et œsophagiennes qui constituent des obstacles mécaniques, des étiologies neurologiques très diverses peuvent provoquer des troubles de la déglutition en altérant la commande, nucléaire ou supranucléaire, l'innervation motrice ou sensitive, la transmission neuromusculaire des muscles du pharynx et du sphincter supérieur de l'œsophage (SSO). La déglutition comporte deux temps volontaires, buccal puis oral, un temps réflexe pharyngo-laryngo-œsophagien (propulsion pharyngée, fermeture et occlusion laryngée, relaxation puis ouverture du SSO) et un temps réflexe œsophagien.

II. Sémiologie

Le terme de dysphagie désigne classiquement les blocages de la progression alimentaire ou salivaire, par exemple au cours d'un cancer de l'œsophage. C'est donc un symptôme exprimé par le patient. Mais le terme dysphagie désigne tous les troubles qui perturbent le processus de la déglutition ; on emploie le terme de dysphagie haute pour les troubles atteignant les temps en amont du temps œsophagien.

A. Symptômes observés au cours des troubles de la déglutition

L'interrogatoire est capital.

1. Description de la dysphagie

Les éléments suivants doivent être recherchés :

- importance : de la simple gêne ou accrochage au passage des aliments, à la dysphagie complète avec blocages alimentaires complets (aphagie) ;
- évolution : permanente, intermittente, capricieuse ;
- mode d'installation : avec aggravation croissante plus ou moins rapide, elle est très évocatrice d'une pathologie cancéreuse chez un sujet alcoolotabagique ; de survenue brutale, la dysphagie évoque un corps étranger (sur sténose œsophagienne, par exemple) ou une pathologie infectieuse.

2. Caractéristiques

On recherchera :

- des signes d'atteinte pharyngo-œsophagienne :
  - blocage des aliments dans la région cervicale basse ;
  - déglutition répétée d'une même bouchée ;
  - mastication prolongée ;
  - voix gargouillante, humide (liée à la stagnation de salive dans l'hypopharynx) ;
  - stagnation d'aliments dans l'hypopharynx ;
- des signes d'atteinte des mécanismes de protection :
  - **fausses routes**, toux au moment des repas (mais aussi fausses routes parfois silencieuses) : cause possible de pneumopathies d'inhalation ;
  - régurgitations nasales ;
- des signes d'atteinte du temps volontaire (temps buccal) :
  - difficultés de la mobilité linguale ;
  - perturbation des praxies (mouvements complexes et coordonnés) buccales ;
  - difficultés dentaires et de mastication ;
  - mouvements anormaux de la sphère orofaciale ;
  - bavage ;
- des difficultés de déclenchement du temps réflexe de la déglutition.

B. Autres symptômes

Les autres symptômes pouvant être associés à la dysphagie sont les suivants :

- dysphonie, dyspnée : rechercher une paralysie laryngée associée ou un obstacle laryngotrachéal ;
- dysphagie douloureuse (odynophagie) : rechercher œsophagite, troubles moteurs de l'œsophage (achalasie, spasmes diffus œsophagiens) ;
- ruminations ou régurgitations, bruits hydroaériques : ils évoquent un diverticule de Zenker, à confirmer par transit baryté pharyngo-œsophagien et en fibroscopie de la déglutition par le signe de la marée ;

- régurgitations, pyrosis (brûlures rétrosternales ascendantes) : ils sont associés au reflux gastropharyngé ou gastro-œsophagien ;
- otalgie réflexe : c'est une douleur ressentie en dehors de toute atteinte de l'oreille externe ou moyenne (tympan normal). Elle oriente d'emblée vers le pharynx ou le vestibule laryngé et doit faire rechercher un cancer.

C. Signes d'adaptations alimentaires

Il s'agit de modifications de la texture des aliments (le patient exclut certains aliments, mouline ses repas) ; elles sont rendues nécessaires par les troubles et elles sont importantes à préciser. L'alimentation peut être normale, mastiquée longuement, ou de texture modifiée (coupée en petits morceaux, mixée, molle, semi-liquide, liquide). C'est un bon reflet de la sévérité des troubles. Les défauts de propulsion pharyngée et d'ouverture du SSO perturbent d'abord la déglutition des solides mais cela n'a qu'une valeur relative.

L'allongement de la durée des repas est également à rechercher.

D. Facteurs aggravants (+++)

Ce sont la présence d'une trachéotomie, une édentation, un reflux gastro-œsophagien, la présence d'une sonde naso-œsophagienne, une sécheresse buccale.

E. Diagnostic différentiel

L'interrogatoire doit distinguer une dysphagie constante liée à la déglutition d'aliments voire de la salive, évocatrice d'atteinte organique, d'une sensation de « boule dans la gorge », de striction, de spasmes ou de compression chez un patient souvent anxieux, éventuellement améliorée par la prise alimentaire. On parle alors de paresthésies pharyngées, de globus.

> Dans tous les cas, on doit éliminer un cancer et faire les examens nécessaires qui permettent d'éliminer ce diagnostic.

III. Signes physiques

L'examen clinique comporte :

- l'examen à l'abaisse-langue de la cavité buccale et de l'oropharynx ; l'examen pharyngolaryngé, avec le miroir laryngé ou la nasofibroscopie, permet de visualiser le pharynx et le larynx ;
- l'étude des nerfs crâniens, la mobilité linguale, vélaire et laryngée ;
- l'étude du réflexe nauséeux et vélopalatin ;
- la palpation cervicale à la recherche d'adénopathies, d'une tuméfaction thyroïdienne ou d'une masse cervicale.

On recherche :

- des troubles de la motricité générale et de la posture (pathologies neuromusculaires, infirmité motrice cérébrale) ;
- des dyskinésies orolabiales ;

- des anomalies de la morphologie buccale (macroglossie);
- des troubles de la continence salivaire;
- des paralysies unilatérales des nerfs crâniens (IX-X, XI, XII), responsables d'un retentissement variable en durée et en intensité; leur observation est facilitée par un examen au nasofibroscope du carrefour pharyngolaryngé;
- une diminution de la sensibilité pharyngée et la perturbation des réflexes normaux de la déglutition;
- des atteintes de l'état dentaire et les possibilités de mastication;
- **l'existence d'une stase salivaire plus ou moins marquée dans la bouche**, sur les parois du pharynx, dans les sinus piriformes ou les vallécules. Cette stase est un très bon signe d'organicité et un bon indicateur de la baisse de la propulsion pharyngée ou d'un trouble de la relaxation du SSO;
- des troubles salivaires (sécheresse).

On étudie :

- **la morphologie du pharynx et du larynx (à la recherche d'une tumeur du pharynx et du vestibule laryngé)**;
- la sensibilité pharyngolaryngée (par la palpation du voile avec un écouvillon ou par la palpation de la margelle du larynx avec l'extrémité du nasofibroscope; elle est complétée par la recherche des réflexes nauséeux et vélopalatin à l'examen à l'abaisse-langue);
- les perturbations de l'ascension laryngée lors de la déglutition de salive sur commande : retard, incapacité, diminution d'amplitude.

L'atteinte du X se manifeste par une immobilité du larynx du côté atteint avec une béance du sinus piriforme atteint dans lequel s'accumule une stase salivaire, des troubles de la sensibilité du côté atteint, et un signe du rideau : lors de l'examen de l'oropharynx avec l'abaisse-langue ou en fibroscopie, la paroi pharyngée postérieure (et non le voile) se déplace du côté sain qui se contracte lors de la phonation et de la déglutition à la façon d'un rideau (avec les plis pharyngés).

IV. Diagnostic

La démarche diagnostique doit être orientée en réservant les explorations fonctionnelles à des cas sélectionnés.

A. Évaluer la sévérité du trouble

Dans tous les cas, la recherche d'un cancer du pharynx ou de l'œsophage est une priorité.

Il faut d'abord **s'interroger sur le retentissement vital des troubles**. Celui-ci s'apprécie sur :

- **la perte de poids**, à chiffrer en absolu et pourcentage (peser le patient);
- l'état pulmonaire (pneumopathies d'inhalation) et la survenue d'épisodes asphyxiques par des fausses routes;
- l'importance du retentissement psychologique : le patient mange seul et ne partage plus ses repas.

Dans certains cas, les troubles de la déglutition, tout en étant réels, n'entraînent qu'un retentissement fonctionnel sans complications vitales. Dans d'autres cas, c'est le pronostic vital qui est en jeu. Il est alors nécessaire de modifier le mode d'alimentation par sonde nasogastrique, voire par voie parentérale.

B. Examens complémentaires

1. À but étiologique quand la dysphagie est révélatrice

La *nasofibroscopie* fait partie intégrante de l'examen ORL. Non invasive, elle permet de détecter une cause tumorale pharyngée, un trouble neurologique du carrefour pharyngolaryngé (paralysie du pharynx et/ou du larynx).

La *fibroscopie œsophagienne* est indispensable devant toute dysphagie lorsque l'examen ORL ne détecte pas d'anomalies morphologiques, pour détecter une anomalie muqueuse œsophagienne (tumeur, œsophagite, sténose) et en faire une biopsie.

Le *transit baryté pharyngo-œsophagien* est seulement demandé en cas de signes d'appel évocateurs de diverticule de Zenker (ruminations, bruits hydroaériques, associés aux blocages alimentaires) ou pour préciser une sténose.

Le *scanner cervicothoracique et de la base du crâne* doit être systématique devant une paralysie laryngée pour détecter une cause compressive sur le trajet du nerf vague.

Le *scanner thoracique* recherche une cause compressive.

L'*endoscopie ORL aux tubes rigides* sous anesthésie générale est surtout utile pour vérifier le pharynx et la bouche œsophagienne. Elle est indispensable pour le bilan d'un carcinome pharyngé (figure 17.1).

L'*IRM du tronc cérébral* est réalisée devant une dysphagie qui ne fait pas sa preuve étiologique, à la recherche d'une atteinte du tronc cérébral.

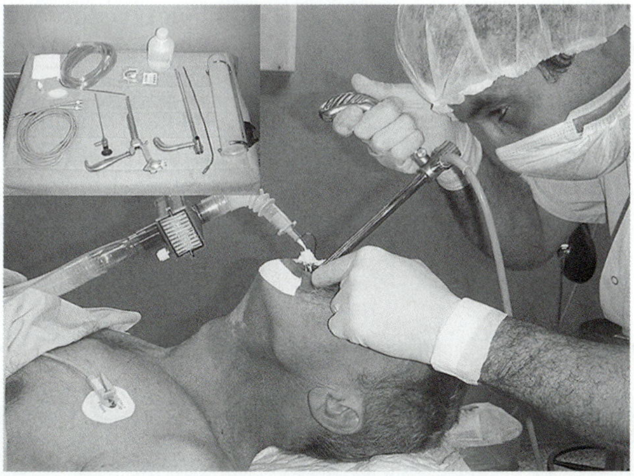

Fig. 17.1. Œsophagoscopie au tube rigide réalisée sous anesthésie générale.
Le tube rigide est placé délicatement dans l'œsophage et la visualisation est aidée par l'utilisation d'une optique grossissante. Au travers de la lumière du tube, de nombreux gestes endoscopiques sont réalisables (biopsies, extraction de corps étranger).

2. À but fonctionnel et étiologique

L'*étude nasofibroscopique de la déglutition* est un examen non invasif qui permet d'observer le carrefour lors de la déglutition d'aliments de consistance variable (crème, eau, solide) et d'observer des signes indirects de dysfonction du sphincter supérieur de l'œsophage, et de visualiser des fausses routes; si elle est normale, elle fournit aussi un argument étiologique contre une atteinte du pharynx ou du larynx.

Le *radiocinéma* (ou vidéofluoroscopie) consiste à faire un film de la déglutition au cours de l'ingestion de baryte de consistance variable; il est utile pour objectiver les anomalies du SSO.

Les *manométries œsophagiennes* sont utiles surtout pour le diagnostic des atteintes motrices œsophagiennes, mais sont classiquement peu performantes pour l'étude du SSO.

C. Diagnostic étiologique : éléments d'orientation

1. Obstacles mécaniques tumoraux le long du tractus digestif

C'est la première recherche étiologique.

Cancers du pharynx et de l'œsophage

Les cancers du pharynx et de l'œsophage sont la première cause de troubles de déglutition et doivent être recherchés avant toute autre exploration.

Leur recherche impose :

- un examen ORL complet;
- une fibroscopie œsophagienne; la fibroscopie permet parfois de trouver des signes évocateurs d'un trouble moteur œsophagien (œsophagite).

Les *cancers (carcinomes épidermoïdes) du sinus piriforme*, du vestibule laryngé et de la région rétrocricoïdienne sont à l'origine d'une dysphagie. Il faut préciser s'il existe une extension à la bouche œsophagienne. Les cancers de la glotte et de la sous-glotte ne sont pas dysphagiants (figure 17.2).

Le *cancer de l'œsophage* est responsable d'une dysphagie d'installation progressive avec altération de l'état général. Le diagnostic est endoscopique : lésion bourgeonnante ou ulcéro-infiltrante plus ou moins sténosante, saignant au contact, dont on précise la hauteur et le siège par rapport à l'arcade dentaire supérieure (tiers supérieur, tiers moyen ou tiers inférieur de l'œsophage). La biopsie fournit le diagnostic anatomopathologique : carcinome épider-

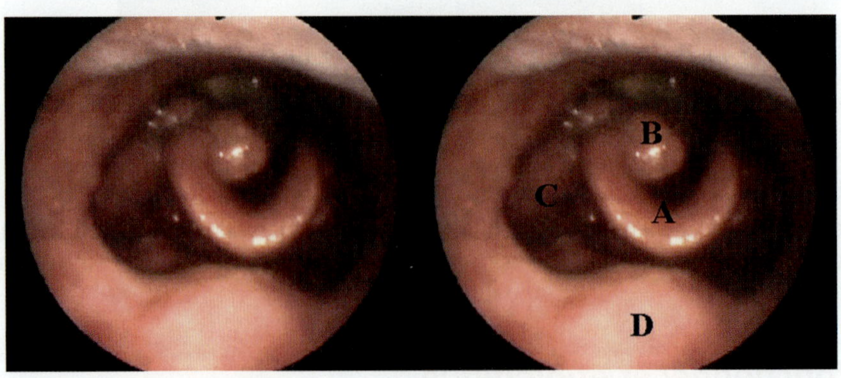

Fig. 17.2. Cancer du pli aryépiglottique.
Images en nasofibroscopie d'un patient présentant un cancer bourgeonnant du pli aryépiglottique droit (B). Noter l'épiglotte (A), le sinus piriforme droit (C), la face postérieure du voile du palais (D).

moïde le plus souvent ou, plus rarement, adénocarcinome (surtout au tiers inférieur de l'œsophage). Le bilan comporte une échoendoscopie, un scanner cervicothoracoabdominal, une laryngotrachéobronchoscopie.

Tumeurs bénignes de l'œsophage

Elles sont rares (fibromes, léiomyomes).

Causes compressives extrinsèques

Il faut également rechercher des causes compressives extrinsèques : tumeur médiastinale, anévrisme aortique, goitre thyroïdien plongeant, anomalies vertébrales. Le scanner thoracique injecté précise au mieux l'extension.

2. Atteintes du sphincter supérieur de l'œsophage

Diverticule de Zenker

C'est un diverticule pharyngé secondaire à une hernie à travers une faiblesse de la paroi pharyngée postérieure au-dessus du SSO et qui se développe vers le médiastin rétro-œsophagien. Il est responsable d'une dysphagie associée à des régurgitations d'aliments non digérés (stagnant dans la poche diverticulaire), à une toux nocturne de décubitus. Parfois, c'est une pneumopathie d'inhalation et une altération marquée de l'état général qui sont le mode de découverte. La nasofibroscopie met en évidence le signe de la « marée » pathognomonique : une bouchée déglutie disparaît dans l'hypopharynx puis réapparaît, **équivalent rumination**. Le traitement est chirurgical (chirurgie ouverte avec myotomie extramuqueuse ou endoscopique, avec myotomie transmuqueuse) (figures 17.3 et 17.4).

Achalasie du sphincter supérieur de l'œsophage

L'existence d'un blocage cervical bas situé chez un sujet âgé à examen neurologique et fibroscopique normal doit faire évoquer le diagnostic d'achalasie du SSO, dite aussi « du cricopharyngien » (défaut d'ouverture), dont le traitement est chirurgical. Celle-ci survient classiquement chez la personne de plus de 80 ans et est la conséquence d'une fibrose de la musculature striée du SSO. Le diagnostic est affirmé par le radiocinéma. Le traitement efficace est une myotomie extramuqueuse du SSO.

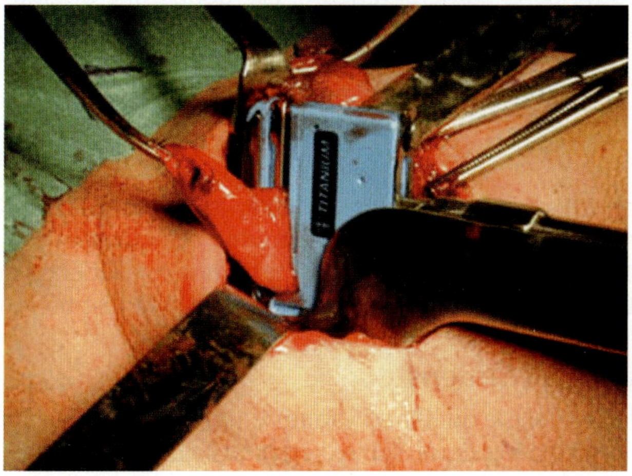

Fig. 17.3. Photographie opératoire montrant un diverticule de Zenker (dans la pince à gauche) sectionné à l'aide d'une pince à suture automatique (bleue).

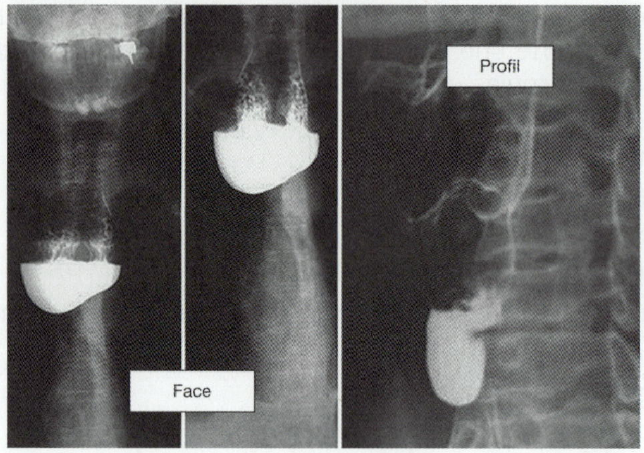

Fig. 17.4. Opacification pharyngolaryngée de face et de profil chez un patient présentant un diverticule de Zenker.

L'orifice du diverticule se situe sur la face postérieure de l'axe digestif, et le diverticule se place en arrière de la lumière œsophagienne.

Syndrome de Plummer-Vinson (ou de Kelly-Patterson)

Il est classique, mais exceptionnel. Il s'agit d'une dysphagie haute par atteinte du SSO due à une carence martiale. Il y a un risque élevé de carcinome de la bouche de l'œsophage.

3. Causes neurologiques ou neuromusculaires

Elles constituent un ensemble de causes très fréquentes de dysphagies et de troubles de la déglutition.

Le mécanisme neurologique peut être évident lorsque les troubles surviennent dans un contexte bien identifié : traumatisme crânien, accident vasculaire cérébral, infirmité motrice cérébrale, maladie de Parkinson.

La maladie neurologique peut être inconnue quand les troubles de la déglutition sont révélateurs. Certaines maladies sont fréquemment inaugurées par ces troubles et doivent être évoquées en premier lieu.

Sclérose latérale amyotrophique

Maladie dégénérative de la corne antérieure, elle donne une atteinte motrice pure, pouvant être inaugurée par l'atteinte pharyngée et linguale. Elle se caractérise par des fasciculations et l'atrophie linguale, une dysarthrie, sans atteinte de la sensibilité. L'évolution est rapidement défavorable, par l'atteinte des muscles respiratoires et les membres.

Myasthénie

Liée au défaut de transmission neuromusculaire, la dysphagie est fréquemment révélatrice comme la dysphonie ou l'atteinte oculaire, toutes caractérisées par un caractère variable, aggravé par la fatigue. Le diagnostic repose sur la mise en évidence du bloc neuromusculaire sur l'EMG, l'existence d'anticorps anticholestérasiques et le test thérapeutique.

Paralysie des nerfs crâniens

Il s'agit surtout de la paralysie du X (nerf vague) : immobilité laryngée unilatérale, stase salivaire dans le sinus piriforme homolatéral, signe du rideau (la paroi pharyngée postérieure se déplace vers le côté sain), trouble de la sensibilité homolatérale.

Elle doit faire explorer tout le trajet du X, en particulier au niveau de la base du crâne, par un scanner et une IRM.

Les tumeurs sont une cause de paralysie du X (neurinomes, tumeurs vasculaires, métastases), mais aussi les neuropathies périphériques (sarcoïdose : neurosarcoïdose, très grave ; diabète) ; enfin, il peut y avoir des atteintes traumatiques (comme lors d'une chirurgie carotidienne).

Myopathies (myopathies oculopharyngées, mitochondriales, de Steinert)

Elles atteignent la musculature striée du pharynx et de l'œsophage (tiers supérieur). Le diagnostic doit être évoqué devant une dysphagie progressivement croissante dans un contexte d'atteinte familiale (maladies héréditaires) avec fréquentes atteintes oculaires (ptosis), sans atteinte sensitive associée — l'association dysphagie-ptosis est très évocatrice de la dystrophie musculaire oculopharyngée. Il existe aussi des atteintes musculaires acquises (myosites, polymyosites).

Syndromes pseudobulbaires d'origine vasculaire

Ils donnent des atteintes progressives dans un contexte d'HTA avec abolition du réflexe nauséeux, dissociation automaticovolontaire du déclenchement de la déglutition — la déglutition réflexe s'effectue plus facilement que le déclenchement volontaire de la déglutition —, troubles sensitifs.

Tumeurs du quatrième ventricule

Elles peuvent être révélées par des troubles de la déglutition et doivent être recherchées de principe par une IRM du tronc cérébral devant une dysphagie qui ne fait pas sa preuve.

4. Sténoses œsophagiennes et œsophagites

Sténoses œsophagiennes séquellaires caustiques ou peptiques

La fibroscopie œsophagienne est l'examen qui en permet l'identification, parfois dans le cadre de l'extraction d'un corps étranger œsophagien révélateur. En cas de sténose infranchissable et pour effectuer le bilan d'extension en hauteur, le transit baryté garde une indication.

Les œsophagites ulcérées secondaires au reflux gastro-œsophagien peuvent se compliquer de sténoses peptiques à l'origine d'une dysphagie et d'un amaigrissement. L'endobrachyœsophage (œsophage de Barrett) est défini par l'apparition, favorisée par le reflux acide, d'une métaplasie du bas œsophage se traduisant par le remplacement progressif du tissu œsophagien normal (muqueuse malpighienne) par un tissu anormal de type muqueuse glandulaire de type intestinal. Le risque évolutif des œsophagites peptiques et de l'endobrachyœsophage est la cancérisation.

Les sténoses caustiques surviennent plusieurs semaines après l'ingestion d'un acide fort ou d'une base forte. Au stade aigu, l'endoscopie permet d'évaluer l'étendue des lésions et la profondeur de la brûlure. L'évolution sténogène est à l'origine d'une dysphagie progressive et sévère.

Les sténoses post-radiques surviennent plusieurs mois ou années après une irradiation médiastinale. Elles semblent plus fréquentes après radiochimiothérapie.

Les sténoses postchirurgicales surviennent sur une anastomose œsophagienne.

L'anneau de Schatzki est un diaphragme situé juste au-dessus du cardia et secondaire à un reflux gastro-œsophagien. La dysphagie est souvent intermittente, essentiellement pour les solides. L'anneau est aisément reconnu à l'endoscopie et sur le transit œsogastroduodénal.

Autres œsophagites dysphagiantes

Les œsophagites infectieuses surviennent surtout chez les malades immunodéprimés. Les germes en cause sont le *Candida*, le cytomégalovirus et l'herpès virus.

Il peut exister aussi des sténoses inflammatoires (maladie de Crohn).

Les œsophagites médicamenteuses peuvent être provoquées par de nombreux médicaments : doxycycline, comprimés de chlorure de potassium, aspirine, bisphosphonates.

5. *Troubles moteurs œsophagiens*

Troubles moteurs œsophagiens primitifs

L'*achalasie* du sphincter inférieur de l'œsophage, ou méga-œsophage, est une affection nerveuse dégénérative d'étiologie inconnue, qui entraîne une absence de péristaltisme et de relaxation du sphincter inférieur de l'œsophage. La dysphagie, d'abord indolore, devient douloureuse, accompagnée de régurgitations fréquentes, nocturnes, pouvant à la longue entraîner un amaigrissement. L'endoscopie permet d'éliminer un cancer du bas œsophage. La manométrie œsophagienne met en évidence une hypertonie du sphincter inférieur de l'œsophage avec absence de péristaltisme. Le transit œsophagien montre une sténose remontée d'une dilatation d'amont et, sur la radiographie de thorax, il est parfois retrouvé un niveau liquide.

La *maladie des spasmes diffus de l'œsophage* est une affection qui se manifeste par une dysphagie et des douleurs rétrosternales perprandiales, secondaires à une perte intermittente du péristaltisme œsophagien. L'endoscopie élimine un cancer. Le transit œsophagien, quand il est réalisé, révèle une image œsophagienne en chapelet. Le diagnostic est confirmé par la manométrie œsophagienne, indiquant un péristaltisme normal, alternant avec des contractions.

Troubles moteurs œsophagiens secondaires

Parmi les *collagénoses*, la sclérodermie comporte une atteinte œsophagienne fréquente. Elle se complique souvent par une œsophagite peptique parfois sténosante. La manométrie révèle une diminution de l'amplitude des contractions péristaltiques des deux tiers inférieurs de l'œsophage avec une hypotonie du sphincter inférieur. Les autres collagénoses responsables de dysphagie sont le lupus ou le syndrome de Gougerot-Sjögren.

Les *dermatopolymyosites* comportent une atteinte de la musculature striée pharyngée et du tiers supérieur de l'œsophage, associée à une atteinte du corps de l'œsophage.

Les *achalasies secondaires* se compliquent souvent par atteinte neurologique diffuse (amylose) et par atteinte des plexus nerveux œsophagiens d'origine néoplasique (surtout cancer de voisinage).

6. *Causes de dysphagie aiguë*

Causes infectieuses

Les angines et le phlegmon péri-amygdalien entraînent une dysphagie douloureuse, fébrile, avec parfois trismus et hypersialorrhée.

Les phlegmons péri- et rétropharyngés évoluent dans un tableau de dysphagie et d'hypersialorrhée fébrile. Le scanner permet de préciser l'extension avant le traitement qui est chirurgical.

Corps étrangers pharyngo-œsophagiens

Les *corps étrangers oropharyngés*, fréquemment alimentaires et acérés (arête, os…), fichés dans l'amygdale (figure 17.5) ou la base de langue, sont souvent visibles à l'abaisse-langue ou au miroir. L'extraction peut s'avérer difficile à cause des réflexes nauséeux et de l'hypersialorrhé.

Les *corps étrangers hypopharyngés*, rarement, se compliquent d'une perforation pharyngée avec emphysème ou abcès cervical. Un scanner est nécessaire.

Les *corps étrangers œsophagiens* (figure 17.6) peuvent être alimentaires, notamment sur une sténose sous-jacente, ou il peut s'agit de jouets, pièces de monnaie chez l'enfant, ou de n'importe quel objet sur terrain psychiatrique.

Citons le cas particulier des piles, ingérées essentiellement par le petit enfant. L'extraction s'impose d'urgence à cause du risque de perforation, de fistule œsotrachéale ou de sténose secondaire.

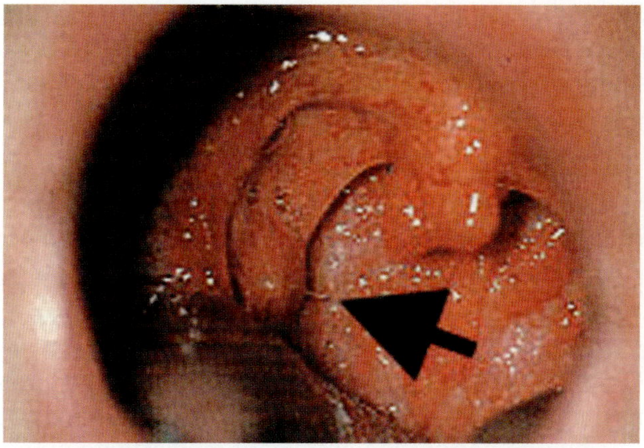

Fig. 17.5. **Arête de poisson fichée dans l'amygdale droite (flèche).**

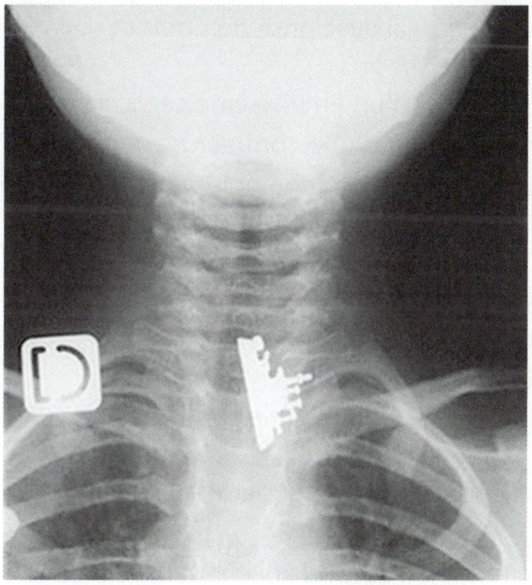

Fig. 17.6. **Corps étranger radio-opaque de la bouche de l'œsophage.**

La dysphagie douloureuse en constitue le signe d'appel.

La complication principale est la **perforation œsophagienne**, avec apparition d'une douleur thoracique à projection postérieure, un emphysème cervical et, au stade de la médiastinite, une fièvre et une altération de l'état général.

La radiographie cervicale de profil peut retrouver le signe de Minigerode (image claire prévertébrale), un emphysème médiastinal sous forme d'une ligne bordante de la silhouette cardiaque. Actuellement un scanner cervicomédiastinal doit être réalisé en cas de suspicion de médiastinite. Plus rarement, un test à la gastrographine est réalisé lors d'un transit pharyngo-œsophagien à la recherche d'une fistule.

Le traitement est l'extraction endoscopique au tube rigide sous anesthésie générale et vérification de l'état de la muqueuse à la recherche d'une plaie ou d'une perforation. Au stade de médiastinite, un abord cervical gauche est réalisé pour lavage et drainage et extraction du corps étranger, qui peut s'associer à un abord thoracique en cas d'extension basse.

Brûlures par caustique

Il s'agit d'une ingestion accidentelle chez l'enfant, avec des brûlures souvent proximales. L'endoscopie sous anesthésie générale est fonction de l'étendue des lésions buccales et oropharyngées et du type de caustique ingéré.

L'ingestion est souvent volontaire chez l'adulte lors de tentative d'autolyse : dans ce cas, l'ingestion est massive avec brûlures volontiers proximales et distales. L'endoscopie complète est indispensable pour un bilan lésionnel et la pose d'une sonde naso-œsophagienne.

Les produits ingérés en cause sont les suivants :

- acides : acide chlorhydrique, détartrants;
- bases : soude caustique, potasse, ammoniaque;
- autres : hypochlorite de soude (eau de Javel), permanganate de potassium, eau oxygénée.

En cas de besoin, des renseignements peuvent être obtenus auprès du service de toxicologie de référence.

La symptomatologie clinique est variable selon le type et la quantité de caustique ingéré, allant de la simple brûlure buccale ou oropharyngée à une douleur cervicale et thoracique intense avec dysphagie majeure et hypersialorrhée. Les complications immédiates ou différées peuvent être un état de choc ou une perforation entraînant médiastinite ou péritonite.

L'examen clinique comprend :

- un examen buccal, oropharyngé et pharyngolaryngé;
- l'appréciation de l'état général avec prise du pouls et de la tension à la recherche d'un état de choc;
- la recherche d'une dyspnée, d'un emphysème cervical qui est en faveur d'une perforation;
- la recherche d'une défense ou d'une contracture abdominale en faveur d'une péritonite.

L'examen endoscopique est réalisé au tube rigide sous anesthésie générale ou bien au fibroscope mais avec un risque de majorer la perforation par l'insufflation. Trois stades de brûlures sont décrits :

- stade I : brûlures superficielles sous forme d'érythème;
- stade II : hémorragies et ulcérations;
- stade III : lésions nécrotiques profondes.

D'autres examens biologiques ou d'imagerie sont demandés en fonction de l'état clinique et de l'évolution :

- évolution favorable dans les brûlures superficielles;
- complications :
  - perforation immédiate ou secondaire, responsable de médiastinite ou de péritonite de pronostic grave;
  - hémorragie digestive;
  - dyspnée laryngée;
- séquelles : sténose hypopharyngée ou sténose œsophagienne. Le risque sténogène est surtout majeur dans les stades III par brûlure caustique. La sténose peut être partielle ou totale. Le bilan est fait par endoscopie et, en cas de sténose majeure, par transit pharyngo-œsophagien.

Points clés

- La gravité des troubles de la déglutition se juge sur la perte de poids et l'état pulmonaire.
- Devant une dysphagie, la première cause à évoquer est le cancer : pharynx, larynx et œsophage, d'autant qu'il s'y associe une otalgie réflexe.
- Les troubles de la déglutition sont des troubles de la déglutition des aliments, ce qui les distingue des globus, paresthésies pharyngées et autres « boules dans la gorge ».
- La plus simple, la moins coûteuse et la plus performante des explorations fonctionnelles de la déglutition est l'observation de la prise alimentaire.

- Les maladies neurologiques à évoquer en premier lieu devant des troubles de la déglutition ne faisant pas leur preuve sont : la sclérose latérale amyotrophique, la myasthénie, les myopathies, les syndromes pseudobulbaires d'origine vasculaire.
- Chez un vieillard avec troubles de la déglutition sans maladie neurologique manifeste et à fibroscopie œsophagienne normale, penser à un diverticule de Zenker ou à une achalasie du sphincter supérieur de l'œsophage (dite aussi du muscle cricopharyngien), accessible à une chirurgie, la myotomie du sphincter supérieur de l'œsophage.
- La nasofibroscopie de la déglutition est un examen fonctionnel simple et validé, permettant la détection des fausses routes et l'évaluation de la fonction pharyngée résiduelle. Elle permet aussi de détecter un diverticule de Zenker (signe de la marée).
- Les manométries ont un intérêt restreint dans les atteintes du pharynx et du sphincter supérieur de l'œsophage mais sont contributives dans les atteintes motrices du corps de l'œsophage et du sphincter intérieur de l'œsophage; le radiocinéma est l'exploration la plus utile du sphincter supérieur de l'œsophage et pour l'indication d'une chirurgie à ce niveau.

Récapitulatif d'éléments d'orientation diagnostique devant une dysphagie chronique sans cause évidente

On évoque en premier des causes mécaniques dominées par les cancers de l'œsophage, du pharynx et du vestibule laryngé, d'autant qu'il s'y associe une otalgie réflexe : **l'examen ORL et la fibroscopie œsophagienne sont les examens indispensables devant toute dysphagie**.

Devant un cancer de l'hypopharynx, des blocages alimentaires majeurs font rechercher une extension à la bouche de l'œsophage.

Devant une dysphagie associée à des ruminations et des bruits hydroaériques, le transit baryté pharyngo-œsophagien permet de faire le diagnostic de **diverticule de Zenker** lorsque l'examen pharyngolaryngé est normal ou révèle le signe de la marée.

Chez un patient de plus de 80 ans ou chez un patient dysphagique à fibroscopie œsophagienne normale, il faut penser à une achalasie du SSO. Le diagnostic est affirmé par le radiocinéma, et le traitement chirurgical est efficace.

Les antécédents familiaux de troubles de déglutition identiques doivent orienter vers une myopathie ou une maladie neurologique dégénérative.

L'existence de troubles intermittents ou liés à l'exercice physique ou à la fatigue doit faire penser systématiquement à une **myasthénie**, de même que des antécédents de ptosis transitoire, même unilatéral.

L'existence d'un ptosis palpébral bilatéral doit faire évoquer une possible maladie musculaire.

L'existence d'une dysarthrie et de fasciculations musculaires, notamment au niveau de la langue ou des muscles scapulaires, doit faire évoquer une pathologie dégénérative de la corne antérieure (**sclérose latérale amyotrophique**). Mais seules les fasciculations linguales franches, spontanées et à la percussion, ont une valeur.

La **paralysie unilatérale** des dernières paires crâniennes (IX, X, XI, XII) peut avoir pour origine le tronc cérébral ou la fosse postérieure, mais aussi le cou, les espaces parapharyngés. L'IRM permet de rechercher une cause tumorale compressive.

Les troubles de la sensibilité pharyngolaryngée, l'abolition du réflexe nauséeux peuvent faire évoquer une **pathologie neurovasculaire** et éliminent une pathologie musculaire et de la corne antérieure.

Une dissociation automaticovolontaire est évocatrice d'un syndrome pseudobulbaire et d'une étiologie supranucléaire.

L'association à des troubles de la déglutition haute, à des signes fonctionnels à type de douleurs thoraciques ou épigastriques, ou de reflux gastro-œsophagien patent doit faire évoquer une **maladie motrice de l'œsophage**. C'est l'exploration fonctionnelle qui permet ici de poser le diagnostic.

Si tous ces diagnostics ne font pas leur preuve, il faut faire une IRM cérébrale pour rechercher une tumeur du quatrième ventricule ou une anomalie de la charnière cranio-occipitale, révélées par des troubles de déglutition. Mais au terme du bilan étiologique neurologique le plus poussé, clinique et complémentaire, il reste un certain nombre de patients dont les troubles de la déglutition restent sans certitude étiologique, notamment chez les sujets âgés. Un traitement symptomatique adapté doit être mis en route et un **suivi neurologique maintenu à la recherche de l'apparition d'une pathologie dégénérative évolutive**.

CHAPITRE

18

Item 295 – UE 9 Tumeurs de la cavité buccale, nasosinusiennes et du cavum, et des voies aérodigestives supérieures

Objectifs pédagogiques

Nationaux

- Diagnostiquer une tumeur de la cavité buccale, nasosinusienne ou du cavum, ou des voies aérodigestives supérieures.

Collège français des enseignants d'ORL

- Connaître l'épidémiologie et l'anatomopathologie des cancers buccopharyngolaryngés, sinusiens et rhinopharyngés.
- Connaître les moyens thérapeutiques. les modalités évolutives des cancers des voies aérodigestives supérieures et leur pronostic.
- Savoir évoquer un cancer buccopharyngolaryngé.
- Connaître les signes d'appel d'une néoformation nasosinusienne bénigne ou maligne. Savoir qu'une image d'ostéolyse évoque avant tout un processus néoplasique.
- Connaître les signes d'appel d'un cancer de l'œsophage.

Les cancers ORL sont essentiellement les cancers des voies aérodigestives supérieures développés aux dépens de la cavité buccale, du pharynx, du larynx, et des cavités nasosinusiennes.

I. Rappel anatomique

Les voies aérodigestives supérieures (VADS) assument les fonctions d'alimentation (mastication, déglutition), d'articulation, de phonation, de respiration, tout en protégeant le poumon des risques d'inhalation. Il est important de connaître leur anatomie car le traitement des cancers des VADS, notamment chirurgical, va largement dépendre de leur localisation et de leur extension. On divise les VADS en trois sites : la cavité orale, le pharynx, le larynx (figure 18.1).

Les cancers des VADS sont lymphophiles. Leur traitement comportera donc celui des aires ganglionnaires. La classification de Robbins les sépare en six zones (figure 18.2) :

- I :
  - Ia : sous-mentale : drainage lymphatique de la cavité orale ;
  - Ib : sous-mandibulaire : drainage lymphatique de la cavité orale, de la face, des fosses nasales ;
- II :
  - IIa : sous-angulo-mandibulaire ;
  - IIb : sus- et rétro-spinale (nerf accessoire) ;
- III : jugulocarotidienne moyenne ;
- IV : sus-claviculaire ;
- V :
  - Va : spinale ;
  - Vb : cervicale transverse ;
- VI : prélaryngée : drainage lymphatique du larynx.

Drainage lymphatique de tous les sites

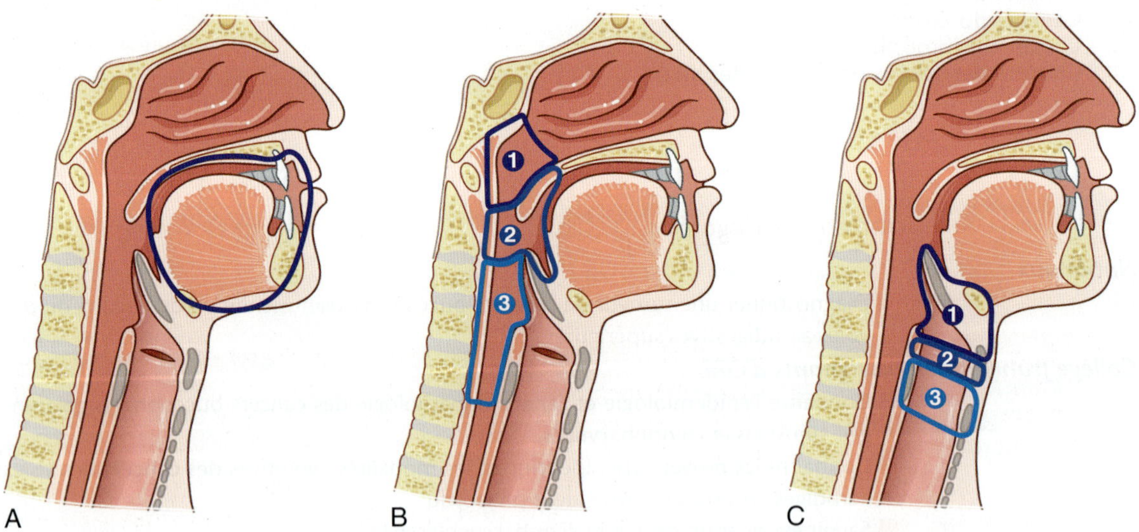

Fig. 18.1. **Voies aérodigestives supérieures.**

A. Cavité orale : lèvres rouges, vestibule labial/jugal, gencives, régions rétromolaires (non visibles sur le schéma), plancher buccal, langue mobile (jusqu'au « V » lingual), palais.

B. Pharynx. 1. Nasopharynx (ou cavum) : base du crâne (corps du sphénoïde), torus tubaires (ou bourrelets tubaires), paroi pharyngée postérieure en regard (où se développent les végétations adénoïdes). **2.** Oropharynx : base de langue, vallécules, sillons amygdaloglosses, voile du palais et ses piliers, tonsilles (ou amygdales) linguales et palatines, paroi pharyngée postérieure en regard. **3.** Pharyngolarynx (ou hypopharynx) : sinus piriformes, paroi pharyngée postérieure en regard, région rétrocricoarythénoïdienne jusqu'à la bouche œsophagienne.

C. Larynx. 1. Étage supraglottique : épiglotte, plis aryépiglottiques, arythénoïdes, plis vestibulaires (ou bandes ventriculaires). **2.** Étage glottique : cordes vocales, commissure antérieure, commissure postérieure. **3.** Étage sous-glottique : cricoïde.

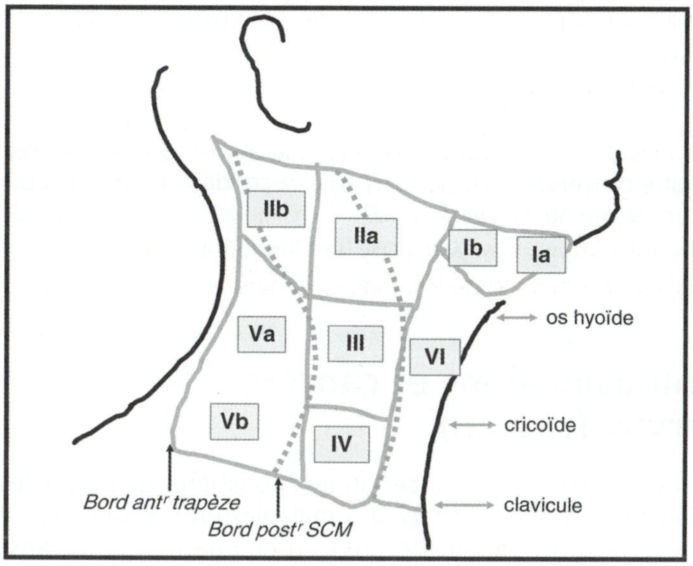

Fig. 18.2. **Drainage lymphatique de tous les sites.**
(Source : Robbins KT. Arch Otolaryngol Head Neck Surg, 2002.)

Le premier relais ganglionnaire drainant les VADS est fréquemment situé en zone IIa. Un curage ganglionnaire emportera classiquement les zones IIa, IIb, III, IV. Il sera étendu aux zones Ia et Ib dans les tumeurs de la cavité orale ou de la face et/ou réalisé de façon bilatérale dans les tumeurs franchissant la ligne médiane. Seules les petites tumeurs (T1) du plan glottique ne nécessitent pas de traitement systématique des aires ganglionnaires.

II. Épidémiologie

Il y a environ 15 000 nouveaux cas de cancers des VADS par an en France, prédominant chez l'homme. Ces cancers représentent environ 15 % de la totalité des cancers chez l'homme, 2 % chez la femme. Le pronostic est lié au diagnostic précoce. Un cancer doit être évoqué par le médecin généraliste devant tout symptôme d'appel des VADS et de la région cervicale, surtout si ce symptôme est fixe, unilatéral et persiste plus de 3 semaines. Parmi les cancers des VADS, on peut d'emblée opposer deux groupes qui sont différents par leur épidémiologie et leur histologie.

A. Cancers de la cavité buccale, de l'oropharynx, de l'hypopharynx et du larynx

Ils frappent essentiellement l'homme (95 % des cas), leur maximum de fréquence se situe entre 45 et 70 ans. Ils sont dus essentiellement à l'association de deux substances cancérigènes : tabac et alcool. Pour les cancers du larynx (glotte et sous-glotte), le tabac est prédominant. L'infection à papillomavirus (HPV) est fortement suspectée d'être liée à l'émergence de cancers de l'oropharynx, essentiellement sur l'amygdale.

À l'histologie, il s'agit le plus souvent de carcinomes épidermoïdes plus ou moins différenciés. Ils s'accompagnent souvent d'adénopathies, sauf pour le cancer glottique. Les métastases hématogènes (pulmonaires, hépatiques, osseuses, cérébrales) sont classiquement peu fréquentes.

Il faut toujours rechercher un cancer associé : synchrone (surtout cancer de l'œsophage, du poumon ou autre cancer des VADS), mais aussi secondaire ou métachrone (plus de 20 % des patients font un deuxième cancer des VADS et 10 % un cancer bronchique). C'est dire l'intérêt du bilan préthérapeutique et du suivi post-thérapeutique.

B. Cancers rhinosinusiens et cancers du rhinopharynx (cavum)

Le cancer de l'ethmoïde est un cancer dû aux poussières de bois. C'est une maladie professionnelle reconnue (tableau n° 47 des maladies professionnelles) pour les travailleurs du bois, dont le délai maximum de prise en charge est de 30 ans après l'exposition. Là encore, les sujets de sexe masculin de plus de 50 ans sont les plus touchés. Il s'agit d'adénocarcinomes.

Le cancer du rhinopharynx, ou cancer du cavum, atteint le plus souvent des sujets d'Asie du Sud-Est ou nord-africains. Il est dû à un facteur viral : le virus d'Epstein-Barr. Il s'agit d'un carcinome indifférencié (UCNT, *Undifferentiated Carcinoma of Nasopharyngeal Type*).

III. Principes de traitement

Au terme du bilan, une proposition thérapeutique est formulée en réunion de concertation pluridisciplinaire (associant chirurgiens, oncologues, radiothérapeutes, radiologues, anatomopathologistes... avec un quorum minimal de trois spécialités différentes représentées). Cette proposition est expliquée au patient en consultation d'annonce et un programme personnalisé de soins lui est remis dès acceptation de la prise en charge proposée. Le dispositif d'annonce du Plan Cancer prévoit aussi un temps d'annonce paramédicale ainsi que l'accès à des soins de support (diététiques, orthophoniques...). Un indispensable sevrage des intoxications tabagiques et/ou éthyliques est préconisé. Le traitement fait appel à toutes les techniques oncologiques.

A. Chirurgie

La résection tumorale respecte les principes de chirurgie oncologique d'exérèse en monobloc avec marges carcinologiques de sécurité. Pour des tumeurs débutantes, le traitement peut être une chirurgie exclusive. Un geste de curage ganglionnaire cervical uni- ou bilatéral est régulièrement associé à une exérèse tumorale. Celui-ci est réalisé à visée thérapeutique en présence d'adénopathies métastatiques découvertes dans le bilan. Il est aussi régulièrement indiqué en l'absence d'adénopathie détectable au bilan devant la lymphophilie des cancers ORL. L'analyse anatomopathologique précise les limites d'exérèse de la tumeur, ses caractéristiques péjoratives (présence d'emboles vasculaires et/ou d'engainement péri-nerveux) et l'envahissement ganglionnaire (nombre, taille et rupture capsulaire).

B. Radiothérapie

La radiothérapie a connu de récents progrès avec la radiothérapie conformationnelle en modulation d'intensité, délivrant une dose plus ciblée sur la tumeur et les aires ganglionnaires tout en épargnant mieux les tissus sains avoisinants. Il en résulte une nette amélioration des suites fonctionnelles avec moins de séquelles, notamment salivaires.

Elle peut être proposée pour certaines tumeurs débutantes en traitement exclusif. Elle est aussi régulièrement faite en postopératoire pour les tumeurs de stade intermédiaire ou avancé. Enfin, en association avec la chimiothérapie, elle occupe un rôle de choix pour les tumeurs non chirurgicales.

L'irradiation de la mandibule impose encore une prévention dentaire avec assainissement préthérapeutique et fluoration en per- et post-thérapeutique.

L'ostéoradionécrose reste une complication tardive redoutée de la radiothérapie cervicofaciale.

C. Chimiothérapie

La chimiothérapie est régulièrement associée à la radiothérapie postopératoire des tumeurs avancées présentant des critères histologiques d'agressivité (adénopathies en rupture capsulaire, marges chirurgicales positives, engainements péri-nerveux, etc.).

Enfin, la chimiothérapie est le traitement des patients en situation métastatique et palliative.

Les drogues utilisées sont les sels de platine (néphrotoxicité, ototoxicité), le 5-fluoro-uracile (cardiotoxicité), les taxanes (neuropathies périphériques) et le cétuximab (thérapie ciblant le récepteur à l'EGF, *Epidermal Growth Factor*).

IV. Diagnostic et bilan préthérapeutique

A. Signes d'appel

Les symptômes classiques évoquant la présence d'une tumeur des VADS sont la dysphagie, la dysphonie, la dyspnée. Il s'y ajoute la douleur, une otalgie réflexe, une toux sèche, une tuméfaction cervicale. Chacun de ces signes, persistant plusieurs jours sans évolution favorable, doit alerter et inciter à faire un examen clinique ORL minutieux à la recherche d'une zone suspecte, sous la forme d'une ulcération ou d'une tumeur bourgeonnante. Cette attitude se justifie d'autant plus s'il s'agit d'un patient ayant des facteurs de risque de consommation de tabac et/ou de boissons alcoolisées.

Au moindre doute, un examen sous anesthésie générale (endoscopie) avec biopsie doit être programmé. Outre les signes spécifiques à chaque localisation, les cancers des VADS peuvent être asymptomatiques et, comme nous l'avons précisé, se manifester au départ par une *adénopathie cervicale* (cf. item 216 au chapitre 16). Parfois, il s'agit d'un examen clinique de principe chez un patient de plus de 40 ans avec facteurs de risque.

Dans ces situations, le bilan requiert donc un examen ORL et une panendoscopie. Devant une adénopathie dite sans porte d'entrée, une *cervicotomie exploratrice* s'impose, permettant de retirer l'adénopathie en entier, sans effraction capsulaire (biopsie proscrite), afin de réaliser un examen histologique extemporané. S'il s'agit d'un carcinome épidermoïde, un évidement ganglionnaire doit être réalisé dans le même temps opératoire, associé, en l'absence de primitif, à une amygdalectomie homolatérale à visée histologique (localisation fréquente de microcarcinomes).

B. Extension locale : examen clinique et endoscopique, imagerie

L'examen clinique ORL doit être complet et soigneux avec inspection endobuccale et oropharyngée, laryngoscopie indirecte complétée par un examen fibroscopique pharyngolaryngé (souple), rhinoscopie du cavum et palpation du plancher buccal, de la langue mobile et de la base de langue. Si la lésion est accessible, des biopsies peuvent déjà être réalisées à ce stade, mais si la tumeur est douloureuse, elles seront réalisées lors de l'examen sous anesthésie générale.

La panendoscopie des VADS au tube rigide systématique, sous anesthésie générale, précise le siège exact, la taille, les extensions de la tumeur. Elle étudie l'ensemble de la muqueuse des VADS et l'œsophage cervical. Elle permet des biopsies et recherche des localisations synchrones. La palpation des zones suspectes et accessibles est systématique.

L'imagerie est indispensable au bilan préthérapeutique des cancers des VADS.

La tomodensitométrie cervicale avec injection de produit de contraste est un examen devenu classique : il comprend des coupes étagées de la base du crâne aux clavicules. Dans le même temps, des coupes thoraciques sont réalisées afin de dépister une éventuelle lésion associée, éliminer des métastases et étudier le médiastin, en particulier pour les cancers de l'œsophage ou étendus à la région sous-glottique.

L'IRM est également très utile ; ses indications sont réservées aux tumeurs du rhinopharynx, de la cavité buccale, de l'oropharynx.

Comme un moyen très « schématique » de définir l'examen le plus pertinent, nous pouvons retenir que la TDM est indiquée pour les tumeurs situées sous le plan de l'os hyoïde et l'IRM associée à la TDM pour toutes celles situées au-dessus de lui. Cette répartition des indications doit toujours tenir compte des données individuelles et de l'extension locorégionale.

C. Extension régionale

L'examen clinique est toujours réalisé et cherche les adénopathies accessibles. Malgré l'expérience et le soin apporté, le risque de faux négatif est de l'ordre de 30 %, particulièrement si le patient est en surpoids ou en situation post-thérapeutique.

L'échographie, la tomodensitométrie cervicale avec injection de produit de contraste et l'IRM sont nécessaires à cette recherche des adénopathies infracliniques ou pour préciser leurs caractéristiques, leur localisation.

D. Extension générale

Au moins au début de l'évolution, la fréquence des métastases viscérales est faible. La seule localisation à risque est le nasopharynx (ou cavum). La réalisation d'une TDM thoracique est devenue systématique. La fibroscopie bronchique ne sera réalisée que s'il existe une anomalie.

Les autres localisations potentielles, osseuses et cérébrales, seront étudiées en cas de signes cliniques d'appel (radiographies osseuses centrées, TEP, TDM cérébrale).

Au terme de ce bilan, le stade TNM est établi.

La recherche de localisations tumorales synchrones repose sur :

- une panendoscopie des VADS au tube rigide systématique, sous anesthésie générale ;
- une fibroscopie œsogastrique (souple), mais inutile en cas de carcinome du rhinopharynx ou des sinus ;
- la recherche d'anticorps anti-EBV dans les carcinomes du rhinopharynx.

E. État général

Le bilan de l'état général comporte :

- un bilan cardiovasculaire, pulmonaire, rénal, hépatique, nutritionnel ;
- un bilan préanesthésique ;
- l'évaluation de la dépendance alcoolique et tabagique ;
- un *bilan stomatologique* : il doit être réalisé avant toute irradiation de ces territoires. Il faut impérativement extraire les dents malades qui sont dans le champ d'irradiation et assurer la protection des dents saines au moyen de gouttières de fluoration, et ceci à vie. Il faut donc obtenir la participation du sujet. L'hyposialie post-radique et la non-observance de cette prescription entraînent systématiquement des caries multiples, un déchaussement majeur des dents, dont la complication la plus redoutable est l'ostéoradionécrose mandibulaire (le plus fréquemment) ou maxillaire, de traitement difficile.

V. Suivi post-thérapeutique

A. Surveillance

Un cancer traité doit être suivi régulièrement par l' ORL et le radiothérapeute qui ont traité le patient initialement, pendant au moins *5 ans* afin de dépister au plus tôt une reprise évolutive ou une récidive accessible à un traitement conservateur, un autre cancer synchrone ou métachrone, ou encore des métastases viscérales.

Les modalités de la surveillance sont les suivantes :

- examen général et ORL avec une nasofibroscopie tous les 2 mois la première année, tous les 3 mois la deuxième et la troisième année, tous les 6 mois la quatrième et la cinquième année, puis tous les ans ensuite à vie (cancer métachrone) ;
- radiographie pulmonaire (face et profil) tous les ans ou scanner thoracique à faible dose si le patient est fumeur ou ancien fumeur ;
- après irradiation cervicale ou thyroïdectomie partielle, dosage de la TSH tous les ans ;
- panendoscopie des VADS au tube rigide sous anesthésie générale, fibroscopie œsophagienne, TDM thoracique, échographie hépatique ou scintigraphie osseuse en cas de signes d'appel ;
- une évaluation clinique (avec parfois panendoscopie des VADS au tube rigide sous anesthésie générale) et une TDM de référence sont réalisées 3 à 6 mois après la fin du traitement ;
- dans le cas particulier du cancer du rhinopharynx, la TDM ± IRM doit être réalisée tous les 6 mois pendant 2 ans, puis une fois par an jusqu'à 5 ans.

B. Évolution

Le suivi a pour but de rechercher une récidive, une localisation métachrone (ORL ou œsophagienne ou pulmonaire) mais également de prendre en charge les séquelles douloureuses et fonctionnelles du traitement ainsi qu'un suivi des conséquences psychologiques et de la qualité de vie.

L'évolution peut être émaillée d'incidents et accidents dus à une récidive ou aux séquelles thérapeutiques, plus particulièrement de la radiothérapie :

- une dyspnée (récidive ou œdème post-radique) peut nécessiter une trachéotomie ; une dysphagie avec perte de poids peut nécessiter la mise en place d'une dérivation alimentaire (sonde nasogastrique, gastrostomie, jéjunostomie) ;

- une ostéoradionécrose mandibulaire impose souvent une intervention d'exérèse ;
- une hémorragie des gros vaisseaux du cou est une éventualité non exceptionnelle par radionécrose ou récidive de la tumeur. Elle est le plus souvent cataclysmique mais quelquefois accessible au traitement chirurgical (ligature carotidienne) ou à l'embolisation de branches de la carotide externe.

VI. Prévention

La prévention est fondée sur l'information et l'éducation de la population : la suppression du tabac et une consommation modérée de boissons alcoolisées réduiraient de deux tiers le nombre de cancers des VADS. Concernant le virus HPV, les campagnes de vaccination initiées pour la prévention des cancers du col utérin laissent espérer une diminution de l'incidence des carcinomes oropharyngés viro-induits dans les décennies à venir.

Les mesures préventives sont applicables chez les travailleurs du bois. Des mesures de protection individuelles (masques) et collectives (systèmes d'aspiration) permettent de limiter les expositions professionnelles aux carcinogènes. Actuellement en France, une étude nationale évalue les modalités et les résultats d'un dépistage chez les professionnels du bois.

VII. Cancers de la cavité buccale

A. Signes d'appel

Ces signes sont les suivants :

- *leucoplasie* (plaque blanche plus ou moins granuleuse visible sur la muqueuse) inquiétant le patient ou découverte par le dentiste ;
- certaines lésions muqueuses chroniques susceptibles de dégénérer (*lichen plan*), qui imposent un suivi attentif ;
- *ulcérations* muqueuses rebelles aux soins ;
- *glossodynies*, gêne buccale, douleur, très rarement *otalgie* ;
- *mobilité dentaire* ;
- *dysarthrie* et *dysphagie*, plus tardives ;
- *adénopathie* sous-mentonnière ou sous-maxillaire, dure, plus ou moins fixée, de découverte parfois fortuite.

B. Examen clinique : observation et surtout palpation

Au stade de début, une leucoplasie ou une leucokératose doit faire craindre un cancer, surtout s'il existe une induration.

Les cancers de la cavité buccale (figures 18.3 et 18.4) sont souvent diagnostiqués à un stade tardif. Ils se manifestent par une ulcération ou un bourgeonnement et surtout une induration

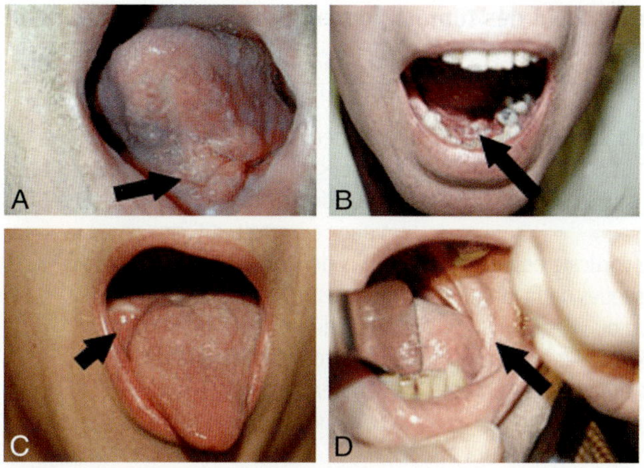

Fig. 18.3. Différentes localisations des carcinomes de la cavité buccale.

A. Face ventrale de la langue et plancher buccal. **B.** Plancher buccal antérieur. **C.** Face dorsale de la langue. **D.** Gencive latérale gauche et plancher buccal postérolatéral gauche.

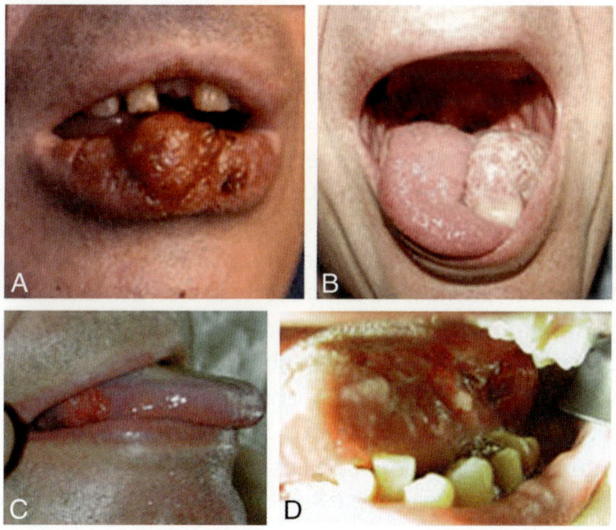

Fig. 18.4. Aspects cliniques des carcinomes de la cavité buccale.

A. Carcinome bourgeonnant de la lèvre inférieure. **B.** Carcinome ulcéré de l'hémilangue gauche. **C.** Carcinome bourgeonnant du bord libre droit de langue. **D.** Carcinome ulcéro-nécrotique de la langue et du plancher buccal.

avec saignement au contact. La palpation de la langue peut permettre de retrouver une induration sous une muqueuse d'apparence normale. Dans les grosses tumeurs, il peut exister un trouble de la protraction linguale.

La palpation des aires ganglionnaires est systématique (tableau 18.1).

Tableau 18.1. Classification TNM des tumeurs de la cavité buccale (UICC, 2009).

T (tumeur primitive)	N (adénopathie)	M (métastases)
Tis : épithélioma *in situ* **T0** : pas de signe de tumeur primitive **T1** : tumeur ≤ 2 cm **T2** : tumeur > 2 cm et ≤ 4 cm **T3** : tumeur > 4 cm **T4a** : tumeur envahissant la corticale osseuse, les muscles profonds/extrinsèques de la langue, le sinus maxillaire ou la peau du visage **T4b** : Tumeur envahissant l'espace masticateur, l'aile interne des apophyses ptérygoïdes, la base du crâne ou l'artère carotide interne **Tx** : tumeur inclassable	**N0** : pas d'adénopathie **N1** : adénopathie homolatérale unique ≤ 3 cm **N2a** : adénopathie homolatérale unique > 3 cm et ≤ 6 cm **N2b** : adénopathies homolatérales multiples ≤ 6 cm **N2c** : adénopathies bilatérales ou controlatérales ≤ 6 cm **N3** : adénopathie > 6 cm **Nx** : N inclassable	**M0** : pas de signe de métastase à distance **M1** : métastases à distance **Mx** : M inclassable

C. Diagnostic

La biopsie affirme le diagnostic. Il s'agit le plus souvent d'un carcinome épidermoïde plus ou moins différencié. Le bilan est le même que celui des autres cancers ORL.

D. Traitement

Le traitement est décidé en réunion de concertation pluridisciplinaire. Il fait appel le plus souvent à la chirurgie : on réalise une exérèse large de la lésion. En cas de perte de substance importante liée à l'exérèse tumorale, une reconstruction par lambeau est pratiquée pour limiter les séquelles fonctionnelles et cosmétiques.

Un curage ganglionnaire est systématiquement associé, pouvant être remplacé dans les petites tumeurs par la technique du ganglion sentinelle (adénectomie sur le premier relais ganglionnaire repéré par marquage radioactif. Un complément de curage est réalisé en cas de positivité du ganglion prélevé).

Ce traitement pourra être exclusif dans les stades T1-2, en cas d'exérèse complète, si l'évidement retrouve au maximum un ganglion envahi sans rupture capsulaire.

Dans tous les autres cas, une irradiation complémentaire avec dose totale maximale de 70 grays sera réalisée.

La curiethérapie interstitielle peut pour certains être proposée pour des tumeurs de petite taille à distance de la gencive. La surveillance est la même que pour les autres cancers ORL.

VIII. Cancers de l'oropharynx

Il s'agit des cancers du voile du palais, de la base de langue, de la loge amygdalienne et de la paroi pharyngée postérieure.

A. Signes d'appel

Les signes d'appel peuvent être discrets :

- gêne pharyngée unilatérale apparaissant à la déglutition ;
- otalgie ;
- dysphagie haute ;
- adénopathie sous-angulo-maxillaire, dure et plus ou moins fixée, le plus souvent indolore et découverte fortuitement par le malade, pouvant être isolée.

Ces signes persistants doivent attirer l'attention, particulièrement chez un homme de la cinquantaine, alcoolotabagique, mais aussi chez des patients plus jeunes sans facteur de risque évident :

le virus HPV (*Human Papilloma Virus*) est un facteur de risque émergeant dans les cancers de l'oropharynx et particulièrement de l'amygdale : on le retrouve selon les séries dans 20 à 70 % des cas.

B. Examen clinique

L'examen clinique comprend l'inspection et la palpation qui pourra mettre en évidence une tumeur bourgeonnante ulcérée avec infiltration profonde, saignant au contact, indurée au toucher (tableau 18.2).

Ailleurs, le diagnostic est beaucoup moins évident : tumeur de petite dimension, cachée derrière le pilier antérieur, au fond d'un récessus amygdalien ou atteignant le sillon amygdaloglosse ; un aspect granité au niveau du pôle supérieur de l'amygdale est de diagnostic encore plus difficile (figure 18.5). L'ulcération indurée du voile mou est de diagnostic facile ; en revanche, certains aspects sont trompeurs : érythème diffus d'aspect framboisé ou au contraire dépoli (figure 18.6).

Visualiser une tumeur de la base de langue nécessite le recours au miroir laryngé ou au nasofibroscope. La tumeur n'est parfois reconnue qu'à la palpation : induration localisée souvent douloureuse.

Tableau 18.2. Classification TNM des tumeurs de l'oropharynx (UICC, 2009).

T (tumeur primitive)	N (adénopathie)	M (métastases)
Tis : épithélioma *in situ* **T0** : pas de signe de tumeur primitive **T1** : tumeur ≤ 2 cm **T2** : tumeur > 2 cm et ≤ 4 cm **T3** : tumeur > 4 cm ou extension à la face linguale de l'épiglotte **T4a** : tumeur envahissant au moins : larynx, muscles profonds/extrinsèques de la langue, muscle ptérygoïdien interne, palais dur ou mandibule **T4b** : Tumeur envahissant au moins : muscle ptérygoïdien latéral, apophyses ptérygoïdes, nasopharynx latéral, base du crâne ou artère carotide interne **Tx** : tumeur inclassable	**N0** : pas d'adénopathie **N1** : adénopathie homolatérale unique ≤ 3 cm **N2a** : adénopathie homolatérale unique > 3 cm et ≤ 6 cm **N2b** : adénopathies homolatérales multiples ≤ 6 cm **N2c** : adénopathies bilatérales ou controlatérales ≤ 6 cm **N3** : adénopathie > 6 cm **Nx** : N inclassable	**M0** : pas de signe de métastase à distance **M1** : métastases à distance **Mx** : M inclassable

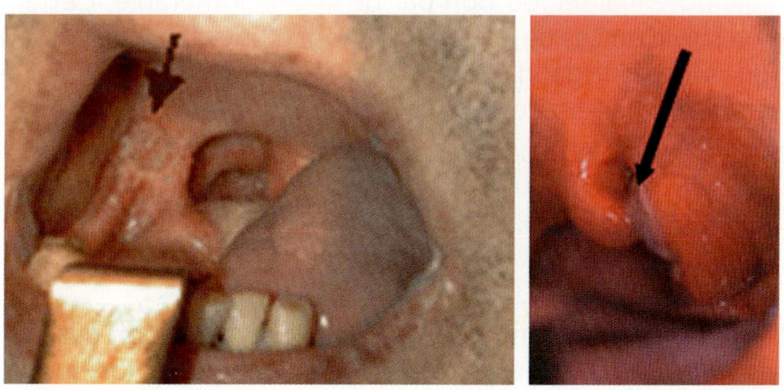

Fig. 18.5. Cancers de l'oropharynx (les flèches indiquent les lésions carcinomateuses).
Cancer du pilier antérieur de l'amygdale droite et de la région rétromolaire (A), de l'amygdale gauche (B).

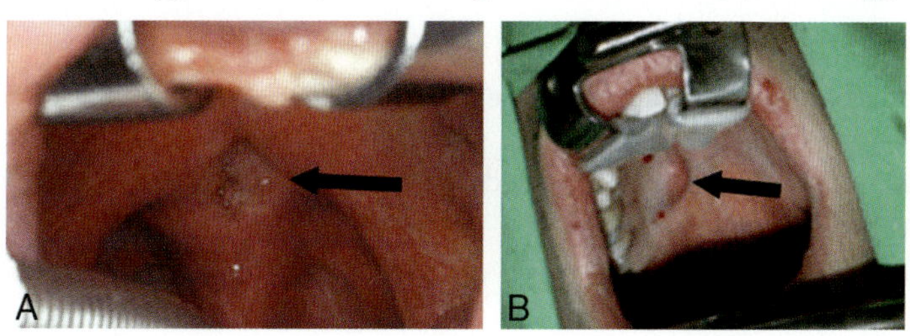

Fig. 18.6. Carcinomes du palais dur.
A. Ulcéré. B. Bourgeonnant.

C. Diagnostic

Le diagnostic est affirmé par la biopsie effectuée lors d'une panendoscopie (figure 18.7).

Il s'agit le plus souvent d'un carcinome épidermoïde plus ou moins différencié. Le bilan est le même que celui des autres cancers ORL. Cependant, les amygdales linguales et palatines (ainsi que les végétations adénoïdes, siégeant dans le nasopharynx) peuvent être le siège d'une prolifération lymphomateuse non hodgkinienne, parfois localisée, qui peut donc mimer un carcinome. Il existe en général une polyadénopathie associée. Le bilan et le traitement sont confiés à l'hématologue. Beaucoup plus rarement, il peut s'agir d'une tumeur épithéliale, d'origine salivaire, comme le carcinome adénoïde kystique, de pronostic réservé du fait de récidives et de métastases en premier lieu pulmonaires.

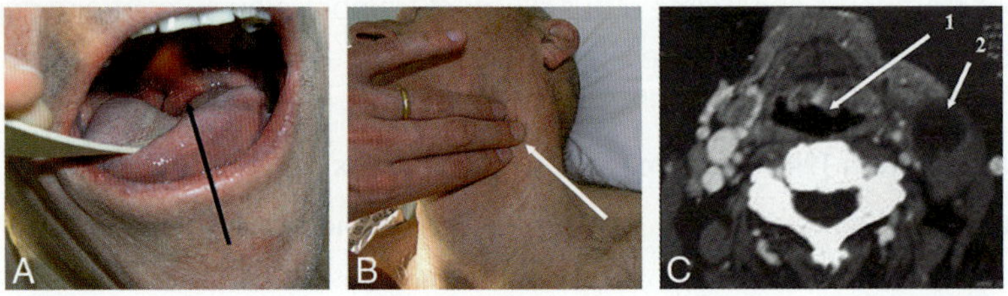

Fig. 18.7. Carcinome basilingual.

A et B. Carcinome de la base de langue (A : flèche), responsable d'une adénopathie métastatique jugulocarotidienne gauche (B : flèche). **C.** Le scanner montre la lésion primitive (1) et la métastase ganglionnaire d'aspect nécrotique (2).

D. Traitement

Le traitement est discuté en réunion de concertation pluridisciplinaire. Il pourra faire appel à une radiothérapie potentialisée ou non par de la chimiothérapie. Cette radiothérapie pourra être précédée (ou suivie en cas de non-stérilisation) d'une chirurgie comportant l'exérèse large de la tumeur, un évidement ganglionnaire cervical uni- ou bilatéral, et une reconstruction de la perte de substance si nécessaire.

La surveillance est la même que pour les autres cancers ORL.

E. Pronostic

Le pronostic de ces cancers très lymphophiles reste sévère en dépit des progrès thérapeutiques, lié aux récidives locorégionales ou générales, particulièrement lorsque la base de langue est atteinte.

Points clés

- Les cancers de l'oropharynx se manifestent essentiellement par une dysphagie haute, une otalgie unilatérale et une adénopathie cervicale.
- Ils doivent être suspectés devant la persistance de ces symptômes pendant plus de 15 jours.
- La palpation est un geste clinique essentiel.

IX. Cancers de l'hypopharynx

Fréquent et de pronostic grave du fait de son évolution insidieuse et de son caractère lymphophile, le cancer de l'hypopharynx est presque toujours un carcinome épidermoïde bien différencié du sinus piriforme.

L'épidémiologie répond aux règles générales des cancers ORL :

- âge : 50 à 60 ans;
- sexe : prépondérance masculine (95 % des cas).

A. Signes d'appel classiques

Il s'agit des troubles suivants :

- gêne pharyngée latéralisée, puis dysphagie haute progressive;
- otalgie réflexe unilatérale;
- adénopathie cervicale moyenne unilatérale, de caractère métastatique ou quelquefois surinfectée, révélatrice dans le tiers des cas.

Les caractères permanent, progressif et unilatéral de ces troubles doivent attirer l'attention. Le diagnostic est souvent tardif et peut se faire lorsque la tumeur est volumineuse, devant une dysphonie, une dyspnée laryngée par envahissement laryngé ou récurrentiel et parfois une altération de l'état général avec amaigrissement.

B. Examen clinique

L'examen de l'hypopharynx ne peut pas être réalisé par le praticien généraliste : laryngoscopie indirecte au miroir, nasofibroscopie. Il nécessite en effet un matériel adéquat.

Il faut donc adresser le malade rapidement à l'ORL qui constate la tumeur ulcérobourgeonnante du sinus piriforme, associée le plus souvent à une immobilité laryngée unilatérale (tableau 18.3).

Tableau 18.3. Classification TNM des tumeurs de l'hypopharynx (UICC, 2009).

T (tumeur primitive)	N (adénopathie)	M (métastases)
Tis : épithélioma *in situ* T0 : pas de signe de tumeur primitive T1 : tumeur limitée à un siège (paroi latérale isolée par exemple) de moins de 2 cm T2 : tumeur occupant plus d'une sous-localisation ou > 2 cm et ≤ 4 cm T3 : tumeur > 4 cm ou hémilarynx bloqué ou lyse limitée de la corticale interne du cartilage thyroïdien T4 : tumeur étendue en dehors du larynx ou avec extension cartilagineuse Tx : tumeur inclassable	N0 : pas d'adénopathie N1 : adénopathie homolatérale unique ≤ 3 cm N2a : adénopathie homolatérale unique > 3 cm et ≤ 6 cm N2b : adénopathies homolatérales multiples ≤ 6 cm N2c : adénopathies bilatérales ou controlatérales ≤ 6 cm N3 : adénopathie > 6 cm Nx : N inclassable	M0 : pas de signe de métastase à distance M1 : métastases à distance Mx : M inclassable

C. Diagnostic

Le diagnostic est affirmé par la biopsie qui indique la nature maligne de la tumeur : carcinome épidermoïde.

D. Traitement

La chimiothérapie néoadjuvante peut être utilisée dans un but de préservation d'organe afin d'éviter une laryngectomie totale. En cas de régression tumorale importante après la chimiothérapie, la radiothérapie est proposée.

En cas d'absence de régression tumorale après chimiothérapie, le traitement est chirurgical : pharyngolaryngectomie totale avec évidement ganglionnaire bilatéral en monobloc ayant comme conséquence une trachéostomie définitive et une mutilation vocale.

Il est toujours complété par une radiothérapie ou une chimioradiothérapie concomitante.

E. Pronostic

Il reste grave malgré les progrès thérapeutiques : 20 % de survie à 5 ans. Les récidives locales ou ganglionnaires, l'apparition d'une deuxième localisation ou d'une métastase générale grèvent en effet lourdement la survie dans les trois premières années.

Points clés

Toute gêne pharyngée ou otalgie réflexe unilatérale apparue depuis quelques semaines chez un patient fumeur doit être tenue pour suspecte d'un cancer du sinus piriforme, et le patient doit être adressé sans retard au spécialiste ORL.

X. Cancers du larynx

De fréquence égale à celle du cancer de l'hypopharynx, le cancer du larynx a cependant dans l'ensemble un meilleur pronostic. Ceci est lié à une faible lymphophilie des formes localisées à l'étage glottique et un diagnostic plus précoce, la dysphonie étant le signe d'appel.

A. Cancer de l'étage glottique

Le tabac est la cause première de ce cancer à prédominance masculine, favorisé par un long passé de laryngite chronique avec différentes formes de dysplasie (état précancéreux).

Tous les intermédiaires sont possibles entre la dysplasie grave, le cancer *in situ* et le cancer infiltrant (figure 18.8); *cela rend nécessaire la surveillance attentive de toute laryngite chronique et son contrôle histologique régulier si nécessaire*. Il s'agit la plupart du temps de carcinomes épidermoïdes différenciés.

1. Signes d'appel

La dysphonie est le maître symptôme : elle est précoce, progressive, permanente. Elle peut soit :

- être installée récemment, variable dans la journée;
- se manifester par une modification d'une dysphonie préexistante chez un fumeur porteur d'une laryngite chronique : l'enrouement s'aggrave, ne cède pas au traitement médical mais n'inquiète pas le patient, ce qui assombrit le pronostic.

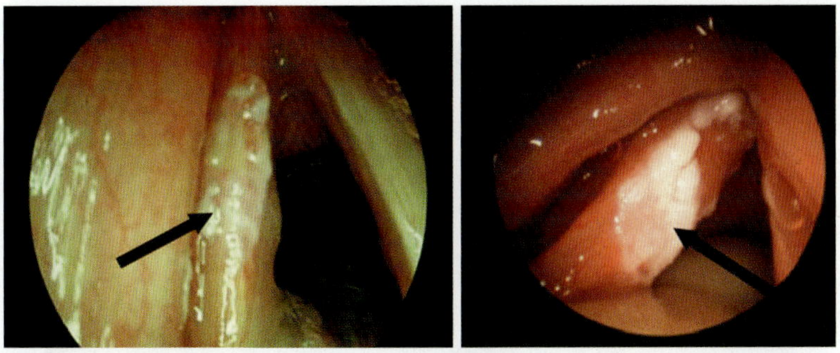

Fig. 18.8. Exemples d'évolution de leucoplasies laryngées.

A. Plaque de leucoplasie de la corde vocale gauche qui se révélera être une dysplasie sévère lors de l'analyse anatomopathologique (flèche). **B.** Carcinome de la corde vocale gauche de forme infiltrante développé sur une plaque de leucoplasie (flèche).

La dyspnée laryngée est beaucoup plus tardive, et le signe d'une obstruction tumorale de la voie aérienne supérieure.

La gêne pharyngée ou la dysphagie avec otalgie s'observent dans les formes évoluées vers l'étage sus-glottique.

La présence d'une adénopathie cervicale est plus tardive, rarement présente lors du diagnostic des formes débutantes.

Toute dysphonie évoluant depuis plus de 8 jours, sans signe d'amélioration, doit faire réaliser un examen laryngoscopique.

2. Examen clinique

Cet examen ne peut être fait que par le spécialiste ORL : laryngoscopie indirecte au miroir ou nasofibroscopie permettant de visualiser la lésion tumorale glottique (figure 18.9).

3. Diagnostic, bilan d'extension

L'examen clinique est toujours complété par une laryngoscopie directe en suspension sous anesthésie générale et microscope ou optique. Cet examen permet de dresser le bilan d'extension locorégionale (tableau 18.4) et de poser l'indication thérapeutique. Une biopsie affirme le diagnostic.

Le bilan est complété par une TDM du larynx (figure 18.10).

4. Traitement

Les formes débutantes sont accessibles à un traitement conservateur soit par chirurgie soit par radiothérapie. La décision dépend des résultats des examens endoscopiques, de l'imagerie, de l'accessibilité à un traitement et surtout du patient. La décision est proposée après la tenue de la réunion de concertation pluridisciplinaire :

- la chirurgie peut être réalisée par voie endoscopique (cordectomie) pour les tumeurs accessibles, de plus petite taille T1 et T2, ou par voie externe pour les tumeurs non accessibles ou plus infiltrantes et plus évoluées T2. La laryngectomie totale est encore réalisée, pour les cancers évolués, et donc un trachéostome définitif nécessitant une réhabilitation vocale (apprentissage de voix œsophagienne ou mise en place d'une prothèse phonatoire) ;

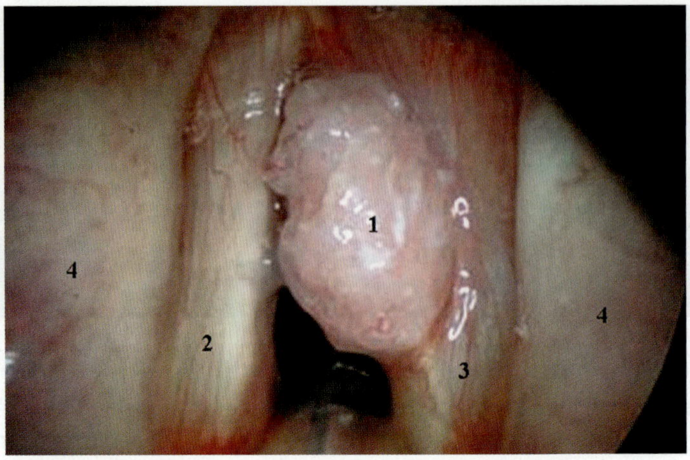

Fig. 18.9. Carcinome de la corde vocale.

Vue sous optique rigide lors d'une endoscopie d'un carcinome bourgeonnant (1) de la corde vocale droite (3). Noter la corde vocale gauche saine (2) et les plis vestibulaires (ou bandes ventriculaires) (4).

Tableau 18.4. Classification TNM des tumeurs du larynx (UICC, 2002).

T (tumeur primitive)	N (adénopathie)	M (métastases)
Tis : épithélioma *in situ* T0 : pas de signe de tumeur primitive T1a : tumeur limitée à une corde vocale mobile T1b : tumeur limitée aux deux cordes vocales mobiles T2 : diminution de mobilité de la corde vocale ou extension au fond du ventricule T3 : hémilarynx immobile T4 : tumeur étendue en dehors du larynx ou avec extension cartilagineuse jugée sur le scanner Tx : tumeur inclassable	N0 : pas d'adénopathie N1 : adénopathie homolatérale unique $\leq$ 3 cm N2a : adénopathie homolatérale unique > 3 cm et $\leq$ 6 cm N2b : adénopathies homolatérales multiples $\leq$ 6 cm N2c : adénopathies bilatérales ou controlatérales $\leq$ 6 cm N3 : adénopathie > 6 cm Nx : N inclassable	M0 : pas de signe de métastase à distance M1 : métastases à distance Mx : M inclassable

- la radiothérapie externe pour un cancer de corde vocale mobile est une alternative au traitement endoscopique ou, pour des tumeurs plus évoluées, en complément postopératoire d'une laryngectomie totale ou encore dans le cadre d'un protocole de préservation laryngée ;
- la chimiothérapie néoadjuvante ou concomitante peut être utilisée dans un but de préservation d'organe lorsque le traitement chirurgical proposé est une laryngectomie totale.

Le pronostic reste encore favorable dans ces deux dernières éventualités (50 % de survie à 5 ans).

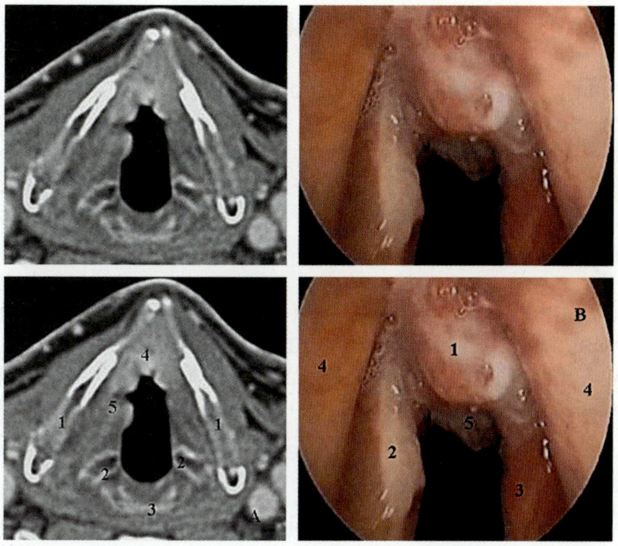

Fig. 18.10. Carcinome de l'endolarynx.

A. Aspect scannographique en coupe axiale : lésion tumorale de la commissure antérieure (4) ; lésion de la corde vocale droite (5) ; cartilage thyroïde (1) ; cartilage aryténoïde (2). **B.** Vue endoscopique de la lésion tumorale bourgeonnante au niveau de la commissure antérieure (1), avec une extension en sous-glotte (5), vers la corde vocale gauche (2). Noter les plis vestibulaires (ou bandes ventriculaires) (4) et la corde vocale droite (3).

B. Cancer sous-glottique

Il est très rare. Son premier signe est la dyspnée laryngée, malheureusement d'apparition tardive. Le traitement est chirurgical puis radiothérapique. Le pronostic est peu favorable du fait de l'extension fréquente au corps thyroïde, de récidives au niveau trachéal, de l'envahissement médiastinal du fait de sa lymphophilie (adénopathies récurrentielles).

C. Cancer sus-glottique : pli vestibulaire (ou bande ventriculaire) et épiglotte

Il s'apparente plus aux cancers hypopharyngés sur le plan épidémiologique, thérapeutique et pronostique. Les signes d'appel sont souvent tardifs, moins évocateurs : gêne pharyngée et dysphagie.

Le traitement est chirurgical et/ou radiothérapique.

Comme pour les tumeurs du plan glottique, la chirurgie partielle endoscopique ou externe est réservée aux formes débutantes T1 ou T2. Les formes plus évoluées T3 ou T4 nécessitent une laryngectomie totale ou la réalisation d'un protocole de préservation laryngée associant chimiothérapie et radiothérapie.

Le traitement doit toujours inclure celui des aires ganglionnaires car ces localisations sus-glottiques sont lymphophiles. Le pronostic est variable : entre 30 et 60 % de survie à 5 ans.

Points clés

- La dysphonie est le maître symptôme du cancer des cordes vocales.
- Les cancers de la corde vocale sont peu lymphophiles.
- Leur pronostic est très souvent favorable lorsque le diagnostic est précoce.
- Dans ce cas, les séquelles fonctionnelles postchirurgicales sont mineures ou acceptables.

XI. Cancer du rhinopharynx (UCNT)

Par sa topographie profonde basicrânienne peu accessible à l'examen, et malgré une symptomatologie d'emprunt riche, mais trompeuse, le cancer du rhinopharynx (ou cancer du cavum) reste de diagnostic tardif et de pronostic redoutable.

A. Épidémiologie

Dans sa forme d'épithélioma indifférencié (*Undifferentiated Carcinoma of Nasopharengeal Type*, UCNT), la plus fréquente, le cancer du rhinopharynx occupe, au sein de la pathologie tumorale des VADS, une place originale liée à quatre facteurs principaux :

- une distribution géographique mondiale très particulière, permettant de distinguer :
  - des zones à haut risque (Maghreb, Asie du Sud-Est, où il représente un problème majeur de santé publique, Alaska) ;
  - des zones à risque intermédiaire (Afrique de l'Est, Chine, Mongolie) ;
  - des zones à risque faible (Europe, États-Unis, Japon), où il ne représente que 0,25 % des cancers et 3 % des cancers des VADS ;
- une répartition à tous les âges de la vie (non rare chez l'enfant et l'adolescent), les femmes étant atteintes dans un tiers des cas ;
- l'absence de toute liaison avec alcoolisme et tabagisme ;
- l'existence constante d'un facteur viral (virus d'Epstein-Barr) avec un profil sérologique spécifique (augmentation des taux d'anticorps anti-EBV), pouvant être bénéfique dans la détection précoce d'une récidive.

Le pic d'incidence est entre 40 et 50 ans. Il peut exister des formes familiales dans 10 % des cas.

B. Signes d'appel

Isolés, ils sont souvent trompeurs. Il s'agit de :

- *symptômes cervicaux* : adénopathie (50 à 90 % des cas), parfois isolée, de topographie haute et postérieure, rétromandibulaire, parotidienne et sous-mastoïdienne, souvent bilatérale ;

Toute adénopathie isolée cervicale chez l'adulte impose une cavoscopie.

- *symptômes otologiques* (25 % des cas), traduisant une obstruction tubaire unilatérale : hypoacousie de transmission, autophonie et bourdonnements ;

Toute otite séreuse unilatérale doit faire rechercher un cancer du cavum.

- *symptômes rhinologiques* (20 % des cas) : obstruction nasale et épistaxis ou rhinorrhée sérosanglante ;
- *symptômes neurologiques* (10 à 15 % des cas), à type d'algies (névralgies du V ou du IX, céphalées persistantes) ou de paralysies oculomotrices.

Souvent (deux tiers des cas), ces quatre syndromes sont diversement associés, notamment adénopathie cervicale et obstruction tubaire : le diagnostic est alors aisé.

C. Examen clinique

L'examen du cavum par rhinoscopie antérieure et postérieure est facilité par l'emploi d'un nasofibroscope. La tumeur est visualisée :

- sa localisation est le plus souvent latérale ou postérosupérieure ;
- son aspect est ulcérobourgeonnant ou infiltrant.

L'examen otoscopique peut révéler un aspect d'otite séromuqueuse unilatérale.

L'analyse clinique des paires crâniennes à une valeur d'extension, de prise en charge fonctionnelle et pronostique.

La palpation cervicale est indispensable à la recherche de métastases ganglionnaires.

D. Diagnostic

Le diagnostic repose sur la biopsie, qui détermine le type histopathologique, soit :

- carcinome, dont le groupe majeur est représenté par le carcinome indifférencié de type nasopharyngé (UCNT), qui se distingue nettement des autres carcinomes épidermoïdes plus ou moins différenciés ;
- lymphome, le plus souvent de type lymphome malin non hodgkiniens (10 à 20 % des cas).

E. Bilan d'extension

Le bilan d'extension (tableau 18.5) est essentiel pour la conduite thérapeutique et comprend systématiquement un scanner du massif facial (figure 18.11) et de la base du crâne, une IRM de la base du crâne et cérébrale, un PET-scan à la recherche de métastases ganglionnaires et à distance. Il est fait en milieu spécialisé et doit rechercher :

- des signes d'envahissement des structures voisines, notamment une atteinte osseuse basicrânienne, par les examens cliniques (adénopathie, atteinte des paires crâniennes), audiométriques et d'imagerie (TDM injectée et IRM) ;
- des métastases, principalement osseuses mais également pulmonaires et hépatiques.

Tableau 18.5. Classification TNM des tumeurs du cavum (UICC, 2009).

T (tumeur primitive)	N (adénopathie)	M (métastases)
Tis : épithélioma *in situ* T0 : pas de signe de tumeur primitive T1 : tumeur limitée à un seul site du nasopharynx T2 : extension tumorale aux tissus mous de l'oropharynx et/ou de la fosse nasale : T2a : sans extension parapharyngée T2b : avec extension parapharyngée T3 : invasion tumorale des structures osseuses et/ou des sinus maxillaires T4 : Tumeur avec extension intracrânienne et/ou atteinte des nerfs crâniens, de la fosse sous-temporale, de l'hypopharynx ou de l'orbite ou de l'espace masticateur Tx : tumeur inclassable	N0 : pas d'adénopathie N1 : Adénopathie(s) métastatique(s) unilatérale(s), ≤ 6 cm dans la plus grande dimension, au-dessus du creux sus-claviculaire N2 : Adénopathies métastiques bilatérales, ≤ 6 cm dans la plus grande dimension, au-dessus des creux sus-claviculaires N3 Adénopathie(s) métastatique(s) : N3a : > 6 cm N3b : au niveau du creux sus-claviculaire Nx : N inclassable	M0 : pas de signe de métastase à distance M1 : métastases à distance Mx : M inclassable

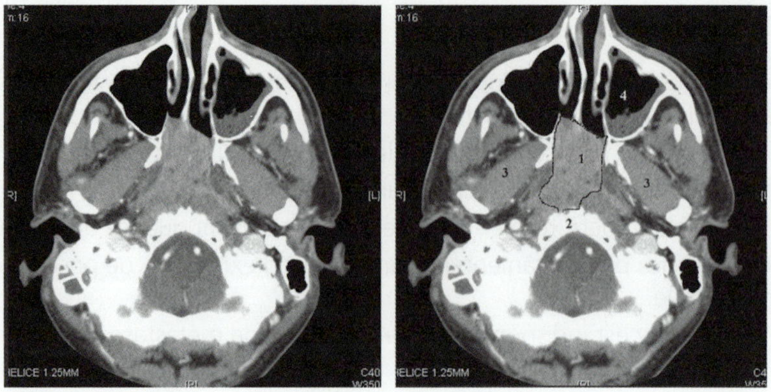

Fig. 18.11. Carcinome du cavum.

Scanner en coupe axiale d'un carcinome du cavum. Noter la tumeur du cavum (1), le clivus (2), les muscles ptérygoïdiens (3) et le sinus maxillaire gauche (4).

F. Diagnostic différentiel établi avant la biopsie

Le diagnostic différentiel cherche à éliminer :

- des végétations adénoïdes hypertrophiques ;
- un polype antrochoanal ;
- un fibrome nasopharyngien de la puberté masculine ;
- certaines ulcérations spécifiques (tuberculose, sarcoïdose), rares ;
- d'autres histologies malignes plus rares (carcinome kératinisant, adénocarcinome de bas grade ou salivaire).

G. Traitement des UCNT

Le traitement des UCNT relève essentiellement de la radiothérapie, difficile du fait de la localisation anatomique profonde du site tumoral et de la nécessité d'une irradiation large des aires ganglionnaires cervicales. Les doses délivrées sont de l'ordre de 65 à 70 grays.

La chirurgie concerne uniquement l'exérèse des reliquats ganglionnaires persistant plus de 2 mois après la fin de l'irradiation.

La chimiothérapie peut être proposée soit :

- à titre systématique, associée à l'irradiation en fonction du stade évolutif dans le but d'améliorer le contrôle local ;
- en cas de métastases avérées.

Le taux de survie globale se situe autour de 40 % à 3 ans et 30 % à 5 ans.

Les facteurs pronostiques essentiels sont :

- le type histologique ;
- le degré d'extension initial avec notamment l'ostéolyse basicrânienne (très péjorative).

Points clés

- Le cancer du cavum est surtout un carcinome indifférencié. Il se voit à tout âge. Son épidémiologie est originale.
- Il faut penser au cancer du rhinopharynx devant une adénopathie cervicale isolée.
- Il faut penser au cancer du rhinopharynx devant des symptômes nasosinusiens, otologiques traînants, progressifs et unilatéraux.

XII. Cancers des fosses nasales et des sinus

Les cancers nasosinusiens sont rares. La multiplicité tissulaire de cette région explique leur grande variété histologique, où les carcinomes occupent la première place. Leur diagnostic est difficile en raison de l'espace disponible pour le développement tumoral (volume d'une cavité nasale normale adulte : 15 à 20 cm^3). Les symptômes sont donc tardifs et banals (obstruction nasale, rhinorrhée). Ils sont peu lymphophiles.

A. Cancer de l'ethmoïde

1. Épidémiologie

L'épidémiologie des cancers de l'ethmoïde est particulière sur le plan des facteurs prédisposants :

- pas d'influence notable de l'intoxication alcoolotabagique, contrairement aux cancers buccopharyngolaryngés ;
- importance des facteurs exogènes d'origine professionnelle :
  - profession du bois : l'adénocarcinome de la fente olfactive (anciennement ethmoïdal) figure au tableau n° 47B des maladies professionnelles. Les poussières de bois s'accumulent volontiers dans la partie postérieure des fentes olfactives qui est le lieu en moyenne 30 ans après le début de l'exposition du pédicule d'implantation de la lésion ;
  - autres substances : nickel (tableau n° 37*ter* des maladies professionnelles), nitrosamines, goudrons de houille, amiante…

2. Signes d'appel

Syndrome nasal

L'obstruction nasale unilatérale sera présente dans 100 % des cas. Permanente, résistante aux différents traitements anti-infectieux et vasoconstricteurs, elle doit attirer l'attention du praticien. Elle est souvent accompagnée d'une rhinorrhée mucopurulente (30 %), éventuellement striée de sang, d'une diminution ou d'une perte de l'odorat (35 %).

L'épistaxis, le plus souvent spontanée, unilatérale, répétée, constitue le classique « signal symptôme », survenant sans cause locale ou générale évidente (35 % des cas).

Syndrome ophtalmologique

Les signes ophtalmologiques sont expliqués par les rapports anatomiques étroits entre les cavités nasosinusiennes et les parois supérieure, interne et inférieure de l'orbite. Ils sont le signe d'une tumeur déjà évoluée :

- œdème de la paupière supérieure, dacryocystite ;
- exophtalmie isolée, non réductible ;
- ptosis, paralysie oculomotrice, diplopie.

Syndrome neurologique

Les céphalées sont rares (11 %) et peu spécifiques (obstruction nasale, rétentions et poussées inflammatoires sinusiennes). Les douleurs par extension tissulaire sont rares au début. Elles peuvent prendre l'allure d'une véritable névralgie faciale symptomatique par envahissement des branches du nerf trijumeau.

3. Examen clinique (assuré par le spécialiste)

La rhinoscopie antérieure peut montrer une masse bourgeonnante, hémorragique, ou un banal polype réactionnel, unilatéral, cachant une lésion située plus haut : polype sentinelle.

L'examen de la cavité buccale, de la face, de la région orbito-oculaire des paires crâniennes peut mettre en évidence une extension.

L'examen cervical systématique recherche une adénopathie, très rare.

Cet examen clinique est complété par une endoscopie des deux fosses nasales et du cavum qui, le plus souvent, arrive à découvrir la tumeur bourgeonnante.

4. Diagnostic

Le diagnostic est posé sur la biopsie sous anesthésie locale ou générale par voie endoscopique. L'examen histologique montre :

- un adénocarcinome de la fente olfactive (++);
- beaucoup plus rarement un carcinome épidermoïde plus ou moins bien différencié, une tumeur maligne de la muqueuse olfactive (neuroblastome olfactif), une tumeur papillaire à potentiel malin (papillome inversé), un mélanome muqueux, des lymphomes, des sarcomes… Ces tumeurs sont sans rapport avec les facteurs de risque professionnels.

5. Bilan d'extension

Le bilan d'extension (tableau 18.6) est réalisé par la TDM du massif facial et de la base du crâne en coupes coronales, axiales et sagittales, permettant de préciser la topographie de la masse, son extension aux régions voisines (face, orbite, base du crâne et endocrâne), et l'IRM, seul examen capable de faire la différence entre la tumeur, l'inflammation et les rétentions naso-sinusiennes, qui visualise l'extension tumorale dans l'orbite, l'étage antérieur, l'endocrâne, les paires crâniennes et l'extension ganglionnaire (figures 18.12 et 18.13). Le PET-scan sera systématique lors d'un mélanome muqueux pour le bilan d'extension régional et à distance.

Tableau 18.6. Classification TNM des tumeurs de la fosse nasal et du sinus ethmoïdal (UICC, 2009).

T (tumeur primitive)	N (adénopathie)	M (métastases)
Tis : épithélioma *in situ* T0 : pas de signe de tumeur primitive T1 : tumeur limitée à une sous-localisation de la fosse nasale ou du sinus ethmoïdal avec ou sans atteinte osseuse T2 : tumeur s'étendant à deux sous-localisations ou dans une seule localisation ou envahissant une localisation voisine à l'intérieur du complexe naso-ethmoïdal avec ou sans atteinte osseuse T3 : tumeur envahissant la paroi interne ou le plancher de l'orbite, le sinus maxillaire, le palais ou la lame criblée T4a : Tumeur s'étendant à l'une des structures suivantes : orbite antérieure, peau du nez ou de la joue, extension minime à l'étage antérieur de la base du crâne, apophyses ptérygoïdes, sinus sphénoïdal ou frontal T4b : tumeur envahissant l'une des structures suivantes : toit de l'orbite, dure-mère, le cerveau, étage moyen de la base du crâne, les nerfs crâniens autres que le V2, le nasopharynx, le clivus	N0 : pas d'adénopathie **N1** : adénopathie métastatique homolatérale unique ≤ 3 cm dans la plus grande dimension N2a : adénopathie métastatique homolatérale > 3 cm et ≤ 6 cm N2b : adénopathies homolatérales multiples ≤ 6 cm N2c : adénopathies bilatérales ou controlatérales multiples ≤ 6 cm N3 : adénopathie(s) métastatique(s) > 6 cm	**M0** : pas de signe de métastase à distance **M1** : métastases à distance

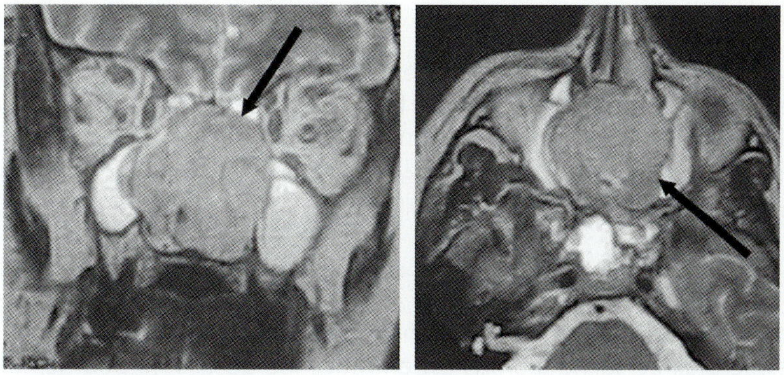

Fig. 18.12. Cancer de l'ethmoïde.

IRM en séquence T2. **A.** Coupe frontale. **B.** Coupe axiale. La tumeur (flèche) est en isosignal, alors que les tissus inflammatoires ou les liquides sont en hypersignal, comme au niveau des sinus maxillaires.

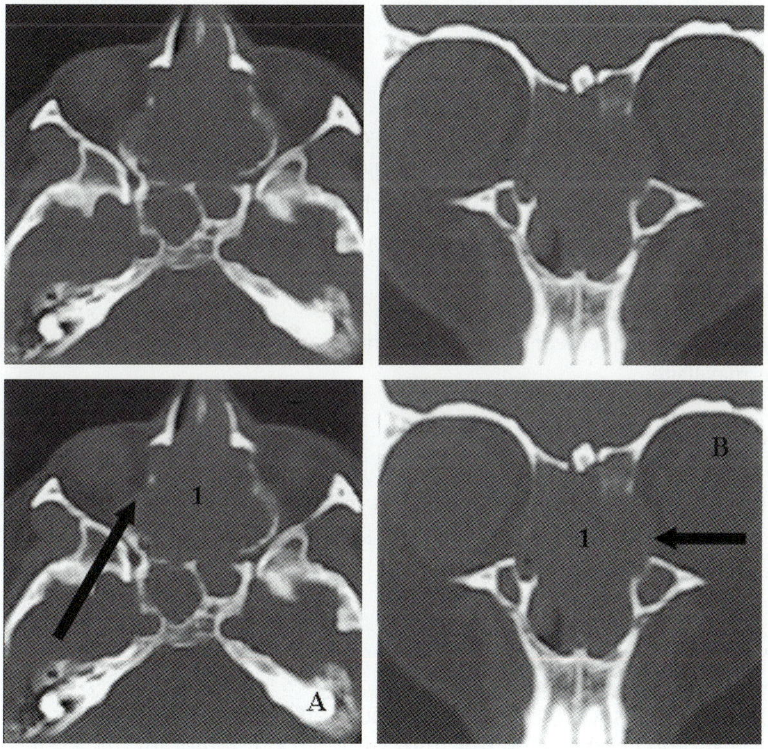

Fig. 18.13. Cancer du sinus ethmoïdal.

Scanner chez un patient présentant un cancer du sinus ethmoïdal (1). Noter l'extension vers l'orbite de la lésion avec destruction (lyse) de la lame orbitaire (ou papyracée) (flèches noires).

6. Évolution

Elle est essentiellement locorégionale, plus rarement métastatique :

- locorégionale, vers l'orbite ou l'endocrâne (de mauvais pronostic), la fosse temporozygomatique et la fosse ptérygomaxillaire, les autres sinus, la cavité buccale et la face ;
- évolution ganglionnaire, rare (10 %) ;
- évolution métastatique dans 20 % des cas (poumon, os, cerveau).

7. Traitement radiochirurgical

Le traitement consiste en une exérèse large de la tumeur par voie ORL seule ou par voie combinée ORL et neurochirurgicale, associée parfois à une radiothérapie complémentaire, sauf pour certaines formes radiorésistances (mélanome).

La chimiothérapie a des indications limitées : tumeurs très étendues, récidives, métastatiques ou certaines formes histologiques.

8. Résultats

La survie à 5 ans est très variable en fonction de l'histologie et du stade. Pour les adénocarcinomes, le taux de survie à 5 ans est en moyenne de 100 % pour les T1, 86 % pour les T2, 62 % pour les T3 et T4a; il n'est que de 13 % pour les T4b à 3 ans. Il est donc important de les dépister au plus tôt.

B. Cancer du sinus maxillaire

Il apparaît essentiellement chez le sujet âgé.

Il peut se manifester par :

- un début algique prédominant ou isolé : douleurs dentaires à type de pulpite, névralgie faciale localisée au nerf sous-orbitaire, avec anesthésie à ce niveau, algie faciale de type vasomotrice : il s'agit donc d'une névralgie faciale symptomatique typique;
- un tableau de sinusite maxillaire aiguë ou chronique avec rhinorrhée fétide et hémorragique;
- des signes buccodentaires : ulcération gingivale hémorragique, bombement alvéolaire;

> **Toute mobilité des molaires en secteur 1 et 2 nouvellement apparue chez un adulte est suspecte d'être une tumeur du sinus maxillaire.**

- une tuméfaction de la fosse canine et de la joue.

Il s'agit d'un carcinome épidermoïde plus ou moins bien différencié.

L'examen clinique, le bilan d'extension et les traitements sont similaires au cancer de l'ethmoïde. Le pronostic est plus mauvais.

C. Tumeur de la cloison nasale

Elle peut prendre le masque d'une folliculite ou d'une rhinite vestibulaire traînantes. Il s'agit souvent d'un carcinome épidermoïde très agressif, infiltrant, térébrant, ulcérant, très lymphophiles, nécessitant une exérèse chirurgicale précoce, un curage ganglionnaire bilatéral (ligne médiane) et une radiothérapie adjuvante sur la tumeur primitive et les zones ganglionnaires touchées.

D. Tumeur du sphénoïde

Elle se manifeste volontiers au début par des céphalées profondes (rétro-orbitaires) ou postérieures, occipitales ou du vertex. Les troubles ophtalmologiques sont fréquents (proximité de l'apex orbitaire et du sinus caverneux traversé par les nerfs oculomoteurs).

Points clés

- Toute symptomatologie nasale unilatérale doit faire éliminer une néoplasie sinusienne.
- Toute mobilité des molaires doit faire suspecter une néoplasie du sinus maxillaire.
- Une origine professionnelle peut être responsable d'un cancer de l'ethmoïde.

CHAPITRE

19

Item 330 – UE 11 Orientation diagnostique et conduite à tenir devant un traumatisme craniofacial : fracture du rocher

Objectifs pédagogiques

Nationaux

- Identifier les situations d'urgence.

Collège français des enseignants d'ORL

- Rechercher les signes qui évoquent une fracture du rocher chez un traumatisé crânien conscient ou non conscient.
- Connaître les principaux signes d'un traumatisme tympanique et de l'oreille moyenne.

La fracture du rocher est une pathologie fréquente, par déformation ou choc direct secondaire à un traumatisme crânien grave, en rapport avec le développement de l'activité humaine :

- accidents de transport ;
- accidents de la voie publique, conséquence des airbags ;
- accidents sportifs : ski…

I. Mécanisme des fractures du rocher

La classification la plus utilisée est anatomophysiopathologique : elle est établie suivant le parcours du trait de fracture par rapport à l'axe longitudinal de la pyramide pétreuse. Il existe deux types de fracture du rocher en fonction du point d'impact et des zones de fragilité. Il peut s'agir d'un choc :

- latéral, entraînant une fracture longitudinale (parallèle à l'axe du rocher) ;
- postérieur ou antérieur, entraînant une fracture transversale du rocher (perpendiculaire à l'axe du rocher).

Les fractures longitudinales sont les plus fréquentes (70 à 90 %) ; les fractures transversales sont moins fréquentes (10 à 30 %).

A. Fracture longitudinale

Due à un choc latéral, elle atteint les cavités de l'oreille moyenne — le trait de fracture traverse la mastoïde et l'atrium et s'étend jusqu'à l'infundibulum tubaire, s'étendant également souvent au ganglion géniculé (figure 19.1).

Elle entraîne toujours une hémorragie dans la caisse (hémotympan) et est responsable d'une surdité de transmission qui peut être :

- transitoire (moins de 3 semaines, en rapport avec l'hémotympan), quelquefois durable (en rapport avec une déchirure tympanique avec otorragie) ;
- définitive (en rapport avec une fracture ou une luxation ossiculaire : luxation incudo-malléaire le plus souvent, fracture de la branche descendante de l'enclume ou des branches de l'étrier).

La surdité peut être mixte, avec atteinte perceptionnelle par commotion labyrinthique. Si le trait de fracture se poursuit vers le ganglion géniculé, on peut observer une paralysie faciale :

- immédiate (section ou déchirure partielle du VII) ;
- ou secondaire (contusion responsable d'un œdème du VII).

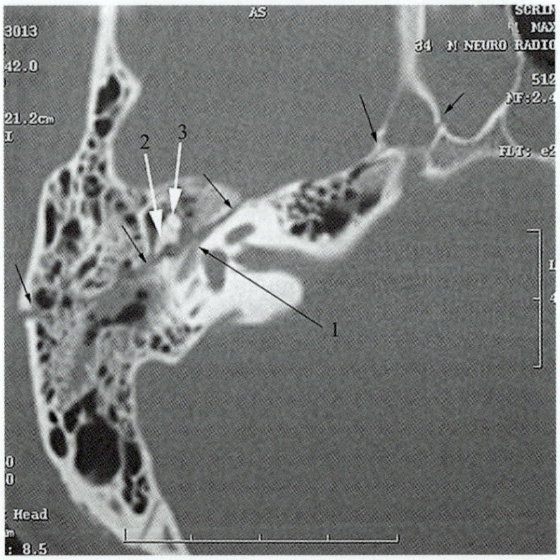

Fig. 19.1. Tomodensitométrie en coupes axiales d'une fracture longitudinale du rocher droit.

Coupe axiale passant par le segment tympanique du nerf facial (1) ; corps de l'incus (2) ; tête du malleus (3). Petites flèches noires : trait de fracture.

B. Fracture transversale

Elle est due à un choc antéropostérieur et entraîne une lésion de l'oreille interne : cophose avec vertige.

Cette fracture transversale peut entraîner également une fracture du canal de Fallope (préférentiellement dans la deuxième portion), entraînant une paralysie faciale, immédiate et totale (figure 19.2).

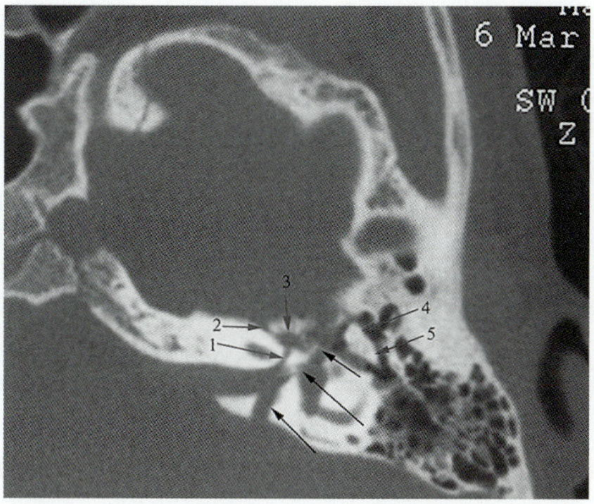

Fig. 19.2. Tomodensitométrie en coupes axiales d'une fracture transversale translabyrinthique gauche.
Le patient présente une paralysie faciale périphérique complète immédiate, une otoliquorrhée et une cophose gauche. Fracture comminutive (flèches noires) passant par le ganglion géniculé, touchant le méat acoustique interne, le vestibule et le segment tympanique du nerf facial.
1. Première portion du nerf facial. 2. Canal du nerf grand pétreux. 3. Ganglion géniculé. 4. Tête du malleus. 5. Corps de l'incus.

C. Fractures parcellaires

Elles sont liées à un traumatisme direct :

- fracture mastoïdienne ;
- fracture du tympanal (choc transmis par les condyles).

II. Tableau clinique

A. Patient vu en période de coma

Les observations suivantes sont notées :

- otorragie : émission de sang rouge par le conduit auditif externe. Elle est le plus souvent la conséquence d'une fracture du rocher avec déchirure du tympan ou de la peau du conduit (mais elle peut également être le témoin d'une fracture de l'os tympanal, à la suite d'une chute sur le menton, par exemple). L'otorragie qui « s'éclaircit » est le témoin d'une otoliquorrhée associée.
- otoliquorrhée : écoulement de liquide cérébrospinal par le conduit auditif externe dû à une brèche méningée, conséquence de la fracture.

La paralysie faciale doit être systématiquement recherchée par la manœuvre de Pierre Marie et Foix (cf. item 99 au chapitre 6), au premier examen clinique, sur le lieu de l'accident ou à défaut au service d'accueil.

L'interrogatoire des témoins de l'accident et l'examen du patient au moment de la prise en charge initiale doivent orienter vers une paralysie faciale immédiate ou secondaire, en soulignant le caractère péjoratif de l'apparition immédiate de la paralysie faciale (30 % de récupération spontanée). L'absence de paralysie faciale doit être soigneusement notée dans l'observation.

Une paralysie faciale découverte très tôt après l'accident est à considérer comme une paralysie faciale primaire, c'est-à-dire due à une section du nerf facial. *Elle nécessite l'exploration chirurgicale* de ce dernier, dès que l'état neurologique du patient le permet, et éventuellement une suture du nerf facial.

À l'opposé, une paralysie faciale s'installant progressivement dans les suites du traumatisme *peut régresser sous le seul traitement médical anti-œdème* (corticoïdes).

B. Patient vu au décours du coma

Plusieurs présentations cliniques sont possibles.

1. Syndrome cochléovestibulaire déficitaire total unilatéral

Diagnostic

On observe dans ce cas un violent vertige rotatoire avec nausées et même vomissements, évoluant sur plusieurs jours vers la régression, s'accompagnant d'une cophose unilatérale. Ce syndrome cochléovestibulaire déficitaire est dû à une fracture translabyrinthique du rocher.

La TDM visualise le trait de fracture translabyrinthique perpendiculaire à l'axe du rocher, parfois un pneumolabyrinthe (bulle d'air dans les liquides labyrinthiques), et précise au mieux les atteintes tympano-ossiculaires.

L'IRM sans et avec injection de gadolinium est indiquée dans le bilan d'une paralysie faciale périphérique post-traumatique et des lésions intracrâniennes comme les méningoencéphalocèles. Les acquisitions volumiques en séquence écho de gradient tridimensionnelles et l'étude multiplanaire permettent une étude des segments labyrinthique, tympanique et mastoïdien du nerf facial et des lésions intralabyrinthiques.

Conduite thérapeutique

La cophose reste définitive. Il n'y a pas de traitement possible.

Les vertiges majeurs des premiers jours peuvent être traités par un antivertigineux (acétyl-leucine, par exemple Tanganil®; méclozine, par exemple Agyrax®). Ces derniers doivent être abandonnés rapidement sous peine de voir la compensation retardée (cf. item 101 « Vertige » au chapitre 7). Les vertiges quant à eux disparaissent spontanément en 2 à 3 semaines par compensation. S'ils persistent au-delà de 4 semaines, une rééducation vestibulaire est proposée.

Les nausées et vomissements sont accessibles aux antiémétiques (métoclopramide, par exemple Primpéran®; métopimazine, par exemple Vogalène®).

En cas de pneumolabyrinthe, l'intervention s'impose pour obturer les fenêtres, afin d'éviter une méningite otogène post-traumatique, la fracture de la capsule labyrinthique osseuse ne consolidant jamais.

2. Syndrome cochléovestibulaire déficitaire partiel dissocié

L'atteinte cochléovestibulaire peut être :

- dissociée : cochléaire ou vestibulaire;
- et partielle pour chacun de ces organes.

Fistule périlymphatique

La fistule périlymphatique est due à une « rupture d'une fenêtre » (ronde ou ovale) : déchirure de la membrane de la fenêtre ronde, fracture de la platine ou déchirure du ligament annulaire avec luxation de la platine. Elle entraîne un hydrops *a vacuo* (par augmentation relative de la pression endolymphatique par rapport à la pression périlymphatique), générateur d'une surdité de perception « en plateau » à l'audiogramme, typiquement fluctuante.

Elle peut s'accompagner quelquefois de troubles de l'équilibre, fugaces, et d'acouphènes.

La TDM peut donner des éléments en faveur de ce diagnostic : opacité de la niche de la fenêtre ronde, fracture de la platine ou luxation partielle de celle-ci.

La conduite thérapeutique est la suivante :

- si les arguments sont suffisamment pertinents, l'exploration chirurgicale de l'oreille moyenne permet l'observation d'une fuite de périlymphe au niveau de la platine (fracturée) ou du ligament annulaire (en cas de platine luxée) ou de la fenêtre ronde ;
- cette fuite est obturée par des fragments de graisse ou de muscle fixés par colle biologique.

Commotion labyrinthique

Une commotion labyrinthique est le fait d'une fracture longitudinale ou d'un traumatisme crânien sans fracture du rocher.

Elle s'accompagne d'une surdité de perception « en plateau » à l'examen audiométrique tonal, non fluctuante, parfois évolutive, accompagnée de vertiges rotatoires itératifs de durée moyenne (quelques minutes à quelques heures) ou, le plus souvent, de troubles de l'équilibre non systématisés. À l'extrême, elle peut être exceptionnellement responsable d'une maladie de Ménière post-traumatique.

Les vertiges postcommotionnels doivent régresser totalement en 2 mois. Leur persistance entre dans le cadre d'un syndrome subjectif des traumatisés du crâne.

Cette commotion peut également s'accompagner d'une hémorragie intralabyrinthique. Le patient présente alors un tableau vestibulaire déficitaire associé à une cophose. En l'absence de trait de fracture et de pneumolabyrinthe sur le scanner, c'est l'IRM sans injection de gadolinium qui confirmera le diagnostic en mettant en évidence un hypersignal spontané dans le labyrinthe concerné (figure 19.3).

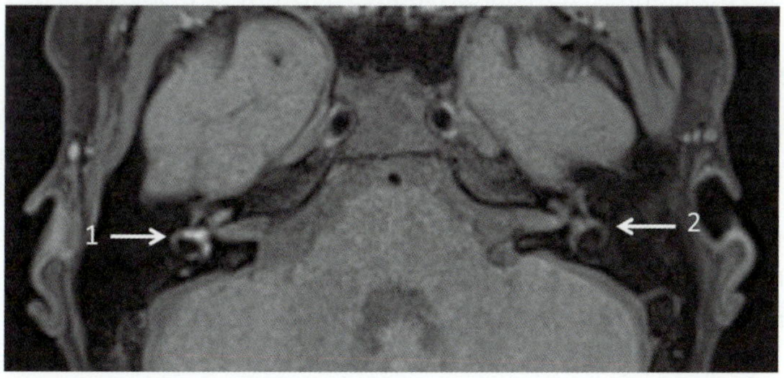

Fig. 19.3. IRM sans injection de gadolinium en coupe axiale mettant en évidence un hypersignal spontané dans le labyrinthe droit (1), alors que le labyrinthe gauche est normal (2).

Syndrome subjectif des traumatisés du crâne

C'est une étape normale dans l'évolution d'un traumatisme crânien.

La symptomatologie regroupe :

- des déséquilibres de brève durée : sensation de chute aux mouvements rapides de la tête ;
- des acouphènes ;
- des céphalées postérieures ;
- une asthénie ;
- des troubles de la mémoire et du caractère ;
- des troubles du sommeil.

L'examen clinique est normal. Ce syndrome disparaît habituellement en moins de 2 mois. Au-delà, il évolue vers la névrose post-traumatique.

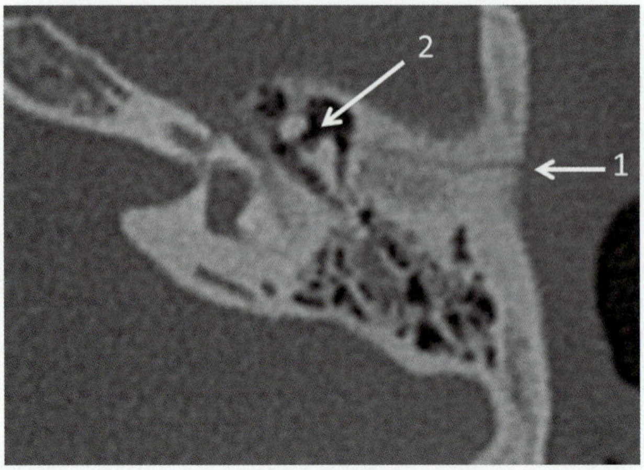

Fig. 19.4. Tomodensitométrie en coupes axiales d'une fracture longitudinale du rocher gauche passant par le trait de fracture (1) et mettant en évidence une luxation incudo-malléaire (2).

Vertiges positionnels post-traumatiques

Le vertige positionnel paroxystique bénin (VPPB) post-traumatique est assez fréquent dans les suites d'un traumatisme crânien sévère avec ou sans fracture. Il serait dû à un arrachage des otoconies des macules otolithiques qui se déposeraient dans le canal semi-circulaire. Le canal semi-circulaire postérieur est le plus souvent atteint, mais des formes atteignant également le canal semi-circulaire horizontal sont possibles. Le traitement est identique à celui du VPPB classique (cf. item 101 « Vertige » au chapitre 7).

D'autres vertiges positionnels non paroxystiques peuvent être observés, de pathogénie discutée.

Surdité de transmission

Une surdité de transmission est très fréquente au décours des fractures du rocher. Elle disparaît en moins de 3 semaines si elle est due à l'hémotympan. Si la surdité de transmission persiste au-delà de 4 semaines, un nouveau bilan otologique s'impose. Il peut montrer :

- à l'otoscopie : une perforation tympanique à bords irréguliers ;
- à l'examen audiométrique : une surdité de transmission ;
- à l'examen audiométrique vocal : une absence de distorsion sonore ;
- à la TDM : une atteinte de la chaîne ossiculaire (fracture ou luxation) avec le plus souvent une luxation incudo-malléaire (figure 19.4).

La conduite thérapeutique est la suivante :

- la fermeture chirurgicale d'une perforation ne doit être envisagée qu'après 6 mois d'évolution ; en effet, un pourcentage important peut se fermer spontanément ;
- les luxations ou fractures ossiculaires entraînent une surdité de transmission et peuvent être traitées chirurgicalement par ossiculoplastie.

Points clés

- Une paralysie faciale complète immédiate doit être notée devant toute fracture du rocher : elle nécessite un abord chirurgical.
- Une surdité de perception dans le cadre d'une fracture du rocher doit faire suspecter une fistule périlymphatique qui peut nécessiter un geste chirurgical.
- La persistance d'une surdité de transmission à distance d'une fracture du rocher doit faire suspecter une lésion ossiculaire.

CHAPITRE

20

Item 354 – UE 11 Détresse respiratoire aiguë du nourrisson, de l'enfant et de l'adulte. Corps étranger des voies aériennes supérieures et autres corps étrangers ORL

Objectifs pédagogiques

Nationaux

- Diagnostiquer un corps étranger du carrefour aérodigestif et des voies aériennes.
- Diagnostiquer une détresse respiratoire aiguë du nourrisson, de l'enfant et de l'adulte.
- Identifier les situations d'urgence et planifier leur prise en charge préhospitalière et hospitalière.

Collège français des enseignants d'ORL

- Savoir reconnaître un corps étranger des voies aériennes supérieures. Connaître la manœuvre de Heimlich. Savoir poser l'indication d'une endoscopie.
- Savoir reconnaître un corps étranger ancien des voies respiratoires.
- Connaître les risques et complications des corps étrangers des voies aériennes et digestives et les modalités de leur traitement.
- Connaître les signes d'appel d'un corps étranger de l'œsophage. En connaître les risques.

Les conséquences de la pénétration d'un corps étranger dans les cavités du domaine ORL sont bien différentes selon qu'il s'agit :

- des voies aériennes inférieures : risque vital par asphyxie ;
- des voies digestives : risque vital par perforation primaire ou secondaire avec médiastinite ;
- du nez et de l'oreille : risque vital inexistant, mais possibilité de problèmes diagnostiques et de complications si l'introduction est ignorée et le corps étranger oublié.

Les corps étrangers de l'oreille et des voies aériennes se rencontrent essentiellement chez l'enfant ; ceux de l'œsophage sont au contraire beaucoup plus fréquents chez l'adulte.

I. Corps étrangers de l'oreille

Fréquents chez l'enfant, de nature très diverse, ils restent volontiers méconnus, bien supportés, mais peuvent être responsables soit :

- d'une inflammation de l'oreille externe, surtout si le corps étranger est ancien, de nature végétale ;
- d'une blessure tympanique lors de l'introduction ou de manœuvres d'extraction inappropriées.

Le diagnostic otoscopique est aisé.

Devant des manifestations à type d'otalgies, d'hypoacousie de transmission d'installation récente, voire de bourdonnements, la distinction est facile avec un bouchon (épidermique ou cérumineux) ou une otite (externe ou moyenne) à l'aide d'une otoscopie.

Le traitement relève du lavage d'oreille pour évacuer le corps étranger par les voies naturelles si on est sûr de l'absence de perforation du tympan : atraumatique, indolore, il suffit dans la plupart des cas. Il est contre-indiqué en cas de perforation tympanique.

L'utilisation de micro-instruments mousses (crochets, micropinces) est du ressort du spécialiste : elle peut être utile notamment en cas de perforation tympanique préalable, mais nécessite un geste précis et une immobilité totale du sujet pour éviter tout traumatisme iatrogène.

L'exérèse sous anesthésie générale est réservée aux corps étrangers volumineux, enclavés, dont l'extraction par les voies naturelles est difficile et douloureuse.

La pile bouton est un corps étranger très dangereux, à extraire en urgence (risque de corrosion chimique).

II. Corps étrangers du nez

Cette pathologie est essentiellement pédiatrique, apanage du grand nourrisson ou du petit enfant.

Les *manifestations cliniques* ont pour caractère essentiel leur **unilatéralité** :

- obstruction nasale ;
- écoulement purulent, fétide, parfois hématique.

Le *diagnostic* est évident si l'introduction a lieu devant témoins, plus difficile en cas de corps étranger méconnu (chez l'enfant en particulier). Il doit être évoqué de principe en cas de suppuration tenace, fétide, unilatérale ou devant une cacosmie, voire une cellulite nasojugale. *On élimine* ainsi par un examen clinique précis et soigneux une sinusite ethmoïdomaxillaire, rhinogène ou non, en s'aidant si besoin d'un examen radiologique si on évoque un rhinolithe (amas calcifié autour d'un corps étranger ancien).

Le *traitement* est l'extraction par les voies naturelles en évitant de refouler le corps étranger vers le pharynx (avec risque de fausse route laryngotrachéale). L'ablation réalisable après rétraction de la muqueuse par vasoconstricteurs locaux, sur un sujet immobile coopérant, tête en flexion, à l'aide d'instruments mousses, nécessite parfois une anesthésie générale chez l'enfant pour éviter tout traumatisme local responsable d'hémorragies.

La pile bouton est un corps étranger très dangereux à extraire en urgence (risque de corrosion chimique).

Points clés

Un corps étranger des fosses nasales doit être suspecté chez un enfant en présence d'une obstruction nasale et/ou d'une rhinorrhée purulente, fétide, unilatérale au long cours.

III. Corps étrangers du pharynx et de l'œsophage

Les corps étrangers pharyngés et œsophagiens sont surtout rencontrés chez l'adulte. Cependant, ils ne sont pas exceptionnels chez l'enfant (jouets, pièces de monnaie…). Leur nature et leur siège exacts ayant été précisés, ils sont extraits par les voies naturelles.

A. Corps étranger pharyngé

Un corps étranger pharyngé se manifeste par une simple gêne pharyngée d'apparition brutale, en règle au cours d'un repas, tenace, localisée, souvent latéralisée. Il s'agit le plus souvent d'une arête de poisson, d'un fragment d'os…

Un examen ORL attentif à l'abaisse-langue puis au miroir, ou à l'aide d'un nasofibroscope en laryngoscopie indirecte permet le repérage et l'ablation dans un grand nombre de cas. L'anesthésie générale peut être nécessaire, notamment chez le petit enfant, en cas de corps étranger hypopharyngé ou si le sujet n'est pas coopérant.

Exceptionnellement, un corps étranger volumineux de siège pharyngolaryngé entraîne une aphagie, associée ou non à une détresse respiratoire, imposant alors une extraction en urgence.

B. Corps étranger œsophagien

Il se situe en règle générale dans l'œsophage cervical, sous la bouche œsophagienne (sphincter supérieur de l'œsophage). Il se rencontre chez l'enfant, mais aussi chez l'adulte, souvent dans le cadre d'une pathologie psychiatrique ou neurologique ou chez le sujet âgé.

Dysphagie, hypersialorrhée, gêne cervicale basse sont les seuls signes d'appel en dehors de toute complication. Celle-ci doit cependant être recherchée systématiquement : douleur, empâtement, emphysème sous-cutané cervical, état fébrile.

L'examen radiographique simple sans opacification peut fournir de précieux renseignements (face, profil) (figure 20.1) :

- visualisation d'un corps étranger radio-opaque cervical ou déjà en aval, se projetant en arrière de la trachée de profil, en prérachidien ;
- épaississement des parties molles cervicomédiastinales ou mise en évidence d'un épanchement gazeux en cas de complication infectieuse ou de perforation.

Le corps étranger œsophagien étant reconnu, son extraction par voie endoscopique s'impose sans retard. Elle s'effectue au mieux à l'aide de tubes rigides, sous anesthésie générale.

Si le corps étranger œsophagien n'est que suspecté, une endoscopie exploratrice est néanmoins nécessaire, car un corps étranger méconnu expose à de redoutables complications (perforation avec médiastinite, pleurésie purulente, fistule œsobronchique, sténose œsophagienne).

La pile bouton est un corps étranger très dangereux à extraire en urgence (risque de corrosion chimique).

Points clés

Toute dysphagie œsophagienne d'apparition brutale impose une exploration endoscopique à la recherche d'un corps étranger, qui est extrait sans retard au tube rigide sous anesthésie générale.

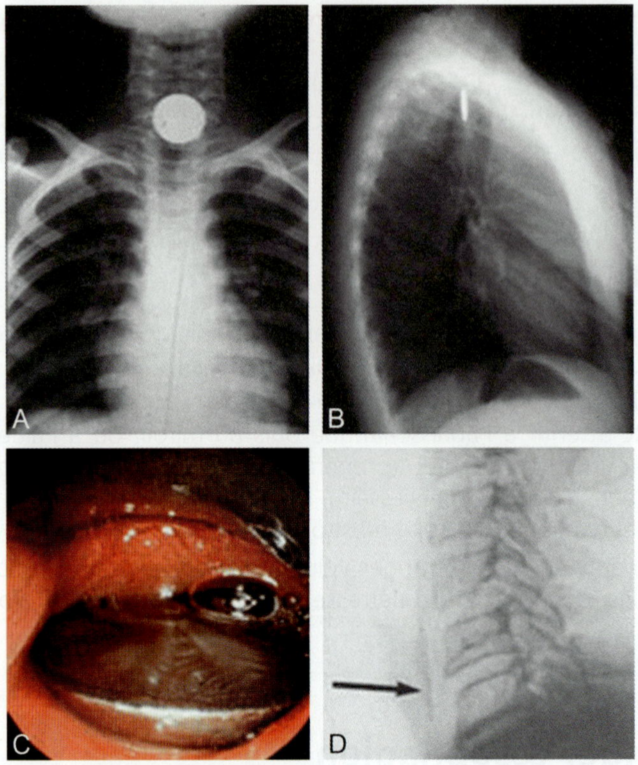

Fig. 20.1. Corps étranger radio-opaque œsophagien (pièce de monnaie).

A. Le corps étranger est facilement reconnaissable sur une radiographie de thorax de face. **B.** Sa situation postérieure sur le cliché de profil permet d'affirmer son siège œsophagien. **C.** L'endoscopie permet la visualisation et l'extraction du corps étranger. **D.** Un épanchement aérien en avant du rachis cervical signe une perforation pharyngo-œsophagienne en cas de corps étranger vulnérant (flèche).

IV. Corps étrangers trachéobronchiques et laryngés

Ils sont avant tout l'apanage du jeune enfant, dès l'âge de la préhension (5 mois). C'est un accident relativement fréquent, grave, soit du fait du siège du corps étranger (enclavement laryngé ou corps étranger mobile), soit parce qu'il est méconnu.

Chez l'adulte, le corps étranger des voies aériennes inférieures est rare. Certaines professions (couturières, tapissiers) y sont plus exposées.

Le siège du corps étranger est :

- essentiellement bronchique : 75 % des cas, deux fois plus fréquent à droite en raison de la disposition anatomique (la bronche droite est plus verticale, presque dans l'axe de la trachée);
- parfois trachéal : 15 % des cas;
- ou laryngé : 10 % des cas.

La nature du corps étranger est extrêmement variable :

- les corps étrangers végétaux (cacahuètes, haricots, noyaux de fruits) sont les plus fréquents (figure 20.2). Leur gravité particulière est liée à la multiplicité des fragments et à la réaction muqueuse bronchique diffuse, particulièrement intense et précoce, qu'ils peuvent entraîner;
- les petits jouets plastiques ou métalliques sont des corps étrangers potentiels pour l'enfant en bas âge.

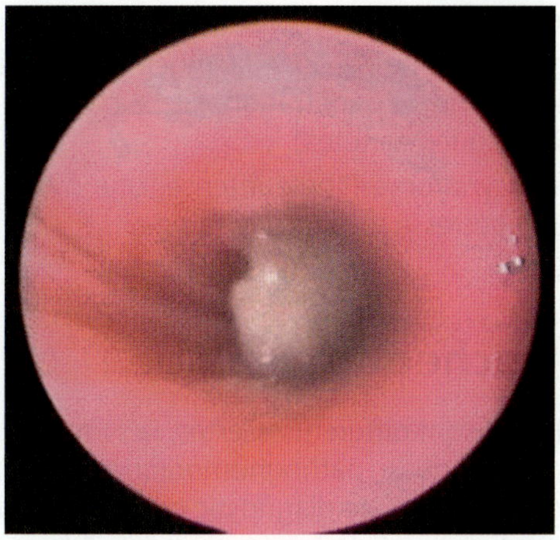

Fig. 20.2. Aspect endoscopique (bronchoscopie rigide) d'une cacahuète enclavée dans la bronche souche droite.

Il faut distinguer le corps étranger laryngé et le corps étranger trachéobronchique, tant sur le plan sémiologique que sur celui de l'urgence.

A. Corps étranger laryngé

Le corps étranger laryngé est particulier en raison de la gravité du tableau clinique et du risque de blocage dans la région glottique et sous-glottique (cricoïdienne), zones d'étroitesse anatomique.

Le tableau clinique est dramatique, réalisant soit :

- une asphyxie aiguë, immédiate, foudroyante ;
- une dyspnée laryngée majeure d'installation brutale avec tirage très intense, aphonie et cyanose importante.

Une extraction de toute urgence sous endoscopie, par les voies naturelles, s'impose.

L'extraction par voie endoscopique nécessite un centre spécialisé, une instrumentation complète, un opérateur entraîné et la collaboration étroite d'un anesthésiste-réanimateur. Seulement en cas d'asphyxie suraiguë avec mort imminente, la manœuvre de Heimlich peut être tentée : une pression brusque de la région épigastrique peut permettre l'expulsion par l'élévation diaphragmatique et l'hyperpression pulmonaire qu'elle entraîne (figure 20.3).

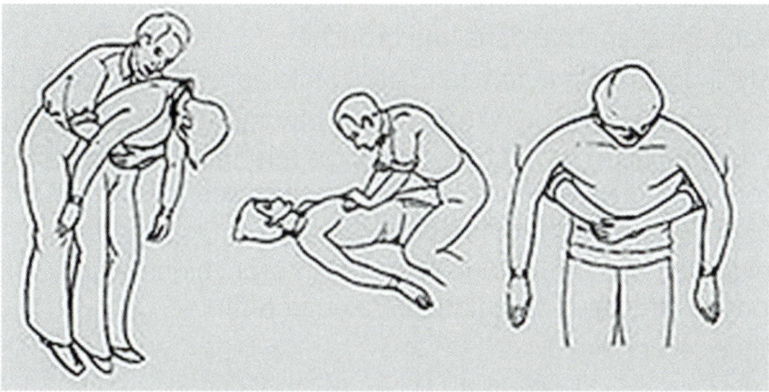

Fig. 20.3. Manœuvre de Heimlich en cas de corps étrangers asphyxiant.

La pression brutale de l'épigastre après une inspiration profonde permet de générer une hyperpression pulmonaire permettant l'expulsion du corps étranger trachéobronchique enclavé.

Le diagnostic différentiel est aisé :

- la laryngite striduleuse, accès de dyspnée laryngée brutal, passager, spontanément réduit, est différente d'un syndrome de pénétration. Elle survient en général la nuit ; la corticothérapie est efficace en quelques minutes ;
- l'épiglottite associe un syndrome fébrile intense, une dysphagie et une dyspnée progressive, aboutissant à une détresse respiratoire rapide.

B. Corps étranger trachéobronchique

Les symptômes et l'évolution sont différents. Certes, la symptomatologie initiale est alarmante, très particulière, stéréotypée, quasi pathognomonique. Mais, bien souvent, l'épisode aigu inaugural a été méconnu ou oublié ; le diagnostic peut être difficile, fonction des données de l'anamnèse, de l'examen clinique et de la radiographie. Il faut toujours évoquer la possibilité d'un corps étranger devant une symptomatologie bronchopulmonaire aiguë, récidivante, surtout si elle reste localisée à un même territoire (segment, lobe ou poumon entier).

1. Diagnostic

Le diagnostic repose sur la notion d'un *syndrome de pénétration*. Élément fondamental, donnée de l'interrogatoire, le syndrome de pénétration est un accès de suffocation brutal, inopiné et spontanément résolutif survenant chez un enfant en bonne santé. Il est associé à des quintes de toux violentes, expulsives, angoissantes avec tirage et cornage. Il est en règle générale diurne. Ce syndrome très fugace (quelques minutes) est caractéristique de l'inhalation d'un corps étranger dans les voies aériennes inférieures. Il impose à lui seul un examen endoscopique dans les meilleurs délais.

2. Évolution

Après ce tableau aigu initial, deux éventualités sont possibles :

- le corps étranger reste mobile, se déplaçant dans la trachée et/ou d'une bronche à l'autre :
  - les signes fonctionnels persistent : épisodes de dyspnée trachéale intermittents, quintes de toux expulsives ou toux spasmodique ;
  - l'auscultation pulmonaire est caractéristique si elle révèle le classique « bruit de drapeau » qui correspond au va-et-vient du corps étranger ;
  - le risque d'un corps étranger mobile est double : aggravation brutale lors de la mobilisation de l'enfant ; mort subite en cas d'enclavement laryngé (région sous-glottique) ou trachéal (carène) ;
- le corps étranger est enclavé dans une bronche :
  - on assiste à une accalmie fonctionnelle totale après le syndrome de pénétration ;
  - l'importance et la précocité des signes physiques et radiographiques témoins d'un trouble de ventilation, la tolérance du corps étranger sont alors fonction de son volume, de sa forme et du calibre de la bronche obstruée (bronche souche : retentissement ventilatoire de tout un poumon) (figure 20.4).

Le tableau clinique est soit celui d'une obstruction bronchique aiguë, soit celui d'un accident bronchopulmonaire infectieux chronique ou aigu itératif.

L'examen clinique recherche :

- une diminution ou une abolition du murmure vésiculaire ;
- des râles bronchiques en foyer systématisé ;
- une matité.

L'examen radiographique (figure 20.5) montre, selon les cas :

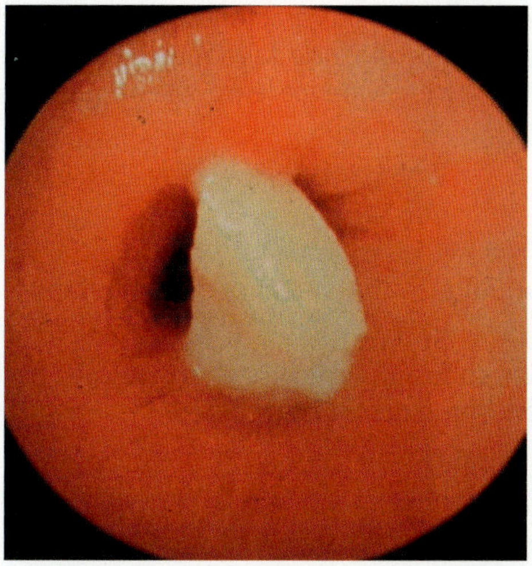

Fig. 20.4. Corps étranger végétal (cacahuète) dans la bronche souche droite.
Vue endoscopique lors d'une bronchoscopie diagnostique et thérapeutique au tube rigide.

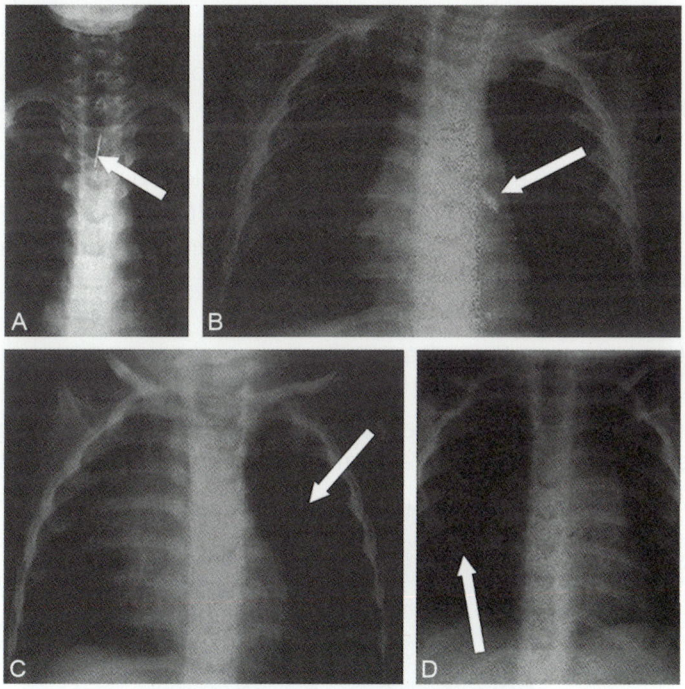

Fig. 20.5. Aspects radiologiques possibles en cas de corps étranger bronchique de l'enfant.
A et B. Le corps étranger est ici radio-opaque dans la trachée (A) ou dans la bronche souche gauche (B). **C et D.** Le corps étranger est responsable d'un emphysème obstructif : à chaque inspiration, la bronche se dilate et laisse passer l'air, qui ne peut ressortir lors de l'expiration car la bronche se referme sur le corps étranger ; l'air emprisonné est responsable d'une distension thoracique avec hyperclarté du côté pathologique, élargissement des espaces intercostaux, abaissement du diaphragme et refoulement de la silhouette cardiaque du côté sain.

- un corps étranger radio-opaque ;
- une atélectasie ;
- un emphysème obstructif ;
- un déplacement médiastinal.

Tous ces signes sont très évocateurs ou caractéristiques. Parfois, l'examen radiographique classique est normal; il est très utile alors de faire réaliser un cliché comparatif en inspiration et expiration de face pour mettre en évidence le trouble de ventilation (balancement médiastinal).

3. Complications

Les complications précoces sont à type de :

- bronchoalvéolite (surtout si le corps étranger est végétal);
- œdème réactionnel localisé.

Les complications tardives sont à type de bronchorrhée avec parfois des séquelles bronchiques définitives : sténose bronchique ou bronchectasies.

4. Traitement

Toute notion ou toute suspicion de syndrome de pénétration impose un examen endoscopique.

L'endoscopie trachéobronchique pour extraction d'un corps étranger requiert :

- une anesthésie générale adaptée (immobilité parfaite, donc une collaboration étroite entre anesthésiste et opérateur);
- un matériel d'endoscopie rigide (figure 20.6) ou souple et une instrumentation d'extraction complète adaptée à tout âge, et la possibilité d'une trachéotomie immédiate.

Elle doit donc être réalisée au bloc opératoire. L'opérateur rompu aux techniques d'endoscopie peut ainsi repérer :

- le siège du corps étranger;
- sa nature (végétale ou autre, acérée ou non);
- le nombre de corps étrangers.

Le corps étranger est désenclavé puis extrait avec prudence sous contrôle permanent de la vue. Un contrôle endoscopique est impératif immédiatement après l'extraction. Cette extraction

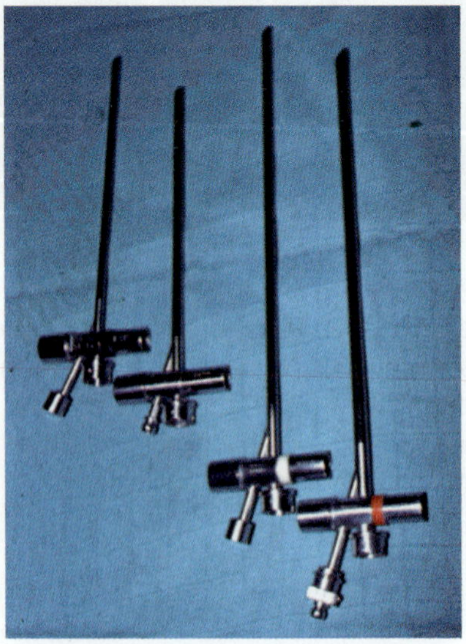

Fig. 20.6. Bronchoscopes rigides de différents calibres employés chez l'enfant pour l'extraction des corps étrangers trachéobronchiques.

est toujours difficile si elle est tardive ou répétée (corps étrangers multiples) du fait de l'œdème réactionnel et de la suppuration dus au corps étranger.

Le traitement médical après extraction combat :

- l'œdème local ou pharyngé par les corticoïdes ;
- la suppuration par antibiothérapie, soit systématique, fonction du type du corps étranger (végétal), soit guidée par le germe mis en évidence dans le prélèvement bronchique ;
- l'humidification par des aérosols.

Les complications de l'extraction sont exceptionnelles :

- médiastinites ;
- pneumomédiastin : surtout par rupture alvéolaire liée à l'hyperpression endobronchique.

L'échec de l'extraction endoscopique est rarissime. Il impose alors le recours à la thoracotomie.

L'éducation des parents reste le meilleur traitement préventif de ce type d'accident : ne rien laisser à portée de main qui puisse pénétrer les voies aériennes, ne pas donner de cacahuètes à un nourrisson ou un enfant en bas âge (c'est le corps étranger le plus fréquent).

Points clés

- La notion d'un syndrome de pénétration impose :
  - une auscultation pulmonaire et une radiographie pulmonaire ;
  - une endoscopie laryngotrachéobronchique à la recherche d'un corps étranger qui est extrait par les voies naturelles.
- Tout syndrome bronchopulmonaire focalisé, inexpliqué, répétitif ou au long cours indique une endoscopie trachéobronchique, pour éliminer notamment un corps étranger des voies respiratoires.

II

Entraînements

CHAPITRE
21 Dossiers progressifs

Énoncés et questions

Dossier progressif 1

« Dépistage de la surdité néonatale »
Alexandre et Louis sont jumeaux. Ils sont nés à 38 SA, il y a 48 heures.

Question 1
Concernant le dépistage de la surdité, quelle(s) est (sont) la (les) proposition(s) exacte(s) ?
- **A** Le dépistage de la surdité est obligatoire.
- **B** Il doit se faire uniquement chez les enfants présentant des antécédents familiaux de surdité.
- **C** Il ne concerne pas les nouveau-nés pris en charge en réanimation.
- **D** Il doit se faire à l'âge de 1 an.
- **E** Il doit être réalisé sur une seule oreille.

Question 2
Louis a souffert d'un syndrome transfuseur-transfusé au cours de la grossesse et présentait à la naissance un score d'Apgar à 3. Il est actuellement pris en charge en réanimation, intubé, ventilé.
Quelle(s) est (sont) la (les) proposition(s) exacte(s) par rapport au risque de surdité ?
- **A** Louis présente moins de risque de surdité que son jumeau.
- **B** Louis va bénéficier d'un dépistage de la surdité et non Alexandre.
- **C** Alexandre est forcément normo-entendant.
- **D** La prématurité constitue un risque de surdité.
- **E** La réanimation néonatale constitue un risque de surdité.

Question 3
Identifiez des facteurs de risque de la surdité néonatale.
- **A** Traumatisme obstétrical.
- **B** Antécédents familiaux de surdité.
- **C** Infection rubéolique maternelle pendant la grossesse.
- **D** Infection au CMV maternelle pendant la grossesse.
- **E** Grossesse gémellaire.

Question 4
Quels tests peuvent être utilisés pour le dépistage de la surdité néonatale ?
- **A** Test aux jouets sonores.
- **B** Audiométrie tonale en champ libre.
- **C** Otoémissions acoustiques.
- **D** PEA automatisés.
- **E** Impédancemétrie.

Question 5
On note qu'Alexandre présente un test de dépistage négatif et Louis un test de dépistage positif. Que cela signifie-t-il ?
- **A** Louis est obligatoirement atteint de surdité.
- **B** Alexandre présente une audition normale.
- **C** Louis doit bénéficier d'un deuxième test.
- **D** Un PEA seuils doit être réalisé chez Alexandre.
- **E** Un PEA seuils doit être réalisé chez Louis.

Question 6
Le PEA seuils montre une disparition de l'onde V à 70 dB de manière bilatérale chez Louis. Que peut-on en déduire ?
- **A** Il présente un seuil auditif à 30 dB.
- **B** Il présente une surdité bilatérale légère.
- **C** Il est normo-entendant.
- **D** Il présente un seuil auditif à 70 dB.
- **E** Il présente une surdité bilatérale sévère.

Question 7
La surdité de Louis est confirmée par deux PEA seuils successifs.
Quelle prise en charge proposez-vous aux parents ?
- **A** Rééducation orthophonique.
- **B** Pose d'aérateurs transtympaniques.
- **C** Appareillage auditif bilatéral.
- **D** Paracentèse.
- **E** Guidance parentale.

Question 8
Louis a maintenant 2 ans, il bénéficie d'un appareillage auditif bilatéral par des contours d'oreille et d'une prise en charge orthophonique à raison de deux séances par semaine. L'enfant présente un retard de langage mais fait des progrès et le bilan orthophonique montre que le langage commence à s'instaurer. Le gain prothétique global est estimé à 40 dB.

Quel test permet d'apprécier le gain prothétique chez l'enfant au stade prélingual ?

A Impédancemétrie.
B Tympanométrie.
C Audiométrie tonale conditionnée au casque.
D Audiométrie vocale au casque.
E Audiométrie tonale conditionnée en champ libre.

Question 9

Les parents de Louis reviennent en consultation alors que celui-ci a 3 ans et demi. Il est rentré à l'école maternelle il y a 3 mois. Ses parents ont l'impression que sa surdité s'est aggravée puisque l'enfant ne progresse plus en termes de production langagière et semble se refermer sur lui-même. La maîtresse leur a fait part de problèmes d'adaptation. L'otoscopie que vous pratiquez est la suivante (figure 1).
Décrivez l'otoscopie.

A Otite chronique.
B Otite séreuse.
C Cholestéatome.
D Otite moyenne aiguë.
E Perforation tympanique.

Question 10

Une impédancemétrie est réalisée chez Louis. Que va-t-elle montrer ?

A Pic de tympanogramme centré sur 0.
B Courbe plate.
C Tympanogramme en « tour Eiffel ».
D Aucune courbe.
E Pic décalé vers la droite.

Question 11

Vous réalisez une audiométrie tonale conditionnée au casque sans difficulté chez Louis, qui se laisse facilement tester. Que pouvez-vous attendre de ce test ?

A Surdité mixte.
B Conduction osseuse abaissée.
C Conduction osseuse normale.
D Conduction aérienne normale.
E Conduction aérienne abaissée.

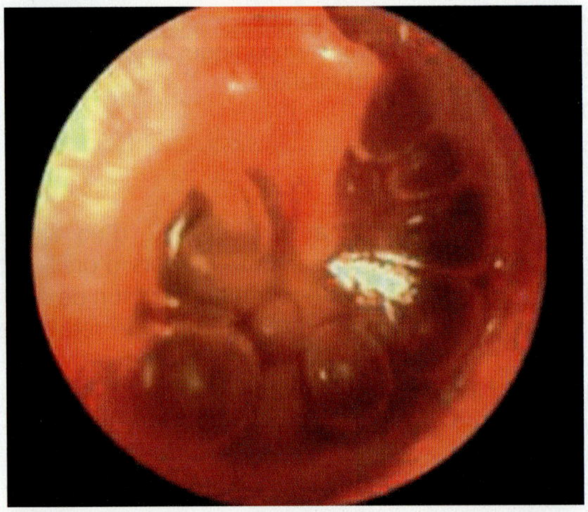

Figure 1.

Question 12

Il s'agit donc d'une otite séreuse bilatérale, qui vient majorer sa surdité congénitale.
Quels sont les facteurs favorisant l'otite séreuse ?

A Hypertrophie amygdalienne.
B Hypertrophie des végétations adénoïdes.
C Tabagisme des parents.
D Surdité congénitale.
E Luette bifide.

Question 13

Quel traitement proposez-vous chez cet enfant dont la surdité s'est, de ce fait, aggravée et qui présente une nette régression de ses acquisitions langagières ?

A Adénoïdectomie.
B Amygdalectomie.
C Tympanoplastie.
D Pose d'aérateurs transtympaniques.
E Arrêt de l'orthophonie.

Question 14

La pose des ATT l'a bien amélioré et Louis a repris un développement normal. Vous le suivez tous les 6 mois pendant 5 ans. Alors que Louis a maintenant 8 ans, le médecin des urgences vous appelle : il vient de faire une chute de cheval et présente une otorragie droite. L'otoscopie est difficile ; vous retrouvez des traces de sang dans le méat auditif externe et un hémotympan. La TDM du rocher droit met en évidence une fracture translabyrinthique droite.
Quels bilans pratiquez-vous en plus de la TDM ?

A Scintigraphie osseuse.
B IRM cérébrale.
C Audiométrie tonale.
D Audiométrie vocale.
E Gain prothétique en vocal.

Question 15

La surdité de Louis s'est aggravée suite au traumatisme crânien et il présente maintenant une surdité profonde bilatérale. Le gain prothétique avec des prothèses auditives conventionnelles est nul.
Quelle prise en charge faut-il lui proposer ?

A Orthophonie.
B Implantation cochléaire.
C Paracentèse.
D Tympanoplastie.
E Mastoïdectomie.

Dossier progressif 2

« Une dysphonie traînante »

Un patient de 52 ans, employé municipal, sans antécédent particulier, présente depuis 2 mois une dysphonie installée rapidement à la suite d'une rhinopharyngite selon lui. La dysphonie est constante, sans épisode d'amélioration ni d'aggravation. L'interrogatoire retrouve un tabagisme relativement modéré à 15 paquets-années arrêté depuis 5 ans ; le patient déclare ne boire qu'un ou deux verres de vin par semaine.
L'examen de la région cervicale est sans particularité, notamment ne retrouve pas d'adénopathie palpable. L'examen de la cavité buccale est également normal.

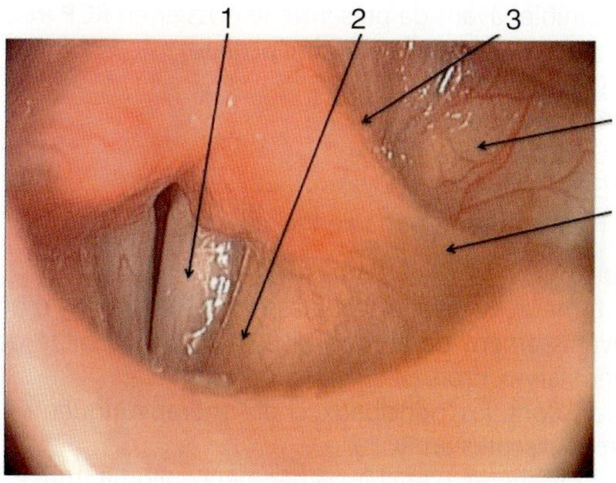

Figure 2.

Question 1

Devant cette symptomatologie, quel est l'examen à demander avant tous les autres ?

A Examen des cordes vocales par fibroscopie ORL sous anesthésie générale.
B Panendoscopie.
C Scanner cervicofacial.
D Échographie thyroïdienne.
E Examen des cordes vocales au miroir ou par fibroscope ORL en consultation.

Question 2

Sur la figure 2, indiquez les légendes exactes.

A « 1 » : Corde vocale droite.
B « 2 » : Pli vestibulaire.
C « 3 » : Phyltrum cordalis.
D « 4 » : Récessus pirforme.
E « 5 » : Margelle laryngée.

Question 3

Sur la figure 3 qui représente une coupe frontale semi-schématique des cordes vocales, indiquez les légendes exactes.

A « 1 » : Épithélium.
B « 2 » : Espace de Reinke.
C « 3 » : Sulcus vocalis.

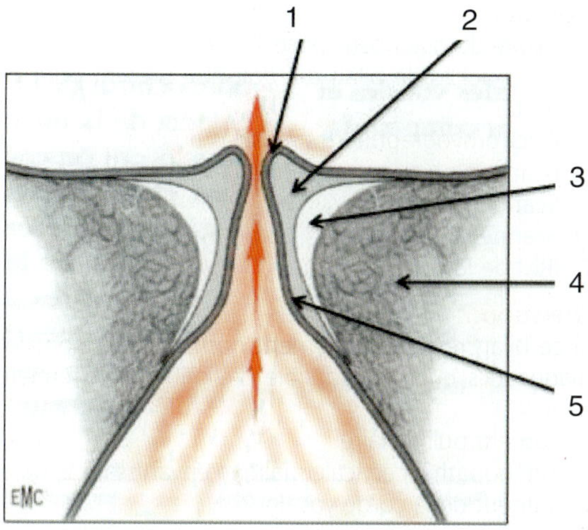

Figure 3.
Source : ***A. Giovanni, J. Sacre, D. Robert. Forçage vocal. EMC*** - *Oto-rhino-laryngologie 2007 : 1-12* [Article 20-720-A-40].

D « 4 » : Muscle cricoaryténoïdien.
E « 5 » : Ventricule laryngé.

Question 4

Concernant l'innervation du larynx, quelle(s) est (sont) la (les) proposition(s) exacte(s) ?

A Le nerf laryngé externe est une branche de l'hypoglosse.
B Le nerf récurrent (laryngé inférieur) est une branche du nerf vague.
C L'innervation sensitive est assurée par le sympathique cervical pour la région sous-glottique.
D Le nerf laryngé supérieur est moteur pour le muscle vocalis.
E Le nerf récurrent (laryngé inférieur) naît à gauche sous la crosse de l'aorte.

Question 5

La figure 4 concerne le patient décrit dans l'énoncé (laryngoscopie directe en phonation).
Indiquez le diagnostic le plus probable.

Arrière

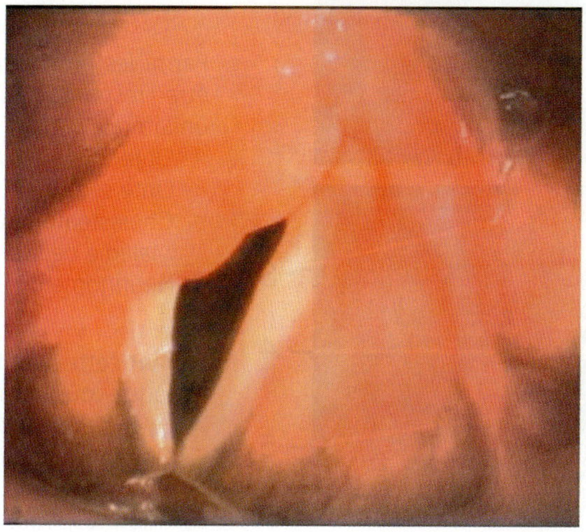

Avant

Figure 4.

Question 6
À la suite du diagnostic posé sur l'examen de la question 5, quel est le bilan qui doit être prescrit pour ce patient ?
- **A** Électromyographie des muscles du cou.
- **B** Bilan biologique avec sérologies HPV.
- **C** Scanner cervical.
- **D** Scanner thoracique.
- **E** IRM de la base du crâne.

Question 7
Si ce bilan revient strictement normal, quels sont les diagnostics qu'il est possible d'éliminer en première analyse ?
- **A** Tumeur pulmonaire.
- **B** Adénopathie cervicale maligne envahissant le nerf.
- **C** Tumeur de la corde vocale.
- **D** Méningite carcinomateuse.
- **E** Maladie de Lyme.

Question 8
Le scanner revient avec l'image suivante (figure 5).
Quelles sont les légendes exactes ?
- **A** « 1 » : Tuméfaction du pli vestibulaire droit.
- **B** « 2 » : Margelle laryngée gauche.
- **C** « 3 » : Mandibule.
- **D** « 4 » : Partie basse du pli vestibulaire.
- **E** « 5 » : Aryténoïde calcifié.

Question 9
Devant la lésion de la question 8, que proposez-vous ?

Question 10
Les biopsies réalisées reviennent avec le diagnostic de carcinome épidermoïde du larynx. Quel bilan proposez-vous, en plus du scanner cervicothoracique déjà disponible, avant de présenter le dossier en RCP (réunion de concertation pluridisciplinaire) ?
- **A** Dosage des ACE.
- **B** Scanner cérébral.
- **C** Scintigraphie osseuse.
- **D** Sérologie HPV.
- **E** Fibroscopie œsophagienne.

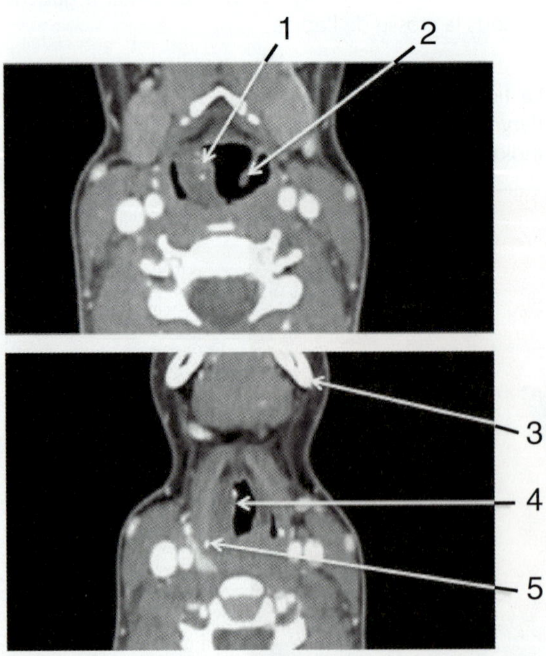

Figure 5.

Question 11
La tumeur du patient est classée cT3 en raison d'un envahissement de la loge HTE et de l'immobilité de l'hémilarynx droit.
Quels sont les principaux choix thérapeutiques qui seront discutés en RCP ?
- **A** Radiothérapie et chimiothérapie concomitantes.
- **B** Chimiothérapie exclusive.
- **C** Radiothérapie exclusive.
- **D** Chimiothérapie d'induction suivie de chirurgie ou de radiothérapie en fonction du résultat.
- **E** Radiothérapie première puis chirurgie du reliquat tumoral éventuel.

Dossier progressif 3

« Surdité chez une jeune mère »

Vous recevez en consultation une patiente, Madame V., âgée de 27 ans, pour surdité. Elle vous rapporte des antécédents de surdité dans sa famille. Elle est gênée depuis quelques mois, fait répéter. Elle est jeune maman d'un enfant de 2 ans.
L'otoscopie est normale. Voici son test audiométrique (figure 6).

Question 1
Quels sont les résultats de cet examen ?
- **A** Surdité de transmission bilatérale, prédominante à gauche.
- **B** Surdité de transmission bilatérale, prédominante à droite.
- **C** Surdité de perception droite.
- **D** Surdité de perception gauche.
- **E** Surdité mixte droite.

Question 2
Parmi les propositions suivantes, lesquelles peuvent être responsables d'une surdité de transmission unilatérale ?
- **A** Otite moyenne aiguë.
- **B** Otite séreuse.
- **C** Cholestéatome.
- **D** Maladie de Ménière.
- **E** Neurinome de l'acoustique.

Question 3
Devant cette surdité de transmission, quel diagnostic évoquez-vous en priorité ?
- **A** Une presbyacousie.
- **B** Une otite chronique.
- **C** Une otite séreuse.
- **D** Une otospongiose.
- **E** Une malformation de la chaîne ossiculaire.

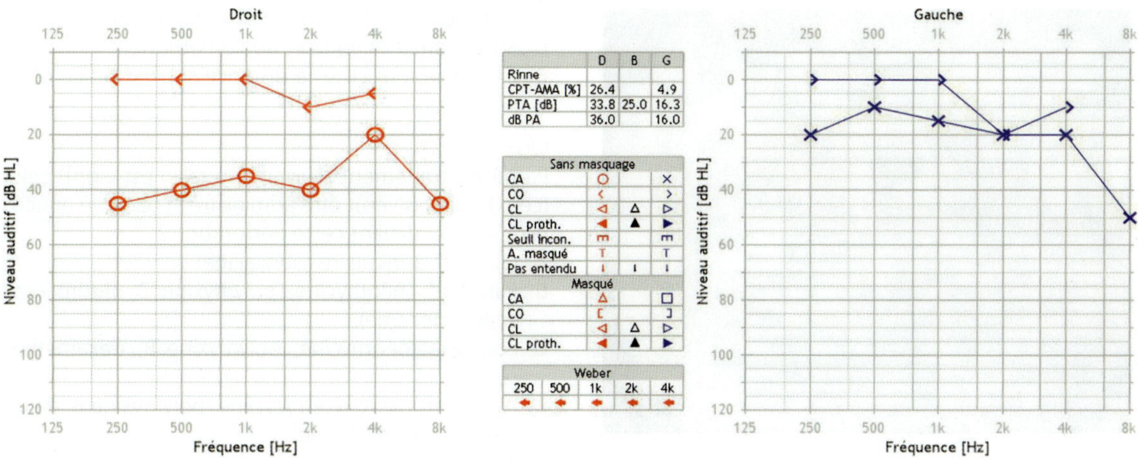

Figure 6.

Question 4

En cas d'otospongiose droite, quels seront les résultats de la tympanométrie ? [Donnez tous les résultats possibles.]

A Tympanogramme plat à droite.
B Réflexe stapédien aboli à droite.
C Réflexe stapédien « on-off » à droite.
D Tympanogramme de type A à droite.
E Otoémissions acoustiques absentes à droite.

Question 5

Quel(s) examen(s) demander pour confirmer une otospongiose ?

A TDM cérébrale.
B TDM des rochers.
C IRM de la fosse postérieure, centrée sur les conduits auditifs internes.
D PEA précoces.
E Aucun.

Question 6

Quelle est la prise en charge d'une otospongiose ?

A Chirurgicale toujours, quel que soit le degré de perte auditive.
B Surveillance audiométrique possible, abstention thérapeutique.
C Appareillage audioprothétique, quel que soit le degré de perte auditive.
D Chirurgicale et/ou appareillage audioprothétique, en fonction de la perte auditive.
E Chirurgicale toujours si la perte auditive est supérieure à 30 dB.

Question 7

Au sujet de l'otospongiose, quelle(s) est (sont) la (les) proposition(s) exacte(s) ?

A Il s'agit d'une ostéodystrophie de la capsule otique.
B Elle touche principalement les hommes.
C Elle entraîne dans sa forme typique une ankylose de l'étrier dans la fenêtre ronde.
D Elle fait partie des causes de surdité de transmission à tympan anormal.
E Lorsqu'elle est suspectée, on doit réaliser une TDM des rochers et une IRM encéphalique centrée sur la fosse postérieure et les conduits auditifs internes.

Question 8

La patiente est opérée de son otospongiose et son audition se normalise à droite.

Quelques mois plus tard, la patiente est victime d'un accident de la circulation et présente une fracture du rocher gauche. L'examen acoumétrique est en faveur d'une surdité de transmission de l'oreille gauche.

Quelle(s) est (sont) la (les) proposition(s) exacte(s) ?

A Épreuve de Weber latéralisée à gauche.
B Épreuve de Weber latéralisée à droite.
C Rinne indifférent.
D Rinne gauche négatif.
E Rinne gauche positif.

Question 9

Elle présente en effet une surdité de transmission de l'oreille gauche confirmée en audiométrie tonale, dans les suites de cette fracture du rocher gauche. L'otoscopie est normale.

Quelle(s) est (sont) la (les) proposition(s) exacte(s) ?

A On doit remettre en question les résultats du scanner mettant en évidence cette fracture du rocher.
B Sa surdité de transmission est forcément due à son otospongiose, et non à la fracture du rocher.
C Il faut rechercher une atteinte de la chaîne ossiculaire.
D Une IRM est indispensable pour éliminer un neurinome de l'acoustique.
E Aucune de ces propositions n'est juste.

Question 10

Dans l'accident, son fils était également présent. Il a présenté une otorragie gauche, isolée, initiale, actuellement tarie. Vous le voyez à 10 jours de l'accident.

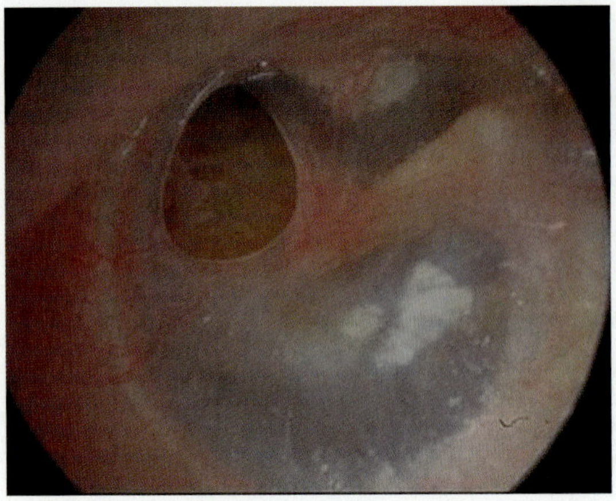

Figure 7.

Il est âgé maintenant de 4 ans. Voici son otoscopie (figure 7).
Quelle(s) est (sont) la (les) proposition(s) exacte(s) ?
A Il s'agit d'une perforation antéro-inférieure marginale.
B Il s'agit d'une perforation postéro-inférieure marginale.
C Il s'agit d'une perforation antéro-inférieure non marginale.
D Il s'agit d'une perforation postéro-inférieure non marginale.
E On constate des plaques de tympanosclérose associées à une perforation.

Question 11
Parmi les propositions suivantes, quelles sont les causes de perforations tympaniques ?
A Séquelles d'otites.
B Causes traumatiques : fracture du rocher.
C Causes iatrogènes : après mise en place d'aérateurs transtympaniques.
D Otite atélectasique.
E Otite externe.

Question 12
Cet enfant présente une surdité subjective du côté de cette perforation. Vous réalisez des otoémissions qui sont absentes à droite, présentes à gauche.
Quelle(s) est (sont) la (les) proposition(s) exacte(s) ?
A Les otoémissions servent à évaluer la fonctionnalité des cellules ciliées internes.
B Les otoémissions servent à évaluer la fonctionnalité des cellules ciliées externes.
C Les otoémissions font partie des tests subjectifs de l'audition.
D Les otoémissions font partie des tests objectifs de l'audition.
E Lorsque les otoémissions sont absentes, la perte auditive est toujours sévère.

Question 13
Quelle prise en charge proposez-vous pour cette perforation tympanique ?
A Éviction aquatique.
B Contre-indication aux traitements ototoxiques en goutte auriculaire dans cette oreille.
C Chirurgie de type tympanoplastie en urgence.
D Surveillance clinique et audiométrique.
E Chirurgie à discuter à distance si persistance de la perforation.

Question 14
Parmi les traitements suivants, quel(s) est (sont) celui (ceux) qui peu(ven)t être administré(s) par voie auriculaire, locale, devant cette perforation ?
A Oflocet® auriculaire (ofloxacine).
B Panotile® (néomycine, polymyxine B, fludrocortisone, lidocaïne).
C Polydexa®(néomycine, polymyxine B, dexaméthasone).
D Auricularum® (oxytétracycline, polymyxine B, dexaméthasone, nystatine).
E Aucun.

Dossier progressif 4

« Vertige et surdité »
Vous recevez aux urgences Monsieur R., 55 ans, pour vertiges. Il n'a pas d'antécédents particuliers. Il s'agit du premier épisode de ce type.
Vous retrouvez à l'examen un syndrome vestibulaire harmonieux droit, d'allure périphérique.

Question 1
Quel(s) élément(s) clinique(s) retrouvez-vous ?
A Nystagmus gauche, Romberg gauche.
B Nystagmus gauche, Romberg droit.
C Nystagmus provoqué par la manœuvre de Dix-Hallpike droite.
D Nystagmus augmenté par la fixation.
E Nystagmus multidirectionnel.

Question 2
Le patient présente un tableau de névrite vestibulaire droite.
Quels examens doivent être réalisés à ce stade ?
A Audiométrie tonale et vocale.
B Vidéonystagmographie avec épreuves caloriques.
C Otoémissions.
D Aucun : examen clinique suffisant pour affirmer le diagnostic.
E TDM cérébrale sans injection.

Question 3
Vous réalisez l'examen suivant (figure 8).
Quel est cet examen ?
A Impédancemétrie.
B Réflexe stapédien.
C Audiométrie supraliminaire.
D Épreuve calorique durant la vidéonystagmographie.
E Vidéonystagmographie.

Question 4
Vous traitez le patient par traitement symptomatique et kinésithérapie vestibulaire ; il est ensuite perdu de vue.
Il reconsulte 5 ans plus tard, pour surdité droite.

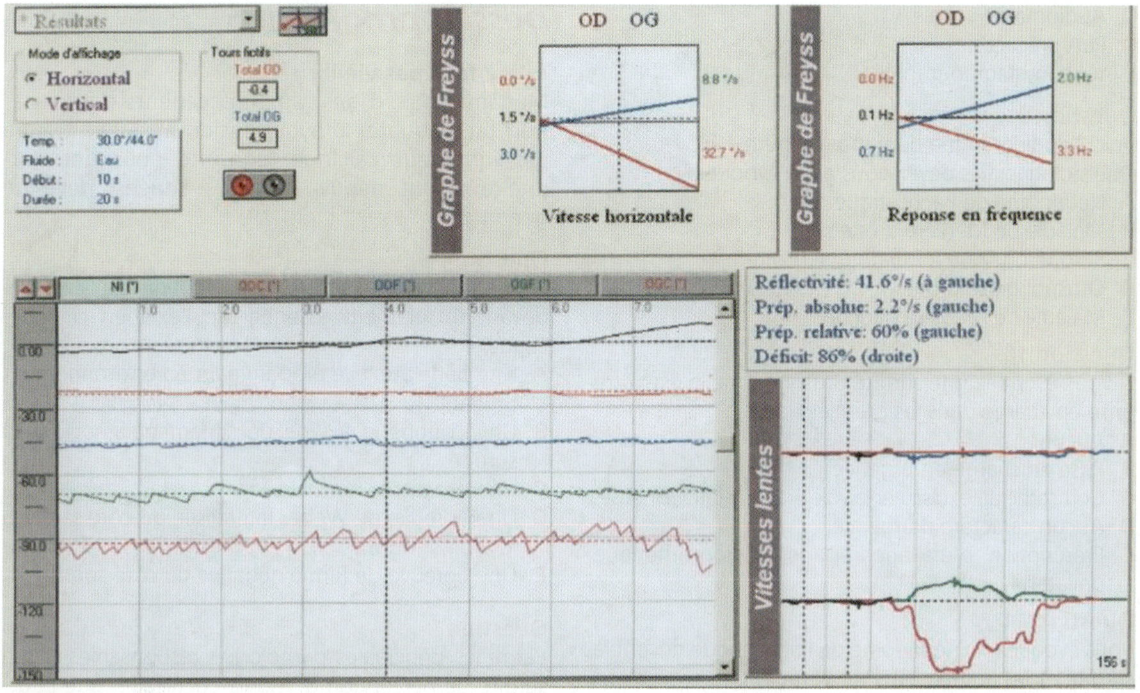

Figure 8.

Quel diagnostic devez-vous évoquer ?

A Cholestéatome droit.
B Otospongiose droite.
C AVC cérébelleux.
D Neurinome de l'acoustique.
E Maladie de Ménière droite.

Question 5

Vous pensez à un neurinome de l'acoustique. Quels éléments vous ont orienté(e) vers ce diagnostic ?

A Âge du patient.
B Antécédent de vertige associé à une surdité unilatérale.
C Surdité de transmission unilatérale.
D Surdité de perception unilatérale.
E Aucune de ces propositions.

Question 6

Parmi les propositions suivantes, quelles sont les causes de surdité de perception unilatérale ?

A Presbyacousie.
B Otospongiose.
C Surdité brusque.
D Labyrinthite.
E Surdité ototoxique.

Question 7

Vous réalisez l'examen suivant (figure 9).
Quelle(s) est (sont) la (les) proposition(s) exacte(s) ?

A Il s'agit de PEA tardifs.
B Il s'agit de PEA précoces.
C Cet examen sert à évaluer l'audition sur l'ensemble des fréquences.
D Cet examen sert à évaluer l'audition sur les fréquences aiguës.
E Il s'agit d'un examen subjectif de l'audition.

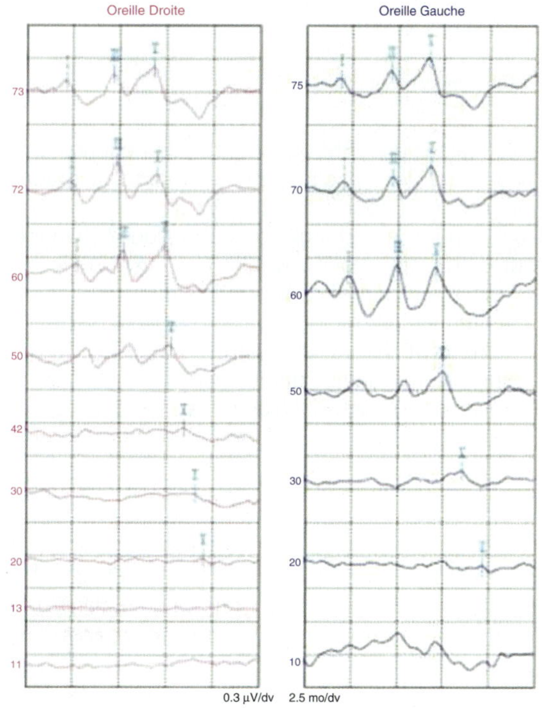

Figure 9.

Question 8

Parmi les propositions suivantes, quel(s) est (sont) l'(les) examen(s) objectif(s) de l'audition ?

A Acoumétrie : test de Rinne.
B Audiométrie tonale.

C Audiométrie vocale.
D PEA précoces.
E Vidéonystagmographie.

Question 9

Voici l'audiogramme du patient (figure 10).
Quels diagnostics devez-vous alors évoquer ?
A Neurinome de l'acoustique droit.
B Maladie de Ménière droite.
C Surdité brusque idiopathique droite.
D Otospongiose droite.
E Maladie de Ménière gauche.

Question 10

Si vous évoquez une surdité brusque, quelle est votre prise en charge dans les premiers jours ?
A Aucun.
B Prise en charge en urgence.
C Corticothérapie ; discuter la voie orale ou intraveineuse.
D Aucun caractère d'urgence.
E Prescription d'un appareillage audioprothétique unilatéral droit.

Question 11

Vous évoquez un neurinome de l'acoustique devant la surdité et les antécédents de vertige. Quels examens sont à discuter ?
A Audiométrie vocale.
B IRM encéphalique et centrée sur les conduits auditifs internes.
C TDM des rochers.
D PEA.
E Otoémissions.

Question 12

Vous réalisez une IRM qui confirme le neurinome de l'acoustique. Il s'agit d'un petit neurinome, de grade I, non menaçant pour le tronc cérébral.
Quelle prise en charge proposez-vous ? [Donnez toutes les propositions possibles.]
A Traitement chirurgical possible, à discuter.
B Traitement par radiothérapie possible, à discuter.
C Traitement chirurgical toujours.
D Surveillance clinique uniquement.
E Surveillance clinique, audiométrique et par imagerie.

Dossier progressif 5

« Il ne faut pas vieillir »
Madame W., 76 ans, aux antécédents d'intoxication tabagique et d'hypertension artérielle traitée par inhibiteur calcique, consulte pour une surdité évoluant depuis plusieurs années, devenue gênante.

Question 1

Le diagnostic de surdité de perception est suspecté devant un élément essentiel de l'examen clinique. Lequel ?
A Une gêne auditive prédominant en environnement bruyant.
B Un acouphène à type de sifflement associé à la surdité.
C Une otoscopie normale.
D Une épreuve de Weber latéralisée du côté sain (ou le moins sourd).
E Une épreuve de Rinne négative du côté sourd.

Question 2

Parmi les principales pathologies responsables d'une surdité de perception d'origine cochléaire, que peut-on évoquer ?
A Une labyrinthite.
B Une otospongiose.
C Un AVC cérébelleux.
D Un neurinome de l'acoustique.
E Une maladie de Ménière.

Question 3

Voici l'audiogramme de votre patiente (figure 11).
Quel(s) est (sont) le(s) diagnostic(s) à évoquer ?
A Un cholestéatome.
B Une otospongiose.
C Une presbyacousie.
D Une ototoxicité.
E Une maladie de Ménière.

Question 4

Devant cette surdité de perception bilatérale, quelle prise en charge pouvez-vous proposer ?

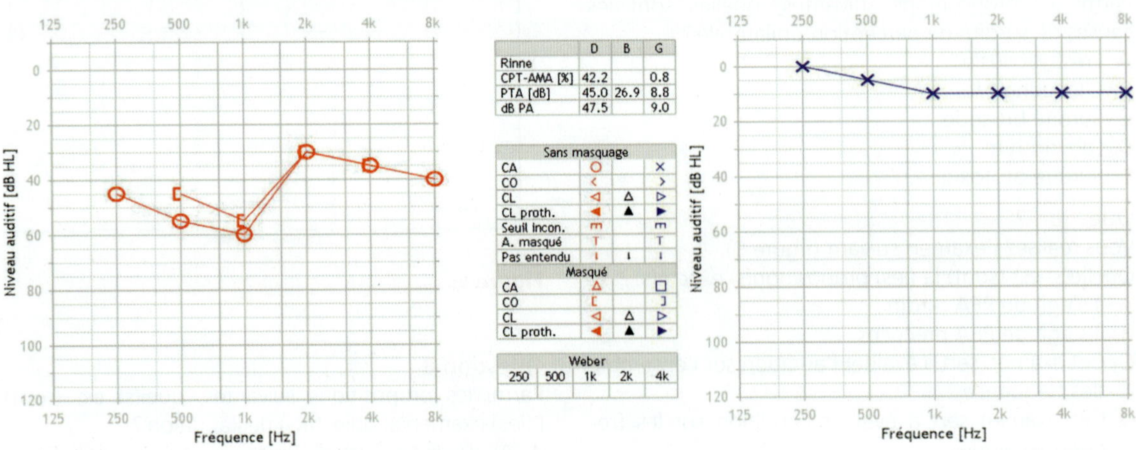

Figure 10.

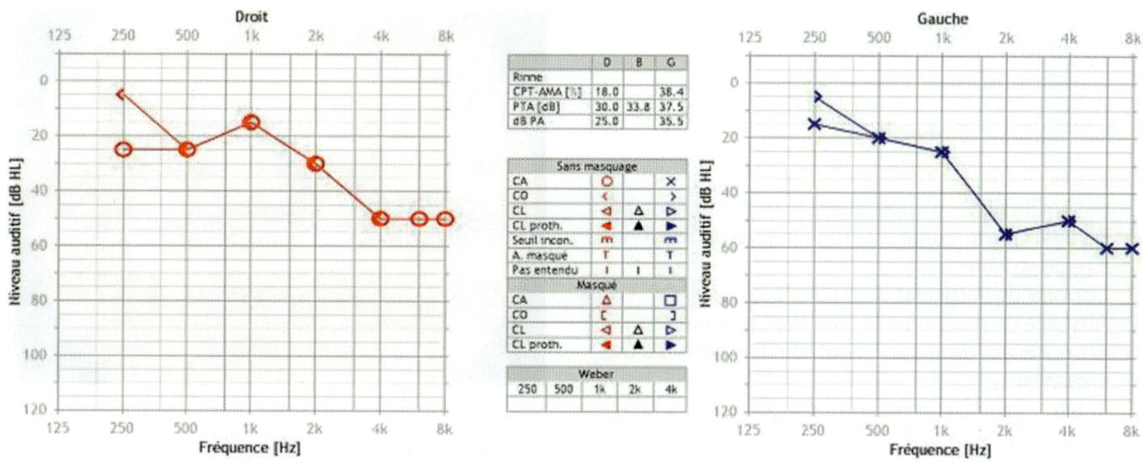

Audiogramme vocal

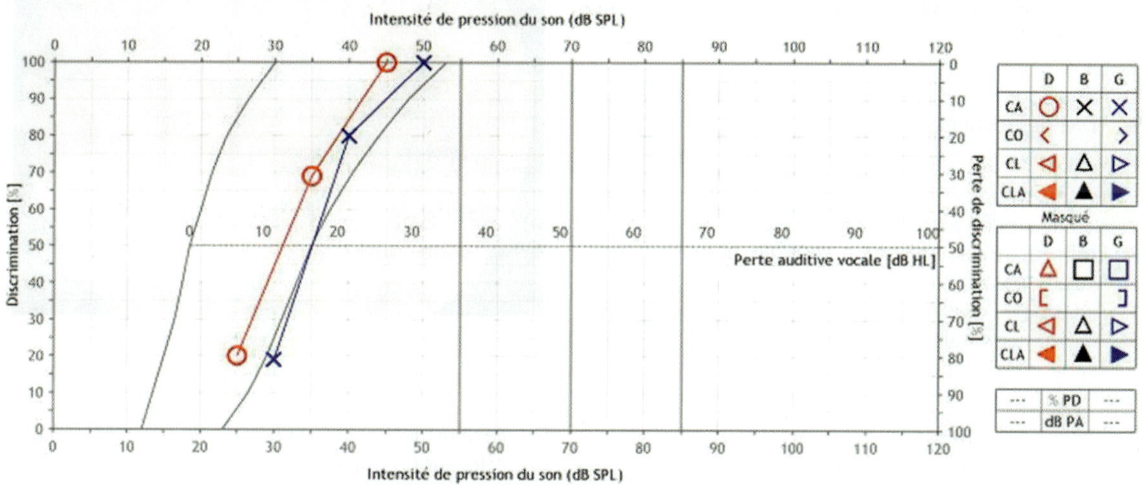

Figure 11.

A Essai d'appareillage audioprothétique bilatéral.
B Rééducation orthophonique.
C Traitement par corticoïdes.
D Essai d'appareillage auditif unilatéral droit.
E Implantation cochléaire.

Question 5

Vous lui prescrivez un appareillage audioprothétique bilatéral, dont elle est tout à fait satisfaite.

Elle revient quelques mois plus tard avec son petit-fils âgé de 1 an et sa petite-fille âgée de 3 ans. La famille a des doutes concernant leur audition.

À 1 an, quel est le développement normal du langage ?

A Gazouillis.
B Redouble les syllabes.
C Premiers mots.
D Juxtaposition de deux mots.
E Utilise le « je ».

Question 6

Quels sont les moyens d'évaluer l'audition à 1 an ?

A Otoémissions acoustiques (OEA).
B Potentiels évoqués acoustiques (PEA).
C Audiométrie tonale classique.
D Audiométrie comportementale.
E Aucun.

Question 7

Vous réalisez des otoémissions acoustiques (OEA) provoquées, qui sont absentes des deux côtés.

Que pouvez-vous dire aux parents ?

A L'enfant présente une surdité sévère bilatérale.
B L'enfant présente une surdité modérée bilatérale.
C L'enfant présente possiblement une surdité, qu'il va falloir confirmer avec d'autres tests objectifs et une audiométrie comportementale.
D La cause la plus fréquente de surdité à cet âge est l'otite séromuqueuse.
E Il faut appareiller en urgence.

Question 8

Quel est le développement normal du langage chez un enfant de 3 ans ?

A Vocabulaire de dix mots.
B Vocabulaire de cinquante mots.
C Phrases simples.
D Utilise le « je ».
E Redouble les syllabes.

Question 9

Quels sont les signes d'appel d'une surdité chez l'enfant ?
A Retard scolaire banal si surdité légère ou moyenne à l'âge scolaire.
B Troubles de l'articulation à l'âge scolaire.
C Absence de réaction à la voix chez le nourrisson.
D Absence de développement du langage à l'âge préscolaire.
E Retard de développement du langage à l'âge préscolaire.

Question 10

Quels examens pouvez-vous réaliser pour la petite-fille de 3 ans pour évaluer son audition ?
A Audiométrie tonale et vocale classique.
B Audiométrie comportementale.
C OEA.
D PEA.
E TDM des rochers.

Question 11

Parmi les propositions suivantes, quelles sont les causes de surdité acquise ?
A Embryopathies, telles que les TORCH syndromes.
B Mutation de la connexine 26.
C Aplasie de l'oreille externe.
D Anoxie néonatale.
E Méningites.

Question 12

Concernant les surdités de l'enfant, quelle(s) est (sont) la (les) proposition(s) exacte(s) ?
A Les surdités (bilatérales sévères à profondes) acquises sont plus fréquentes que les surdités d'origine génétique.
B Les surdités (bilatérales sévères à profondes) d'origine génétique sont plus fréquentes que les surdités acquises.
C Les surdités acquises sont toutes postnatales.
D Les surdités acquises sont soit congénitales soit postnatales.
E Le syndrome d'Usher fait partie des surdités acquises.

Question 13

Finalement, la petite-fille de 3 ans présente une surdité modérée, bilatérale, de perception, confirmée par des tests objectifs et une audiométrie comportementale.
Quelle prise en charge devez-vous mettre en place ?
A Appareillage audioprothétique bilatéral.
B Implantation cochléaire.
C Prise en charge orthophonique.
D Langue des signes.
E Accompagnement parental.

Question 14

Vous revoyez quelques années plus tard Madame W. Elle présente une otalgie droite. Voici son otoscopie (figures 12 et 13).

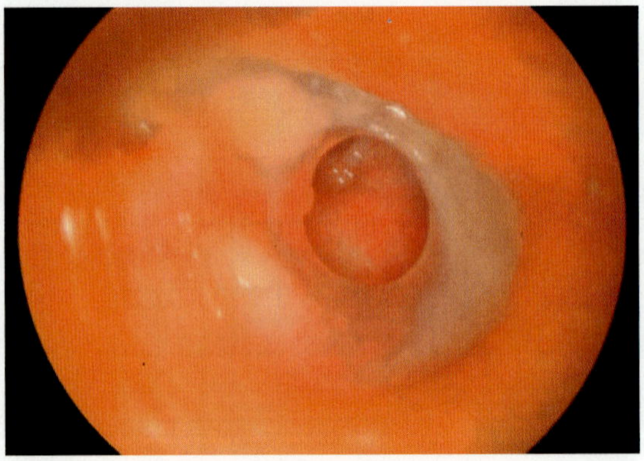

Figure 12.

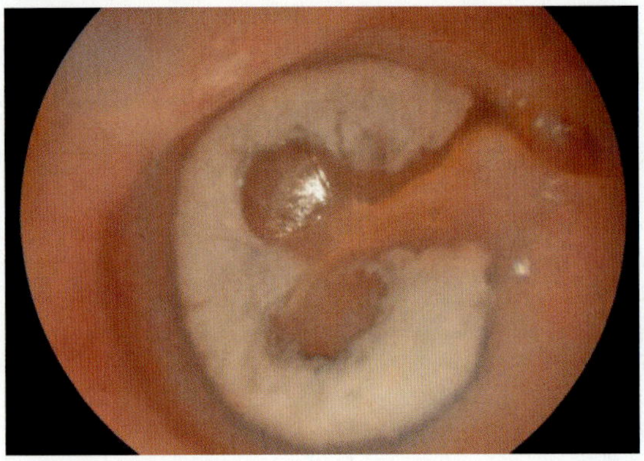

Figure 13.

Quelle(s) est (sont) la (les) proposition(s) exacte(s) ?
A Perforation tympanique gauche avec otorrhée.
B Perforation tympanique droite avec otorrhée.
C Otoscopie normale gauche.
D Tympanosclérose gauche.
E Otite atelectasique gauche.

Dossier progressif 6

« Un cas de vertiges associés à une surdité »

Un patient de 65 ans vient en consultation pour des vertiges apparus progressivement il y a 1 mois. Il s'agit d'un patient en bonne santé, avec quelques problèmes rhumatologiques (arthrose) et une appendicectomie dans l'enfance. Ces vertiges sont quotidiens, rotatoires, et sont associés à des troubles de l'équilibre avec une tendance à la chute sur le côté gauche. Ils ne sont pas déclenchés par une position particulière, mais sont aggravés par la fermeture des yeux.

À l'examen clinique, vous retrouvez des tympans normaux. Il n'y a pas de syndrome méningé, pas de syndrome cérébelleux. L'examen des paires crâniennes autres que le VIII est normal. On retrouve un syndrome vestibulaire périphérique harmonieux gauche.

Question 1

Quel(s) signe(s) clinique(s) peut-on retrouver dans un syndrome vestibulaire périphérique harmonieux gauche ?

A Déviation à gauche au test de Fukuda.
B Déviation des index à droite.
C Danse des tendons.
D Marche en étoile à gauche.
E Hypermétrie.

Question 2

Comment est habituellement le nystagmus dans un syndrome vestibulaire périphérique gauche ?

A Horizonto-rotatoire.
B Vertico-rotatoire.
C Homolatéral à la déviation segmentaire.
D Controlatéral à la déviation segmentaire.
E Battant dans tous les sens.

Question 3

En reprenant l'interrogatoire, le patient vous signale l'apparition d'une hypoacousie depuis des mois, avec un acouphène persistant du côté gauche, mais « qui ne le gêne pas ». Vous réalisez une acoumétrie et retrouvez un test de Weber latéralisé du côté droit et un test de Rinne positif des deux côtés, le son du diapason placé devant l'oreille étant perçu plus longtemps que posé sur la mastoïde. Il vous demande si cela peut être lié tout simplement à l'âge.

Vers quel type de surdité oriente l'acoumétrie ?

A Surdité de transmission gauche.
B Surdité de transmission droite.
C Surdité de perception gauche.
D Surdité de perception droite.
E Absence de problème auditif.

Question 4

Que lui répondez-vous concernant la presbyacousie ?

A C'est la première cause de surdité après 70 ans.
B C'est la première cause à évoquer chez lui.
C Elle concerne souvent une seule oreille au début.
D Elle ne concerne jamais les deux oreilles.
E Elle concerne souvent les deux oreilles, de manière bien symétrique.

Question 5

Vous décidez de réaliser une audiométrie tonale et vocale (figures 14 et 15).

Que pouvez-vous dire de l'audiométrie tonale ?

A Surdité de perception modérée gauche.
B Surdité de transmission gauche.
C Surdité profonde de perception gauche.
D Surdité légère de perception droite.
E Surdité de transmission droite.

Question 6

Comment caractérisez-vous l'audiométrie vocale ?

A Score maximal gauche à 70 dB.
B Seuil d'intelligibilité à gauche à 60 dB.
C Seuil d'intelligibilité à gauche à 55 dB.
D Seuil d'intelligibilité à droite à 40 dB.
E Score maximal droit à 45 dB.

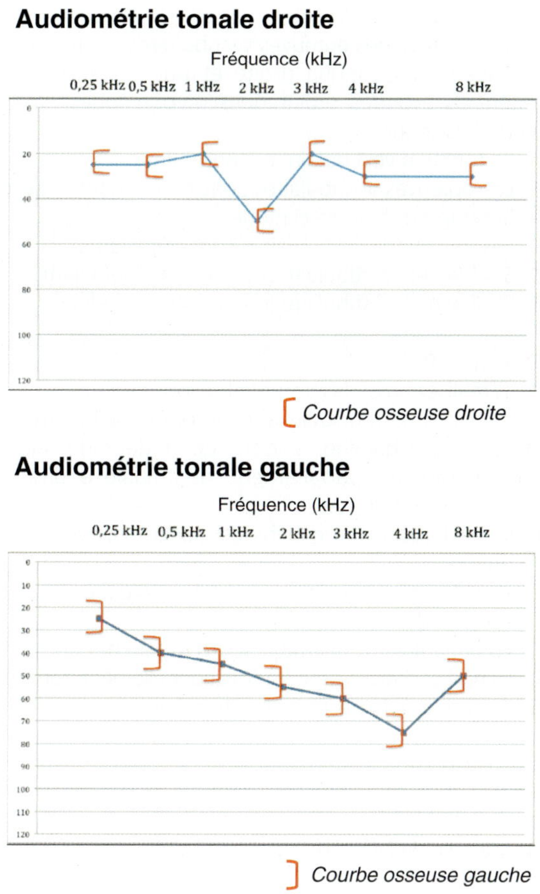

Figure 14.

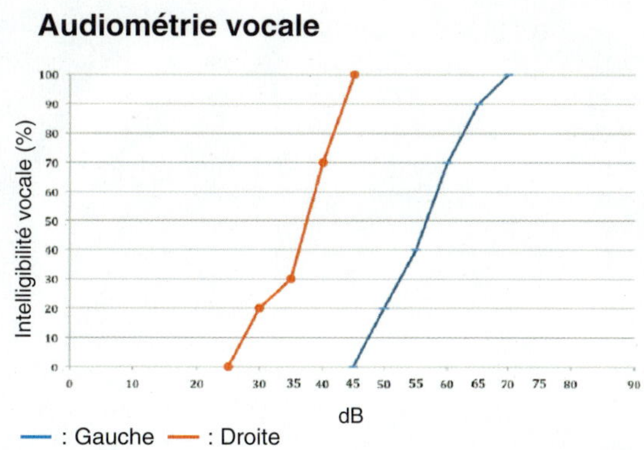

Figure 15.

Question 7

Quel(s) examen(s) complémentaire(s) pensez-vous demander dans ce contexte ?

A Aucun : la presbyacousie est un diagnostic clinique !
B Épreuves vestibulaires.
C Potentiels évoqués auditifs précoces.
D Scanner cérébral.
E IRM du crâne et des angles pontocérébelleux.

Question 8

Vous effectuez des épreuves vestibulaires qui révèlent une aréflexie calorique droite et une abolition des potentiels évoqués otolithiques myogéniques. Vous en déduisez que :

A La fonction vestibulaire est normale.
B Les épreuves vestibulaires sont concordantes avec la symptomatologie clinique.
C Les deux nerfs vestibulaires sont défaillants.
D Seul le nerf vestibulaire supérieur est défaillant.
E Seul le nerf vestibulaire inférieur est défaillant.

Question 9

Vous réalisez aussi des potentiels évoqués auditifs précoces. Vous ne retrouvez aucune onde parfaitement identifiable à gauche, le tracé étant dégradé, alors que le tracé est parfaitement identifiable à droite. Vous en déduisez que :

A Le nerf cochléaire gauche est absent congénitalement.
B La conduction nerveuse du nerf cochléaire gauche est défaillante.
C Le patient est totalement sourd à gauche.
D Le nerf cochléaire droit est fonctionnellement normal.
E Il existe une hypertension intracrânienne.

Question 10

Devant tous ces éléments, quel est le diagnostic le plus probable ?

A Maladie de Ménière.
B VPPB.
C Névrite vestibulaire gauche.
D Processus tumoral de l'angle pontocérébelleux gauche.
E Otospongiose gauche.

Question 11

Vous décidez d'en avoir le cœur net : vous demandez alors une IRM dont voici des coupes axiales en séquence pondérée T1 (figure 16).
Vous voyez une lésion de l'angle pontocérébelleux gauche : quelles en sont ici les caractéristiques ?

A Hyper-T1.
B Iso-T1.
C Prenant le produit de contraste.
D À angle de raccordement aigu avec le rocher.
E Sans signe de compression.

Question 12

Cette lésion est très évocatrice de neurinome de l'acoustique gauche. Quelles sont les caractéristiques de ce type de tumeur ?

A Tumeur développée aux dépens des fibres acoustiques.
B Tumeur mésenchymateuse maligne apparentée aux glioblastomes.
C Tumeur bénigne développée à partir du fourreau dural du méat acoustique interne.
D Tumeur de la gaine de Schwann du nerf vestibulaire.
E Tumeur bénigne pouvant engager le pronostic vital par hypertension intracrânienne.

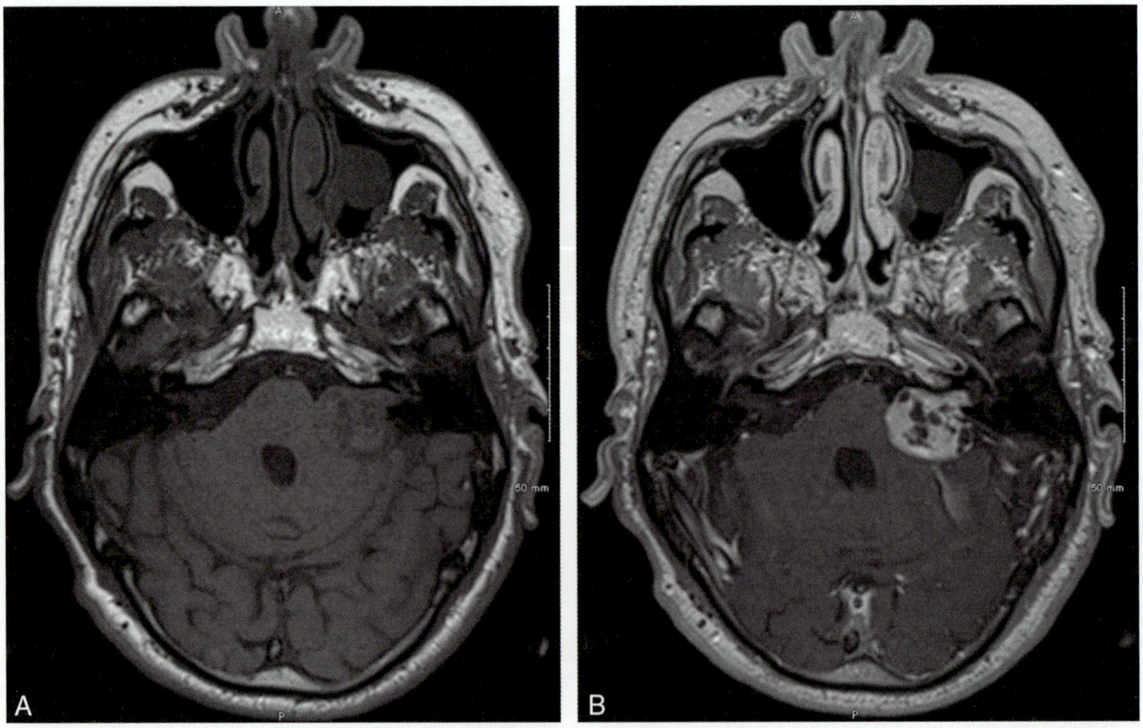

Figure 16.
a. Sans injection de produit de contraste. **b.** Avec injection.

Question 13

À quelle maladie génétique le neurinome de l'acoustique est-il associé dans 5 % des cas ?

A Maladie de Recklinghausen.
B Neurofibromatose de type 2.
C Néoplasie endocrinienne multiple.
D Otospongiose.
E Tous les cas sont sporadiques !

Question 14

Que pouvez-vous dire à ce patient sur l'évolution de cette tumeur ?

A Évolution habituellement rapide.
B La surdité a de fortes chances de s'aggraver.
C Bilatéralisation très fréquente.
D Une atteinte trigéminée peut survenir au cours de l'évolution.
E Une paralysie faciale peut survenir au cours de l'évolution.

Question 15

Le patient vous demande des explications sur les principes thérapeutiques. Que lui répondez-vous ?

A La chirurgie est préférée à la radiothérapie stéréotaxique du fait de la compression du névraxe.
B La surveillance n'est pas recommandée chez lui à cause de la compression du névraxe.
C La maladie est incurable, on ne peut que ralentir l'évolution.
D Une chimiothérapie à base de sels de platine est habituellement proposée.
E Une curiethérapie peut être envisagée.

Dossier progressif 7

« Une surdité d'aggravation progressive »

Une femme de 40 ans se plaint de mal comprendre son entourage. Elle est très gênée au téléphone, ce qui perturbe son travail de secrétaire. Elle a deux enfants, des garçons de 7 et 10 ans. Son audition s'est dégradée progressivement, avec une aggravation nette au cours de la deuxième grossesse. Elle n'a pas d'antécédents ORL particuliers. Dans sa famille, personne n'a présenté de surdité avant 70 ans.

À l'examen clinique, les tympans sont normaux. L'acoumétrie menée au diapason 250 Hz montre que le test de Weber est latéralisé à droite. Le test de Rinne est négatif des deux côtés, le son du diapason posé sur la mastoïde étant perçu plus fort que placé devant l'oreille.

Question 1

Quel(s) type(s) d'atteinte auditive vous semble compatible(s) avec ce tableau clinique ?

A Surdité de transmission unilatérale.
B Surdité mixte bilatérale.
C Surdité de perception bilatérale.
D Surdité de perception unilatérale.
E Surdité de transmission bilatérale.

Question 2

Lors du test de Weber, où peut-on placer le diapason ?

A Derrière l'oreille sourde sur la mastoïde.
B Derrière l'oreille entendant le mieux, sur la mastoïde.
C Sur la ligne médiane sur la pointe nasale.
D Sur la ligne médiane, en région frontale.
E Sur le vertex en position médiane.

Question 3

À propos de l'acoumétrie, quelle(s) est (sont) la (les) proposition(s) exacte(s) ?

A Dans le test de Rinne, le diapason se place uniquement derrière l'oreille sur la mastoïde.
B Dans le test de Rinne, le diapason se place uniquement devant le méat acoustique externe.
C Dans le test de Rinne, les conductions acoustiques de la voie osseuse et de la voie aérienne sont comparées.
D Dans le test de Rinne, lorsque la conduction aérienne est meilleure que la conduction osseuse, c'est que le système tympano-ossiculaire est bien fonctionnel.
E Dans le test de Rinne, le diapason est placé sur la rotule.

Question 4

Voici l'audiométrie tonale et vocale de cette patiente (figure 17).

Quel type de surdité pouvez-vous confirmer d'après cet audiogramme ?

A Surdité de transmission légère bilatérale asymétrique prédominant à droite.
B Surdité mixte légère bilatérale, avec composante transmissionnelle prédominant à droite.
C Surdité neurosensorielle modérée bilatérale prédominant à droite.
D Surdité mixte sévère bilatérale, avec composante transmissionnelle prédominant à droite.
E Surdité mixte modérée bilatérale, avec composante transmissionnelle prédominant à droite.

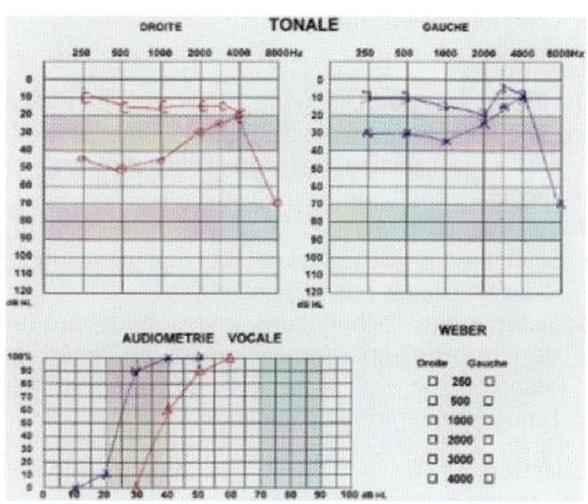

Figure 17.

Question 5

Quels examens électrophysiologiques et acoustiques vous semblent pertinents à effectuer chez cette patiente ?

- **A** Tympanométrie.
- **B** Étude du réflexe stapédien.
- **C** Potentiels évoqués auditifs précoces (du tronc cérébral).
- **D** Potentiels évoqués auditifs corticaux.
- **E** Otoémissions acoustiques.

Question 6

Le tympanogramme est normal et le réflexe stapédien est absent des deux côtés chez cette patiente. Vous en déduisez que :

- **A** La chaîne ossiculaire est bloquée, ce qui explique la composante transmisionnelle de la surdité.
- **B** Il existe très probablement une myopathie expliquant l'absence de réflexe stapédien.
- **C** Il existe inéluctablement une lésion nerveuse expliquant la composante perceptionnelle de la surdité.
- **D** L'absence de réflexe stapédien est probablement due à une otite séreuse évoluant à bas bruit.
- **E** Aucune indication pertinente ne peut être déduite.

Question 7

Devant ce tableau clinique, quel(s) élément(s) de l'interrogatoire vous semble(nt) important(s) pour orienter le diagnostic ?

- **A** La gêne pour téléphoner.
- **B** Le fait d'avoir deux enfants.
- **C** L'aggravation de la surdité au décours de la deuxième grossesse.
- **D** L'absence de cas familial de surdité avant 70 ans.
- **E** L'absence d'antécédent ORL.

Question 8

Finalement, quel diagnostic ce tableau clinique vous évoque-t-il ?

- **A** Cholestéatome congénital.
- **B** Lyse de la longue apophyse de l'incus.
- **C** Malformation labyrinthique.
- **D** Presbyacousie d'expression précoce.
- **E** Otospongiose bilatérale.

Question 9

Quel(s) examen(s) d'imagerie médicale demandez-vous pour confirmer votre diagnostic ?

- **A** IRM sans injection de produit de contraste en séquence pondérée T2.
- **B** TEP-scan au 18-FDG.
- **C** Scanner des rochers avec injection de produits iodés en coupes parenchymateuses.
- **D** Scanner des rochers sans injection de produit de contraste, en coupes fines et en fenêtrage osseux.
- **E** Échographie transtympanique.

Question 10

Un scanner des rochers a été effectué. Ici, une coupe axiale transverse du rocher droit (figure 18).

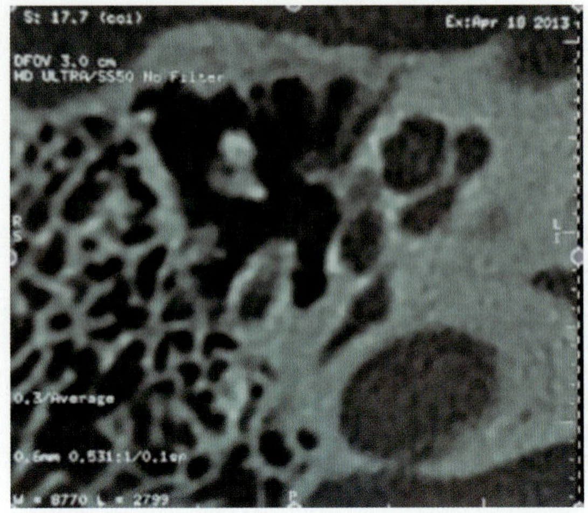

Figure 18.

Sur la coupe, quels éléments anatomiques pouvez-vous distinguer ?

- **A** La cochlée.
- **B** Une partie des osselets.
- **C** La cavité vestibulaire.
- **D** Une partie des cellules de la mastoïde.
- **E** Une hypodensité préplatinaire (en avant du vestibule).

Question 11

Ce scanner permet de confirmer le diagnostic d'otospongiose et d'éliminer d'autres anomalies.

Quelle(s) option(s) thérapeutique(s) proposez-vous à cette patiente ?

- **A** La chirurgie stapédienne droite avec piston transplatinaire comme seule possibilité thérapeutique efficace.
- **B** L'implantation cochléaire droite.
- **C** Le port d'appareils auditifs externes bilatéraux.
- **D** La chirurgie stapédienne bilatérale avec piston transplatinaire.
- **E** Le choix entre une chirurgie stapédienne avec piston transplatinaire dans un premier temps du côté droit ou l'appareillage auditif externe.

Question 12

La patiente vous demande quels sont les risques de cette chirurgie ossiculaire spécifique de l'otospongiose. Quelles sont les réponses que vous pouvez lui apporter ?

- **A** La possibilité d'un trouble du goût transitoire.
- **B** La possibilité de vertiges postopératoires.
- **C** La possibilité de cophose postopératoire, très rare.
- **D** La possibilité de démence postopératoire.
- **E** Aucun risque véritable n'est connu pour ce type d'intervention chirurgicale.

Question 13

La patiente ne veut prendre aucun risque chirurgical mais est inquiète car elle a lu sur un site internet que, sans opération, son otospongiose avait plus de chances de s'aggraver. Elle sollicite votre avis sur cette question. Quelle(s) est (sont) la (les) réponse(s) que vous lui donnez ?

A La chirurgie de l'otospongiose ralentit la dégradation neurosensorielle de l'audition.
B Les patients qui ne sont pas opérés d'otospongiose ont plus de risque d'évoluer vers une surdité profonde totale que les autres.
C L'utilisation d'aides auditives externes aggrave la surdité dans l'otospongiose.
D L'intervention chirurgicale a pour seul but de restaurer la mobilité ossiculaire.
E L'intervention chirurgicale n'a aucun effet bénéfique connu sur la composante neurosensorielle de la surdité.

Question 14

La patiente vous demande la cause de sa maladie. Que lui répondez-vous ?

A Il s'agit d'une maladie génétique autosomique récessive.
B Il s'agit d'une maladie génétique liée au chromosome X.
C Il s'agit d'une maladie génétique liée au chromosome Y.
D Il s'agit d'une maladie génétique autosomique dominante.
E Il s'agit d'une séquelle d'une infection virale de type rubéolique.

Question 15

La patiente vous demande si ses enfants ont un risque d'avoir la même maladie qu'elle. Que lui répondez-vous ?

A Il n'y a aucun risque pour eux car ce sont des garçons.
B Il est certain qu'ils déclareront un jour le même type de surdité que leur mère.
C Ils n'ont aucun risque s'ils ne sont pas infectés par un virus neurotrope.
D Ils n'ont aucun risque s'ils ne s'exposent pas à des bruits ou sons forts.
E Ils ont une chance sur deux d'avoir l'anomalie génétique de cette maladie.

Question 16

La patiente prend une pilule contraceptive progestative. Elle envisage de contacter son spécialiste gynécologue pour se faire placer un dispositif intra-utérin car une amie lui a dit que ce type de pilule contraceptive était susceptible d'aggraver sa surdité. Elle sollicite votre avis. Quelle(s) est (sont) votre (vos) réponse(s) ?

A Les pilules progestatives peuvent effectivement aggraver sa surdité.
B Les pilules progestatives seules ne peuvent pas aggraver sa surdité.
C Seuls les œstrogènes à très forte dose comme lors de la grossesse ont montré un effet aggravant de la surdité.
D Tous les types de pilule contraceptive sont interdits.
E Le stérilet peut également être envisagé.

Dossier progressif 8

« Une surdité unilatérale »

Madame X., 42 ans, vous est adressée en consultation par la médecine du travail devant la découverte d'une surdité unilatérale. L'interrogatoire ne retrouve pas d'antécédents personnels ni familiaux. Elle est mère de trois enfants en bonne santé.

Elle vous présente le test suivant (figure 19).

Question 1

À la lecture de l'audiogramme, quelle(s) est (sont) la (les) proposition(s) exacte(s) ?

A L'audiogramme montre une surdité de transmission droite.
B L'audiogramme montre une surdité de transmission gauche.
C L'audiogramme montre une surdité mixte droite.
D L'audiogramme montre une surdité mixte gauche.
E L'audiogramme montre une surdité de perception droite.

Question 2

Concernant l'acoumétrie de cette patiente, quelle(s) est (sont) la (les) proposition(s) exacte(s) ?

A L'épreuve de Weber est latéralisée à droite.
B L'épreuve de Weber est latéralisée à gauche.
C L'épreuve de Weber est indifférente.
D L'épreuve de Rinne est négative à droite.
E L'épreuve de Rinne est négative à gauche.

Question 3

Concernant l'acoumétrie de cette patiente, quelle(s) est (sont) la (les) proposition(s) exacte(s) ?

A L'épreuve de Rinne est négative à droite.
B L'épreuve de Rinne est négative à gauche.
C L'épreuve de Rinne est positive ou nulle à droite.
D L'épreuve de Rinne est positive ou nulle à gauche.
E L'épreuve de Rinne est indifférente.

Question 4

Après recueil de l'anamnèse, quelle(s) est (sont) la (les) proposition(s) exacte(s) ?

A Le test est une audiométrie tonale.
B Devant le terrain et l'aspect audiométrique, le diagnostic d'otospongiose est certain.
C L'impédancemétrie avec recherche des réflexes stapédiens est un examen utile pour le diagnostic d'otospongiose.
D Une imagerie est indiquée d'emblée devant cette surdité unilatérale.
E Le bilan de surdité est complet et suffisant pour la prescription d'un appareillage auditif unilatéral en conduction aérienne.

Question 5

Quel(s) élément(s) de l'examen clinique permet(tent) d'orienter votre diagnostic ?

A L'otoscopie qui retrouve un tympan normal.
B L'acoumétrie qui retrouve un test de Weber latéralisé à droite.
C L'examen au miroir de Glatzel qui retrouve un flux nasal symétrique.

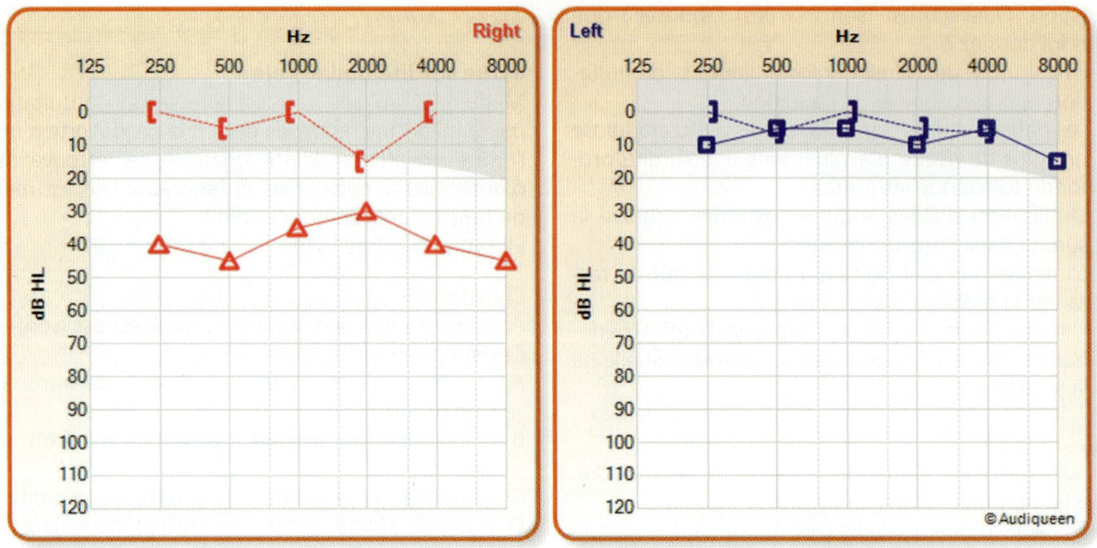

Date	Stimulus	Device R	Device L	dB HL PTA R	dB HL PTA Bi	dB HL PTA L	Tester	Notes
12/11/2014	Pulse			38		6		

Side	Measurement Type	Conduction	Stimulus	Index
Left	HTL	Air	Pulse	6
Left	HTL	Bone	Pulse	4
Right	HTL	Air	Pulse	38
Right	HTL	Bone	Pulse	5

Figure 19.

D La nasofibroscopie du plan glottique.
E Une vidéonystagmoscopie à la recherche d'un nystagmus spontané ou provoqué.

Question 6

Concernant l'otospongiose droite suspectée, quelle(s) est (sont) la (les) proposition(s) exacte(s) ?

A L'otoscopie retrouve un tympan normal.
B Un réflexe stapédien homolatéral aboli est habituel.
C On retrouve toujours des antécédents familiaux.
D L'existence d'une surdité de perception droite élimine le diagnostic.
E L'existence d'un signe de la fistule est habituelle.

Question 7

Concernant l'otospongiose droite suspectée, quelle(s) est (sont) la (les) proposition(s) exacte(s) ?

A Le traitement de la surdité peut être chirurgical.
B Le traitement de la surdité peut faire appel à une aide auditive en voie aérienne.
C Le traitement de la surdité peut faire appel à une aide auditive en voie osseuse.
D Le traitement chirurgical est contre-indiqué en cas de surdité unilatérale.
E Tout traitement nécessite un scanner des rochers préalable.

Question 8

L'otoscopie de Madame X. est la suivante (figure 20).

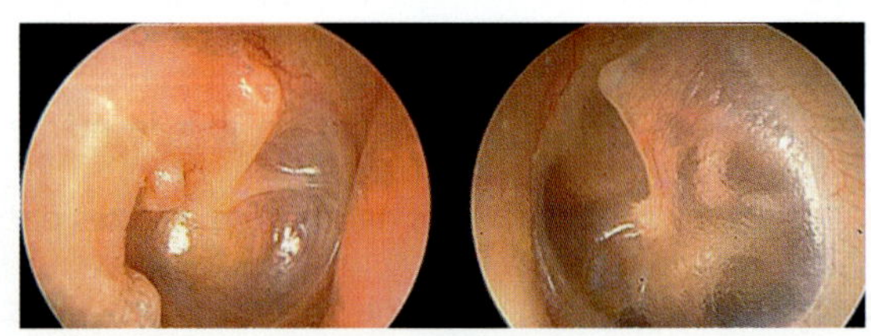

Figure 20.

À quel diagnostic correspond l'otoscopie de l'oreille droite ?

A Otite séromuqueuse.
B Catarrhe tubaire.
C Cholestéatome.
D Ostéome du conduit.
E Rétraction tympanique.

Question 9

Quelques années plus tard Madame X., qui n'avait pas accepté votre suivi, vous est réadressée pour une otorrhée fétide de l'oreille droite (figure 21).
Quelle(s) est (sont) la (les) proposition(s) exacte(s) ?

A L'aspect otoscopique est celui d'un cholestéatome.
B Cette évolution aurait pu être prévenue par une prise en charge chirurgicale de greffe tympanique cartilagineuse.

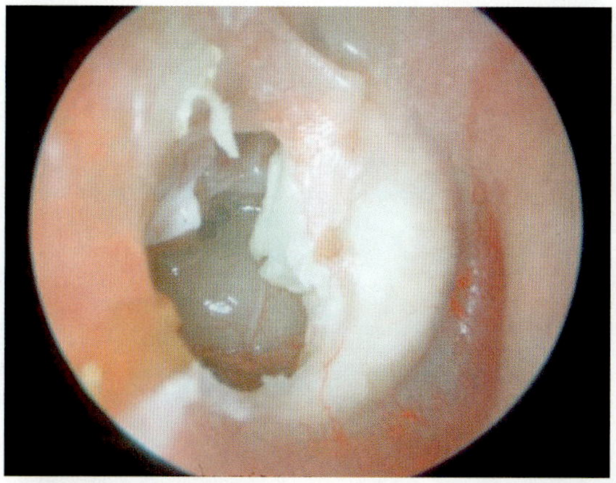

Figure 21.

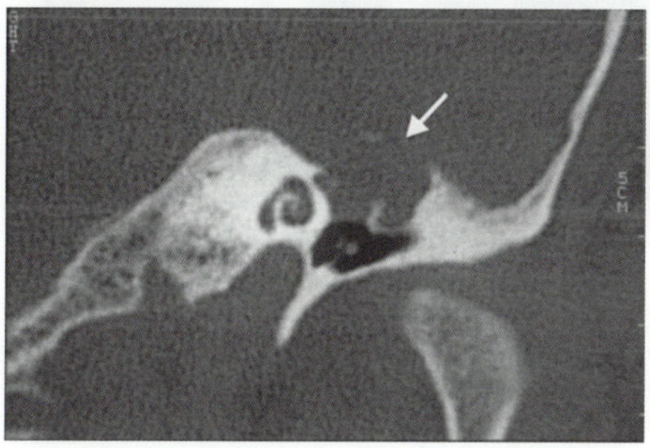

Figure 22.

C Le développement d'un cholestéatome est sans rapport avec la poche de rétraction.
D L'aspect est celui d'une OMA droite perforée.
E Le traitement est l'antibiothérapie *per os* par amoxicilline en cas d'échec d'un traitement médical symptomatique de 48 heures.

Question 10

Quelle(s) est (sont) la (les) complication(s) de l'otite moyenne chronique cholestéatomateuse ?
A La dissémination hématogène à distance est la complication la plus fréquente.
B Une thrombophlébite peut se développer et affecter préférentiellement le sinus caverneux.
C Une paralysie faciale périphérique.
D Un abcès intraparenchymateux temporal ou cérébelleux est une complication redoutée.
E Aucune, l'évolution est indolente hormis l'otorrhée.

Question 11

Quelle complication illustrée par la flèche (figure 22) peut-on craindre ?
A Fistule cochléaire.
B Fistule labyrinthique.
C Destruction du toit du rocher.
D Lyse ossiculaire.
E Thrombophlébite du sinus latéral.

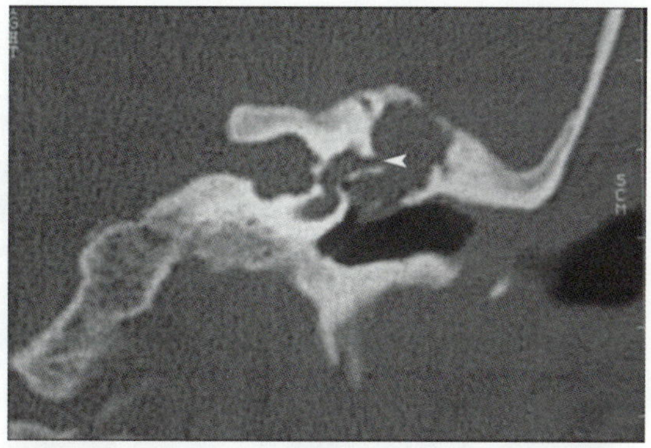

Figure 23.

Question 12

Quelle complication illustrée par la tête de flèche (figure 23) pouvant entraîner une surdité de perception peut-on craindre ?
A Fistule cochléaire.
B Fistule labyrinthique.
C Destruction du toit du rocher.
D Lyse ossiculaire.
E Thrombophlébite du sinus latéral.

Dossier progressif 9

« Une tuméfaction sous-mandibulaire »

Un patient de 35 ans se présente à votre consultation pour une tuméfaction sous-mandibulaire droite, en dedans de l'angle de la mandibule. Il n'a aucun antécédent. Le plancher de la bouche est légèrement tuméfié à droite.

Question 1

Quels diagnostics peuvent être évoqués ?
A Parotidite droite.
B Abcès du plancher de la bouche d'origine dentaire.
C Submandibulite (sous-maxillite) droite.
D Adénopathie du secteur IV de la classification de Robbins.
E Kyste thyroïdien.

Question 2

Il s'agit d'une tuméfaction de la glande salivaire submandibulaire droite.
Devant une tuméfaction chronique de cette glande, que pouvez-vous évoquer ?
A Syndrome de Heerfordt.
B Adénome pléomorphe.
C Sialite chronique.
D Sialite microbienne.
E Fistule de la première fente.

Question 3

Cette tuméfaction est apparue brutalement. Le patient vous amène l'imagerie qu'il a déjà réalisée (figure 24).

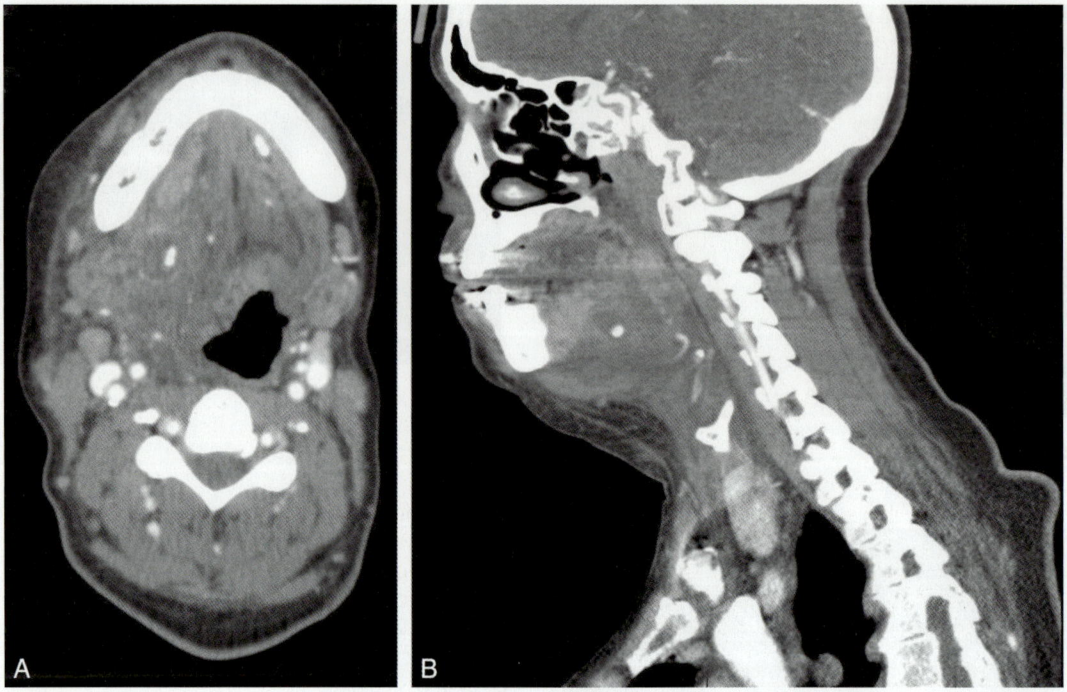

Figure 24.

Quelle(s) est (sont) la (les) proposition(s) exacte(s) ?

- **A** L'image « a » correspond à une TDM en coupe transversale.
- **B** L'image « b » correspond à une IRM en coupe parasagittale.
- **C** Il s'agit d'un examen avec injection de produit de contraste.
- **D** L'image « a » correspond à une coupe passant par l'os hyoïde.
- **E** Un examen par échographie aurait également pu être prescrit chez ce patient.

Question 4

Concernant les deux images d'examens tomodensitométriques « a » et « b » (figure 25), quelle(s) est (sont) la (les) proposition(s) exacte(s) ?

- **A** « 1 » : Artère linguale.
- **B** « 1 » : Lithiase salivaire droite.
- **C** « 2 » : Muscles du voile du palais.
- **D** « 3 » : Gouttière jugulocarotidienne.
- **E** Au niveau de la gouttière jugulocarotidienne, on retrouve les artères carotides externe et interne, la veine jugulaire interne, le nerf facial.

Question 5

Vous évoquez une sialite lithiasique aiguë de la glande submandibulaire droite. Quels arguments sont en faveur de votre diagnostic ?

- **A** La tuméfaction augmente au moment des repas.
- **B** Écoulement purulent à l'orifice du canal de Sténon droit.
- **C** La peau en regard de la tuméfaction est inflammatoire.
- **D** Fièvre à 39 °C.
- **E** Douleur à la palpation bimanuelle de la glande.

Question 6

Vous faites donc le diagnostic de sialite lithiasique aiguë suppurée de la glande submandibulaire droite. Cette sialite s'est compliquée d'un abcès d'environ 3 cm dans la glande.

Quel traitement pouvez-vous proposer à votre patient ?

- **A** Antibiothérapie après prélèvement bactériologique à l'ostium du canal de Wharton.
- **B** Antalgiques-antipyrétiques.
- **C** Antispasmodiques.
- **D** Extraction du calcul par sialendoscopie en urgence.
- **E** Drainage de l'abcès sous-maxillaire droit.

Question 7

Vous envisagez dans un premier temps une chirurgie de drainage par voie externe de cet abcès de la loge submandibulaire (sous-maxillaire) droite et du plancher de la bouche avec prélèvements bactériologiques et mise en place d'une antibiothérapie. La chirurgie doit se faire sous anesthésie générale.

Quelle(s) est (sont) la (les) proposition(s) exacte(s) ?

- **A** Il faut prévenir l'anesthésiste du risque de difficultés d'intubation du fait de l'œdème du plancher de la bouche.
- **B** Il faut prévenir l'anesthésiste du risque de difficultés d'intubation du fait de l'œdème sous-glottique.
- **C** Vous rassurez le patient quant à sa sécrétion salivaire même en cas d'exérèse de la glande submandibulaire droite.
- **D** Si vous pratiquez une ablation des deux glandes submandibulaires, le patient aura une sécheresse buccale totale.
- **E** Une exérèse de la glande sublinguale est obligatoire dans le même temps chirurgical.

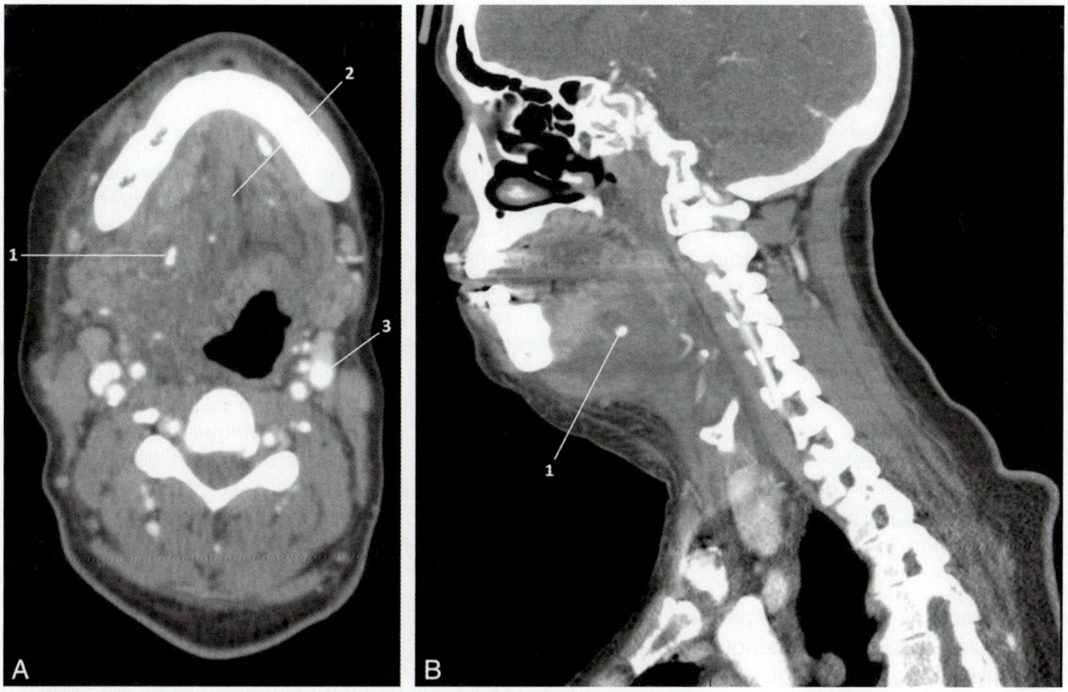

Figure 25.

Question 8

Lors de la chirurgie, vous devez faire attention aux rapports anatomiques de la glande submandibulaire droite.

Donnez les rapports anatomiques de la glande parmi les propositions suivantes.

A Nerf lingual droit.
B Artère faciale droite.
C Nerf vague droit.
D Ventre antérieur du muscle digastrique.
E Muscle thyrosternal.

Question 9

Le patient se sent beaucoup mieux en postopératoire. Toutefois, il se plaint de fuites de liquide au niveau du coin de sa lèvre à droite quand il boit. Lorsque vous l'examinez, il existe une asymétrie de la bouche avec une paralysie des muscles contrôlant la lèvre inférieure. La paupière se ferme normalement.

Que suspectez-vous ?

A Une atteinte du muscle grand zygomatique.
B Une atteinte du rameau marginal du nerf facial au niveau du bord inférieur de la mandibule.
C Une atteinte du XII.
D Une atteinte du nerf lingual.
E Une atteinte du tronc du nerf facial.

Question 10

Le patient récupère progressivement de sa paralysie. Il revient vous voir 2 ans plus tard avec une augmentation progressive du volume de ses glandes parotides. Il est très inquiet et suspecte une récidive. Qu'en pensez-vous ?

A Les sialites lithiasiques parotidiennes sont plus rares que les sialites lithiasiques submandibulaires.
B Une atteinte bilatérale des parotides est en faveur d'une récidive de l'atteinte lithiasique.
C Dans ce contexte de tuméfaction parotidienne bilatérale, vous lui proposez immédiatement une sialendoscopie.
D Dans ce contexte, un adénome pléomorphe parotidien bilatéral est le plus probable.
E L'atteinte des glandes submandibulaires par la tuberculose est plus fréquente que l'atteinte des glandes parotides.

Question 11

Vous lui proposez un bilan diagnostique devant cette sialose parotidienne bilatérale.

Quels examens proposez-vous ?

A Sérologie VIH.
B VS.
C Biopsie des glandes salivaires accessoires.
D Dosage de l'enzyme de conversion de l'angiotensine.
E Intradermoréaction à la tuberculine.

Question 12

Vous diagnostiquez une sialose parotidienne bilatérale, sans douleur, sans signe inflammatoire.

Que pouvez-vous suspecter et que devez-vous rechercher ?

A Une sarcoïdose.
B Une séropositivité VIH.
C Une hyperthyroïdie.
D Une maladie de Kimura.
E Un alcoolisme chronique.

Dossier progressif 10

« Une paralysie faciale à droite »
Vous recevez un patient de 75 ans en consultation pour une paralysie faciale.

Question 1

Quelle(s) est (sont) la (les) proposition(s) exacte(s) ?

A La paralysie faciale est centrale si le déficit moteur prédomine sur le territoire supérieur de la face.
B La paralysie faciale est périphérique lorsqu'il existe une dissociation entre les mouvements volontaires et les mouvements automatiques.
C En cas de paralysie faciale, la sensibilité de la cornée est abolie.
D La motricité faciale est essentiellement assurée par le nerf facial, VIIe paire de nerf crânien.
E Le nerf facial traverse la partie pétreuse de l'os sphénoïde dans un canal osseux inextensible.

Question 2

Parmi les signes suivants, lesquels peut-on rencontrer dans une paralysie faciale périphérique ?

A Effacement des rides du front.
B Ptose de la paupière supérieure.
C Signe de Charles Bell.
D Bouche déviée du côté paralysé aux mouvements volontaires.
E Hypoesthésie de tout le pavillon de l'oreille et de la région mastoïdienne.

Question 3

Votre patient présente une paralysie faciale périphérique à droite.
Qu'allez-vous rechercher à l'interrogatoire et à l'examen clinique afin de vous orienter vers l'étiologie de sa paralysie ?

A Une otorrhée à droite à la recherche d'une otite moyenne aiguë ou chronique.
B Des douleurs cervicales à la recherche d'une fracture cervicale au niveau de C2-C3.
C Un antécédent d'érythème évocateur d'une morsure de tique.
D Une rétinite pigmentaire à la recherche d'un syndrome de Heerfordt.
E Un antécédent de chirurgie de l'angle pontocérébelleux à droite.

Question 4

Vous faites un test de Schirmer et une gustométrie, qui sont normaux. Les réflexes stapédiens sont présents.
Que vous apportent ces nouveaux éléments ? Qu'en déduisez-vous sur la topographie de la lésion du nerf facial ?

A Le test de Schirmer permet de tester le déficit lacrymal.
B Le nerf facial assure l'innervation gustative des deux tiers antérieurs de chaque hémi-langue.
C Une diminution de la sécrétion salivaire est probable dans ce contexte.
D L'atteinte du nerf facial chez ce patient est située dans la première portion pétreuse du nerf.
E Les réflexes stapédiens testent le muscle du marteau.

Question 5

Vous interrogez et examinez votre patient avec sa paralysie faciale droite. Il vous apprend que cette paralysie est apparue progressivement. À votre consultation, cette paralysie est complète. Vous ne retrouvez aucun antécédent chez ce patient mais, en revanche, vous palpez une tuméfaction douloureuse immédiatement en arrière de la branche montante de la mandibule, soulevant le lobe de l'oreille à droite. Le pavillon de l'oreille n'est pas érythémateux ni décollé. L'examen otoscopique est sans particularité. L'examen de la cavité buccale et de l'oropharynx ne montre aucune anomalie. Le patient ne présente pas de trismus.
Quelle(s) est (sont) la (les) proposition(s) possible(s) ?

A Il s'agit d'une otite compliquée d'une mastoïdite.
B Il s'agit d'une parotidite droite.
C Il s'agit d'une tumeur développée aux dépens des muscles ptérygoïdiens.
D Il s'agit d'une tumeur développée aux dépens de la parotide.
E Il s'agit d'une lésion bénigne dans plus de 80 % des cas.

Question 6

Dans ce contexte, vous demandez un examen complémentaire rapide que voici (figure 26).
Quelle(s) est (sont) la (les) proposition(s) exacte(s) ?

A Il s'agit d'une TDM en coupe horizontale.
B Il s'agit d'une IRM en coupe transversale.
C Cet examen a été réalisé avec injection de produit de contraste.
D Il s'agit d'une coupe passant par C1.
E La tomodensitométrie est le meilleur examen pour visualiser la parotide.

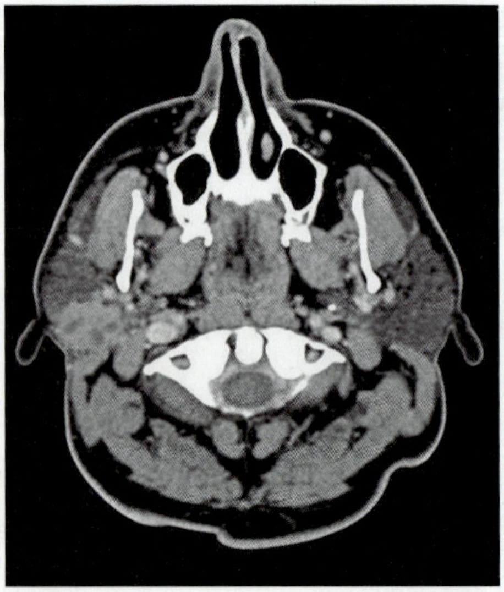

Figure 26.

Question 7

Voici la tomodensitométrie effectuée en coupe horizontale avec injection de produit de contraste (figure 27).
Donnez les bonnes réponses parmi les propositions suivantes.

A « 1 » : Sinus ethmoïdal.
B « 2 » : Processus ptérygoïde.
C « 3 » : Muscle masséter.
D « 4 » : Mandibule.
E « 5 » : Tuméfaction de la parotide droite.

Question 8

Vous examinez les autres coupes de cette tomodensitométrie. Voici une des images (figure 28).
Quelle(s) est (sont) la (les) proposition(s) exacte(s) ?

A Il s'agit d'une coupe en regard de la mandibule.
B Il s'agit d'une coupe en regard de C8.

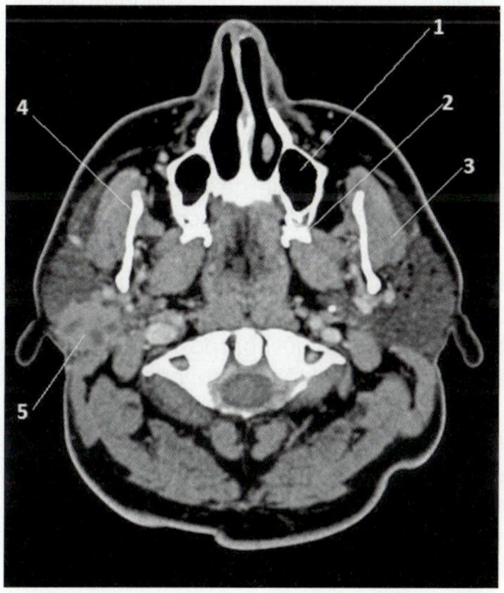

Figure 27.

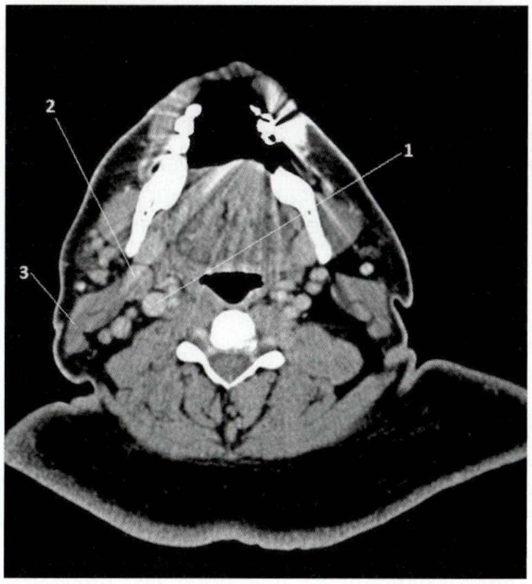

Figure 28.

C « 1 » : Muscle stylohyoïdien.
D « 2 » : Une adénopathie suspecte dans ce contexte.
E « 3 » : Muscle scalène moyen.

Question 9

Vous concluez de cette tomodensitométrie qu'il existe une lésion suspecte de la parotide à droite avec une adénopathie suspecte. Dans ce contexte de paralysie faciale à droite associée, vous évoquez une lésion maligne.
Quels résultats d'examen anatomopathologique vous paraissent compatibles ?

A Cystadénolymphome papillaire.
B Adénocarcinome.
C Carcinome adénoïde kystique.
D Hémangiome.
E Lipome.

Question 10

Vous décidez d'opérer ce patient. Vous réalisez donc une chirurgie d'exérèse associée à un curage ganglionnaire cervical.
À propos de la loge parotidienne, quelle(s) est (sont) la (les) proposition(s) exacte(s) ?

A La parotide émet un prolongement pharyngien en rapport avec la région paratonsillaire.
B La veine jugulaire externe naît dans la parotide.
C Le conduit excréteur de la parotide, ou canal de Wharton, naît au bord antérieur de la glande.
D Le conduit excréteur de la parotide s'ouvre en regard de la première ou de la deuxième molaire supérieure.
E Le nerf facial est situé à la face postéro-médiale de la glande parotide.

Question 11

Le patient doit bénéficier par la suite d'une radiothérapie sur le lit tumoral et sur la zone cervicale.
Quelle(s) est (sont) la (les) proposition(s) exacte(s) ?

A Avant la radiothérapie, un bilan et un traitement dentaires doivent être réalisés.
B Des gouttières fluorées doivent être réalisées et portées par le patient 10 minutes par jour.
C Les gouttières fluorées doivent être portées toute la vie après la radiothérapie.
D La radiothérapie peut être à l'origine d'une hyposialie et d'une mucite.
E Une surveillance de la TSH est nécessaire après radiothérapie cervicale.

Question 12

Votre patient vient vous revoir 1 an après la fin de tous les traitements. Il ne se plaint plus de douleur. Il se plaint au moment des repas d'une rougeur de la peau en regard de la zone d'intervention avec une sensation de chaleur et une sudation à ce niveau.
Vous suspectez :

A Une récidive cancéreuse.
B Un syndrome de Frey.
C Une lithiase dans le canal de Sténon.
D Un syndrome de Melkerson-Rosenthal.
E Un abcès parotidien.

Dossier progressif 11

« Une masse sous-mandibulaire d'évolution progressive »

Une patiente de 80 ans, diabétique sous insuline, consulte pour une tuméfaction infra-mandibulaire latérale droite de 25 mm de diamètre. Elle a remarqué cette masse il y a plus de 6 mois, mais elle était plus petite et peu douloureuse.

Question 1

La topographie lésionnelle fait évoquer une tuméfaction de la loge submandibulaire. Quelles sont les propositions exactes concernant l'anatomie de cette région ?

A La glande parotide est contenue dans la loge.
B La glande salivaire sublinguale est située en arrière de la glande salivaire submandibulaire.
C La glande salivaire submandibulaire est l'élément glandulaire principal de la loge.
D La glande salivaire submandibulaire est située au-dessus du muscle digastrique du cou.
E Le pédicule facial artérioveineux est un rapport latéral de cette loge.

Question 2

Concernant les données de la palpation de la région submandibulaire, quelle(s) est (sont) la (les) proposition(s) exacte(s) ?

A La région submandibulaire est située en avant de l'angle de la mandibule.
B La région submandibulaire se projette sur la face latérale de la mandibule.
C La région submandibulaire est en dessous de la branche horizontale de la mandibule.
D La région submandibulaire est explorée par une palpation bidigitale sous-mandibulaire et pelvibuccale.
E La région submandibulaire peut bénéficier d'une palpation bidigitale sous-mandibulaire et latérojugale.

Question 3

Concernant l'anatomie de la loge submandibulaire, quelle(s) est (sont) la (les) proposition(s) exacte(s) ?

A Le nerf lingual, branche collatérale du nerf mandibulaire, transite dans la loge submandibulaire.
B Le nerf hypoglosse, XIIe nerf crânien, chemine à la face profonde de la loge sus-mandibulaire.
C Le ganglion nerveux submandibulaire est à la face supérieure de la glande salivaire submandibulaire.
D Le conduit salivaire d'excrétion submandibulaire se draine dans la partie postérieure du plancher de la bouche.
E La branche labio-mentonnière du nerf facial chemine à la face médiale de la mandibule.

Question 4

L'examen clinique découvre chez cette patiente diabétique une asymétrie de la lèvre inférieure droite au sourire, une tuméfaction de 25 mm de diamètre, dure, de la loge sous-mandibulaire, mais aussi des petites masses centimétriques dures des régions latéro-mandibulaires, sous-mentale et sous-digastrique.

Quelle(s) est (sont) la (les) proposition(s) exacte(s) ?

A Vous évoquez une infection lithiasique probable de la glande salivaire submandibulaire.
B Vous évoquez un abcès d'origine dentaire sur une racine incluse probable.
C Une tumeur maligne de la glande salivaire submandibulaire est vraisemblable.
D Vous recherchez une lésion cutanée suspecte cervicofaciale à l'origine de ces masses.
E Vous pouvez évoquer une pathologie hématologique maligne chez cette patiente âgée.

Question 5

Quels sont les arguments cliniques qui peuvent être en faveur d'une tumeur maligne de la glande submandibulaire ?

A Le caractère dur à la palpation.
B La fluctuation de volume dans le temps.
C L'atteinte de la branche labio-mentonnière du nerf facial.
D Le caractère douloureux de la tuméfaction.
E La présence d'adénopathies cervicales satellites.

Question 6

Lors de l'examen clinique de la cavité buccale et du carrefour aérodigestif, vous découvrez une déviation franche à la protraction linguale, du pus à l'orifice du canal submandibulaire et un bombement pelvibuccal droit.

Quelle(s) est (sont) la (les) proposition(s) exacte(s) ?

A La pointe de la langue en protraction s'oriente vers la droite et fait évoquer une paralysie du nerf vague droit.
B La pointe de la langue en protraction s'oriente vers la droite et fait évoquer une paralysie du nerf hypoglosse gauche.
C La pointe de la langue en protraction s'oriente à droite et fait évoquer une paralysie du nerf hypoglosse droit.
D Aucune paralysie n'est à craindre ; la masse tumorale peut expliquer la déviation linguale.
E Le seul diagnostic à évoquer est une infection de la glande submandibulaire en raison du pus à l'orifice canalaire.

Question 7

Quels examens paracliniques pouvez-vous proposer ?

A Échographie cervicale avec ponction cytologique écho-guidée de la tuméfaction submandibulaire.
B NFS avec VS et glycémie en urgence.
C TDM.
D IRM.
E Biopsie de la tuméfaction submandibulaire sous anesthésie locale à visée histopathologique.

Question 8

L'imagerie cervicale objective une zone de rétention submandibulaire de 40 mm de diamètre, avec en son sein une image hétérogène à contour mal limité de 25 mm. La patiente est apyrétique avec une glycémie à 2 g/l et une VS élevée.

Quelle(s) est (sont) la (les) proposition(s) exacte(s) ?

A Le seul traitement chez cette patiente diabétique est une antibiothérapie probabiliste après prélèvement bactériologique à l'orifice canalaire.

B Une ponction évacuatrice de la zone de rétention avec bactériologie s'impose rapidement.

C Une cervicotomie sous-mandibulaire droite avec drainage de la rétention sous anesthésie générale est décidée en urgence.

D L'analyse de l'état général, la recherche des comorbidités associées et des traitements en cours s'imposent avant tout geste chirurgical local.

E Les caractéristiques de l'imagerie demandent formellement une analyse histopathologique.

Question 9

Si on évoque une tumeur maligne de la glande submandibulaire, quelles aires cervicales de drainage lymphatique doivent être explorées ?

A Les aires cervicales lymphatiques sous-mentales.

B Les aires cervicales lymphatiques sous-digastriques homolatérales.

C Les aires cervicales lymphatiques supra-omohyoïdiennnes homolatérales.

D Les aires cervicales lymphatiques sous-digastriques controlatérales.

E Les aires cervicales lymphatiques rétrojugulaires homolatérales.

Question 10

Si on évoque une tumeur maligne de la glande submandibulaire, quel bilan d'extension pouvez-vous proposer ?

A Une TDM cervicothoracique.

B Une IRM craniocervicale.

C Une scintigraphie au ^{18}FDG-TDM fusionnées (PET-scan).

D Une radiographie pulmonaire simple.

E Une scintigraphie osseuse.

Question 11

Le bilan d'extension est négatif ; les comorbidités de la patiente sont peu nombreuses en dehors du diabète. Une intervention chirurgicale est discutée. Quelle est-elle ?

A Une chirurgie sous anesthésie locale en raison de l'âge, avec biopsie de la glande submandibulaire.

B Une exérèse de la totalité de la glande submandibulaire sous anesthésie générale avec histopathologie extemporanée.

C L'exérèse de la glande doit être associée à un curage lymphatique cervical homolatéral des secteurs I, II et III, s'il s'agit d'une tumeur maligne.

D Une intervention chirurgicale n'est pas indiquée en raison de l'âge et du diabète.

E Une intervention chirurgicale n'est pas indiquée d'emblée et une surveillance clinique avec antibiothérapie est préférable. Un nouveau bilan pourrait être envisagé dans 1 mois.

Question 12

Lors de la chirurgie cervicale, l'examen histopathologique extemporané de la glande submandibulaire hésite entre adénocarcinome canalaire et carcinome adénoïde kystique. Que faire ?

A Il s'agit dans les deux cas de tumeurs à malignité atténuée. Le geste chirurgical doit se limiter à la glande salivaire.

B Il s'agit de tumeurs malignes au pronostic sévère.

C Le geste chirurgical doit être complet sur la loge submandibulaire et les aires lymphatiques cervicales homolatérales.

D Il faut interrompre le geste chirurgical en cours et attendre l'analyse histopathologique définitive du fait de l'incertitude.

E Il faut interrompre le geste chirurgical du fait de la gravité de l'histopathologie et du mauvais pronostic lésionnel.

Dossier progressif 12

« Douleur de l'hémiface droite »

Il s'agit d'un patient de 54 ans, originaire de Tunisie, présentant depuis plusieurs mois des douleurs hémifaciales. Il n'a pas d'antécédent particulier. Il travaille dans une usine de métallurgie.

Ses douleurs sont pluriquotidiennes, latéralisées à droite, au niveau de la lèvre supérieure, de l'aile narinaire et de la pommette, sous l'œil droit, sans baisse d'acuité visuelle ni trouble oculomoteur, mais avec une impression de poussière dans l'œil droit. La douleur survient brutalement et dure de longues minutes avant de diminuer. Il n'y a pas de facteur déclenchant mis en évidence à l'interrogatoire. En dehors des crises douloureuses, le patient présente une douleur lancinante continue de la même région.

Au moment de votre examen, le patient n'est pas en crise. L'examen clinique externe est rassurant. Il n'existe pas d'érythème ou d'œdème cutané ou ophtalmologique ; la palpation n'est pas douloureuse. L'examen neurologique est normal.

Question 1

Quelles sont vos hypothèses diagnostiques ?

A Sinusite maxillaire aiguë droite.

B Conjonctivite aiguë.

C Névralgie du trijumeau droite.

D Dacryocystite aiguë droite.

E Algie vasculaire de l'hémiface droite.

Question 2

Vous suspectez une névralgie essentielle du trijumeau droite.

Quels éléments vous font douter de ce diagnostic ?

A Fond douloureux permanent.

B Douleur brutale.

C Atteinte oculaire.

D Caractère unilatéral.

E Palpation non douloureuse.

Question 3

Quelles sont les caractéristiques sémiologiques typiques d'une névralgie du trijumeau ?

A Atteinte de plusieurs branches du nerf trijumeau.
B Présence d'une douleur en dehors des crises.
C Absence d'hypoesthésie intercurrente.
D Déclenchée à la palpation.
E Douleurs bilatérales.

Question 4

La névralgie du trijumeau ne paraît pas probable au vu de l'examen et vous pensez à une algie vasculaire de la face.

Quelle est la description typique ?

A Douleur rapidement forte, en 15 minutes.
B Douleur dans un territoire du nerf trijumeau.
C Douleur bilatérale.
D Phénomènes vasomoteurs associés.
E Examen neurologique normal en dehors de la crise.

Question 5

Aucune de ces étiologies n'est finalement retenue devant le tableau peu typique pour ces deux pathologies.

Quel(s) examen(s) de première intention réalisez-vous à visée diagnostique ?

A Électromyogramme.
B Nasofibroscopie.
C Scanner avec injection du massif facial.
D Échographie parotidienne.
E Fond d'œil.

Question 6

Vous avez, entre autres, réalisé un scanner du massif facial avec injection. Voici le résultat (figure 29).

Quelle(s) est (sont) la (les) proposition(s) exacte(s) ?

A Coupe coronale.
B « 1 » : Sinus sphénoïdal.
C « 2 » : Rhinopharynx.
D « 3 » : Ptérygoïdien médial.
E « 4 » : Clivus.

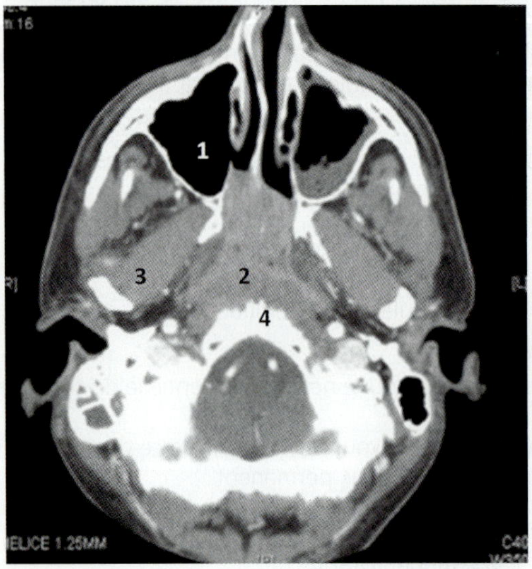

Figure 29.

Question 7

Il existe une hypertrophie tissulaire du rhinopharynx.

Quelles sont les étiologies possibles face à cette entité ?

A Végétations adénoïdes hypertrophiques.
B Cancer du rhinopharynx.
C Cancer de l'ethmoïde.
D Lymphome.
E Abcès du cavum.

Question 8

Au vu du scanner, vous suspectez une lésion tumorale du rhinopharynx.

Par argument de fréquence, quel est le type histopathologique de tumeur le plus probable ?

A Adénocarcinome.
B Carcinome épidermoïde.
C Carcinome adénoïde kystique.
D Neuroblastome.
E Carcinome indifférencié (de type nasopharyngé).

Question 9

Quel(s) examen(s) réalisez-vous afin de contribuer au diagnostic et préciser l'extension locale de la maladie ?

A Échographie ganglionnaire.
B Biopsie.
C IRM.
D Marqueur tumoral CA 19.9.
E Sérologie VIH.

Question 10

La biopsie confirme qu'il s'agit bien d'un carcinome indifférencié du nasopharynx.

Quel(s) examen(s) font partie du bilan d'extension ?

A Scanner cervico-thoracique injecté.
B Scanner cervico-thoracique non injecté.
C Scintigraphie au MIBI.
D PET-scan.
E Panendoscopie des voies aérodigestives supérieures.

Question 11

Le bilan d'extension est négatif.

Quelle va être la prise en charge thérapeutique ?

A Radiothérapie du rhinopharynx (avec chimiothérapie concomitante).
B Radiothérapie des aires ganglionnaires (avec chimiothérapie concomitante).
C Curiethérapie.
D Chimiothérapie seule.
E Rhinopharyngectomie élargie.

Question 12

Le patient a bénéficié d'une radiochimiothérapie.

Quels examens font partie de la surveillance dans les suites de ce traitement ?

A TDM injectée du massif facial et de la base du crâne.
B Nasofibroscopie.
C IRM injectée du massif facial et de la base du crâne.
D Scintigraphie au MIBI.
E Panendoscopie des voies aérodigestives supérieures.

Question 13
Le patient décrit au cours de la surveillance une hypoacousie bilatérale.
Quelles sont vos hypothèses diagnostiques, avant même d'avoir examiné le patient ?
A Toxicité des produits de chimiothérapie.
B Presbyacousie débutante.
C Otite séromuqueuse.
D Cholestéatome.
E Cancer de l'oreille moyenne.

Question 14
Vous suspectez une otite séromuqueuse.
Quels examens réalisez-vous pour confirmer votre hypothèse diagnostique et évaluer l'importance du retentissement auditif ?
A Scanner des rochers.
B Otoscopie.
C Acoumétrie.
D Audiométrie tonale.
E Potentiels évoqués auditifs.

Question 15
L'audiogramme réalisé montre ce résultat (figure 30) (une seule oreille représentée, audiogramme controlatéral semblable).
Quelle(s) est (sont) la (les) proposition(s) exacte(s) ?
A Surdité de perception.
B Surdité de transmission.
C Cophose.
D Compatible avec le diagnostic d'otite séromuqueuse.
E Infirme le diagnostic d'otite séromuqueuse.

Dossier progressif 13

« Un sacré mal de crâne »
Il s'agit d'une femme de 40 ans consultant pour céphalées chroniques. Elle est secrétaire médicale et a pour antécédent un asthme léger, documenté mais non traité. Elle vous décrit son travail comme stressant. Ses premières céphalées remontent à l'âge de 10 ans et survenaient une fois tous les 3 ou 4 mois de façon irrégulière mais, depuis 2 ans, elle présente des céphalées récurrentes, survenant au moins une fois par mois, parfois l'handicapant pendant 2 jours. Les douleurs concernent la région frontotemporale droite, sont pulsatiles et plus intenses lorsqu'elle est au travail et que ses collègues parlent à côté d'elle, à tel point qu'elle s'isole dans une pièce sombre pour se reposer, ce qui diminue ses céphalées. Elle vous décrit un flou visuel global survenant après qu'elle s'allonge pour faire passer sa crise, au moment où elle se relève. Parfois, elle prend un paracétamol, ce qui ne la soulage que partiellement.

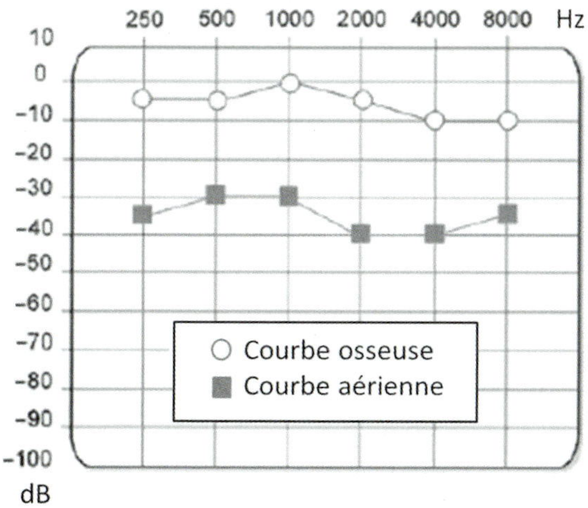

Figure 30.

Question 1
Quels diagnostics possibles évoquez-vous au vu de l'observation ?
A Céphalées de tension.
B Céphalées psychosomatiques.
C Migraine sans aura.
D Migraine avec aura.
E Sinusite maxillaire droite chronique.

Question 2
Quels éléments de l'observation vont vous orienter vers le diagnostic de migraine ?
A Âge.
B Photo-phonophobie.
C Absence de nausées/vomissement.
D Durée.
E Localisation.

Question 3
Quelles parties de votre examen clinique allez-vous approfondir afin d'étayer votre diagnostic de migraine, en éliminant d'éventuels diagnostics différentiels ?
A Examen ophtalmologique.
B Examen neurologique.
C Examen ORL.
D Examen cardiovasculaire.
E Examen abdominal.

Question 4
L'examen clinique est rassurant.
Quel examen complémentaire allez-vous demander pour confirmer l'origine migraineuse et éliminer des diagnostics différentiels ?
A Scanner cérébral.
B IRM cérébrale.
C Scanner des sinus.
D TEP-TDM.
E Aucun.

Question 5
Quelles sont les options thérapeutiques possibles ?
A Corticoïdes (voie générale).
B Anti-inflammatoires non stéroïdiens.
C Triptans.
D Bêtabloquants.
E Thermocoagulation du ganglion de Gasser.

Question 6

La patiente est ravie par les anti-inflammatoires non stéroïdiens que vous lui avez prescrits et en prend régulièrement à chaque crise, ce qui la soulage grandement.

À quels effets indésirables allez-vous faire attention au cours du suivi ?

A Ostéoporose.
B Lésions cutanéo-muqueuses.
C Épigastralgies.
D Hypertension artérielle.
E Troubles psychiatriques.

Question 7

La patiente revient quelques mois plus tard avec une céphalée présente depuis 4 jours. Elle a pris ses anti-inflammatoires non stéroïdiens comme vous le lui aviez conseillé, mais le traitement n'a pas le même effet qu'habituellement. De même, cet épisode est différent de ses crises habituelles, car la patiente décrit des douleurs rétro-orbitaires bilatérales, plus postérieures. Par ailleurs, elle se sent également fébrile et la température que vous prenez lors de votre examen clinique est à 38,1 °C. Le reste de l'examen est normal.

Quels éléments vous inquiètent quant au diagnostic de migraine, chez cette patiente en particulier ?

A Durée.
B Absence d'aura accompagnatrice.
C Douleurs bilatérales.
D Douleur rétro-orbitaire.
E Fièvre.

Question 8

Vous avez demandé, entre autres, un scanner. Voici le résultat (figure 31).

Quelle(s) est (sont) la (les) proposition(s) exacte(s) ?

A Sinusite maxillaire gauche.
B Sinusite ethmoïdale gauche.
C Sinusite sphénoïdale gauche.
D « 1 » : Os sphénoïde.
E « 2 » : Os sphénoïde.

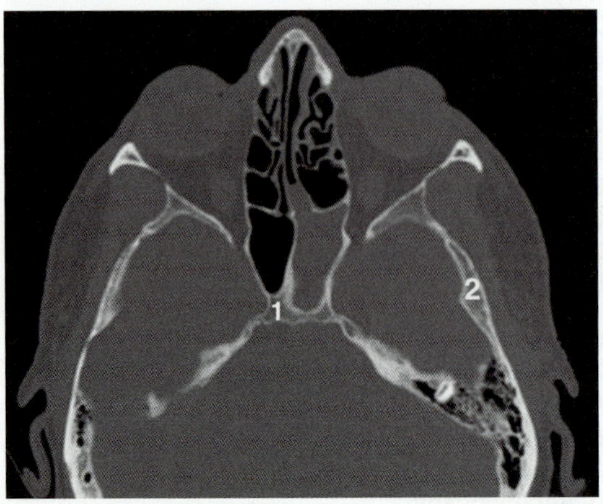

Figure 31.

Question 9

Quelle va être la prise en charge thérapeutique immédiate de cette sinusite sphénoïdale gauche aiguë non compliquée ?

A Débuter un traitement antibiotique à large spectre.
B Poursuivre la prise d'anti-inflammatoires à visée antalgique.
C Associer un traitement local (lavages de nez, vasoconstricteurs).
D Réaliser un drainage chirurgical du sphénoïde (sphénoïdotomie).
E Réaliser un prélèvement bactériologique et attendre avant de traiter.

Question 10

La patiente revient vous voir en urgence 2 jours plus tard. Elle est extrêmement douloureuse. Elle a bien pris son traitement antibiotique, mais n'a pas arrêté les anti-inflammatoires comme prescrit. Il y a clairement une altération de l'état général avec une asthénie très marquée, une odynophagie et une dyspnée plutôt inspiratoire. La température est à 38,7 °C. L'examen clinique retrouve un érythème et un œdème orbitaire bilatéral, avec un chémosis bilatéral, un œdème rétropharyngé à l'examen endobuccal, une ophtalmoplégie unilatérale gauche.

Quels examens demandez-vous immédiatement à visée diagnostique ?

A Nasofibroscopie.
B Scanner rhinosinusien et cérébral injecté.
C Scanner non injecté.
D Fond d'œil.
E Épreuve fonctionnelle respiratoire.

Question 11

Quelles sont vos hypothèses diagnostiques ?

A Kératite aiguë compliquée d'une endophtalmie.
B Sinusite sphénoïdale compliquée d'un abcès/cellulite cervicale.
C Uvéite compliquée d'une cellulite orbitaire.
D Sinusite sphénoïdale compliquée d'une thrombose veineuse.
E Sinusite sphénoïdale compliquée d'une décompensation asthmatique.

Question 12

Le scanner retrouve une sinusite sphénoïdale gauche, compliquée d'une thrombose du sinus caverneux gauche, associée à un œdème rétropharyngé descendant jusqu'au larynx, lui-même œdématié, ce qui réduit de plus de moitié le calibre de la filière respiratoire.

Quelle va être votre prise en charge thérapeutique ?

A Sécuriser les voies aériennes avant toute prise en charge.
B Sécuriser les voies aériennes après traitement étiologique.
C Revasculariser le sinus caverneux gauche (thrombectomie).
D Réaliser un drainage du sinus sphénoïde gauche (sphénoïdotomie).
E Arrêter les anti-inflammatoires non stéroïdiens.

Question 13

Vous avez réalisé une sphénoïdotomie gauche et poursuivi un traitement antibiotique secondairement adapté. La patiente est restée intubée pendant 3 jours avant d'être extubée.

Nous sommes au 4e jour après la chirurgie. Il persiste une douleur qui est moins intense qu'avant le traitement chirurgical. Cependant, elle présente depuis la chirurgie une épistaxis modérée sans déglobulisation, des céphalées matinales avec des nausées et des vomissements, ainsi que des troubles de déglutition avec des fausses routes aux liquides. Elle se plaint également d'une légère baisse de l'acuité visuelle, se surajoutant à la diplopie préexistante.

Quels arguments vous orientent vers une évolution défavorable ?

A Épistaxis.
B Céphalées.
C Troubles de déglutition.
D Baisse d'acuité visuelle.
E Douleur lancinante.

Question 14

Quel(s) examen(s) faites-vous dans la journée pour étayer votre hypothèse diagnostique et pour repérer d'éventuelles complications ?

A Examen ophtalmologique avec fond d'œil.
B IRM avec injection de gadolinium.
C Électromyogramme laryngé.
D Test de déglutition orthophonique.
E Rhino-manométrie.

Question 15

Vous avez demandé une IRM (figure 32).

Au vu des résultats de cet examen et de l'observation précédemment décrite, quelle est votre principale hypothèse diagnostique ?

A Accident vasculaire cérébral ischémique.
B Hémorragie méningée.
C Thrombose du sinus pétreux supérieur gauche.
D Anévrysme pontocérébelleux rompu.
E Neurinome du nerf acoustique gauche.

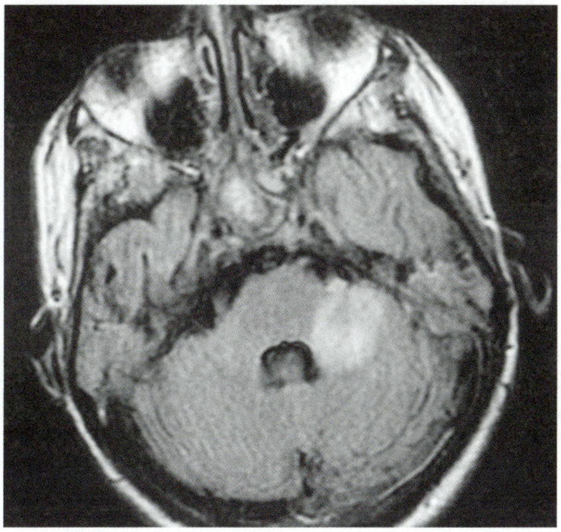

Figure 32.

Dossier progressif 14

« Une otalgie inhabituelle »

Il s'agit d'un patient de 50 ans, artisan, qui présente une otalgie gauche associée à des céphalées hémicrâniennes gauches depuis 4 jours. Dans ses antécédents, on note une hypertension artérielle traitée, un diabète de type 2, traité par metformine, Diamicron® et des règles hygiéno-diététiques, une chirurgie de l'oreille moyenne gauche dans l'enfance avec mastoïdectomie pour une otite chronique cholestéatomateuse, et un accident de la voie publique quand il avait 15 ans ayant eu pour conséquence une fracture du zygoma gauche qui n'avait pas été opérée. Il présente également un asthme qui nécessite une corticothérapie orale au long cours depuis 7 mois, que son médecin traitant a arrêté, lorsqu'il l'a vu au début de cet épisode.

L'interrogatoire retrouve une otalgie gauche brutale il y a 4 jours, avec une céphalée permanente survenue dès le lendemain, sans nausées ni vomissement. Il n'y a pas de photophobie ni de phonophobie. Il vous décrit des céphalées depuis quelques années, toujours du côté gauche, durant 2 jours et cédant grâce à des antalgiques simples, mais qui ne sont pas très fréquentes, à raison de trois ou quatre par an. Cependant, la crise actuelle est différente de ces crises : elle est plus intense et pulsatile.

Question 1

Quels éléments de l'observation ne sont pas en faveur d'une origine migraineuse pour cet épisode ?

A Antécédent de céphalées.
B Otalgie.
C Latéralisation du côté gauche.
D Caractère pulsatile.
E Durée de la céphalée actuelle.

Question 2

Que réalisez-vous lors de votre examen clinique pour parvenir au diagnostic ?

A Examen des tympans.
B Examen endobuccal.
C Prise des constantes (température, pression artérielle).
D Examen abdominal.
E Examen ophtalmologique.

Question 3

L'examen retrouve une fièvre à 38,1 °C, un tympan gauche érythémateux et bombant. Le patient est extrêmement douloureux et cote son EVA à 9/10.

Quelle va être votre prise en charge thérapeutique de cette otite moyenne aiguë hyperalgique ?

A Antibiothérapie générale.
B Antibiothérapie locale.
C Antalgiques de différents paliers.
D Anti-inflammatoires non stéroïdiens.
E Paracentèse.

Question 4

Le patient revient en urgence 2 jours plus tard. Il a parfaitement pris la pristinamycine que vous lui aviez prescrite. La température est à 38,3 °C. La pression artérielle à 84/42 mm Hg. L'otalgie a disparu depuis la paracentèse que vous aviez faite il y a 2 jours. Cependant les céphalées se sont majorées et sont apparues des douleurs abdominales. Le tympan gauche est érythémateux, non bombant. L'examen abdominal est rassurant.

Que faites-vous dans un premier temps ?

A Vous récupérez les résultats bactériologiques de la paracentèse.
B Vous réalisez une nouvelle paracentèse.
C Vous réalisez un examen neurologique.
D Vous réalisez un scanner abdominal.
E Vous réalisez un scanner cérébral.

Question 5

À quoi peuvent être liées les douleurs abdominales de ce patient ?

A À l'otite moyenne aiguë.
B À un sepsis sévère.
C Au traitement antibiotique.
D Au diabète de type 2.
E À une insuffisance surrénale aiguë.

Question 6

Les résultats de la paracentèse sont en faveur d'un *Haemophilus influenzae*.

Lors de votre examen, vous trouvez que le patient est confus, fébrile, et qu'il existe une raideur douloureuse du rachis cervical.

Quelles sont vos hypothèses quant à ces éléments ?

A Mastoïdite.
B Empyème.
C Méningite.
D Spondylodiscite.
E Hémorragie méningée.

Question 7

Quels examens complémentaires allez-vous demander en urgence, sans qu'aucun ne retarde les autres ?

A Bilan biologique.
B Scanner du rachis cervical.
C IRM cérébrale avec injection.
D Ponction lombaire.
E Scanner cérébral.

Question 8

La ponction lombaire est en faveur d'une méningite infectieuse d'allure bactérienne.

Quels sont les éléments qui vous permettent d'affirmer cela ?

A Hyperglycorachie.
B Hypoglycorachie.
C Hyperprotéinorachie.
D Hypoprotéinorachie.
E Présence de leucocytes.

Question 9

Voici deux coupes au même niveau du scanner que vous avez fait réaliser (figure 33).

Quelle(s) est (sont) la (les) proposition(s) exacte(s) ?

A Des signes radiologiques de méningite sont visibles.
B La méningite est secondaire à l'otite.
C Les images présentées sont des coupes axiales.

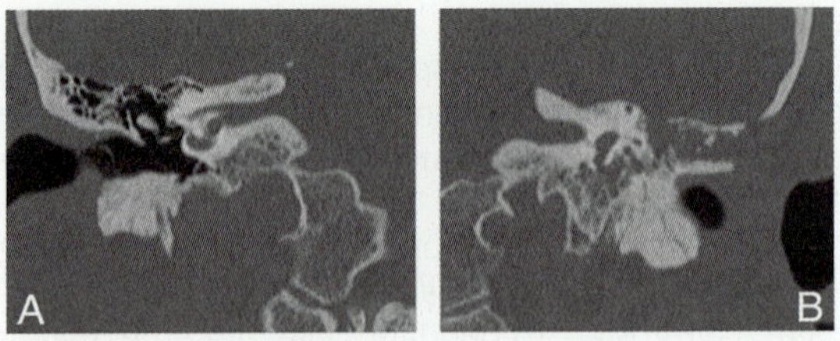

Figure 33.
A. Rocher droit. **B.** Rocher gauche.

D Les images présentées sont des coupes coronales.
E Les images présentées sont des coupes sagittales.

Question 10

Vous avez brillamment vu la brèche ostéoméningée du rocher gauche de ce patient.

À quoi cette brèche peut-elle être liée ?

A Séquellaire d'une otite chronique de l'enfance.
B Secondaire à l'épisode d'otite actuel.
C Liée à l'inflammation méningée.
D Liée à la chirurgie qu'il a eu dans l'enfance.
E Liée à l'ostéopénie diabétique.

Question 11

Comment allez-vous traiter cette méningite dans un premier temps ?

A Antibiothérapie à dose standard.
B Antibiothérapie à dose méningée.
C Chirurgie (fermeture de brèche ostéoméningée).
D Antalgiques antipyrétiques.
E Antalgiques non antipyrétiques.

Question 12

L'évolution est favorable grâce à votre traitement initial.

Qu'allez-vous faire secondairement à ce patient, une fois le traitement de la méningite terminé ?

A Antibioprophylaxie chronique.
B Vaccination antipneumococcique.
C Chirurgie (fermeture de brèche ostéoméningée).
D Ponction lombaire de contrôle.
E Scanner de contrôle.

Question 13

Le patient a été opéré ; l'intervention a été un succès et sa brèche est maintenant fermée.

Trois ans plus tard, le patient revient vous voir pour des céphalées avec une douleur faciale intense depuis 2 mois, survenant par salves plusieurs fois par jour, une rhinorrhée gauche. La douleur est mobile, commençant par l'aile narinaire gauche et s'étendant autour de l'œil, touchant la tempe gauche, puis chauffant la joue, la partie antérieure de l'oreille gauche et la lèvre supérieure gauche. L'examen clinique est normal.

Quelle est votre hypothèse diagnostique ? Prescrivez-vous un examen complémentaire pour l'étayer ?

A Névralgie du trijumeau.
B Algie vasculaire de la face.
C Nouvel épisode de méningite.
D Vous prescrivez un examen complémentaire.
E Vous ne faites pas d'examen complémentaire.

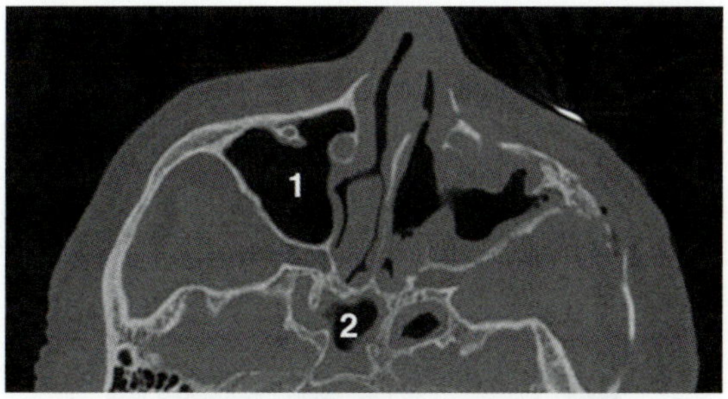

Figure 34.

Question 14

Le patient vous précise que, depuis plus d'un an, son diabète est difficile à équilibrer du fait de sa corticothérapie pour l'asthme et qu'il est souvent en hyperglycémie, mais que les endocrinologues sont en train d'essayer d'améliorer la situation. Il vous décrit que ses douleurs étaient initialement entrecoupées d'intervalles libres non douloureux mais que, depuis 15 jours, il existe une douleur continue avec des paresthésies du territoire du V2 gauche.

Quel(s) examen(s) réalisez-vous à la lumière de ces nouveaux éléments ?

A Nasofibroscopie.
B Électromyogramme.
C Scanner de la face.
D Fond d'œil.
E Aucun examen n'est nécessaire.

Question 15

Le patient a fait son scanner (figure 34).

Quelle(s) est (sont) la (les) proposition(s) exacte(s) ?

A Atteinte osseuse séquellaire de la fracture du zygoma à 15 ans.
B Atteinte osseuse liée à l'ostéopénie diabétique.
C Atteinte osseuse liée à une sinusite compliquée.
D « 1 » : Sinus maxillaire.
E « 2 » : Sinus sphénoïde.

Dossier progressif 15

« Algie de la face »

Vous voyez en consultation un homme de 24 ans, sans emploi, qui se plaint de céphalées. Il n'a pas d'antécédents hormis un tabagisme actif à 4 paquets-années.

Question 1

Concernant les céphalées primaires, quelle(s) est (sont) la (les) proposition(s) exacte(s) ?

A Elles ne sont jamais associées à une lésion vasculaire.
B Elles s'accompagnent d'aura dans 50 % des cas.
C Les algies vasculaires de la face en font partie.
D Les névralgies essentielles du trijumeau en font partie.
E Elles sont parfois révélées par des infections sinusiennes.

Question 2

Votre patient se plaint de douleurs intermittentes très intenses au niveau de la face et cédant spontanément au bout de quelques dizaines de minutes. Elles sont localisées systématiquement du côté droit.

Parmi les propositions suivantes, quelle(s) étiologie(s) peu(ven)t être responsable(s) d'algies faciales unilatérales récidivantes ?

A Sinusite sphénoïdale unilatérale.
B Conflit neuromusculaire au niveau du conduit auditif interne.
C Dysfonction de l'appareil manducateur.
D Kyste simple isolé du bas-fond du sinus maxillaire.
E Granulome apical de la dent 25.

Question 3

Votre interrogatoire vous apprend que ces douleurs sont initialement temporales droites, puis s'étendent en quelques minutes en péri-orbitaire droit lors des crises. Il existe un larmoiement et une obstruction nasale homolatéraux concomitants.

Concernant les algies vasculaires de la face, quelle(s) est (sont) la (les) proposition(s) exacte(s) ?

A Le nombre de crises entre dans les critères diagnostiques.
B Ce sont des douleurs unilatérales intenses provoquées par la stimulation d'une zone gâchette.
C La céphalée s'accompagne généralement de douleur et de larmoiement homolatéraux.
D La fréquence des crises est généralement hebdomadaire.
E Le tabagisme actif est un facteur aggravant.

Question 4

Vous suspectez à juste titre une algie vasculaire de la face du côté droit.

Parmi les propositions suivantes, quelle(s) est (sont) celle(s) qui se rapporte(nt) à l'évolution habituelle de cette pathologie ?

A Examen clinique normal entre les crises.
B Crises pluriquotidiennes souvent à horaire fixe.
C Systématisation progressive au territoire sensitif de la branche V1.
D Durée des périodes de crises de 2 à 8 semaines suivie de longues périodes de rémission.
E Épistaxis récidivante suite à la congestion nasale.

Question 5

Quels sont les moyens thérapeutiques à proposer en phase aiguë de l'algie vasculaire de la face ?

Question 6

Quelle est la voie d'administration préférentielle des triptans pour le traitement de la crise ?

Question 7

Votre patient présente donc trois crises par jour, survenant à heure fixe depuis 5 semaines. Le traitement instauré de la crise est efficace.

Quelle(s) autre(s) mesure(s) spécifique(s) à cette pathologie avez-vous prise(s) avec votre patient ?

A Bilan hépatique avant prescription de triptans.
B Électrocardiogramme avant prescription de triptans.
C Arrêt du tabac.
D Arrêt de la consommation d'alcool.
E Prescription d'un antidépresseur.

Question 8

Vous perdez de vue votre patient pendant une vingtaine d'années.

Il vient vous revoir à l'âge de 50 ans, à nouveau pour céphalées faciales droites évoluant depuis plusieurs mois. Conformément à vos recommandations, il ne consomme plus de tabac ni d'alcool. Les douleurs, toujours péri-orbitaires droites, sont moins intenses que précédemment et il existe un fond douloureux permanent. L'obstruction nasale droite est majorée et permanente, associée à quelques épisodes de saignement spontanément résolutifs. Le patient présente une diplopie dans le regard latéral.

Quelle(s) est (sont) votre (vos) hypothèse(s) diagnostique(s) ?

- **A** Évolution des algies vasculaires de la face sous un mode chronique.
- **B** Fibrome nasopharyngien.
- **C** Tumeur de la fosse nasale droite.
- **D** Hypertrophie des végétations adénoïdes à droite.
- **E** Tumeur du cavum.

Question 9

L'examen endonasal retrouve une masse bourgeonnante et légèrement hémorragique de la fosse nasale droite semblant provenir de sa partie supérieure et obstruant partiellement le couloir aérien du même côté. La palpation cervicale est sans particularités.

Quel bilan complémentaire prescrivez-vous ?

- **A** TDM injectée du massif facial.
- **B** EEG.
- **C** IRM injectée du massif facial.
- **D** Test de Hess-Lancaster.
- **E** Bilan hépatique.

Question 10

L'examen anatomopathologique d'une biopsie réalisée en consultation retrouve un adénocarcinome. Quel élément non mentionné du mode de vie aurait pu vous orienter vers cette pathologie ?

Question 11

À propos du traitement de l'adénocarcinome de l'ethmoïde, quelle(s) est (sont) la (les) proposition(s) exacte(s) ?

- **A** Le traitement est préférentiellement chirurgical.
- **B** C'est une tumeur très chimiosensible.
- **C** Le cas échéant, une demande de reconnaissance en pathologie professionnelle peut être effectuée.
- **D** La chirurgie est contre-indiquée en cas d'extension à l'apex orbitaire et au sinus caverneux.
- **E** La radiothérapie peut être utilisée en complément d'un geste chirurgical.

Dossier progressif 16

« Une asymétrie du visage »

Vous recevez en consultation à votre cabinet Monsieur D., 69 ans, qui consulte pour l'apparition d'une déformation de son visage.

Question 1

Voici une photographie du patient à qui vous demandez de fermer les yeux (figure 35).

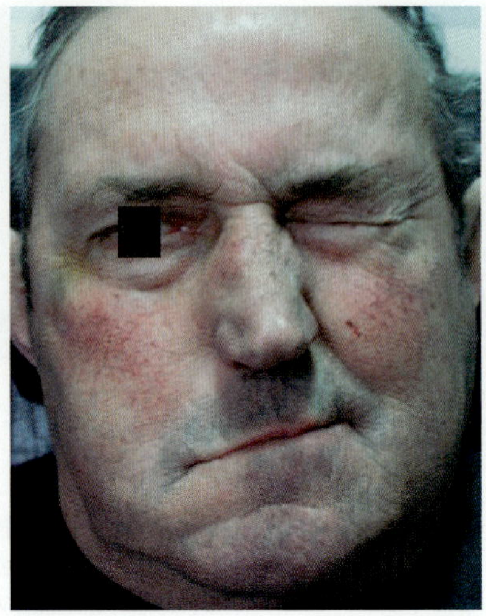

Figure 35.

Quels sont les éléments sémiologiques que vous pouvez relever ?

- **A** Chute de la commissure labiale droite.
- **B** Spasme du muscle zygomatique gauche.
- **C** Signe de Charles Bell droit.
- **D** Effacement du sillon nasogénien gauche.
- **E** Effacement du sillon nasogénien droit.

Question 2

Que vous évoque cette présentation clinique ?

- **A** Paralysie faciale centrale gauche.
- **B** Paralysie faciale centrale droite.
- **C** Paralysie faciale périphérique gauche.
- **D** Paralysie faciale périphérique droite.
- **E** Spasme de l'hémiface gauche.

Question 3

Il s'agit d'une paralysie faciale droite périphérique. Quels éléments de l'interrogatoire vous orienteraient vers une origine tumorale ?

- **A** Antécédent de tumeur maligne métastatique.
- **B** Installation progressive de la paralysie faciale.
- **C** Altération de l'état général.
- **D** Installation brutale de la paralysie faciale.
- **E** Association à d'autres déficits neurologiques.

Question 4

Ce patient vous explique qu'il n'a pas d'antécédent néoplasique. Sa paralysie faciale est apparue brutalement au réveil ce matin. Il ne se plaint de rien d'autre. L'examen neurologique complet est sans particularité par ailleurs. Voici l'aspect de son tympan droit (figure 36).

Quel(s) diagnostic(s) pouvez-vous éliminer grâce à l'otoscopie ?

- **A** Otite moyenne aiguë droite.
- **B** Paralysie faciale *a frigore* droite.
- **C** Neurinome du nerf facial dans l'angle pontocérébelleux droit.
- **D** Cholestéatome droit.
- **E** Métastase du conduit auditif interne droit.

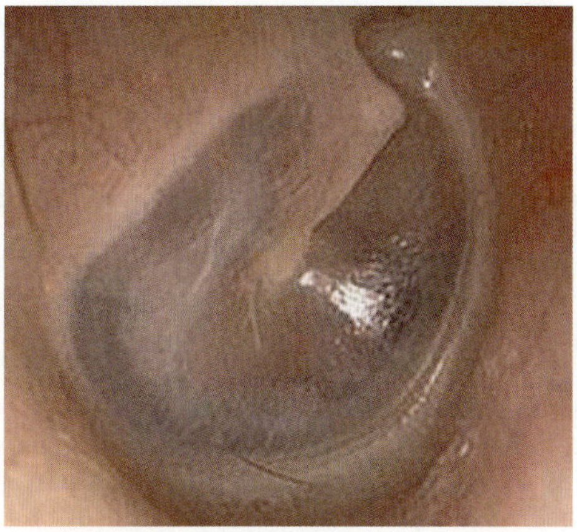

Figure 36.

Question 5

L'otoscopie vous a permis d'éliminer le cholestéatome droit et l'otite moyenne aiguë droite comme étiologie. Devant cette paralysie faciale périphérique droite isolée d'apparition brutale en dehors de tout contexte néoplasique, quel diagnostic évoquez-vous par ordre de fréquence ?

A Tumeur maligne du rocher droit.
B Paralysie faciale *a frigore*.
C Neurinome du nerf facial droit dans l'angle pontocérébelleux.
D Neurinome du nerf facial droit dans sa première portion.
E Métastase du conduit auditif interne droit.

Question 6

Le diagnostic le plus probable est celui d'une paralysie faciale *a frigore* droite. Quels éléments vous permettent de conforter cette hypothèse diagnostique ?

A Réalisation systématique d'une IRM des rochers et angles pontocérébelleux d'emblée.
B Réalisation systématique d'une TDM des rochers d'emblée.
C Présence d'une paralysie faciale incomplète.
D Récupération rapide de la paralysie faciale.
E Atteinte des trois portions du nerf facial sur les tests de localisation.

Question 7

Quel(s) test(s) paraclinique(s) parmi les suivants permet(tent) de localiser l'atteinte nerveuse le long des trois portions du nerf facial ?

A Recherche du réflexe stapédien.
B Électrogustométrie.
C Test de Schirmer.
D Électroneuronographie.
E Test de Weber.

Question 8

Les résultats des tests de localisation vous confirment une atteinte du nerf dans ses trois portions. Vous posez donc le diagnostic de paralysie faciale *a frigore*. Aucun examen complémentaire n'est nécessaire en première intention. Vous prescrivez au patient une rééducation faciale par un kinésithérapeute, une corticothérapie à forte dose, un traitement antiviral et des mesures de protection oculaire.

Quelles sont les complications potentielles de cette corticothérapie ?

A Hypertension artérielle.
B Rétention hydrosodée.
C Hyperkaliémie.
D Somnolence.
E Déséquilibre d'un diabète préexistant.

Question 9

Le patient revient vous voir au bout de 2 mois avec une récupération quasi complète de sa paralysie faciale. Néanmoins, il vous explique que depuis 2 semaines sont apparus une hypoacousie droite et des vertiges rotatoires. Vous réalisez ensuite un examen neurologique et vestibulaire qui retrouve : une déviation segmentaire droite à l'épreuve des index, une marche en étoile déviée à droite et un nystagmus horizonto-rotatoire gauche. L'épreuve doigt-nez ne retrouve pas de dysmétrie.

Quel syndrome évoquez-vous ?

A Syndrome cérébelleux statique.
B Syndrome vestibulaire central.
C Syndrome vestibulaire périphérique.
D Syndrome alterne du tronc cérébral.
E Syndrome cérébelleux dynamique.

Question 10

Devant l'hypoacousie décrite par le patient, vous complétez l'examen clinique.

Parmi les examens suivants, lequel(s) peu(ven)t vous aider à déterminer le type de sa surdité ?

A Examen tomodensitométrique des rochers.
B Audiométrie tonale.
C IRM des conduits auditifs internes.
D Épreuve de Weber.
E Épreuve de Rinne.

Question 11

Vous avez réalisé parmi d'autres examens une épreuve de Weber au diapason devant l'hypoacousie droite relatée par le patient. Il vous dit que le son est mieux perçu à gauche.

Quelle(s) conclusion(s) en tirez-vous ?

A Cela vous oriente vers une surdité de perception droite.
B Cela vous oriente vers une surdité de perception gauche.
C Cela vous oriente vers une surdité de transmission droite.
D Cela vous oriente vers une surdité de transmission gauche.
E Cela n'est pas suffisant pour vous apporter une orientation sur la nature et le côté de sa surdité.

Question 12

Voici l'audiométrie tonale de l'oreille droite de ce patient (figure 37).

De quel type de surdité souffre-t-il ?

A Surdité de perception sur les fréquences aiguës.
B Surdité mixte.

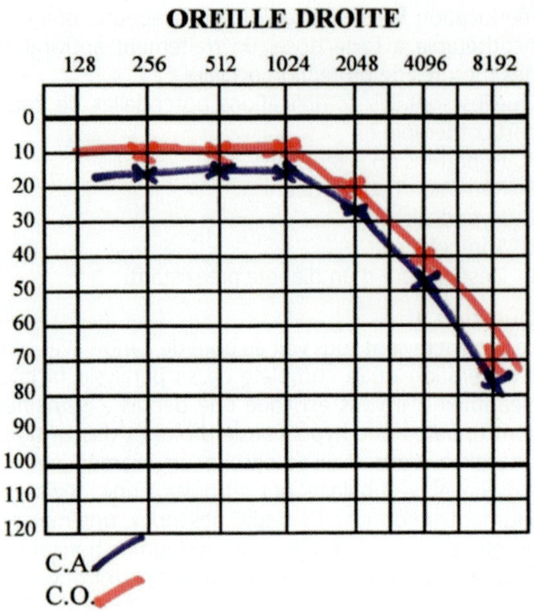

Figure 37.

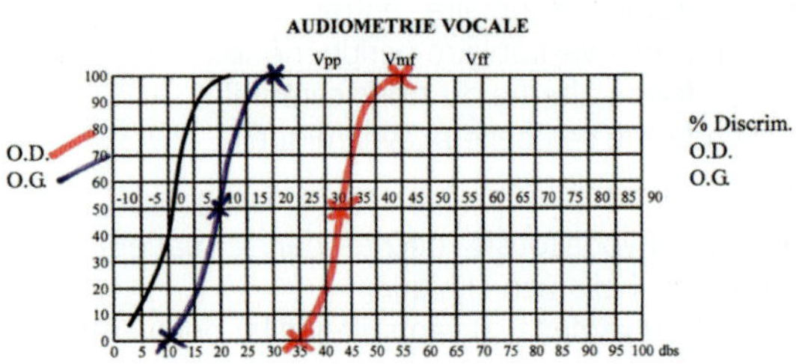

Figure 38.

C Surdité de transmission sur les fréquences graves.
D Surdité de transmission sur toutes les fréquences.
E Surdité de perception sur les fréquences graves.

Question 13

Voici les résultats de l'audiométrie vocale du patient (figure 38).
Quelle est la perte auditive moyenne de son oreille droite ?

A 20 dB.
B 30 dB.
C 40 dB.
D 50 dB.
E 60 dB.

Question 14

Le patient présente donc une paralysie faciale droite résiduelle, une surdité de perception droite et un syndrome vestibulaire droit.
Vous suspectez une tumeur de l'angle pontocérébelleux ou du conduit auditif interne droit. Comment pouvez-vous le confirmer ?

A Scanner des rochers sans injections en coupes osseuses.
B Scanner des rochers et des angles pontocérebelleux avec injection.
C IRM des conduits auditifs internes avec injection de gadolinium, avec séquences T1 et T2.
D IRM des rochers en séquences de diffusion.
E Aucun examen d'imagerie ne permettra de confirmer la présence d'une tumeur de l'angle pontocérebelleux, seule l'exploration chirurgicale peut en faire la preuve.

Dossier progressif 17

« Vertiges brefs chez un adulte »

Madame X. T., âgée de 60 ans, se plaint de vertiges depuis 2 mois. Il s'agit de vertiges rotatoires brefs déclenchés lorsqu'elle range ses paniers sur une étagère haute. Elle se plaint également de vertiges en tournant dans le lit. Dans ses antécédents, on note une chirurgie d'otospongiose de l'oreille gauche.

Question 1

Quel diagnostic évoquez-vous ?

Question 2

Quel examen clinique permet d'affirmer le diagnostic ?

Question 3

Quelle structure anatomique est le plus souvent concernée dans ce type de vertige ?

Question 4

Dans sa forme typique et isolée, quel(s) examen(s) complémentaire(s) doit-on réaliser ?

A IRM avec injection.
B Épreuves caloriques.
C Potentiels évoqués otolithiques.
D Verticale visuelle subjective.
E Aucun.

Question 5

Comment traite-t-on le vertige positionnel paroxystique bénin ?

A Repos au lit.
B Manœuvres de repositionnement.
C Bétahistine.
D Collier en mousse.
E Benzodiazépines.

Question 6

La vidéonystagmoscopie met en évidence un nystagmus spontané droit horizonto-rotatoire de degré I. La manœuvre de Fukuda montre une déviation vers la gauche de 70°. Que suggèrent ces deux signes ?

Question 7

En cas de déficit vestibulaire gauche, quelle(s) est (sont) la (les) proposition(s) exacte(s) ?

A L'épreuve calorique montre une hyporéflexie gauche.
B Les potentiels otolithiques peuvent être absents.
C La verticale visuelle subjective est déviée à droite.
D Le test d'impulsion de la tête couplé à la vidéo (VHIT) montre des saccades de rattrapage à droite.
E La manœuvre de secouage de la tête déclenche des saccades à droite.

Question 8
Un déficit vestibulaire gauche s'est progressivement installé chez la patiente et l'audiométrie montre une surdité de perception bilatérale prédominante à gauche. Quel diagnostic doit-on éliminer devant ce tableau ?

Dossier progressif 18

« Vertiges récurrents »
Monsieur T. Z., âgé de 45 ans, souffre de vertiges depuis six ans. Il s'agit de vertiges rotatoires intenses accompagnés de nausées et parfois des vomissements. Le patient décrit une impression d'oreille gauche bouchée et des bourdonnements de l'oreille gauche lors des crises. Chaque crise dure 30 à 60 minutes. Les crises surviennent environ une fois par semaine.

Question 1
Quel diagnostic évoquez-vous ?

Question 2
Quel(s) examen(s) paraclinique(s) permettent de mettre en évidence un hydrops ?
A Électrocochléographie.
B Épreuves vestibulaires rotatoires.
C Potentiels évoqués otolithiques.
D Déphasage des produits de distorsion acoustique.
E Épreuves vestibulaires caloriques.

Question 3
Quel est le mécanisme physiopathologique de cette maladie ?

Question 4
Quelle(s) est (sont) la (les) caractéristique(s) de l'atteinte auditive dans la maladie de Ménière ?
A Surdité de transmission.
B Prédominante sur les fréquences graves.
C Surdité fluctuante.
D Atteinte neurosensorielle.
E Encoche de Carhart.

Question 5
Quel(s) est (sont) le (les) traitement(s) usuel(s) de la maladie de Ménière ?
A Diurétiques.
B Corticoïdes.
C Bétahistine.
D Flunarizine.
E Méthotrexate.

Question 6
Après quelques années, les crises de vertige disparaissent. Le patient se plaint d'une instabilité notamment lors des mouvements rapides de la tête et quand il est fatigué ou stressé.
À l'examen, le test d'Halmagyi est positif. Quel est le réflexe exploré par ce test ?

Question 7
Le test d'Halmagyi :
A Est réalisé à l'aide d'un vibrateur mastoïdien.
B Est réalisé sous lunettes de Frenzel.
C Nécessite la coopération du patient.
D Évalue la poursuite oculaire.
E Signe une atteinte vestibulaire périphérique en cas de positivité.

Question 8
Quel est le moyen thérapeutique le plus important pour la prise en charge d'un déficit vestibulaire stable au décours de la phase aiguë ?

Dossier progressif 19

« Un adulte ronfleur »
Un homme de 50 ans, hypertendu, tabagique actif à 30 paquets-années, conducteur de bus, consulte à la demande de son épouse pour un ronflement gênant socialement et un sommeil très agité. Il a été opéré des amygdales dans l'enfance. Il pèse 95 kg pour 172 cm et n'a aucune activité sportive. Il déclare s'essouffler rapidement à l'effort.

Question 1
Chez ce patient ronfleur et présentant une profession à risque, vous voulez dépister un syndrome d'apnées obstructives du sommeil (SAOS).
Parmi les symptômes nocturnes suivants, lequel (lequels) doi(ven)t vous faire suspecter un SAOS ?
A Apnée décrite par le patient.
B Sommeil agité.
C Difficulté d'endormissement.
D Bruxisme.
E Réveil en sursaut.

Question 2
Parmi les symptômes diurnes suivants, lequel (lequels) peu(ven)t être rattaché(s) à un SAOS ?
A Asthénie matinale.
B Céphalées matinales.
C Endormissement diurne à l'emporte-pièce.
D Impuissance sexuelle.
E Dépression.

Question 3
Vous évaluez le terrain de ce patient.
Parmi ces propositions, laquelle (lesquelles) doi(ven)t être prise(s) en compte pour le SAOS ?
A Obésité.
B Homme jeune.
C Rétrusion mandibulaire.
D Tabagisme.
E Alcool.

Question 4
Ce patient est hypertendu et souffre cliniquement d'un SAOS avec une somnolence évaluée à 18 sur l'échelle d'Epworth.
Quelles comorbidités susceptibles d'aggraver un SAOS allez-vous rechercher ?
A Coronaropathie.
B BPCO.
C Syndrome métabolique.
D Migraine.
E Adénome de la prostate.

Question 5

Vous examinez votre patient.

Parmi les signes suivants, lequel (lequels) est (sont) en faveur d'un SAOS ?

A Angle cervico-mentonnier affaissé.

B Prognathisme.

C Articulé dentaire de classe II.

D Macroglossie.

E Hypertrophie amygdalienne.

Question 6

Vous suspectez un SAOS.

Quel(s) examen(s) de première intention allez-vous prescrire pour établir le diagnostic en pratique quotidienne ?

A Polygraphie ventilatoire ambulatoire.

B Polysomnographie.

C Oxymétrie.

D Manométrie étagée.

E Fibroscopie.

Question 7

Vous allez réaliser une polygraphie ventilatoire ambulatoire.

Parmi les éléments suivants, lesquels sont renseignés par cet examen ?

A Saturation en oxygène.

B Stade de sommeil.

C Apnées.

D Hypopnées.

E Microéveils.

Question 8

Parmi les éléments suivants, lesquels constituent des seuils pour considérer qu'il s'agit d'un SAOS grave ?

A IAH (index apnées-hypopnées) > 20.

B IAH > 30.

C IAH > 40.

D Index de somnolence d'Epworth > 11.

E Index de somnolence d'Epworth > 15.

Question 9

Votre patient présente un SAOS grave. La polygraphie ventilatoire montre un index d'apnées-hypopnées à 41, une SaO_{2min} à 78 %.

Quels examens allez-vous pratiquer pour tenter de localiser le site obstructif ?

A Fibroscopie ORL.

B Scanner cervicofacial.

C IRM cervicofaciale.

D Téléradiographie de profil.

E Endoscopie sous sommeil induit.

Question 10

À la lumière des résultats de la polygraphie ventilatoire, sur quels éléments cliniques pouvez-vous être amené(e) à demander une polysomnographie en laboratoire chez ce patient ?

A Professionnel de la route.

B Somnolence très excessive.

C Mouvements jambiers nocturnes.

D Ronflement très intense.

E Hypertrophie majeure des amygdales.

Question 11

Une ventilation à pression positive continue nocturne est mise en place.

Quelle(s) est (sont) la (les) proposition(s) exacte(s) ?

A Nécessité d'une alimentation électrique.

B Prescription par un médecin.

C Fait appel à un prestataire de services.

D Nécessité de l'oxygène.

E Ne ventile que pendant l'inspiration.

Question 12

Malgré une ventilation à pression positive nocturne bien adaptée, le patient ne supporte pas le traitement. Quelle alternative à la pression positive continue allez-vous lui proposer ?

A Chirurgie du voile du palais.

B Chirurgie des amygdales.

C Chirurgie de la base de langue.

D Stimulation du nerf grand hypoglosse.

E Orthèse dentaire.

Question 13

Vous prescrivez une orthèse dentaire.

Quelle(s) est (sont) la (les) proposition(s) exacte(s) ?

A Acheter une orthèse dentaire industrielle chez le pharmacien.

B Pose d'une orthèse dentaire sur mesure par un chirurgien-dentiste.

C Réaliser un scanner du massif facial avant la réalisation de l'orthèse.

D Effectuer une radiographie panoramique dentaire.

E Effectuer une polygraphie ventilatoire de contrôle après mise en place de l'orthèse.

Question 14

L'orthèse dentaire a été réalisée.

Six mois plus tard, le patient vous revoit avec une demande d'un traitement radical et efficace. Que pouvez-vous lui proposer ?

A Chirurgie bariatrique.

B Chirurgie du voile du palais.

C Chirurgie d'avancée des maxillaires.

D Trachéotomie.

E Chirurgie de reperméation nasale.

Question 15

Votre patient a été traité efficacement.

Quels sont les éléments de votre surveillance à long terme ?

A Réapparition du ronflement.

B Réapparition de la somnolence.

C Réalisation d'une polygraphie ventilatoire tous les 6 mois.

D Réalisation d'une polygraphie ventilatoire annuelle.

E Réalisation d'une polygraphie ventilatoire si réapparition des symptômes.

Dossier progressif 20

« Un cas de presbyacousie »

Monsieur DUP., 68 ans, vous est adressé en consultation ORL pour gêne auditive surtout dans les endroits

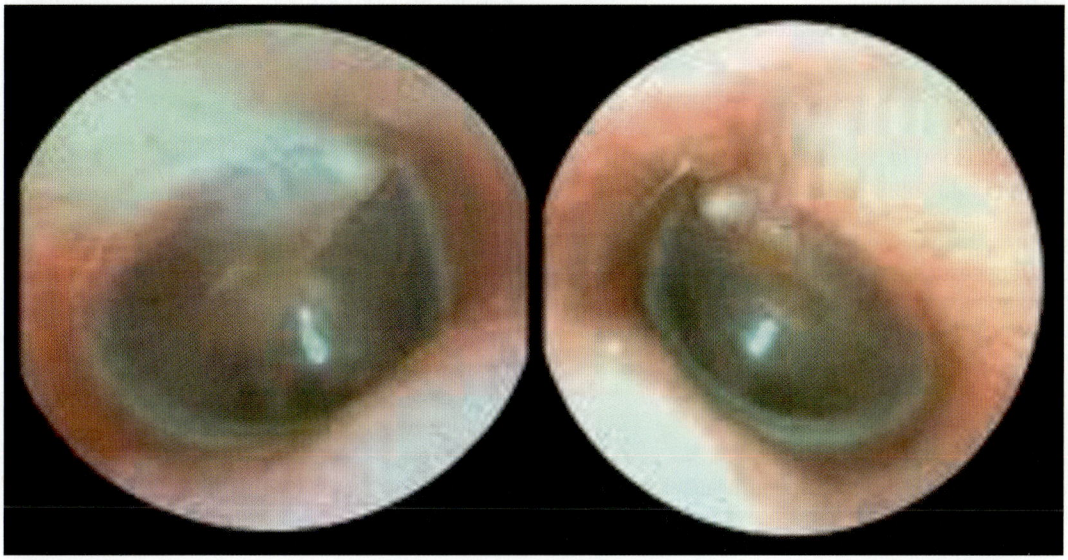

Figure 39.

bruyants. Cette gêne fut progressive et évolue depuis au moins 5 ans, sans facteur déclenchant. Selon ses dires, les deux oreilles sont également atteintes. L'otoscopie est la suivante (figure 39).

Question 1

L'examen otoscopique droit et gauche objective :

- **A** Tympans normaux.
- **B** Marteau anormalement visible.
- **C** Otite externe bilatérale.
- **D** Triangle lumineux de Politzer droit et gauche.
- **E** Poches de rétractions tympaniques étendues de la pars flaccida.

Question 2

Quel(s) diagnostic(s) vous évoquent les symptômes du patient ?

- **A** Neurinome de l'acoustique (schwannome vestibulaire).
- **B** Otite chronique.
- **C** Presbyacousie.
- **D** Surdité brusque.
- **E** Traumatisme sonore aigu.

Question 3

Vous suspectez fortement une presbyacousie.

Quelle(s) est (sont) la (les) question(s) que vous devriez poser au patient pour compléter l'interrogatoire ?

- **A** Antécédents de chirurgie otologique ?
- **B** Antécédents médicaux et prise médicamenteuse ?
- **C** Otorrhée ?
- **D** Présence ou pas d'acouphènes ?
- **E** Présence ou pas de vertiges ou de troubles de l'équilibre ?

Question 4

Le patient n'a aucun antécédent chirurgical otologique. Il a un asthme modéré traité au besoin par

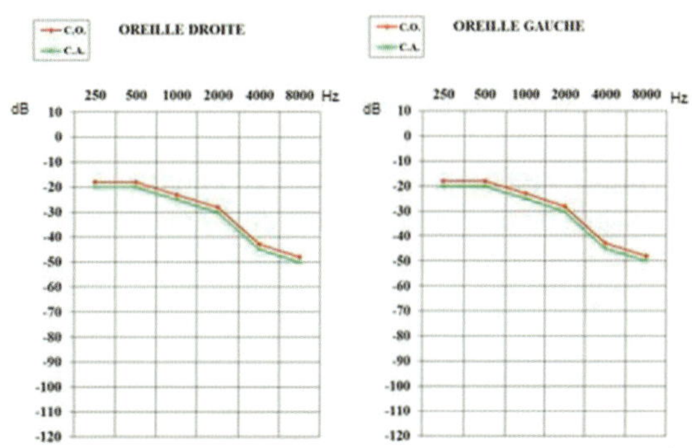

Figure 40.
CA : conduction aérienne ; CO : conduction osseuse.

sprays bronchodilatateurs et n'a pas d'autre antécédent médical. Par ailleurs, il vous fait part d'acouphènes bilatéraux, intermittents, modérés, aigus, à type de sifflements.

Quel(s) examen(s) faut-il réaliser lors de la consultation devant cette surdité avec acouphènes ?

- **A** Audiométrie tonale.
- **B** Audiométrie vocale.
- **C** Fibroscopie nasopharyngée.
- **D** Potentiels évoqués auditifs.
- **E** Tympanométrie (impédancemétrie).

Question 5

Vous réalisez tout d'abord une audiométrie tonale à Monsieur DUP. Vous obtenez le tracé suivant (figure 40).

Quelle(s) est (sont) la (les) proposition(s) exacte(s) ?

- **A** Audiogramme subnormal.
- **B** Surdité mixte bilatérale.
- **C** Surdité de perception bilatérale prédominant sur les fréquences aiguës.

D Surdité de perception bilatérale prédominant sur les fréquences moyennes.
E Surdité de transmission bilatérale.

Question 6

Vous réalisez une acoumétrie avec les tests de Weber et de Rinne.
Quelle(s) est (sont) la (les) proposition(s) exacte(s) ?

A Le Rinne est positif des deux côtés.
B Le Rinne est positif à droite, négatif à gauche car la surdité est légèrement plus importante à droite.
C Le Weber est centré car la différence interaurale de l'audition est minime.
D Le Rinne est réalisé en appliquant le diapason sur la rotule.
E Un Rinne positif des deux côtés et un Weber latéralisé à droite sont attendus.

Question 7

Il s'agit d'une surdité de perception bilatérale et symétrique, prédominant sur les fréquences aiguës. Vous pratiquez une audiométrie vocale dont le résultat est le suivant (figure 41). Le tracé est identique pour les deux oreilles.
En sachant que le seuil de discrimination est celui à partir duquel le patient répète la moitié des mots correctement, quelle(s) est (sont) la (les) proposition(s) exacte(s) ?

A L'audiogramme vocal est concordant avec l'audiogramme tonal.
B L'audiogramme vocal est normal.
C L'intelligibilité des mots est très dégradée.
D Le seuil de discrimination est de 50 dB.
E Le seuil de discrimination est de 40 dB.

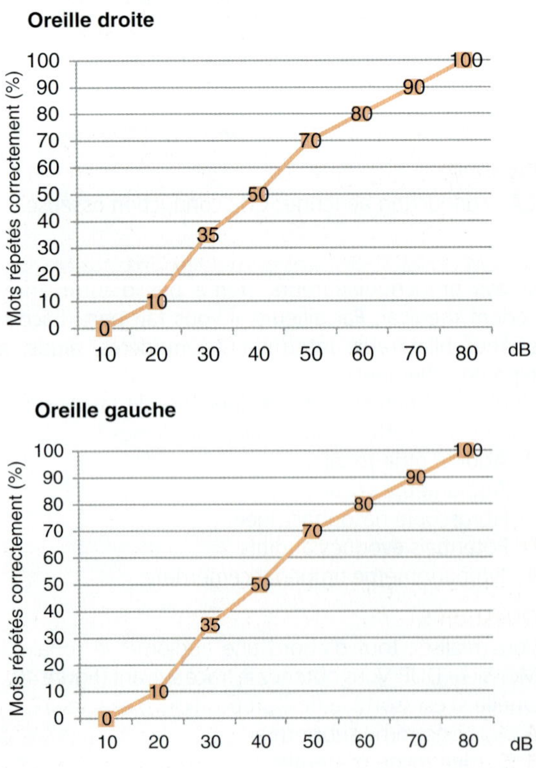

Figure 41.
dB : décibels.

Question 8

Parmi les propositions suivantes, laquelle (lesquelles) devriez-vous proposer au patient pour sa presbyacousie ?

A Appareillage auditif bilatéral.
B Appareillage auditif unilatéral.
C Éviction des traumatismes sonores.
D Implantation cochléaire.
E Rééducation orthophonique si lecture labiale non développée.

Question 9

Si, avec le même aspect otoscopique et les mêmes tracés audiométriques — surdité de perception bilatérale et symétrique prédominant sur les fréquences aiguës —, le patient avait 40 ans, quel(s) serai(en)t le(s) diagnostic(s) possible(s) ?

A Maladie de Ménière.
B Otite externe nécrosante.
C Ototoxicité.
D Traumatisme sonore chronique.
E Tumeur de l'angle pontocérébelleux.

Question 10

Le patient revient vous voir 18 mois plus tard car il se plaint d'une nette dégradation auditive droite. Il signale également des vertiges subintrants aux changements de position et rapporte une instabilité qui a duré plusieurs jours pendant les fêtes de Noël précédentes.
Voici son nouvel audiogramme (figure 42).
Quel(s) examen(s) prescrivez-vous ?

A Écho-doppler des troncs supra-aortiques.
B IRM cérébrale.
C IRM des conduits auditifs internes.
D Scanner cérébral.
E Scanner des rochers.

Question 11

Vous êtes intrigué par son instabilité. À l'examen clinique, vous constatez un Fukuda dévié à droite, une marche aveugle déviée à droite et une épreuve de Romberg déviée à droite. L'examen oculaire sans lunettes n'objective aucun nystagmus.
Quelle(s) est (sont) la (les) proposition(s) exacte(s) ?

A Syndrome vestibulaire harmonieux droit.
B Syndrome vestibulaire harmonieux gauche.

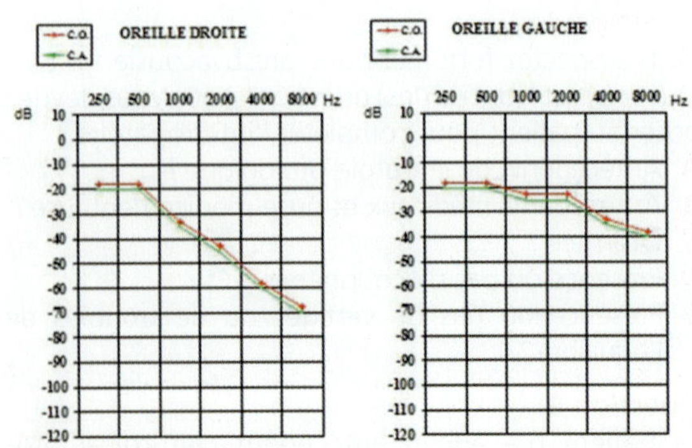

Figure 42.

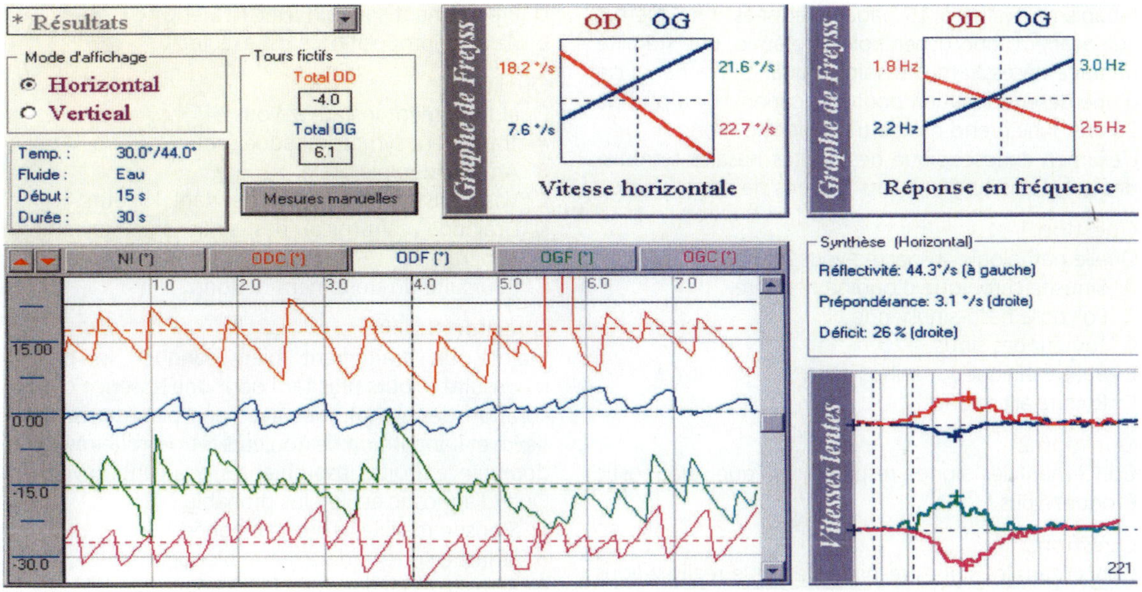

Figure 43.

C Signes d'atteinte centrale.
D La suppression de la fixation visuelle est indispensable pour l'analyse du nystagmus.
E Il n'y a pas de signe neurologique focal, donc il n'y a pas à s'inquiéter.

Question 12

Vous avez objectivé un syndrome vestibulaire harmonieux déficitaire droit. Comment le quantifier ?

Question 13

Vous avez réalisé la VNG et voici le résumé de l'examen (figure 43).

Le déficit calorique est-il conforme au syndrome harmonieux droit ? [Répondez par oui ou par non.]

Question 14

Vous avez obtenu une IRM assez rapidement. L'IRM montre cette image en coupe axiale, séquence T1 avec gadolinium (figure 44).

Quel est votre diagnostic ?

A Cholestéatome.
B Kyste arachnoïdien.
C Labyrinthite.
D Neurinome de l'acoustique.
E Otite chronique.

Question 15

Vous avez diagnostiqué un schwannome vestibulaire (neurinome de l'acoustique) droit allant au fond du conduit, stade II, et touchant le cervelet et le tronc cérébral. Il s'agit d'une tumeur bénigne d'évolution en général lente. Le patient, après longue discussion, souhaite observer une période de surveillance et réaliser une nouvelle IRM 6 mois plus tard.

Quels sont les risques fonctionnels à évoquer au patient ?

A Survenue d'une paralysie faciale centrale.
B Évolution de la surdité droite sur un mode mixte (perceptif et de transmission).

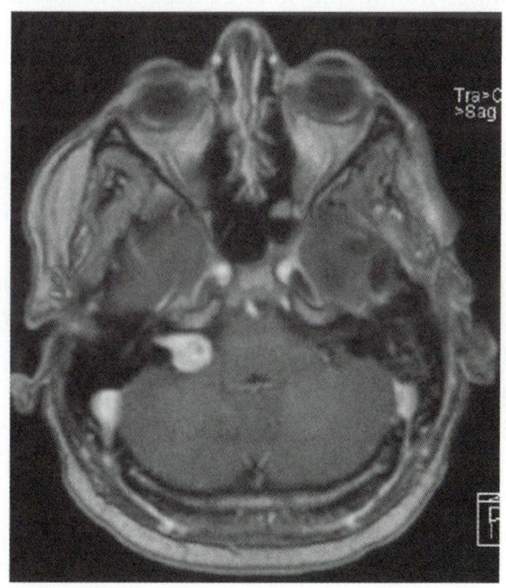

Figure 44.

C Surdité brusque.
D Cophose.
E Acouphènes.

Dossier progressif 21

« Une rhinorrhée chronique »

Un patient de 50 ans consulte pour une obstruction nasale bilatérale évoluant depuis plusieurs années sur un mode perannuel, avec un jetage postérieur et une hyposmie. Il décrit également des épisodes de respiration sifflante et de toux irritative survenant surtout à l'effort et le soir. Il a présenté deux épisodes de sinusite aiguë l'année dernière nécessitant un traitement antibiotique. Ses antécédents sont marqués par un tabagisme évalué à 15 paquets-années, une allergie aux acariens, une hypercholestérolémie, une fragilité dentaire nécessitant des soins réguliers. Il a bénéficié d'une désensibilisation pour les acariens il y a plus de 20 ans. Il ne prend pas de traitement de fond.

L'examen endoscopique des cavités nasales retrouve des polypes issus des méats moyens de chaque côté.

Question 1

Quelle pathologie suspectez-vous ?

A Sinusite chronique d'origine dentaire.
B Polypose naso-sinusienne.
C Tumeur des sinus.
D Balle fongique intrasinusienne.
E Rhinite allergique.

Question 2

Concernant les signes respiratoires, quel diagnostic évoquez-vous ?

Question 3

Concernant les signes respiratoires, que réalisez-vous comme examen(s) pour confirmer votre suspicion ?

A Radiographie de thorax.
B Gaz du sang.
C Scanner thoracique sans et avec injection de produit de contraste iodé.
D Épreuves fonctionnelles respiratoires.
E Test à la métacholine.

Question 4

Le patient présente donc une polypose naso-sinusienne et votre bilan respiratoire permet de mettre en évidence un asthme.

Quel élément doit être recherché à l'interrogatoire afin de pouvoir dire s'il s'agit d'un syndrome de Fernand Widal ?

Question 5

Vous instaurez un traitement de fond par corticothérapie nasale associée à des lavages de nez et n'avez pas de nouvelle du patient pendant 6 mois.

Il reconsulte alors pour une rhinorrhée purulente bilatérale avec une sensation de pesanteur faciale évoluant depuis 48 heures. Il existe une fièvre à 38 °C. L'examen endoscopique retrouve des cavités nasales congestives avec un œdème polypoïde des deux méats moyens et présence de pus. Vous concluez à une poussée de réchauffement de sa polypose naso-sinusienne.

Quel(s) est (sont) le(s) germe(s) le(s) plus fréquemment en cause ?

A *Pseudomonas aeruginosa*.
B Staphylocoques.
C *Haemophilus influenzae*.
D *Escherichia coli*.
E Méningocoque.

Question 6

Quel(s) examen(s) complémentaire(s) demandez-vous ?

A Radiographie des sinus.
B Scanner des sinus sans et avec injection de produit de contraste.
C Prélèvement nasal.
D Prélèvement sanguin avec NFS et CRP.
E Aucune proposition n'est exacte.

Question 7

Quel traitement instaurez-vous ?

A Traitement symptomatique seul.
B Antibiothérapie orale.
C Vasoconstricteurs nasaux pendant 15 jours.
D Drainage chirurgical des sinus sous anesthésie générale.
E Poursuite du traitement de fond.

Question 8

Malgré un traitement bien conduit, le patient reconsulte 3 jours plus tard pour une absence d'amélioration des symptômes avec une persistance de la fièvre et l'apparition de douleurs rétro-orbitaires à prédominance droite, insomniantes, irradiant au vertex.

Quel diagnostic est le plus probable ?

A Sinusite maxillaire droite bloquée.
B Sinusite sphénoïdale droite bloquée.
C Sinusite frontale droite bloquée.
D Méningite.
E Ethmoïdite aiguë droite de forme collectée.

Question 9

Quel(s) autre(s) argument(s) serai(en)t en faveur d'une sinusite sphénoïdale bloquée non compliquée ?

A Céphalées occipitales.
B Raideur de nuque.
C Troubles oculomoteurs.
D Écoulement purulent sur la paroi pharyngée postérieure.
E Arrêt de la rhinorrhée antérieure purulente.

Question 10

Cliniquement, le diagnostic de sinusite sphénoïdale bloquée non compliquée est le plus probable. Quels examens demandez-vous ?

A IRM des sinus et cérébrale avec injection de gadolinium.
B Scanner des sinus et cérébral avec injection de produit de contraste iodé.
C Bilan de coagulation.
D Ponction lombaire.
E Consultation ophtalmologique.

Question 11

Quel est votre traitement ?

A Élargissement du spectre de l'antibiothérapie *per os*.
B Antibiothérapie intraveineuse.
C Corticothérapie intraveineuse.
D Traitement antalgique intraveineux de palier 3 d'emblée.
E Drainage chirurgical en urgence.

Question 12

Quelle(s) est (sont) la (les) complication(s) possible(s) ?

A Abcès cérébral.
B Empyème sous-dural.
C Thrombophlébite du sinus caverneux.
D Thrombophlébite du sinus latéral.
E Méningite.

Dossier progressif 22

« Une rhinopharyngite compliquée »

Vous recevez en consultation au service d'accueil des urgences un jeune garçon de 3 ans accompagné de sa maman pour fièvre évoluant depuis 24 heures. Il semble d'emblée respirer uniquement par la bouche.

Question 1

Quels signes cliniques sont en accord avec une rhinopharyngite non compliquée ?

A Adénopathies cervicales bilatérales inflammatoires et sensibles.
B Rhinorrhée antérieure mucopurulente unilatérale.
C Rhinorrhée postérieure.
D Fièvre supérieure à 38,5 °C.
E Otalgie associée.

Question 2

Le diagnostic de rhinopharyngite aiguë non compliquée est confirmé.
Quel est votre traitement ?

A Hospitalisation.
B Désobstruction rhinopharyngée au sérum physiologique.
C Antalgique, antipyrétique type paracétamol.
D Antalgique, antipyrétique type anti-inflammatoire non stéroïdien.
E Vasoconstricteurs nasaux.

Question 3

Quels conseils donnez-vous à sa mère ?

A Aucun conseil à donner, c'est une affection virale bénigne.
B Éviction des collectivités (crèche, garderie).
C Maintenir une bonne hydratation.
D Donner des antibiotiques si persistance de la fièvre au-delà de 48 heures.
E Reconsulter si persistance de la fièvre au-delà de 48 heures.

Question 4

Le patient revient 3 jours plus tard, toujours accompagné par sa maman. La fièvre ne cédait pas, alors elle lui a donné de l'ibuprofène en plus du traitement prescrit. Le nez ne coule plus mais l'enfant a toujours de la fièvre, il est très affaibli et vous trouvez son œil gauche un peu « gonflé ».
Quels éléments de l'énoncé doivent vous faire suspecter une complication ?

A Persistance de la fièvre.
B Disparition de la rhinorrhée.
C Prise d'anti-inflammatoire non stéroïdien.
D Altération de l'état général.
E Exophtalmie et/ou œdème palpébral.

Question 5

Quel(s) diagnostic(s) devez-vous suspecter ?

A Une sinusite maxillaire aiguë.
B Une sinusite frontale aiguë.
C Une méningite virale et/ou bactérienne.
D Une ethmoïdite aiguë.
E Une dacryocystite aiguë.

Question 6

Quel(s) examen(s) complémentaire demandez-vous ?

A TDM rhinosinusienne et cérébrale sans injection.
B NFS-plaquettes.
C Dosage de procalcitonine.
D Prélèvement nasal (écouvillonnage des fosses nasales).
E Bilan de coagulation (TP, TCA, plaquettes).

Question 7

Vous réalisez l'examen ci-dessous (figure 45).
Quelle(s) est (sont) la (les) proposition(s) exacte(s) ?

A C'est une IRM en séquence T1 (cliché de gauche) et T2 (cliché de droite).
B Sur le cliché de gauche, l'examen comporte une injection de produit de contraste.
C Les deux images se situent dans un plan coronal.
D On visualise un abcès extrapérioste, intraorbitaire, du côté gauche.
E L'ethmoïde droit a un aspect normal.

Question 8

Vous concluez à une ethmoïdite aiguë gauche collectée du fait de la présence d'un abcès sous-périosté intraorbitaire.
Un examen ophtalmologique est demandé. Que va-t-il rechercher ?

A Une ophtalmoplégie droite.
B Une disparition du réflexe photomoteur.
C Une baisse de l'acuité visuelle.
D Un scotome central du côté gauche.
E Une anesthésie cornéenne gauche.

Question 9

Quel(s) est (sont) le(s) micro-organisme(s) habituellement en cause dans cette pathologie ?

A *Streptococcus pneumoniae*.
B *Aspergillus niger*.
C *Haemophilus influenzae*.
D Un rhinovirus.
E *Pseudomonas aeruginosa*.

Question 10

Quel traitement prescrivez-vous ?

A Amoxicilline *per os*.
B Amoxicilline IV.
C Antibiothérapie IV à large spectre associant céphalosporine de troisième génération, fosfomycine et métronidazole.
D Paracétamol IV à la dose de 80 mg/kg par jour.
E Drainage chirurgical de l'abcès.

Question 11

Quel document administratif est indispensable à la prise en charge chirurgicale ?

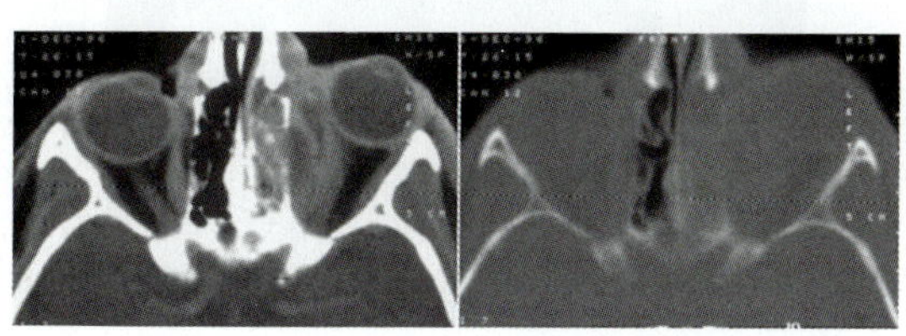

Figure 45.

Dossier progressif 23

« Douleurs infraorbitaires gauches »

Monsieur D., 30 ans, consulte son généraliste pour des douleurs infraorbitaires gauches accompagnées d'une rhinorrhée et d'une fièvre depuis 5 jours. Il avait déjà consulté 2 jours auparavant aux urgences pour des céphalées intenses. Une imagerie avait été alors réalisée. Il est tabagique (5 paquets-années). On note comme antécédents : une sinusite sphénoïdale (côté non précisé) et une pneumopathie bactérienne sans plus de précision.

Vous disposez du scanner suivant (figures 46 et 47).

Question 1

À quelles structures anatomiques correspondent les chiffres rapportés sur le scanner ?

A « 1 » : Sinus maxillaire droit.
B « 1 » : Cellules ethmoïdales droites.
C « 2 » : Sinus sphénoïdal gauche.
D « 2 » : Ethmoïde gauche.
E « 3 » : Sinus caverneux gauche.

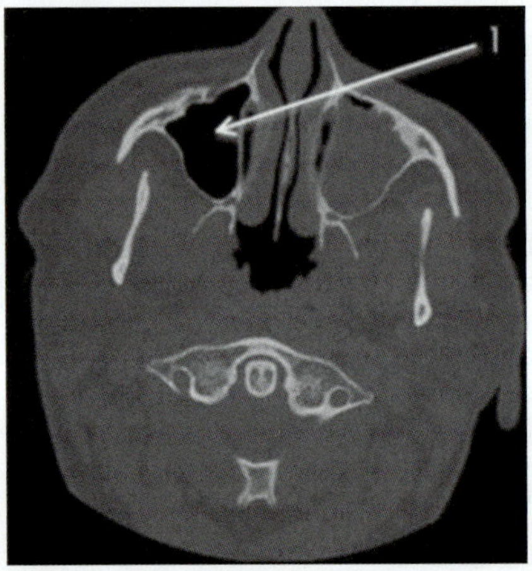

Figure 46.

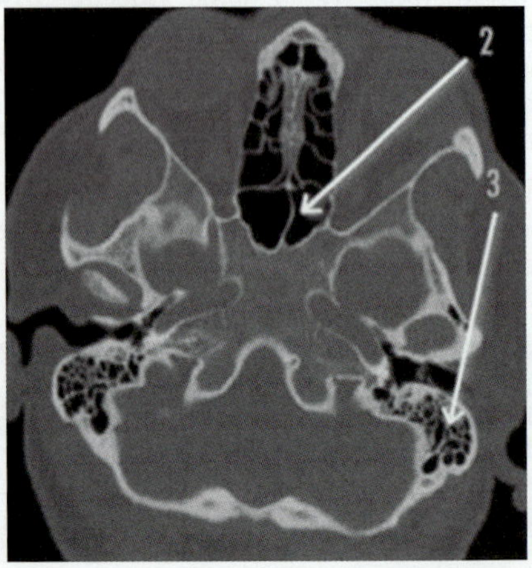

Figure 47.

Question 2

Quel est votre diagnostic ?

A Rhinosinusite.
B Sinusite frontale aiguë gauche.
C Sinusite maxillaire aiguë gauche.
D Sinusite ethmoïdale aiguë gauche.
E Sinusite sphénoïdale aiguë gauche.

Question 3

Quels sont les critères majeurs permettant de poser ce diagnostic clinique de sinusite maxillaire aiguë gauche ?

A Douleur unilatérale gauche pulsatile augmentée à l'antéflexion.
B Persistance de douleurs sinusiennes infraorbitaire malgré un traitement symptomatique depuis 24 heures.
C Persistance de la fièvre au-delà du 3e jour d'évolution.
D Obstruction nasale, éternuements, gêne pharyngée persistant depuis plus de 10 jours.
E La persistance d'une rhinorrhée purulente abondante.

Question 4

Quelle(s) est (sont) la (les) complication(s) possible(s) de cette pathologie ?

A Méningite à pneumocoque.
B Méningite à méningocoque.
C Abcès cérébral.
D Cellulite faciale.
E Empyème sous-dural.

Question 5

Vous avez diagnostiqué une sinusite aiguë maxillaire gauche non compliquée.

Quel(s) examen(s) complémentaire(s) réalisez-vous ?

A Un nouveau scanner des sinus.
B Une radiographie des sinus.
C Un orthopantomogramme.
D Un prélèvement bactériologique au niveau de l'orifice narinaire gauche.
E Aucune proposition n'est exacte.

Question 6

Quel est votre traitement antibiotique de première intention ?

A Amoxicilline-acide clavulanique 1 g trois fois par jour pendant 7 à 10 jours.
B Amoxicilline 1 g trois fois par jour pendant 7 à 10 jours.
C Céfuroxime-axétil pendant 5 jours.
D Pristinamycine pendant 4 jours.
E Ofloxacine pendant 5 jours.

Question 7

En cas d'allergie aux bêtalactamines, quelle(s) est (sont) l'(les) antibiothérapie(s) recommandée(s) ?

A Pristinamycine pendant 4 jours.
B Télithromycine pendant 5 jours.
C Ciprofloxacine pendant 10 jours.
D Céfuroxime-axétil pendant 5 jours.
E Cefpodoxime-proxetil pendant 5 jours.

Question 8

Quel(s) autre(s) traitement(s) prescrivez-vous ?

A Paracétamol 1 g toutes les 6 heures.
B Méthylprednisolone en cure courte à 1 mg/kg par jour.

C Ibuprofène 400 mg trois fois par jour.
D Lavage des cavités nasales.
E Vasoconstricteurs nasaux.

Question 9
Cet épisode évolue favorablement sous traitement. Le patient reconsulte 2 mois plus tard pour une symptomatologie similaire. Que doit faire évoquer la répétition des symptômes ?

Question 10
Les douleurs durent en fait depuis 5 jours et se sont intensifiées progressivement jusqu'à être devenues insomniantes. La température est à 39 °C.
Vous suspectez une sinusite maxillaire bloquée. Quel bilan réalisez-vous ?
A TDM rhinosinusienne sans injection.
B IRM des sinus.
C NFS-plaquettes.
D Prélèvement bactériologique du vestibule narinaire gauche avec un écouvillon.
E Bilan de coagulation.

Question 11
Parmi les éléments suivants, quels sont ceux qui vont s'intégrer dans votre prise en charge ?
A Hospitalisation.
B Antibiothérapie IV.
C Corticothérapie IV.
D Drainage chirurgical.
E Administration d'antalgiques de palier 3.

Dossier progressif 24

« Le nez qui coule (1) »
Le petit Charles, âgé de 5 ans, consulte son médecin traitant accompagné de sa mère pour une fébricule à 38 °C avec une rhinorrhée antérieure mucopurulente et une asthénie.
L'examen clinique retrouve un pharynx érythémateux sans angine, des adénopathies cervicales bilatérales, et l'otoscopie est normale. La rhinoscopie antérieure retrouve une muqueuse congestive et des sécrétions mucopurulentes.

Question 1
Quel est le diagnostic ?
A Une rhinopharyngite aiguë.
B Une laryngite aiguë.
C Une ethmoïdite aiguë.
D Un adénophlegmon.
E Un phlegmon amygdalien.

Question 2
Le diagnostic de rhinopharyngite aiguë est retenu.
Quels sont les éléments de votre prise en charge thérapeutique ?
A Lavages de fosses nasales au sérum physiologique.
B Antibiotiques.
C Antipyrétiques.
D Corticoïdes par voie orale.
E Vasoconstricteurs par voie nasale.

Question 3
Charles consulte aux urgences 3 jours plus tard avec un œdème palpébral supéro-interne de l'œil droit et une hyperthermie à 39 °C.
Le diagnostic d'ethmoïdite aiguë droite est évoqué. Concernant l'ethmoïdite aiguë, quelle(s) est (sont) la (les) proposition(s) exacte(s) ?
A Le pneumocoque fait partie des principaux germes responsables.
B L'ethmoïdite aiguë est fréquemment virale.
C Le staphylocoque fait partie des principaux germes responsables.
D Le streptocoque fait partie des principaux germes responsables.
E L'*Haemophilus* fait partie des principaux germes responsables.

Question 4
Concernant l'histoire clinique de l'ethmoïdite aiguë, quelle(s) est (sont) la (les) proposition(s) exacte(s) ?
A Elle fait régulièrement suite à une dacryocystite aiguë.
B Elle est plus fréquente chez l'enfant que chez l'adulte.
C La cellulite palpébrale associée est quasi constante.
D Elle fait fréquemment suite à une rhinopharyngite aiguë.
E Les complications sont surtout respiratoires.

Question 5
Concernant l'anatomie de l'ethmoïde, quelle(s) est (sont) la (les) proposition(s) exacte(s) ?
A Il est le premier sinus à se développer chez l'enfant.
B Il s'agit d'un sinus pair.
C L'ethmoïde antérieur se draine dans le méat moyen.
D Son rapport latéral se fait avec le sinus caverneux.
E Il est composé de plusieurs cellules.

Question 6
Quels sont les signes de gravité d'une ethmoïdite aiguë ?
A Un ophtalmoplégie.
B Un chémosis.
C Une baisse d'acuité visuelle.
D Une hyperesthésie cornéenne.
E Une mydriase aréflexique.

Question 7
Face à ce tableau clinique d'œdème palpébral douloureux unilatéral et fébrile évocateur d'ethmoïdite aiguë, quels sont les diagnostics différentiels à éliminer ?
A Dacryocystite aiguë.
B Staphylococcie maligne de la face.
C Fracture du plancher de l'orbite.
D Érysipèle faciale.
E Conjonctivite aiguë allergique.

Question 8
Un scanner des sinus est effectué (figure 48).
À propos de cette image de TDM, quelle(s) est (sont) la (les) proposition(s) exacte(s) ?
A Il s'agit d'une coupe coronale.
B Il y a une exophtalmie gauche.
C Il y a comblement ethmoïdal gauche.
D Il y a un abcès sous-périosté droit.
E Le sinus sphénoïdal est visualisé.

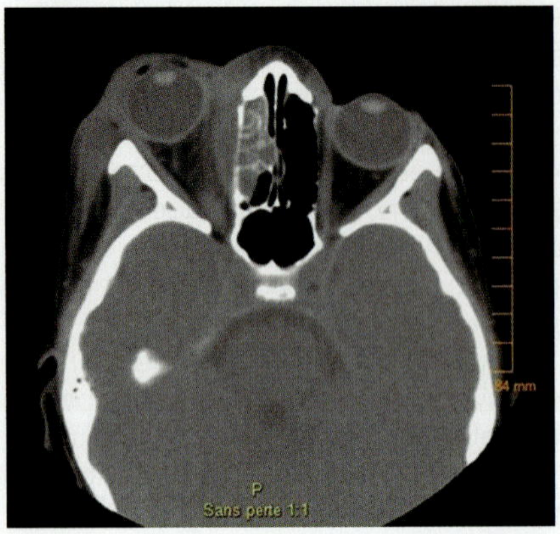

Figure 48.

Question 9

Concernant le diagnostic radiologique d'ethmoïdite aiguë, quelle(s) est (sont) la (les) proposition(s) exacte(s) ?

A Le diagnostic radiologique d'ethmoïdite aiguë collectée correspond au constat d'un abcès orbitaire sous-périosté.
B La distinction entre l'ethmoïdite aiguë œdémateuse et collectée est simple avec une TDM sinusienne injectée.
C Un scanner sinusien sans injection de produit de contraste est à prescrire devant une suspicion d'ethmoïdite aiguë collectée.
D Un cliché radiologique de Blondeau suffit en l'absence de critères de gravité.
E Le scanner doit rechercher une thrombophlébite du sinus latéral par contiguïté.

Question 10

Un volumineux abcès sous-périosté droit est décelé. Que proposez-vous ?

A Hospitalisation en urgence.
B Prise en charge chirurgicale en urgence pour drainage de l'abcès.
C Traitement antibiotique par voie intraveineuse.
D Corticothérapie par voie intraveineuse.
E Lavages de fosses nasales.

Question 11

Une prise en charge au bloc opératoire est réalisée sous anesthésie générale, permettant de drainer l'abcès et de réaliser des prélèvements bactériologiques.

Le lendemain de l'intervention, Charles présente toujours un œdème palpébral droit associé à des céphalées très intenses et une diplopie. L'examen retrouve une exophtalmie avec une ophtalmoplégie douloureuse droite.

Quelle étiologie redouter devant ce tableau clinique ?

A Une pansinusite.
B Une méningite.
C Une récidive de l'abcès sous-périosté.
D Une thrombophlébite du sinus caverneux.
E Un abcès cérébral.

Question 12

Concernant le sinus caverneux, quelle(s) est (sont) la (les) proposition(s) exacte(s) ?

A Il se draine dans les sinus pétreux.
B Il contient l'artère carotide interne.
C Il contient la IIIe paire crânienne.
D Il contient la IVe paire crânienne.
E Il contient la troisième branche de la Ve paire crânienne.

Dossier progressif 25

« Le nez qui coule (2) »

Oscar, 5 ans, est amené aux urgences par ses parents car il présente depuis 4 jours une fièvre qui oscille entre 38,5 °C et 39,5 °C. Ce matin, sa mère a paniqué car sa température a été contrôlée à 40,9 °C malgré un traitement par Doliprane® toutes les 6 heures depuis l'apparition du syndrome fébrile et ceci sans amélioration.

À l'interrogatoire, la maman signale qu'il a présenté une violente douleur à l'oreille droite il y a 6 jours, sans fièvre. Elle a consulté dès le lendemain son pédiatre, qui a mis en évidence à l'examen clinique des tympans congestifs associés à un encombrement de mucosités claires au niveau des fosses nasales. Aucun antibiotique n'a été prescrit ; il a bénéficié d'un traitement symptomatique par désobstruction rhinopharyngée, Pivalone® 1 % et paracétamol.

Question 1

Selon vous, quel diagnostic le pédiatre d'Oscar a-t-il posé ?

A Otite moyenne aiguë.
B Ethmoïdite.
C Rhinopharyngite non compliquée.
D Rhinosinusite.
E Angine.

Question 2

Quels sont les principaux agents pathogènes des rhinopharyngites chez l'enfant ?

A Les virus.
B Les bacilles Gram-négatifs.
C Les bacilles Gram-positifs.
D Les filaments mycéliens.
E Les germes anaérobies.

Question 3

Concernant la rhinopharyngite de l'enfant, quelle(s) est (sont) la (les) proposition(s) exacte(s) ?

A C'est une pathologie grave.
B L'évolution n'est favorable qu'après un traitement antibiotique bien conduit.
C Elle est la première cause de consultation en pédiatrie.
D Elle est considérée comme une pathologie d'adaptation à un écosystème donné.
E L'évolution est spontanément favorable en 7 à 10 jours.

Question 4

De façon générale, concernant les complications des rhinopharyngites, quelle(s) est (sont) la (les) proposition(s) exacte(s) ?

A La fièvre est une complication des rhinopharyngites quand elle survient dans les 7 à 10 jours d'évolution.
B La rhinopharyngite peut se compliquer d'otite moyenne aiguë.
C La bronchiolite est une complication de la rhinopharyngite chez l'enfant.
D La laryngite striduleuse peut être une complication de la rhinopharyngite chez l'enfant.
E Le caractère purulent de la rhinorrhée est un facteur de risque de complications (dans les délais normaux d'évolution).

Question 5

La maman d'Oscar vous signale qu'il fait des rhinopharyngites à répétition depuis l'âge d'un an (son entrée en crèche) et qu'il traîne un rhume perpétuel.
Quels conseils lui donnez-vous pour diminuer leur fréquence.

A Éviction du tabagisme passif.
B Recherche et correction d'une carence martiale.
C Désinfection rhinopharyngée quotidienne, bonne hygiène nasale.
D Traitement d'un éventuel reflux pharyngolaryngé.
E Recherche d'une hypertrophie adénoïdienne suivie de son traitement chirurgical si nécessaire.

Question 6

Quelles sont les particularités nosologiques et cliniques de la rhinopharyngite chronique et récidivante ?

A Inflammation congestive de la sphère rhinopharyngée 5 semaines d'affilée et au moins 6 fois par an.
B Signes généraux marqués par une asthénie au moment des épisodes aigus.
C Fièvre élevée, troubles digestifs au moment des épisodes aiguës.
D Adénopathies cervicales bilatérales.
E Au moins une complication classique des rhinopharyngites par an.

Question 7

L'examen otoscopique d'Oscar, ce matin-là aux urgences, révèle un tympan droit bombé, tendu, rouge, inflammatoire. Le tympan gauche est congestif et inflammatoire.
Quel est votre diagnostic ?

A Otite séromuqueuse droite.
B Otite moyenne aiguë collectée droite.
C Otite moyenne aiguë perforée droite.
D Otite externe droite.
E Otite moyenne aiguë collectée gauche.

Question 8

Quels sont les deux agents pathogènes le plus souvent en cause dans les otites moyennes aiguës collectées ou perforées ?

A *Haemophilus influenzae*.
B Rhinovirus.
C Pneumocoque.
D *Moraxella catarrhalis*.
E Staphylocoque doré.

Question 9

Outre son otite moyenne aiguë, Oscar présente une conjonctive oculaire rouge de façon bilatérale, diffuse et qui prédomine dans le cul-de-sac inférieur. Sa maman explique que depuis 48 heures, il présente les yeux rouges avec des sécrétions mucopurulentes et un aspect collé des paupières le matin au réveil. Oscar ne présente pas de douleur oculaire, juste une gêne.
Quel est votre diagnostic ?

A Kératoconjonctivite bilatérale.
B Uvéite bilatérale.
C Sclérite.
D Conjonctivite bactérienne.
E Conjonctivite virale.

Question 10

Quel est le germe probablement cause de l'OMA collectée et de la conjonctivite d'Oscar ?

A *Haemophilus influenzae*.
B Staphylocoque doré.
C Pneumocoque.
D Adénovirus.
E Streptocoque bêta-hémolytique du groupe A.

Question 11

Concernant la conjonctivite bactérienne, quelle(s) est (sont) la (les) proposition(s) exacte(s) ?

A Le diagnostic est évident, vous ne demandez pas de consultation ophtalmologique.
B Les lavages oculaires doivent être fréquents.
C L'acuité visuelle doit être évaluée.
D Un traitement par collyre antibiotique à large spectre doit être instauré.
E La consultation ophtalmologique est recommandée devant un œil rouge.

Question 12

Vous poursuivez votre examen clinique et mettez en évidence une angine érythématopultacée avec à l'examen clinique quelques ganglions cervicaux bilatéraux douloureux, sans toux associée.
Quelle est votre conduite à tenir ?

A Vous réalisez un TDR.
B Vous faites un prélèvement à l'écouvillon et mise en culture.
C Aucun examen n'est à réaliser.
D Vous faites prélever un bilan sanguin.
E Vous faites un scanner cervicofaciale.

Question 13

Quels sont les critères de Mac Isaac à retenir pour poser l'indication d'un TDR ?

A Une température > 38 °C.
B La présence d'une otite séromuqueuse.
C La présence de ganglions cervicaux douloureux.
D La présence d'une toux.
E Le sexe masculin.

Question 14

Le TDR est négatif. Quelle est votre conduite à tenir ?

A C'est un examen fiable, ne rien faire.
B Un prélèvement à l'écouvillon et une mise en culture.

C Un bilan sanguin standard.
D Une sérologie EBV.
E Vous renouvelez le TDR.

Question 15
La culture du prélèvement est négative. Quelle est votre attitude thérapeutique ?
A Vous faites un traitement symptomatique.
B Vous débutez une antibiothérapie par amoxicilline-acide clavulanique pendant 7 jours.
C Vous débutez une antibiothérapie par macrolides pendant 10 jours.
D Vous proposez la réalisation d'une paracentèse pour analyse bactériologique.
E Vous proposez une surveillance à 48 heures.

Dossier progressif 26

« Une amygdale ulcérée »
Madame F., 22 ans, se présente aux urgences pour une altération de l'état général de survenue brutale depuis 48 heures. Elle signale des douleurs au niveau de l'oropharynx droit associées à une otalgie homolatérale.

Question 1
Que comprend votre examen clinique initial ?
A Un interrogatoire.
B Une otoscopie unilatérale droite.
C Un ECG.
D Un examen de la cavité buccale.
E Une palpation des aires ganglionnaires.

Question 2
L'examen de la cavité buccale met en évidence une amygdale droite très abîmée, ulcérée avec des dépôts blanchâtres et grisâtres. L'haleine est fétide et la langue est inflammatoire.
Quel est le diagnostic le plus fréquent à évoquer ?

Question 3
Comment faites-vous le diagnostic ?
A TDR.
B Score de Mac Isaac.
C Prélèvement appuyé à l'écouvillon au niveau des loges amygdaliennes et mise en culture.
D Sérologie EBV.
E Le diagnostic est clinique.

Question 4
Quel(s) est (sont) le(s) germe(s) en cause de cette infection ?
A Staphylocoque doré.
B Streptocoque β-hémolytique du groupe A (SGA).
C *Arcanobacterium haemolyticum*.
D *Treponema vincenti*.
E *Fusobacterium nucleatum*.

Question 5
Quels autres éléments cliniques recherchez-vous ?
A Consommation d'alcool.
B Consommation de tabac.
C Des vésicules autour des lèvres.
D Un rash scarlatiniforme.
E Défaut de soins dentaires.

Question 6
Quelle est votre attitude thérapeutique ?
A Abstention.
B Amoxicilline-acide clavulanique pendant 8 à 10 jours.
C Traitement symptomatique.
D AINS.
E Corticothérapie.

Question 7
Si Madame F. s'était présentée au bout d'une semaine d'évolution avec le tableau actuel mais associé à un torticolis et une fièvre importante, quelle aurait été votre suspicion diagnostique ?
A Syndrome de Lemierre.
B Cancer de l'amygdale.
C Spondylodiscite cervicale.
D Chancre syphilitique.
E Zona pharyngien.

Question 8
Quels examens vous permettent de vous orienter vers le diagnostic précédent ?
A Échographie cervicale-doppler pulsé.
B IRM.
C TDM cervicale et thoracique.
D PET-TDM.
E Scintigraphie osseuse.

Question 9
Quel est l'examen à réaliser en urgence devant une angine ulcéreuse ?

Question 10
Le bilan sanguin réalisé chez Madame F. révèle :
polynucléaires neutrophiles < 400/mm³, ou 0,4 G/l ;
GR : 11,5 G/dl ;
plaquettes : 120 G/l, soit 120 000/μl.
Quel est votre diagnostic ?
A Agranulocytose.
B Pancytopénie.
C Thrombopénie.
D Numération sanguine normale pour l'âge.
E Anémie.

Question 11
Madame F. vous précise qu'elle est sous Néo-Mercazole® depuis 15 jours suite à une hyperthyroïdie symptomatique.
Quelle est votre conduite à tenir ?
A Hospitalisation en urgence.
B Arrêt immédiat du Néo-Mercazole®.
C Isolement du patient.
D Antibiothérapie d'urgence à large spectre en IV, après prélèvements systématiques.
E Traitement ambulatoire par clindamycine.

Question 12
Quelles sont les recommandations lors de la prescription première des antithyroïdiens de synthèse ?
A NFS tous les 8 à 10 jours lors des deux premiers mois de traitement.
B NFS lors de la reprise du Néo-Mercazole® après un temps d'arrêt.

C Bilan hépatique (transaminases, phosphatases alcalines) au début et à 4 semaines de traitement.
D Réévaluation hormonale après 3 à 4 mois.
E Dosage des anticorps anti-cytoplasme des polynucléaires neutrophiles.

Question 13
L'évolution de la patiente est favorable au bout de quelques jours.
Quel traitement symptomatique proposez-vous dans le cadre de son hyperthyroïdie ?
A Abstention thérapeutique.
B Repos et arrêt de travail.
C Sédatifs.
D AINS.
E Bêtabloquants.

Question 14
Quel traitement spécifique peut-on proposer à Madame F. pour le traitement de son hyperthyroïdie ?
A Reprise du Néo-Mercazole®.
B Traitement chirurgical (thyroïdectomie totale) après préparation au Lugol 15 jours au maximum.
C Iode radioactif 131.
D Propylthiouracile.
E Traitement chirurgical en urgence sans préparation.

Question 15
Quelles sont les étiologies des hyperthyroïdies ?
A Maladie de Basedow.
B Nodules toxiques.
C Maladie d'Hashimoto.
D Hyperthyroïdie secondaire à la prescription d'iode.
E Thyroïdite subaiguë de De Quervain (après 3 mois d'évolution).

Dossier progressif 27

« Une otite moyenne aiguë compliquée »
Une patiente de 10 ans vient consulter, accompagnée par sa mère, pour douleurs d'oreille droite depuis 24 heures dans un contexte de rhinopharyngite. À l'interrogatoire, vous ne notez pas d'antécédent particulier. Elle vous décrit des douleurs intenses mal calmées par les antalgiques de palier 1. À l'examen clinique, vous retrouvez l'aspect otoscopique suivant (figure 49) et une fièvre à 38,8 °C.

Question 1
Quel est votre diagnostic ?

Question 2
Concernant les otites moyennes aiguës en général, quelle(s) est (sont) la (les) proposition(s) exacte(s) ?
A La cause déclenchante la plus fréquente des otites moyennes aiguës est une infection virale du rhinopharynx.
B Une infection bactérienne est impliquée dans le processus inflammatoire de l'oreille moyenne dans 60 à 70 % des cas d'otite moyenne aiguë.
C *Streptococcus pneumoniae* est une des bactéries fréquemment en cause dans les otites moyennes aiguës purulentes de l'enfant de plus de 3 mois.

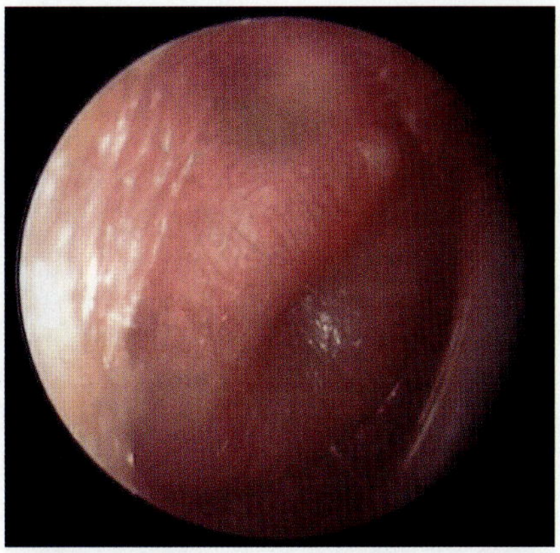

Figure 49.

D La vaccination antipneumococcique a permis de réduire la survenue des otites moyennes aiguës de l'enfant.
E La vaccination antipneumococcique a entraîné une émergence des otites moyennes aiguës à *Haemophilus influenzae*.

Question 3
Concernant la prise en charge de la patiente, quelle(s) est (sont) la (les) proposition(s) exacte(s) ?
A Une désinfection rhinopharyngée est contre-indiquée.
B Un traitement antibiotique est indiqué.
C Le traitement antibiotique ne diminue pas le risque de survenue d'une complication.
D Le traitement antibiotique de référence est l'association amoxicilline-acide clavulanique.
E Une paracentèse est indiquée.

Question 4
Vous revoyez la patiente à 48 heures. Elle est toujours fébrile et présente un décollement du pavillon de l'oreille droite malgré la prescription d'une antibiothérapie bien conduite.
Quelle est la complication probable que présente votre patiente ?

Question 5
Concernant la prise en charge de cette complication, quelle(s) est (sont) la (les) proposition(s) exacte(s) ?
A Aucune imagerie n'est nécessaire devant ce tableau clinique typique.
B Un scanner cérébral et des rochers avec injection de produit de contraste serait utile.
C Une prise en charge ambulatoire avec majoration du traitement antibiotique est indiquée.
D Une prise en chirurgicale est à envisager.
E Il s'agit de la complication la plus fréquente de l'otite moyenne aiguë.

Question 6
Quelles informations tirez-vous de cette imagerie (figure 50) réalisée à la patiente ?
A Il s'agit un scanner avec injection de produit de contraste.

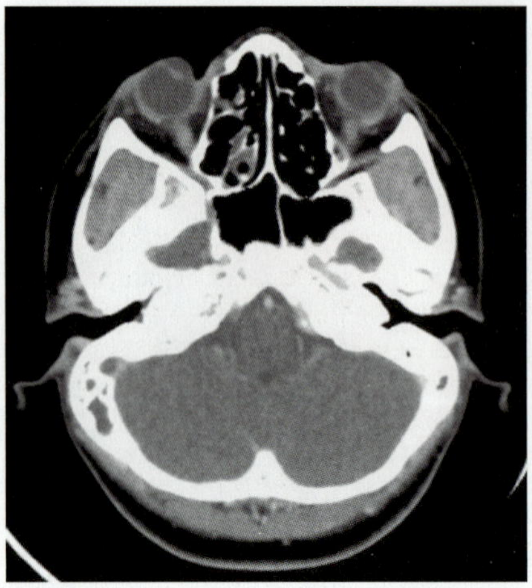

Figure 50.

B Un comblement mastoïdien droit est présent.
C Aucune complication vasculaire n'est visualisée.
D Une sinusite sphénoïdale est visualisée.
E Un empyème cérébral est présent.

Question 7

Quel(s) traitement(s) préconisez-vous ?

A Une paracentèse.
B Une thrombolyse.
C Une antibiothérapie.
D Une chirurgie de drainage mastoïdien.
E Une surveillance sans traitement associé.

Question 8

Vous revoyez la patiente 1 mois après sa prise en charge initiale. L'otoscopie est la suivante (figure 51). Quelle(s) est (sont) la (les) proposition(s) exacte(s) ?

A Il s'agit d'une otite séromuqueuse.
B Il s'agit d'une complication fréquente après otite moyenne aiguë.
C La mise en place d'aérateurs transtympaniques est indiquée d'emblée.

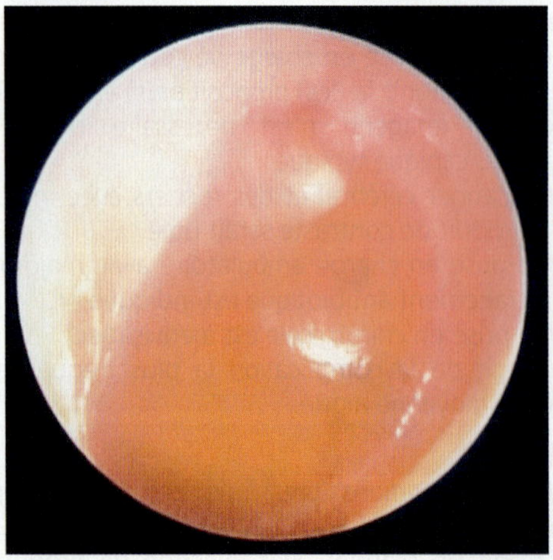

Figure 51.

D Une surdité de perception est fréquemment associée à cet aspect otoscopique.
E Une surveillance de l'aspect otoscopique est nécessaire.

Question 9

À propos de l'otite séromuqueuse, quelle(s) est (sont) la (les) proposition(s) exacte(s) ?

A Il s'agit d'une pathologie fréquente chez l'enfant.
B Elle est le plus souvent révélée par une otorrhée.
C Une otite séromuqueuse unilatérale doit faire rechercher une lésion du rhinopharynx.
D Elle est un facteur favorisant la survenue d'une otite moyenne aiguë.
E Le tympanogramme d'une otite séromuqueuse met en évidence un pic dévié vers les pressions négatives.

Dossier progressif 28

« Une otalgie unilatérale »

Jean est âgé de 18 mois. Il n'a pas d'antécédents médico-chirurgicaux notables. Ses vaccins sont à jour, notamment le Prévenar 13®. Ses parents viennent vous voir en consultation car, depuis 24 heures, il présente le tableau suivant : fièvre à 38,5 °C, caractère grognon, vomissements ; il se touche fréquemment l'oreille droite.
L'otoscopie montre l'aspect suivant (figure 52).

Question 1

Quel est votre diagnostic ?

A OSM (otite séromuqueuse) droite.
B OMA (otite moyenne aiguë) congestive droite.
C OMA droite purulente.
D Cholestéatome congénital droit.
E OMA bilatérale.

Question 2

Parmi les signes suivants, lesquels rencontre-t-on dans les OMA du nourrisson ?

A Vomissements.
B Irritabilité.
C Fièvre inexpliquée.
D Trouble de la conscience.
E Troubles du sommeil.

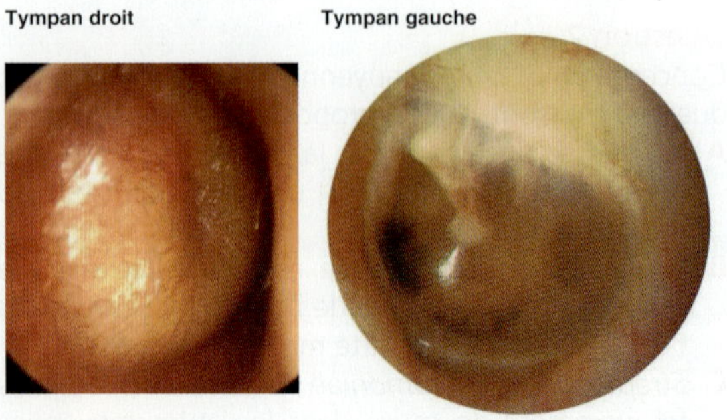

Figure 52.

Question 3

Quelles sont les deux bactéries le plus souvent impliquées dans cette pathologie ?

A *Streptococcus pneumoniae*.
B *Staphylococcus aureus*.
C *Klebsiella pneumoniae*.
D *Haemophilus influenzae* non encapsulé.
E *Fusobacterium necrophorum*.

Question 4

Quel(s) traitement(s) instaurez-vous parmi les suivants ?

A Paracétamol 1 dose/poids 4 fois par jour si fièvre ou douleurs : quantité suffisante pour 7 jours.
B Corticoïdes *per os* (exemple : bétaméthasone 10 gouttes/kg par jour) durant 6 jours.
C Triméthoprime-sulfaméthoxazole 2 cuillères-mesures par jour durant 8 à 10 jours.
D Amoxicilline 80 à 90 mg/kg par jour en deux à trois prises durant 8 à 10 jours.
E Oméprazole 1 mg/kg par jour *per os* durant 1 mois.

Question 5

Le traitement a été bien pris par Jean et les symptômes se sont initialement améliorés, avec notamment disparition de la fièvre pendant 5 jours. Cependant, 48 heures après la fin du traitement, Jean redevient fébrile, grognon, se touche souvent l'oreille droite et son tympan droit reste bombant et opaque.

Quelle(s) est (sont) la (les) proposition(s) exacte(s) ?

A Il s'agit d'une récidive d'otite moyenne aiguë.
B La prescription de l'association amoxicilline-acide clavulanique durant 8 à 10 jours est indiquée.
C La prescription de ceftriaxone intramusculaire à la dose de 100 mg/kg par jour en une prise quotidienne durant 3 jours est indiquée.
D Une paracentèse avec prélèvement bactériologique est utile pour documenter bactériologiquement l'infection.
E L'épanchement liquidien de l'oreille moyenne disparaît normalement en moins d'une semaine après guérison d'une OMA purulente.

Question 6

Concernant le vaccin conjugué 13-valent contre le pneumocoque, quelle(s) est (sont) la (les) proposition(s) exacte(s) ?

A La vaccination systématique par ce vaccin est recommandée chez l'enfant.
B Il s'agit d'un vaccin vivant atténué.
C Ce vaccin n'est d'aucune utilité dans les OMA.
D Ce vaccin a permis de diminuer sensiblement l'incidence globale des OMA à pneumocoque.
E Ce vaccin a diminué l'incidence des OMA dites « complexes ».

Question 7

Au cours d'un épisode d'OMA traité par antibiothérapie orale adaptée, alors que Jean est âgé de 30 mois, ses parents constatent, outre la persistance de la fièvre, l'apparition d'une tuméfaction rétroauriculaire comblant le sillon rétroauriculaire et soulevant le pavillon de l'oreille.

Quelle(s) est (sont) la (les) proposition(s) exacte(s) ?

A Il s'agit d'une adénite rétroauriculaire.
B Il s'agit d'une mastoïdite aiguë extériorisée.
C Cette pathologie peut compliquer une OMA congestive.
D Elle survient souvent au cours d'un premier épisode d'OMA.
E À l'otoscopie peuvent être observés une chute de la paroi postérieure du conduit auditif externe et, plus rarement, de petits granulomes situés à la partie postéro-supérieure du tympan (aspect en « pis de vache »).

Question 8

Concernant la complication d'OMA présentée par Jean, quelle(s) est (sont) la (les) proposition(s) exacte(s) ?

A L'hospitalisation de Jean est nécessaire.
B *Haemophilus influenzae* est un germe fréquemment impliqué dans cette complication.
C Cette pathologie nécessite une antibiothérapie intraveineuse probabiliste à large spectre.
D Les prélèvements bactériologiques sont inutiles puisque l'on connaît les germes habituellement impliqués dans ce type de complications et que, par ailleurs, Jean étant déjà sous antibiothérapie avant l'apparition de la tuméfaction rétroauriculaire, il est très peu probable que ces prélèvements soient positifs (infection décapitée).
E La chirurgie de drainage avec mastoïdectomie est toujours nécessaire pour assurer la guérison de cette complication.

Question 9

Concernant les complications des OMA, quelle(s) est (sont) la (les) proposition(s) exacte(s) ?

A La paralysie faciale est, lorsqu'elle survient, le plus souvent irréversible.
B La labyrinthite est une infection du labyrinthe, ensemble complexe de cellules aériennes du rocher.
C Les méningites sur OMA peuvent entraîner des surdités de perception et il faut donc régulièrement surveiller l'audition par des audiométries pendant au moins 1 an après ce type de complications.
D Les arthrites temporomandibulaires peuvent compliquer les OMA et sont à risque d'ankylose de l'articulation temporomandibulaire.
E Du fait de la fréquence et de la sévérité de certaines complications des OMA purulentes, en particulier la méningite, l'antibiothérapie doit être systématique au cours de cette infection quel que soit l'âge de l'enfant.

Question 10

Les parents de Jean reviennent vous voir en consultation alors que celui-ci est âgé de 3 ans et 2 mois. Depuis plusieurs mois, ils ont constaté chez lui un petit retard de langage, une déformation des mots, un caractère irritable, des ronflements nocturnes, une respiration buccale exclusive durant le sommeil et de fréquents épisodes de rhinopharyngites et d'OMA.

Deux otoscopies effectuées à 4 mois de distance ont montré l'aspect suivant (figure 53).

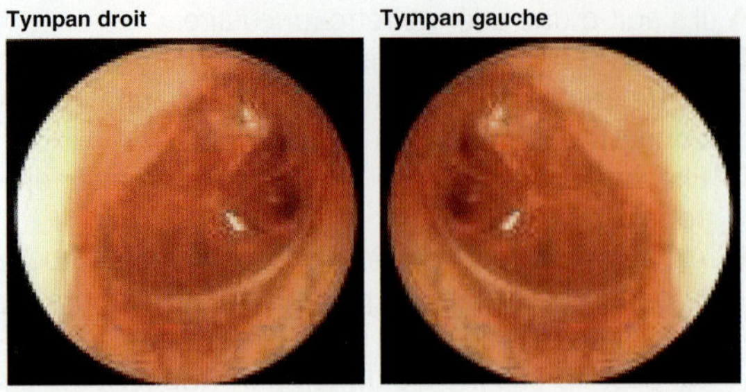

Figure 53.

Quelle(s) est (sont) la (les) proposition(s) exacte(s) ?

A Les tympans sont bombants.
B On distingue, en avant des deux manches du marteau, des bulles de gaz signant un épanchement liquidien rétrotympanique bilatéral.
C La présence d'un triangle lumineux en bas et en avant des deux manches du marteau signe la normalité du tympan en otoscopie.
D Il s'agit d'une OMA purulente bilatérale.
E Il s'agit d'une OSM bilatérale.

Question 11

Concernant l'affection chronique présentée par Jean, quelle(s) est (sont) la (les) proposition(s) exacte(s) ?

A Elle est rare chez l'enfant.
B Elle est liée à la maladie d'adaptation.
C Elle est toujours bilatérale.
D Elle est favorisée par un portage bactérien chronique sous la forme de biofilms au niveau de l'oreille moyenne et des végétations.
E Elle évolue le plus souvent vers la guérison spontanée à long terme.

Question 12

Quel(s) examen(s) complémentaire(s) prescrivez-vous chez Jean devant ce tableau ?

A Scanner des oreilles.
B Audiométrie.
C Tympanogramme.
D Bilan sanguin à la recherche d'un déficit immunitaire.
E Paracentèse avec prélèvement bactériologique.

Question 13

L'audiométrie comportementale montre la même courbe sur chaque oreille en audiométrie tonale à oreilles séparées (figure 54).

Concernant cet audiogramme, quelle(s) est (sont) la (les) proposition(s) exacte(s) ?

A L'audiométrie tonale avec stimulation sonore par des sons purs doit être dans la mesure du possible complétée par une audiométrie vocale utilisant des listes de mots.
B La courbe audiométrique de Jean montre une surdité mixte de perception et de transmission avec des seuils de conduction aérienne d'environ 40 dB.
C Cette courbe montre une surdité de transmission d'environ 40 dB sur toutes les fréquences testées.

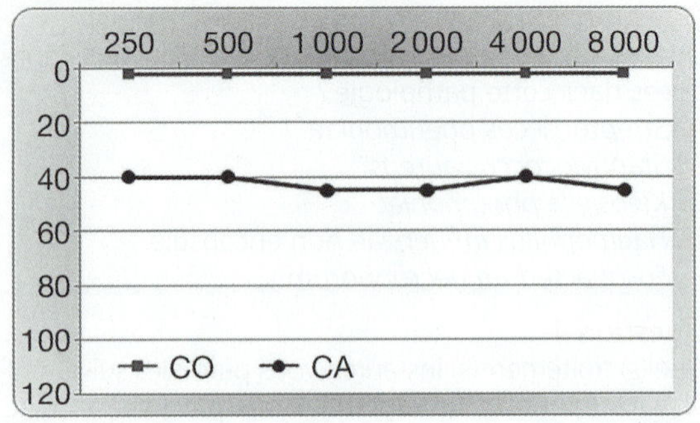

Figure 54. Axe des abscisses : fréquence du son stimulant en Hz ; axe des ordonnées : intensité du son stimulant en dB ; CO : courbe osseuse. CA : courbe aérienne.

D La CA (courbe ou conduction aérienne) est obtenue en utilisant un vibrateur mastoïdien.
E Ce type d'audiométries constitue un examen objectif de l'audition.

Question 14

Concernant le traitement de l'affection présentée par Jean, quelle(s) est (sont) la (les) proposition(s) exacte(s) ?

A Un traitement initial par antibiotiques et corticoïdes pendant 10 jours est systématiquement prescrit.
B Une pose d'aérateurs transtympaniques (ATT) associée à une adénoïdectomie est indiquée.
C La pose d'ATT est systématique dans les OSM.
D L'adénoïdectomie est justifiée du fait des symptômes rhinopharyngés présentés par Jean (ronflements, respiration bouche ouverte durant le sommeil, rhinopharyngites itératives).
E Un bilan orthophonique éventuellement complété par des séances de rééducation peut être utile chez Jean.

Question 15

Concernant les complications des OSM, quelle(s) est (sont) la (les) proposition(s) exacte(s) ?

A L'OSM est souvent intriquée avec des OMA.
B L'OSM peut évoluer vers une poche de rétraction tympanique elle-même à risque de cholestéatome.
C Les labyrinthites avec surdités de perception définitives par diffusion de médiateurs inflammatoires depuis l'oreille moyenne vers l'oreille interne constituent une complication fréquente de l'OSM.
D L'OSM entraîne fréquemment des surdités sévères.
E Les surdités liées aux OSM peuvent entraîner des retards de langage, des troubles du comportement et des difficultés scolaires.

Dossier progressif 29

« Une dyspnée laryngée »

Un homme de 45 ans se présente directement aux urgences pour une gêne respiratoire d'aggravation rapidement progressive.

Question 1

Quelles sont les caractéristiques cliniques de la dyspnée qui vous oriente vers une origine laryngée ?

A Inspiratoire.
B Expiratoire.
C Aux deux temps respiratoires.
D Associée à une dysphonie.
E Associée à un stridor.

Question 2

Sur quels critères cliniques allez-vous juger de la gravité de la dyspnée ?

A Intensité du cornage.
B Fréquence respiratoire.
C Disparition du tirage sus-sternal présent initialement.
D Oxymétrie.
D Apparition de troubles de la conscience.
E Sueurs.

Question 3

Une fois identifiée l'origine laryngée, quel(s) est (sont) l'(les) élément(s) de traitement non spécialisé que vous devez mettre en route ?

A Oxygénothérapie.
B Corticothérapie IV 4 mg/kg.
C Aérosols d'adrénaline.
D Allonger le patient pour le rassurer.
E Aérosols de sérum physiologique.

Question 4

La dyspnée est modérée, le patient est interrogeable. Quel(s) est (sont) l'(les) élément(s) de l'interrogatoire qui va (vont) orienter le diagnostic étiologique de cette dyspnée vers une origine tumorale ?

A Évolution progressive en moins de 48 heures.
B Évolution progressive en plus d'un mois.
C Notion de tabagisme actif ancien.
D Antécédent de cancer pulmonaire.
E Associée à une aphonie.

Question 5

Quelle(s) est (sont) la (les) caractéristique(s) clinique(s) (signes fonctionnels et/ou physiques) des tumeurs glottiques ?

A Une dyspnée laryngée est au premier plan.
B Une dysphonie est le mode révélateur.
C Une dysphagie signe une atteinte tumorale étendue.
D La faible lymphophilie des tumeurs localisées du plan glottique.
E Aucune proposition n'est exacte.

Question 6

La dyspnée est modérée, le patient est interrogeable.
Quel(s) est (sont) l'(les) élément(s) de l'interrogatoire qui vont orienter le diagnostic étiologique vers une épiglottite ?

A Évolution progressive en moins de 48 heures.
B Évolution progressive en plus d'un mois.
C Présence d'une adénopathie cervicale.
D Présence d'une hypersialorrhée.
E Association à une aphonie.

Question 7

Si le bilan clinique (endoscopie laryngée avec un nasofibroscope) initial est en faveur d'une tumeur maligne laryngée, quel est le type histologique le plus probable ? [Deux mots.]

Question 8

Si le bilan clinique (endoscopie laryngée avec un nasofibroscope) initial est très en faveur d'une épiglottite laryngée, quel est le germe le plus souvent responsable ?

Question 9

En cas de tumeur maligne du larynx, quel(s) est (sont) l'(les) examen(s) indispensable(s) à programmer ?

A TDM cervicale et thoracique avec injection.
B Scintigraphie FDG-TEP/TDM.
C Échographie abdominale.
D Scintigraphie osseuse.
E IRM cérébrale.

Question 10

En cas de suspicion d'épiglottite, quelle sera votre conduite thérapeutique à mettre en place en urgence ?

A Hospitaliser le patient dans le service d'ORL.
B Débuter une antibiothérapie à large spectre.
C Demander une TDM si l'état respiratoire du patient le permet.
D Hospitaliser le patient en médecine infectieuse.
E Prévoir une endoscopie sous anesthésie générale.

Question 11

Le patient commence à présenter des signes de gravité de la dyspnée en quelques heures. Que décidez-vous ?

A Prévenir le bloc d'urgence dans le but de faire une trachéotomie.
B Essayer d'intuber le patient dans son lit.
C Débuter une antibiothérapie et une corticothérapie à forte dose.
D Réaliser au lit du malade une coniotomie.
E Aucune proposition n'est exacte.

Question 12

En quoi consiste une panendoscopie ?

A Elle comprend une fibroscopie du larynx, de l'hypopharynx et de l'œsophage.
B C'est un examen morphologique et dynamique du larynx.
C Elle comprend une laryngoscopie, une hypopharyngocopie, une trachéoscopie, une œsophagoscopie, directes, aux tubes rigides, sous anesthésie générale.
D C'est uniquement un examen morphologique du larynx.
E Elle comprend une laryngoscopie, une hypopharyngoscopie et une cavoscopie aux tubes rigides sous anesthésie générale.

Dossier progressif 30

« Adénopathies et cancer »

Un homme de 40 ans vous consulte après la découverte d'une masse sous-mandibulaire droite découverte il y a 2 mois ayant augmenté récemment de volume. Il n'a pas d'antécédents médicaux en dehors d'un tabagisme actif à 25 paquets-années.

Question 1

Quels sont les diagnostics possibles ?

A Adénopathie cervicale.
B Kyste du tractus thyréoglosse.
C Hypertrophie de la glande submandibulaire.
D Bulbe carotidien.
E Infection à *Actinomyces*.

Question 2

Que recherchez-vous à l'interrogatoire pour vos hypothèses étiologiques ?

A Fièvre.
B Céphalées.
C Douleurs du rachis cervical.
D Dysphagie ou odynophagie.
E Bradypnée inspiratoire.

Question 3

La masse est mobile, non pulsatile, non inflammatoire et l'examen ORL sans particularité. Vous palpez une autre petite masse jugulocarotidienne moyenne.
Quel bilan demandez-vous dans un premier temps ?

A NFS.
B Radiographie du thorax.
C PET-scan.
D Sérologie VIH.
E Sérologie syphilis.

Question 4

Les sérologies sont négatives. Vous avez demandé un scanner cervico-thoracique qui confirme la présence de trois adénopathies cervicales dans les territoires IIa et III, la plus volumineuse mesurant 26 mm de grand axe.
Que proposez-vous ?

A Surveillance avec contrôle dans 2 mois.
B Panendoscopie ORL.
C Cervicotomie exploratrice.
D IRM cervicale.
E Prélèvement ganglionnaire total ou partiel sous anesthésie locale.

Question 5

La panendoscopie ORL est sans particularité. Vous décidez de réaliser une cervicotomie dans le même temps opératoire. Que proposez-vous ?

A Ablation de l'ensemble des ganglions cervicaux droits (curage cervical) en un temps pour éviter la dissémination tumorale puis analyse.
B Prélèvement d'un ganglion mis dans le formaldéhyde pour analyse.
C Prélèvement d'un ganglion mis dans une compresse imbibée de sérum physiologique pour analyse.
D Demande d'examen extemporané.
E La panendoscopie ORL étant négative, la cervicotomie exploratrice est remplacée par une cytoponction à l'aiguille fine.

Question 6

À l'examen extemporané, le prélèvement ganglionnaire est métastasé par du carcinome épidermoïde infiltrant peu différencié. Que proposez-vous ?

A Reprise chirurgicale par curage dans un deuxième temps après avis RCP.
B Curage cervical unilatéral droit d'emblée.
C Curage cervical bilatéral d'emblée.
D Biospie de l'amygdale droite.
E Multiples biopsies de l'oropharynx.

Question 7

N'ayant pas retrouvé de masse tumorale primitive, quel examen demandez-vous ?

A PET-scan.
B Fibroscopie bronchique.
C Fibroscopie gastrique.
D IRM cervicale avec exploration en particulier de la cavité buccale et de l'oropharynx.
E Échographie abdominale.

Question 8

Quelques mois plus tard, le patient que vous avez traité vous ramène sa mère de 70 ans pour une masse sous-angulo-mandibulaire gauche augmentant progressivement de volume. À l'examen clinique, la masse est ferme, peu mobile, non inflammatoire et non douloureuse. L'état général est conservé.
Que faut-il réaliser en priorité ?

A Recherche de paralysie ou parésie du nerf facial gauche.
B Auscultation de la carotide gauche.
C Examen du cuir chevelu.
D Examen de la cavité buccale.
E Audiogramme.

Question 9

Quelles sont vos hypothèses diagnostiques principales ?

A Exostose de la mastoïde.
B Adénopathie inflammatoire.
C Tumeur parotidienne.
D Engorgement de la glande parotide sur colique salivaire.
E Adénopathie métastatique.

Question 10

Pensant à une adénopathie plutôt qu'à une masse parotidienne, quel examen complémentaire demandez-vous ?

A Échographie cervicale.
B IRM cervicale.
C PET-scan.
D Scanner cervicothoracique.
E NFS.

Question 11

Le scanner met en évidence une adénopathie d'allure métastatique. Quel primitif recherchez-vous en priorité à cet âge, chez cette patiente non tabagique ?

Question 12
L'examen du cuir chevelu et celui de la face sont sans particularité. Quel examen complémentaire peut préciser le diagnostic sans imposer une anesthésie générale ?

Question 13
La cytoponction n'est pas informative. Vous proposez une exploration chirurgicale. Quels nerfs peuvent être blessés dans cette exploration ?
A Nerf facial.
B Nerf acoustique.
C Nerf glossopharyngien.
D Nerf accessoire.
E Nerf hypoglosse.

Question 14
Votre prélèvement suspecte à l'examen extemporané un lymphome. Comment continuez-vous la prise en charge ?
A Curage cervical homolatéral.
B Curage cervical bilatéral.
C Pas de geste chirurgical cervical complémentaire.
D Recherche de HPV sur frottis de l'oropharynx.
E Scanner abdominopelvien.

Question 15
Si la masse initiale avait été infectieuse, quelles origines aurait-on pu suspecter ?
A Parotide.
B Cutanée.
C Otologique.
D Dentaire.
E Oropharyngée.

Dossier progressif 31

« Une masse cervicale »
Une femme arrive à votre consultation pour son adolescent âgé de 15 ans. Il présente selon elle un kyste au niveau du cou depuis plusieurs années. Elle s'inquiète beaucoup depuis qu'elle a vu un reportage à la télévision, prétendant un risque de cancer. Elle souhaite votre avis.

Question 1
Que pouvez-vous rechercher à l'interrogatoire de l'enfant et de sa mère ?
A Le poids habituel.
B Un antécédent de radiothérapie dans l'enfance.
C Une infection virale récente.
D Un antécédent de tuberculose.
E La présence de sueurs nocturnes.

Question 2
Que recherchez-vous spécifiquement à l'examen clinique du patient ?
A Recherche de la consistance de la masse.
B Recherche de l'état cutané en regard.
C Une hépatosplénomégalie.
D Un souffle cardiaque.
E Un contact lombaire.

Question 3
Au final, vous apprenez que cette masse est présente depuis 5 ans et que sa taille évolue lentement. Elle n'est pas douloureuse et est située sur la ligne médiane du cou en regard de l'os hyoïde. Elle est de consistance souple, mobile à la déglutition. Il n'existe pas d'autre masse palpable. La peau n'est pas érythémateuse en regard.
Quel est votre diagnostic ?
A Une adénopathie métastatique.
B Un kyste dermoïde.
C Un kyste thyroïdien.
D Un kyste du tractus thyréoglosse.
E Un lymphangiome kystique.

Question 4
Il s'agit d'un kyste du tractus thyréoglosse. Quelle(s) prise(s) en charge thérapeutique(s) proposez-vous ?
A Un traitement anti-inflammatoire.
B Un traitement antibiotique.
C Un traitement par sclérothérapie.
D Un traitement chirurgical.
E Un traitement par ponction.

Question 5
Vous décidez de l'opérer. Que devez-vous prescrire avant la prise en charge ?
A Des LDH.
B Une radiographie du rachis face et profil.
C Une échographie thyroïdienne.
D Une IRM avec injection de produit de contraste.
E Une IDR.

Question 6
La mère accepte de faire opérer son fils. Par la même occasion, elle vous montre elle aussi son cou qui présente une voussure au niveau jugulocarotidien droit. Vous apprenez que cette patiente âgée de 45 ans est fumeuse depuis de nombreuses années. Elle est sous anticoagulant pour un épisode d'embolie pulmonaire récent. Elle a remarqué cette masse depuis 2 mois. Elle mesure 3 cm, est plus ou moins douloureuse, unique et peu mobile.
Quelle(s) sont vos hypothèse(s) diagnostique(s) ?
A Une adénopathie métastatique.
B Un adénophlegmon.
C Un kyste amygdaloïde.
D Un neurinome du X.
E Un kyste dermoïde.

Question 7
Vous examinez cliniquement la patiente et vous retrouvez une lésion antérieure du plancher buccal de 3 cm, végétante, douloureuse et saignant au contact. Vous évoquez fortement un cancer du plancher buccal. Vous apprenez aussi qu'elle a perdu 5 kg sur les deux derniers mois.

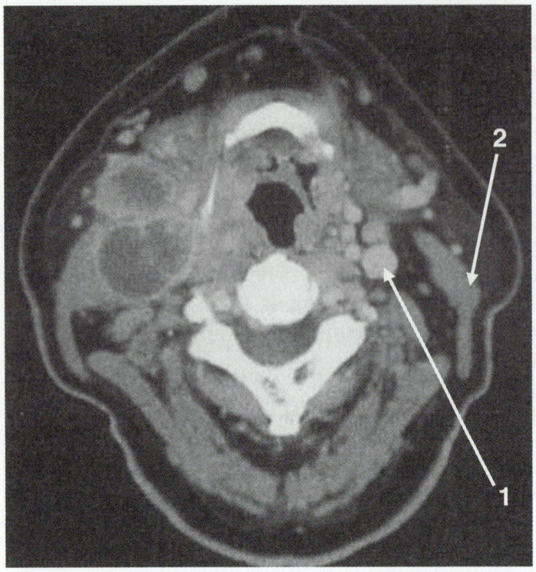

Figure 55.

Quel(s) examen(s) proposez-vous à la patiente ?
A Un bilan nutritionnel.
B Une biopsie de la lésion en consultation.
C Un scanner cervicothoracique non injecté.
D Une panendoscopie.
E Un scanner cérébral.

Question 8

Vous réalisez une panendoscopie.
Quelle(s) est (sont) la (les) proposition(s) exacte(s) ?
A Cet examen est réalisé sous anesthésie locale.
B Cet examen est réalisé en consultation au fauteuil.
C Elle ne permet pas de voir le plan glottique.
D Elle permet la réalisation de biopsies.
E Elle permet la réalisation d'un schéma des lésions.

Question 9

Vous réalisez une TDM cervicothoracique injectée. Voici une des coupes scannographiques obtenues (figure 55).
Quelle est la structure repérée par la flèche « 1 » sur le scanner ?
A La carotide.
B L'artère thyroïdienne.
C La veine jugulaire.
D La veine faciale.
E Le nerf vague.

Question 10

Quelle est la structure repérée par la flèche « 2 » sur le scanner ?
A Le muscle sternothyroïdien.
B Le muscle sternohyoïdien.
C Le muscle sternocléidomastoïdien.
D Le muscle digastrique.
E Le muscle stapédien.

Question 11

Le diagnostic de carcinome épidermoïde est confirmé lors de la biopsie. Le dossier de la patiente doit être présenté en réunion de concertation pluridisciplinaire. Une décision thérapeutique est prise. Comment appelle-t-on le schéma thérapeutique proposé au patient ?

Question 12

La patiente est opérée rapidement une fois le diagnostic établi. La lésion endobuccale est réséquée et vous réalisez un curage ganglionnaire cervical bilatéral. Cependant, la masse ganglionnaire droite est adhérente et elle envahit la veine jugulaire droite. Vous devez réaliser un curage radical emportant le nerf accessoire, la veine jugulaire et une partie du sternocléidomastoïdien. À gauche, la veine jugulaire est conservée au cours de la chirurgie.
Quel(s) conséquence(s) clinique(s) envisagez-vous pour la patiente ?
A Une dysphonie.
B Des troubles de la déglutition.
C Un déficit de la protraction linguale.
D Une hypertension intracrânienne.
E Un déficit musculaire de l'épaule.

Question 13

Si vous recevez en consultation un patient de 30 ans qui possède un chat et un lapin récemment récupéré, quel(s) diagnostic(s) pouvez-vous évoquer devant une masse jugulocarotidienne d'apparition subaiguë associée à une periadénite et des poussées récurrentes ?
A Une lymphogranulomatose bénigne d'inoculation.
B Une tularémie.
C Un adénophlegmon.
D Un lymphome.
E Une primo-infection à VIH.

Question 14

Après bilan sérologique chez ce patient, vous faites le diagnostic d'une lymphogranulomatose bénigne d'inoculation, ou maladie des griffes du chat.
Quel(s) germe(s) est (sont) responsable(s) ?
A *Francisella tularensis*.
B *Treponema pallidum*.
C *Brucella melitensis*.
D *Bartonella hensellae*.
E *Borrelia burgdorferi*.

Question 15

Quel(s) prise(s) en charge pouvez-vous proposer au patient ?
A Une surveillance.
B Un traitement antiviral.
C Un traitement antibiotique.
D Un traitement antiparasitaire.
E Un traitement chirurgical.

Réponses

Dossier progressif 1

Items 87, 115, 147.

Question 1
Réponse : A.
Commentaire :
A : *Vrai*. Le dépistage néonatal de la surdité est obligatoire et doit donc être systématique.
B : *Faux*. Il s'agit d'un facteur parmi d'autres.
C : *Faux*. Au contraire, la réanimation néonatale constitue un facteur de risque de surdité.
D : *Faux*. Il doit être fait en période néonatale.
E : *Faux*. Le dépistage doit être réalisé des deux côtés.

Question 2
Réponse : D, E.
Commentaire :
A : *Faux*. La réanimation néonatale constitue un risque de surdité.
B : *Faux*. Le dépistage concerne tous les nouveau-nés.
D : *Vrai*. La prématurité constitue un risque élevé de surdité.
E : *Vrai*. La réanimation néonatale constitue un risque élevé de surdité.

Question 3
Réponse : A, B, C, D.
Commentaire :
E : *Faux*. La gémellarité ne constitue pas à elle seule un risque de surdité néonatale.

Question 4
Réponse : C, D.
Commentaire :
B : *Faux*. Test nécessitant un conditionnement de l'enfant et pouvant être réalisé à partir de l'âge de 3 mois.
C : *Vrai*. Les otoémissions et les PEA automatisés sont les deux tests pouvant être utilisés pour réaliser le dépistage de la surdité néonatale.
E : *Faux*. L'impédancemétrie ne constitue pas un examen de mesure de l'audition ; cet examen évalue la compliance du système tympano-ossiculaire.

Question 5
Réponse : B, C, E.
Commentaire :
A : *Faux*. On ne peut pas conclure sur un unique test positif.
B : *Vrai*. Il présente une audition considérée comme normale à la naissance.
C : *Vrai*. Le test de dépistage doit toujours être contrôlé deux fois.
E : *Vrai*. Compte tenu de ces antécédents, un PEA seuils doit être réalisé.

Question 6
Réponse : D, E.
Commentaire :
D : *Vrai*. Sur les PEA seuils, le seuil auditif est déterminé par l'intensité sonore où l'on observe une disparition de l'onde V.
E : *Vrai*. Entre 70 et 90 dB, il s'agit d'une surdité sévère.

Question 7
Réponse : A, C, E.
Commentaire :
A : *Vrai*. Elle est indispensable en complément de l'appareillage auditif bilatéral.
B : *Faux*. La pose d'aérateurs transtympaniques (ATT) est proposée pour le traitement d'otite séreuse/séromuqueuse ou d'otites moyennes aiguës à répétition.
C : *Vrai*. Il doit être prescrit dès que le diagnostic de surdité est posé.
E : *Vrai*. Les parents doivent être guidés, écoutés, soutenus dans cette épreuve, auprès de structures spécialisées.

Question 8
Réponse : E.
Commentaire :
E : *Vrai*. Le gain prothétique est estimé par une audiométrie tonale (stade prélingual) en champ libre.

Question 9
Réponse : A, B.
Commentaire :
A : *Vrai*. L'otite séreuse est une otite chronique.
B : *Vrai*. On observe des bulles rétrotympaniques.

Question 10
Réponse : B.
Commentaire :
A : *Faux*. Il s'agit d'un tympanogramme normal.
B : *Vrai*. En présence d'un épanchement rétrotympanique.
C : *Faux*. Peut être observé en cas de rupture de chaîne ossiculaire.

Question 11
Réponse : A, B, E.
Commentaire :
A : *Vrai*. Louis présente une surdité congénitale qui correspond à une surdité de perception sévère bilatérale, à laquelle s'ajoute un facteur transmissionnel lié à l'otite. Il s'agit donc d'une surdité mixte.
B : *Vrai*. Sa conduction osseuse est forcément abaissée du fait de sa surdité congénitale.

Question 12
Réponse : B, C, E.
Commentaire :
B : *Vrai*. L'hypertrophie des végétations adénoïdes présente au niveau du rhinopharynx entraîne une obstruction tubaire.
C : *Vrai*. L'environnement tabagique est un facteur de risque d'otites à répétition.
E : *Vrai*. La luette bifide est un facteur de risque endogène d'otites à répétition.

Question 13

Réponse : A, D.
Commentaire :

A : *Vrai*. La réalisation d'une adénoïdectomie est généralement associée à la pose d'ATT en l'absence de contre-indications locales.

D : *Vrai*. La pose des ATT doit se faire sans attendre compte tenu des antécédents de l'enfant.

E : *Faux*. L'orthophonie doit être poursuivie.

Question 14

Réponse : B, C, D, E.
Commentaire :

B : *Vrai*. L'IRM doit être réalisée assez rapidement compte tenu des risques d'ossification cochléaire post-traumatique qui pourrait, dans ce contexte de surdité congénitale, compromettre une éventuelle implantation cochléaire.

C, D, E : *Vrai*. Un bilan audiométrique complet est indispensable pour dépister une aggravation de sa surdité liée au traumatisme.

Question 15

Réponse : A, B.
Commentaire :

A : *Vrai*. L'orthophonie doit être poursuivie, d'autant plus que l'enfant va bénéficier de la pose d'un implant cochléaire.

B : *Vrai*. L'implantation cochléaire doit être réalisée rapidement dans ce contexte post-traumatique, où les risques d'ossification cochléaire sont importants.

Grille d'évaluation

	Réponses	Points	PMZ	SMZ	Autoévaluation
1	A	15	A	B, C, E	
2	D, E	15		A, B, C	
3	A, B, C, D	15	B, C, D		
4	C, D	30	C, D		
5	B, C, E	30	C, E	D	
6	D, E	30	D, E	A, B, C	
7	A, C, E	30	A, C, E	D	
8	E	15		A, B	
9	A, B	15	B	C, E	
10	B	15			
11	A, B, E	30		C, D	
12	B, C, E	15			
13	A, D	15	D	B, C	
14	B, C, D, E	15			
15	A, B	15	A, B		
	Total	300			

Commentaire global

En cas de positivité du test de dépistage de la surdité néonatale, celui-ci doit être contrôlé et, en cas de test de nouveau positif, des PEA seuils doivent être pratiqués.

Bien connaître l'acoumétrie des différents types de surdité.

Bien connaître les principaux facteurs de risque de la surdité néonatale.

L'implant cochléaire s'adresse aux surdités sévères à profondes bilatérales dont l'appareillage auditif conventionnel par des prothèses surpuissantes ne permet pas à l'enfant de rentrer dans la communication orale.

Un appareillage auditif conventionnel bilatéral doit toujours être tenté avant de proposer une implantation cochléaire.

Surveiller régulièrement les enfants atteints de surdité congénitale, au cours de la croissance, pour dépister les éventuelles aggravations de la surdité.

Surveiller régulièrement les enfants dépistés CMV+ à la naissance car ils peuvent présenter secondairement une surdité évolutive.

Pièges à éviter

Il faut toujours tenir compte des observations et des craintes rapportées par les parents, et ne pas hésiter à refaire les tests de mesure de l'audition chez l'enfant.

Ne pas annoncer une surdité aux parents tant que l'ensemble des tests n'a pas été réalisé.

Points clés

Sur les PEA seuils, le seuil auditif est déterminé par l'intensité sonore où l'on observe une disparition de l'onde V.

Les tests de dépistage de la surdité néonatale sont les otoémissions acoustiques et les PEA automatisés.

Une audiométrie conditionnée peut être pratiquée, selon l'expertise du testeur et l'enfant, à partir de 3 mois.

Dossier progressif 2

Items 86, 295.

Question 1

Réponse : E.

Commentaire :

D : *Faux*. L'échographie thyroïdienne n'est pas un élément de débrouillage dans le cadre d'une dysphonie.

E : *Vrai*. Toute dysphonie traînante doit faire l'objet d'un examen ORL avec vérification des cordes vocales.

Question 2

Réponse : A, B, D, E.

Question 3

Réponse : A, B.

Question 4

Réponse : B, E.

Question 5

Réponse : Paralysie de la corde vocale droite en adduction. [Accepté aussi : Paralysie en fermeture ; paralysie peut être remplacée par immobilité.]

Commentaire : L'aspect de la margelle laryngée correspond à la ptose dans le larynx de la margelle laryngée qui a perdu sa tonicité.

Question 6

Réponse : C, D, E.

Commentaire :

A : *Faux*. Examen difficile à obtenir rapidement et ne donnant pas les renseignements utiles au début de la démarche diagnostique.

D : *Vrai*. À la recherche d'un cancer du médiastin ou du poumon gauche mais aussi de l'apex du poumon droit.

E : *Vrai*. Certaines lésions de la base du crâne peuvent échapper à un scanner cervicothoracique.

Question 7

Réponse : A, B.

Commentaire :

A, B : *Vrai*. Une tumeur susceptible d'entraîner une paralysie du nerf récurrent n'est pas microscopique et se voit généralement sur un scanner.

C : *Faux*. Il est exceptionnel qu'une lésion de la corde vocale ne soit vue ni par la fibroscopie ni par le scanner. De ce fait, sauf situation particulière, la laryngoscopie sous anesthésie générale n'est pas indiquée en première intention.

D : *Faux*. Le diagnostic peut être porté malgré une imagerie normale par une ponction lombaire.

Question 8

Réponse : A, B, C, D.

Question 9

Réponse : Une endoscopie laryngée. [Accepté aussi : Laryngoscopie en suspension, Examen du larynx sous anesthésie générale, Panendoscopie. Pas acceptable : Fibroscopie laryngotrachéale (non-sens) ou bronchique ou PET-TDM.]

Commentaire : Le seul examen susceptible de fournir une certitude histologique est la laryngoscopie sous anesthésie générale — en dehors de certains centres très spécialisés où une fibroscopie ORL avec biopsie est réalisable.

Question 10

Réponse : E.

Commentaire :

A : *Faux*. Il n'existe pas de marqueur biologique des tumeurs du larynx.

B, C : *Faux*. Ne fait pas partie des recommandations.

D : *Faux*. Non disponible.

E : *Vrai*. Fréquence des doubles localisations synchrones et métachrones.

Question 11

Réponse : A, D.

Commentaire :

B : *Faux*. La chimiothérapie exclusive n'est pas une option recommandée dans les cancers avancés du larynx.

Grille d'évaluation

	Réponses	Points	PMZ	SMZ	Autoévaluation
1	E	25	E		
2	A, B, D, E	25			
3	A, B	25			
4	B, E	25			
5	Paralysie de la corde vocale droite en adduction/en fermeture	40			

	Réponses	Points	PMZ	SMZ	Autoévaluation
6	C, D, E	25	C, D		
7	A, B	25		C, E	
8	A, B, C, D	25	A		
9	Endoscopie laryngée / Laryngoscopie en suspension / Examen du larynx sous anesthésie générale / Panendoscopie	35			
10	E	25		A	
11	A, D	25		B, E	
	Total	300			

Dossier progressif 3

Question 1
Réponse : B.

Question 2
Réponse : A, B, C.
Commentaire :
C : *Vrai*. Peut donner une surdité de transmission.
E : *Faux*. Donne une surdité de perception.

Question 3
Réponse : D.
Commentaire :
A : *Faux*. Surdité de perception, âge avancé.
B : *Faux*. Notion d'otorrhée, contexte évocateur, anomalies otoscopiques.
C : *Faux*. Diagnostic otoscopique.
E : *Faux*. Donne une surdité de transmission mais, par argument de fréquence, on doit évoquer une otospongiose, d'autant qu'il existe une encoche de Carhart.

Question 4
Réponse : B, C, D.
Commentaire :
A : *Faux*. Le tympanogramme n'est pas modifié en cas d'otospongiose.
B : *Vrai*. Aux stades avancés, abolition du réflexe stapédien lors d'une otospongiose.
C : *Vrai*. Au stade débutant, quasi pathognomonique de l'otospongiose.
D : *Vrai*. Tympanogramme de type A = tympanogramme normal.
E : *Faux*. Les OEA ne font pas partie de la tympanométrie.

Question 5
Réponse : B.
Commentaire :
B : *Vrai*. Visualisation des foyers otospongieux de la capsule otique sous forme d'hypodensités.

Question 6
Réponse : B, D.
Commentaire :
A : *Faux*. La chirurgie peut être proposée, mais un appareillage auditif peut également se discuter.
B : *Vrai*. Si la perte est légère, on peut se contenter d'une surveillance et d'une prise en charge si aggravation de la perte et gêne auditive.
C, E : *Faux*. Alternative entre chirurgie et appareillage toujours à discuter.

Question 7
Réponse : A.
Commentaire :
B : *Faux*. Femmes 2 fois plus touchées que les hommes.
C : *Faux*. Ankylose de l'étrier dans la fenêtre ovale.
D : *Faux*. Surdité de transmission à tympan normal.
E : *Faux*. Lorsqu'elle est suspectée, on doit réaliser une TDM des rochers, mais pas d'IRM.

Question 8
Réponse : A, D.
Commentaire :
A : *Vrai*. Lors d'une épreuve de Weber, le son est latéralisé dans l'oreille sourde en cas de surdité de transmission, dans l'oreille controlatérale en cas de surdité de perception.
C : *Faux*. Le Rinne indifférent n'existe pas ; on parle de Rinne acoumétrique positif ou négatif.
D : *Vrai*. Un Rinne négatif est en faveur d'une surdité de transmission.
E : *Faux*. Un Rinne positif est en faveur d'une audition normale ou d'une surdité de perception.

Question 9
Réponse : C.
Commentaire :
A : *Faux*. Les fractures du rocher peuvent donner des surdités de transmission par hémotympan, atteinte du système tympano-ossiculaire.
B : *Faux*. Possible atteinte de la chaîne ossiculaire post-traumatique, indépendante de son antécédent d'otospongiose.
C : *Vrai*. Toute surdité de transmission à tympan normal doit faire rechercher une atteinte de la chaîne ossiculaire.
D : *Faux*. Le neurinome donne une surdité de perception et non de transmission.

Question 10
Réponse : C, E.
Commentaire :
A : *Faux*. L'annulus est respecté, donc la perforation est non marginale.

B : *Faux*. La perforation est antéro-inférieure, car en avant du manche du marteau (antérieure) et inférieure.

E : *Vrai*. En avant et en arrière, on retrouve des plaques blanchâtres; il s'agit d'image typique de tympanosclérose.

Question 11

Réponse : A, B, C.

Commentaire :

E : *Faux*. L'otite externe ne concerne pas le tympan.

Question 12

Réponse : B, D.

Commentaire :

E : *Faux* :

- OEA présentes : absence de perte auditive de plus de 30 dB (en dehors des neuropathies);
- OEA absentes : possible hypoacousie de plus de 30 dB, mais ne donne pas d'informations sur la profondeur de la surdité.

Question 13

Réponse : A, B, D, E.

Commentaire :

A : *Vrai*. Toujours une éviction aquatique devant une perforation pour éviter une surinfection.

B : *Vrai*. Toujours contre-indication aux traitements ototoxiques locaux en cas de perforation.

C : *Faux*. Jamais de tympanoplastie en urgence, car possibilité de cicatrisation spontanée.

Question 14

Réponse : A.

Commentaire :

A : *Vrai*. Seul traitement local possible en cas de tympan ouvert.

Grille d'évaluation

	Réponses	Points	PMZ	SMZ	Autoévaluation
1	B	30			
2	A, B, C	20			
3	D	20			
4	B, C, D	20			
5	B	30			
6	B, D	20			
7	A	20			
8	A, D	20			
9	C	20			
10	C, E	20			
11	A, B, C	20			
12	B, D	20			
13	A, B, D, E	20			
14	A	20			
	Total	300			

Dossier progressif 4

Question 1

Réponse : B.

Commentaire :

A : *Faux*. Harmonieux : nystagmus côté opposé aux déviations.

B : *Vrai*. Les manœuvres segmentaires dévient vers le côté déficitaire.

D : *Faux*. Le nystagmus d'origine périphérique est classiquement inhibé par la fixation.

Question 2

Réponse : A, B.

Commentaire :

A : *Vrai*. Devant tout vertige (sauf VPPB) une évaluation audiométrique est indispensable.

B : *Vrai*. Indispensable pour confirmer le déficit vestibulaire.

Question 3

Réponse : D.

Commentaire :

E : *Faux*. Il s'agit uniquement de l'épreuve calorique, qui n'est qu'une partie de la VNG.

Question 4

Réponse : D.

Commentaire :

D : *Vrai*. Devant toute surdité de perception unilatérale, à évoquer.

Question 5

Réponse : B, D.

Commentaire :

A : *Faux*. L'âge n'est pas un facteur.

B : *Vrai*. Toute surdité unilatérale de perception doit le faire évoquer, mais peut également se manifester par des vertiges.

C : *Faux*. Surdité de perception dans un neurinome, et non de transmission.

D : *Vrai*. Devant toute surdité de perception unilatérale, à évoquer.

Question 6

Réponse : C, D.

Commentaire :

A : *Faux*. Atteinte bilatérale.

B : *Faux*. Surdité de transmission.

C : *Vrai*. Définition de la surdité brusque : surdité de perception, unilatérale, d'installation rapide, idiopathique.

E : *Faux*. Généralement bilatérale.

Question 7

Réponse : B, D.

Commentaire :

A : *Faux*. PEA précoces, les seuls utilisés en audiométrie classique.

E : *Faux*. Examen objectif.

Question 8

Réponse : D.

Commentaire :

A : *Faux*. L'acoumétrie fait partie des examens subjectifs.

B, C : *Faux*. L'audiométrie fait partie des examens subjectifs.

E : *Faux*. Examen permettant une évaluation de la fonction vestibulaire.

Question 9

Réponse : A, B, C.

Commentaire :

A : *Vrai*. Toute surdité de perception unilatérale doit le faire évoquer.

B : *Vrai*. La triade vertige-acouphènes-surdité n'est pas toujours complète d'emblée. Le patient a présenté un vertige et présente actuellement une surdité unilatérale prédominante sur les fréquences graves.

C : *Vrai*. Le patient peut avoir présenté une névrite droite et une surdité droite brusque.

D : *Faux*. L'otospongiose donne une surdité de transmission.

E : *Faux*. Car, par convention, l'oreille droite est représentée sur la gauche, l'oreille gauche sur la droite. La surdité ici est une surdité droite.

Question 10

Réponse : B, C.

Commentaire :

B : *Vrai*. La surdité brusque est une urgence fonctionnelle.

E : *Faux*. L'évolution peut se faire vers une récupération complète; la place de l'appareillage ne se discutera qu'en cas de persistance à distance de la surdité.

Question 11

Réponse : A, B, D.

Commentaire :

A : *Vrai*. Souvent l'audiométrie vocale est plus altérée que l'audiométrie tonale dans le cas des neurinomes, en faveur de l'atteinte rétrocochléaire.

B : *Vrai*. Seul moyen d'affirmer le diagnostic de neurinome.

D : *Vrai*. Permet d'apporter des éléments vers une atteinte endocochléaire *versus* rétrocochléaire.

E : *Faux*. N'apportent pas d'éléments supplémentaires et sont absentes au-delà de 30 dB de surdité.

Question 12

Réponse : A, B, E.

Commentaire :

A : *Vrai*. Toujours discuter une surveillance clinique, audiométrique et par imagerie; possibilité de traitement chirurgical ou par radiothérapie.

B : *Vrai*. Seul moyen d'affirmer le diagnostic de neurinome.

D : *Faux*. La surveillance clinique seule ne suffit pas.

Grille d'évaluation

	Réponses	Points	PMZ	SMZ	Autoévaluation
1	B	25		D	
2	A, B	25			
3	D	25			
4	D	25			
5	B, D	25			
6	C, D	25			
7	B, D	25			

8	D	25			
9	A, B, C.	25			
10	B, C.	25			
11	A, B, D	25			
12	A, B, E	25			
	Total	300			

Dossier progressif 5

Items 87, 118, 127.

Question 1
Réponse : D.

Question 2
Réponse : A, E.
Commentaire :
B : *Faux*. Surdité de transmission.
C : *Faux*. Rien à voir.
D : *Faux*. Surdité de perception, oui, mais rétrocochléaire.

Question 3
Réponse : C, D.
Commentaire :
B : *Faux*. Surdité de transmission.
C, D : *Vrai*. À évoquer devant une surdité de perception bilatérale prédominante sur les fréquences aiguës.

Question 4
Réponse : A, B.
Commentaire :
B : *Vrai*. Travail notamment de la lecture labiale.
C : *Faux*. Indiqué dans les surdités brusques précocement, mais aucun intérêt pour les presbyacousies.
E : *Faux*. Réservé aux surdités profondes bilatérales en cas d'échec d'appareillage conventionnel.

Question 5
Réponse : C.
Commentaire :
A : *Faux*. À 3 mois.
B : *Faux*. À 9 mois.
C : *Vrai*. Vers 1 an.
D : *Faux*. Vers 18 mois.
E : *Faux*. Vers 3 ans.

Question 6
Réponse : A, B, D.
Commentaire :
A : *Vrai*. À tout âge.
B : *Vrai*. À tout âge.
C : *Faux*. À partir de 5 ans, parfois même dès 3 ans.

Question 7
Réponse : C, D.
Commentaire :
A : *Faux*. Les OEA quand elles sont présentes permettent de dire que l'enfant n'a pas de surdité moyenne à profonde ; l'inverse n'est pas vrai.

Question 8
Réponse : C, D.
Commentaire :
A : *Faux*. Cinquante mots vers 18 mois.
E : *Faux*. Redouble les syllabes vers 10 mois.

Question 9
Réponse : A, B, C, D, E.
Commentaire :
D : *Vrai*. L'absence ou le retard de développement du langage doivent faire évoquer une surdité chez l'enfant.

Question 10
Réponse : B, C, D.
Commentaire :
A : *Faux*. Pas à 3 ans.
B : *Vrai*. Possible dès la naissance.
E : *Faux*. Pas pour confirmer la surdité ; fait parfois partie du bilan étiologique.

Question 11
Réponse : A, D, E.
Commentaire :
B : *Faux*. Fait partie des causes génétiques.
C : *Faux*. Causes génétiques, non acquises.

Question 12
Réponse : B, D.
Commentaire :
A : *Faux*. Les surdités génétiques sont plus fréquentes que les surdités acquises (en cas de surdité profonde bilatérale), hors otite séromuqueuse.
E : *Faux*. Fait partie des surdités d'origine génétique.

Question 13
Réponse : A, C, E.
Commentaire :
B : *Faux*. Réservé aux surdités sévères ou profondes avec échec de l'appareillage auditif.
C : *Vrai*. Toujours : acquisition et correction du langage.
E : *Vrai*. Toujours.

Question 14
Réponse : B, D.

Grille d'évaluation

	Réponses	Points	PMZ	SMZ	Autoévaluation
1	D	20			
2	A, E	30			
3	C, D	20			
4	A, B	20			
5	C	20			
6	A, B, D	20			
7	C, D	20			
8	C, D	20			
9	A, B, C, D, E	30			
10	B, C, D	20			
11	A, D, E	20			
12	B, D	20			
13	A, C, E	20			
14	B, D	20			
	Total	300			

Dossier progressif 6

Items 87, 101.

Question 1

Réponse : A, D.

Commentaire :

A, D : *Vrai*. Par définition.

C : *Faux*. Distracteur.

Question 2

Réponse : A, D.

Commentaire :

A, D : *Vrai*. Par définition.

Question 3

Réponse : C.

Commentaire :

C : *Vrai*. Par définition.

Question 4

Réponse : A, E.

Commentaire :

D : *Faux*. Au contraire, une asymétrie auditive doit faire suspecter une cause tumorale ou neurologique.

Question 5

Réponse : A, D.

Commentaire :

A : *Vrai*. Seuil moyen à 52,5 dB.

B, E : *Faux*. Les courbes osseuse et aérienne étant collées.

D : *Vrai*. Seuil moyen à 27,5 dB.

Question 6

Réponse : A, B, D, E.

Commentaire :

A : *Vrai*. Par définition.

B : *Vrai*. Seuil auditif ou l'intelligibilité atteint 50 % au moins.

Question 7

Réponse : B, C, E.

Commentaire :

A : *Faux*. Toute asymétrie auditive doit faire pousser les investigations.

E : *Vrai*. Ici examen clé permettant de vérifier l'intégrité des voies nerveuses acoustiques.

Question 8

Réponse : B, C.

Commentaire :

A : *Faux*. Une aréflexie et une abolition de signes électrophysiologiques ne sont jamais normales.

C : *Vrai*. Puisque le nerf supérieur est testé ici par l'épreuve calorique et l'inférieur par les potentiels otolithiques myogéniques.

Question 9

Réponse : B.

Commentaire :

A : *Faux*. Le patient entend à gauche, sa surdité n'étant que modérée. Il y a forcément un nerf.

C : *Faux*. Le patient n'a qu'une surdité modérée. Ne pas confondre PEA et audiométrie.

E : *Faux*. Distracteur.

Question 10

Réponse : D.

Commentaire :

D : *Vrai*. Atteinte à la fois auditive et vestibulaire unilatérale avec PEA altérés, sans autre signe neurologique.

Question 11

Réponse : B, C, D.

Commentaire :

D : *Vrai*. Permet le diagnostic différentiel avec le méningiome.

E : *Faux*. Le quatrième ventricule est déformé.

Question 12
Réponse : D, E.
Commentaire :
E : *Vrai*. Comme toute tumeur intracrânienne.

Question 13
Réponse : B.
Commentaire :
B : *Vrai*. Souvent bilatérale.

Question 14
Réponse : B, D, E.
Commentaire :
C : *Faux*. Exceptionnelle, sauf en cas de neurofibromatose de type 2.
D, E : *Vrai*. Nerf de voisinage pouvant être envahi ou comprimé.

Question 15
Réponse : A, B.
Commentaire :
C : *Faux*. Ignorance inacceptable.
D : *Faux*. Proposée dans les carcinomes épidermoïdes essentiellement.
E : *Faux*. Proposée dans les carcinomes épidermoïdes essentiellement. Jamais appliquée en intracrânien.

Grille d'évaluation

	Réponses	Points	PMZ	SMZ	Autoévaluation
1	A, D	10			
2	A, D	10		B	
3	C	10		B	
4	A, E	10		D	
5	A, D	20			
6	A, B, D, E	10			
7	B, C, E	30		A	
8	B, C	30		A	
9	B	30			
10	D	30			
11	B, C, D	20			
12	D, E	20			
13	B	20			
14	B, D, E	30			
15	A, B	20		C, D, E	
	Total	300			

Commentaire global

Le neurinome de l'acoustique, ou schwannome vestibulaire, est le plus souvent une tumeur bénigne d'évolution lente pauci-symptomatique. Mais sa localisation peut engendrer des troubles graves, par compression du névraxe essentiellement.

Le diagnostic doit être évoqué devant toute atteinte asymétrique de l'audition, de type neurosensoriel, sans explication évidente.

Il faut se rappeler que l'atteinte des PEA est électivement comprise, du moins au début, entre les ondes I et III, du fait du siège de la tumeur dans l'angle pontocérébelleux entre la cochlée (génératrice de l'onde I) et les premiers relais auditifs des noyaux cochléaires dans le tronc cérébral (générateurs de l'onde III), avec comme conséquence un allongement de la latence de l'onde III, c'est-à-dire d'un allongement de l'intervalle I-III.

Comme c'est une tumeur du nerf vestibulaire, l'atteinte de l'équilibre est quasi constante au moins sur les explorations complémentaires.

L'IRM est indispensable de nos jours, quel que soit le résultat des PEA.

La prise en charge est essentiellement conservatrice et observationnelle. Les petites tumeurs non compressives et non évolutives ne sont habituellement pas traitées.

Pour les petites tumeurs évolutives, le choix du traitement doit être proposé entre radiochirurgie et chirurgie classique. Pour les grosses tumeurs compressives, seule la chirurgie est à proposer.

Dossier progressif 7

Item 87.

Question 1

Réponse : B, E.

Commentaire :

A : *Faux*. Le Rinne négatif des deux côtés implique une atteinte de transmission des deux côtés.

B : *Vrai*. Il y a une atteinte de transmission des deux côtés mais on ne peut pas déduire de l'acoumétrie l'atteinte de perception éventuelle.

C, D : *Faux*. Il ne peut pas exister de surdité de perception avec Rinne négatif.

E : *Vrai*. Il y a une atteinte de transmission des deux côtés car le Rinne est négatif des deux côtés.

Question 2

Réponse : D, E.

Commentaire :

D, E : *Vrai*. Le test de Weber consiste à placer le diapason sur le crâne en position médiane, par définition.

Question 3

Réponse : C, D.

Commentaire :

D : *Vrai*. Le diapason est mieux perçu grâce à l'amplification acoustique naturelle du système tympano-ossiculaire.

Question 4

Réponse : B.

Commentaire :

B : *Vrai*. Par définition.

Question 5

Réponse : A, B.

Commentaire :

A : *Vrai*. Devant une surdité de transmission, la membrane tympanique et le cavum tympani peuvent être altérés : le tympanogramme vérifie leur intégrité.

B : *Vrai*. Devant une surdité de transmission, la chaîne ossiculaire peut être altérée. Le réflexe stapédien permet de vérifier l'absence de blocage ossiculaire.

C : *Faux*. Testent les voies auditives neurologiques : aucun intérêt dans les surdités de transmission.

D : *Faux*. Teste le cortex auditif : aucun intérêt dans les surdités de transmission.

E : *Faux*. Testent l'organe de Corti (cellules ciliées externes) : aucun intérêt dans les surdités de transmission.

Question 6

Réponse : A.

Commentaire :

A : *Vrai*. Si le tympanogramme est normal dans une surdité de transmission, alors c'est que la chaîne ossiculaire est bloquée.

B : *Faux*. La myopathie est heureusement très rare et s'exprime par d'autres signes associés à l'atteinte auditive. Ce diagnostic n'est donc pas très probable.

C : *Faux*. L'audiogramme montre une courbe osseuse quasi normale ; il n'y a pas de surdité de perception.

D : *Faux*. Impossible avec un tympanogramme normal.

Question 7

Réponse : C, E.

Commentaire :

A : *Faux*. Retrouvée dans tous les types de surdité.

B : *Faux*. Aucun rapport : distracteur.

C : *Vrai*. Très évocateur d'otospongiose.

D : *Faux*. Non spécifique.

E : *Vrai*. Permet d'éliminer une séquelle d'otite qui aurait bloqué la chaîne ossiculaire.

Question 8

Réponse : E.

Commentaire :

A : *Faux*. Exceptionnel.

B : *Faux*. Pas de notion de traumatisme, pas d'antécédent d'otite.

C : *Faux*. Possible mais très rare.

D : *Faux*. La presbyacousie s'exprime par une surdité de perception.

E : *Vrai*. Diagnostic de loin le plus probable devant une surdité de transmission à tympan normal sans antécédent d'otite et aggravée par la grossesse.

Question 9

Réponse : D.

A : *Faux*. Aucune utilité dans les surdités de transmission.

B : *Faux*. Aucun rapport ici : distracteur.

C : *Faux*. Jamais de scanner injecté dans la surdité de transmission : inutile et prise de risque de réaction au produit de contraste inadmissible.

D : *Vrai*. Permet de voir les foyers osseux anormaux labyrinthiques et de vérifier l'absence de malformation labyrinthique ou d'autres causes très rares.

E : *Faux*. Jamais effectuée en clinique : distracteur.

Question 10

Réponse : A, B, C, D, E.

Commentaire :

A, B, C, D : *Vrai*. Anatomie classique des éléments de base de l'oreille à connaître.

Question 11

Réponse : A, B, C, D, E.

Commentaire :

A, B, C, D : *Vrai*. Anatomie classique des éléments de base de l'oreille à connaître.

E : *Vrai*. Réponse très sélective.

Question 12

Réponse : A, B, C.

Commentaire :

A, B, C : *Vrai*. Risque classique que le patient doit connaître.

E : *Faux*. Information fausse pénalisante sur le plan médico-légal.

Question 13

Réponse : D, E.

Commentaire :

A, B, C : *Faux*. Information fausse pénalisante sur le plan médico-légal.

Question 14
Réponse : D.
Commentaire :
D : *Vrai*. Par définition.

Question 15
Réponse : E.
Commentaire :
E : *Vrai*. Par définition.

Question 16
Réponse : B, C, E.
Commentaire :
D : *Faux*. Ne pas pénaliser pour rien la patiente déjà handicapée par sa surdité !

Grille d'évaluation

	Réponses	Points	PMZ	SMZ	Autoévaluation
1	B, E	5		A, C, D	
2	D, E	5			
3	C, D	10			
4	B	20			
5	A, B	20			
6	A	20		C	
7	C, E	10			
8	E	30			
9	D	30		B, C, E	
10	A, B, C, D, E	20			
11	A, B, C, D, E	30			
12	A, B, C	10		E	
13	D, E	20		A, B, C	
14	D	30			
15	E	20			
16	B, C, E	20		A, D	
	Total	300			

Commentaire global

L'otospongiose est génétiquement transmise sur le mode autosomique dominant.

Certains facteurs sont aggravants du défaut de renouvellement osseux, tels que les œstrogènes, expliquant la prépondérance féminine malgré la transmission autosomique. Mais il faut des doses massives d'œstrogènes pour accélérer l'otospongiose. Il n'y a aucune preuve que la pilule contraceptive œstrogénée soit néfaste.

Le diagnostic est évoqué devant une surdité de transmission à tympan normal.

Le scanner est de nos jours indispensable :

- pour confirmer la présence de foyer otospongieux ;
- pour éliminer une autre cause (méningocèle, blocage malléaire attical, malformation labyrinthique) ;
- pour établir un état des lieux avant une éventuelle chirurgie : une déminéralisation trop étendue autour du labyrinthe interdira la chirurgie.

L'appareillage auditif et très efficace dans l'otospongiose et doit être proposé au même titre que la chirurgie.

La chirurgie n'a jamais ralenti l'évolution de la maladie.

Dossier progressif 8

Item 87.

Question 1
Réponse : A.
Commentaire :
A : *Vrai*. Écart entre la voie osseuse et la voie aérienne.
B : *Faux*. Normal.
C, E : *Faux*. Voie osseuse normale.
D : *Faux*. Normal.

Question 2
Réponse : A, D.
Commentaire :
A, D : *Vrai*. Surdité de transmission droite.

Question 3
Réponse : A, D.

Commentaire :
A : *Vrai*. Surdité de transmission droite.
D : *Vrai*. Audition normale.

Question 4
Réponse : A, C.
Commentaire :
B : *Faux*. Le plus probable, mais pas certain.
D : *Faux*. Examen ORL otoscopique d'abord.
E : *Faux*. Audiométrie vocale nécessaire.

Question 5
Réponse : A, B.

Question 6
Réponse : A, B.
Commentaire :
C : *Faux*. Origine multifactorielle.
D : *Faux*. Otospongiose cochléaire.

Question 7
Réponse : A, B, C.
Commentaire :
D : *Faux*. Si oreille unique.
E : *Faux*. Conseillé mais obligatoire seulement avant chirurgie.

Question 8
Réponse : E.

Question 9
Réponse : A, B.
Commentaire :
A : *Vrai*. Perforation + squames épidermiques + coulée inflammatoire du CAE.
B : *Vrai*. Le renfort cartilagineux limite la rétraction.
C : *Faux*. Physiopathologie souvent retenue.

Question 10
Réponse : B, C, D.

Question 11
Réponse : C.
Commentaire :
A : *Faux*. Cochlée intacte.
B : *Faux*. Labyrinthe non visible.
C : *Vrai*. Lyse osseuse en regard de l'opacité.

Question 12
Réponse : B.
Commentaire :
A : *Faux*. Cochlée non visible.
B : *Vrai*. Canal latéral ouvert avec lyse osseuse en regard de l'opacité.

Grille d'évaluation

	Réponses	Points	PMZ	SMZ	Autoévaluation
1	C	25			
2	A, D	25			
3	A, D	25			
4	A, C	25			
5	A, B	25			
6	A, B	25			
7	A, B, C	25			
8	E	25			
9	A, B	25			
10	B, C, D	25			
11	C	25			
12	B	25			
	Total	300			

Dossier progressif 9

Item 88.

Question 1
Réponse : B, C.
Commentaire :
A : *Faux*. Il ne s'agit pas de la localisation de la parotide.
D : *Faux*. Le secteur IV correspond au secteur sus-claviculaire.
E : *Faux*. La thyroïde est moulée sur l'axe trachéal. Les lésions thyroïdiennes ou kystes du tractus thyréoglosse sont médians.

Question 2
Réponse : B, C.
Commentaire :
A : *Faux*. Syndrome de Heerfordt : parotidomégalie bilatérale + uvéite + paralysie faciale.
D : *Faux*. Sialite à l'origine d'une inflammation aiguë de la glande.
E : *Faux*. Tuméfaction en regard de la parotide.

Question 3
Réponse : A, C, E.
B : *Faux*. TDM.
C : *Vrai*. Rehaussement des vaisseaux jugulocarotidiens.

D : *Faux*. Coupe passant par la mandibule.
E : *Vrai*. L'échographie est un examen intéressant pour étudier les glandes submandibulaires.

Question 4
Réponse : B, D.
Commentaire :
C : *Faux*. Muscles du plancher de la bouche.
E : *Faux*. On retrouve les artères carotides externe et interne, la veine jugulaire interne, le nerf pneumogastrique (X).

Question 5
Réponse : A, C, D, E.
Commentaire :
B : *Faux*. Canal de Wharton (ou conduit submandibulaire).

Question 6
Réponse : A, B, C, E.
Commentaire :
D : *Faux*. Du fait de l'abcès, la chirurgie par voie endoscopique n'est pas indiquée.

Question 7
Réponse : A, C.
Commentaire :
B : *Faux*. Il n'y a pas de raison qu'un abcès submandibulaire entraîne un œdème sous-glottique.
D : *Faux*. Il persiste les glandes salivaires accessoires et les parotides.

Question 8
Réponse : A, B, D.
Commentaire :
C : *Faux*. Dans la loge jugulocarotidienne.
E : *Faux*. Muscle tendu entre le cartilage thyroïde et le sternum.

Question 9
Réponse : B.
Commentaire :
A : *Faux*. Le muscle attire la lèvre supérieure vers le haut et l'extérieur.
C : *Faux*. Nerf moteur de la langue.
D : *Faux*. Sensibilité des deux tiers antérieurs de la langue.
E : *Faux*. Paralysie faciale totale.

Question 10
Réponse : A.
Commentaire :
E : *Faux*. C'est l'inverse.

Question 11
Réponse : A, B, C, D, E.
Commentaire :
C : *Vrai*. Recherche du syndrome de Gougerot-Sjögren.
E : *Vrai*. Pour éliminer une pathologie tuberculeuse débutante.

Question 12
Réponse : A, B, D, E.
Commentaire :
C : *Faux*. Une hypothyroïdie.

Grille d'évaluation

	Réponses	Points	PMZ	SMZ	Autoévaluation
1	B, C	40		A, E	
2	B, C	30			
3	A, C, E	15		D	
4	B, D	20			
5	A, C, D, E	20	A		
6	A, B, C, E	20			
7	A, C	20			
8	A, B, D	20			
9	B	15		C	
10	A	40			
11	A, B, C, D, E	30			
12	A, B, D, E	30			
	Total	300			

Commentaire global
La maladie lithiasique des glandes salivaires touche préférentiellement la glande submandibulaire.
La symptomatologie est rythmée par les repas.
L'échographie est l'examen de choix dans un premier temps pour mettre en évidence le calcul.
En cas d'évolution de la symptomatologie avec apparition de fièvre, d'une inflammation cutanée, d'un écoulement purulent à l'ostium du Wharton, il faut suspecter un abcès de la loge sous-mandibulaire.

Dossier progressif 10

Items 88, 99.

Question 1

Réponse : D.

Commentaire :

A : *Faux*. Car prédomine sur le territoire inférieur.

B : *Faux*. Dissociation automatico-volontaire lors de la paralysie faciale centrale.

C : *Faux*. Sensibilité cornéenne assurée par le V.

E : *Faux*. La partie pétreuse de l'os temporal.

Question 2

Réponse : A, C.

Commentaire :

B : *Faux*. Pas de paralysie de l'élévateur de la paupière supérieure. Troubles de l'occlusion de l'œil.

C : *Vrai*. L'œil se porte en dehors et en haut lors de l'occlusion palpébrale.

D : *Faux*. Déviée du côté sain.

E : *Faux*. Hypoesthésie de la conque (zone de Ramsay-Hunt).

Question 3

Réponse : A, C, E.

Commentaire :

B : *Faux*. Le nerf facial émerge bien au-dessus de C2-C3.

D : *Faux*. Le syndrome de Heerfordt se caractérise par une uvéite antérieure bilatérale avec parotidite bilatérale et paralysie faciale.

Question 4

Réponse : A, B.

Commentaire :

C : *Faux*. Le déficit est en aval des fibres provenant du noyau salivaire.

D : *Faux*. L'atteinte est située au niveau du foramen stylomastoïdien ou en aval car les différents tests sont normaux.

E : *Faux*. Ils testent le muscle de l'étrier.

Question 5

Réponse : D.

Commentaire :

A : *Faux*. L'otoscopie est normale.

B : *Faux*. La paralysie faciale d'apparition progressive est évocatrice d'une lésion maligne.

C : *Faux*. Le patient ne présente pas le tableau clinique typique et surtout ne présente pas de trismus.

E : *Faux*. La paralysie faciale fait plutôt évoquer une pathologie maligne d'emblée.

Question 6

Réponse : A, C, D.

Commentaire :

C : *Vrai*. Les vaisseaux sont rehaussés par le produit de contraste.

D : *Vrai*. C1 et la dent de C2 sont visibles en arrière.

E : *Faux*. L'IRM est un meilleur examen que la TDM pour visualiser la parotide et permet d'aider au diagnostic préopératoire.

Question 7

Réponse : B, C, D, E.

Commentaire :

A : *Faux*. Sinus maxillaire.

D : *Vrai*. Branche montante de la mandibule.

Question 8

Réponse : A, D.

Question 9

Réponse : B, C.

Commentaire :

A : *Faux*. Tumeur bénigne.

D : *Faux*. Tumeur bénigne; aspect TDM de la lésion et de l'adénopathie peu favorables.

E : *Faux*. Lésion bénigne, sous-cutanée.

Question 10

Réponse : A, B, D.

Commentaire :

C : *Faux*. Canal de Sténon (ou conduit parotidien).

E : *Faux*. Le nerf facial chemine dans la glande parotide.

Question 11

Réponse : A, B, C, D, E.

Question 12

Réponse : B.

Commentaire :

D : *Faux*. Paralysies faciales à répétition, œdème de la face et langue scrotale.

Grille d'évaluation

	Réponses	Points	PMZ	SMZ	Autoévaluation
1	D	35			
2	A, C	35			
3	A, C, E	35			
4	A, B	35			
5	D	20			
6	A, C, D	20			
7	B, C, D, E	20			

8	A, D	20			
9	B, C	20			
10	A, B, D	20			
11	A, B, C, D, E	20			
12	B	20			
	Total	300			

Commentaire global

La paralysie faciale périphérique touche la partie haute et la partie basse de la face.

Les tumeurs malignes de la parotide sont relativement rares.

Mais une paralysie faciale d'apparition progressive associée à une tuméfaction parotidienne doit faire évoquer une pathologie maligne.

L'IRM associée à la cytoponction parotidienne peut aider le diagnostic préopératoire.

Mais le diagnostic de certitude ne peut être établi que lors de l'examen anatomopathologique de la pièce opératoire.

Dossier progressif 11

Items 88, 216.

Question 1

Réponse : C, D, E.

Commentaire :

C : *Vrai*. La glande salivaire submandibulaire est située dans une loge musculoconjonctive de part et d'autre du muscle mylohyoïdien au-dessus du muscle digastrique.

Question 2

Réponse : A, C, D.

Commentaire :

D : *Vrai*. La glande salivaire submandibulaire est à la face inférieure et médiale de la branche horizontale de la mandibule, ce qui explique l'importance clinique de la palpation bidigitale sur la face externe cervicale et la face pelvienne endobuccale.

Question 3

Réponse : A, B, C.

Commentaire :

C : *Vrai*. Trois éléments nerveux sont à considérer dans la loge submandibulaire : le nerf lingual sensitif, branche du nerf mandibulaire, troisième branche du nerf trijumeau; le nerf hypoglosse, moteur de la langue (XIIe nerf crânien); le ganglion nerveux submandibulaire à la face supérieure de la glande, acheminant l'innervation sécrétoire.

Question 4

Réponse : C, D, E.

Commentaire :

A : *Faux*. L'aspect dur de la glande n'est pas en faveur d'une infection.

C : *Vrai*. La pathologie rétentionnelle de la glande salivaire submandibulaire est le plus souvent en cause (bouchon muqueux, lithiase…). Mais la pathologie tumorale notamment maligne doit dans tous les cas être évoquée devant une « grosse » glande salivaire pierreuse !

Question 5

Réponse : A, C, D.

Commentaire :

C : *Vrai*. L'atteinte nerveuse déficitaire sensitive ou motrice doit toujours faire évoquer une pathologie maligne.

Question 6

Réponse : C.

Commentaire :

C : *Vrai*. L'hémi-langue paralysée rapidement hypotrophique puis atrophique explique que la protraction linguale « montre » par sa pointe déviée le côté déficitaire.

E : *Faux*. Les paralysies du XII et de la branche labio-mentonnière du VII sont en faveur d'une lésion tumorale.

Question 7

Réponse : A, C, D.

Commentaire :

C : *Vrai*. La stratégie « maximaliste » d'imagerie est actuellement remise en cause pour des raisons économiques… L'échographie associée éventuellement à une ponction cytologique écho-guidée peut être couplée à une tomodensitométrie ou une IRM.

Question 8

Réponse : D, E.

Commentaire :

A : *Faux*. Les infections des glandes salivaires, notamment submandibulaire, ne sont pas rares chez les patients diabétiques, au mauvais état dentaire en général; une pathologie tumorale maligne peut parfois s'associer à une surinfection rétentionnelle.

Question 9

Réponse : A, B, C.

Commentaire :

A : *Vrai*. Les adénocarcinomes de la glande submandibulaire ne sont pas très lymphophiles… et la multiplication des adénopathies satellites doit faire évoquer plutôt une hémopathie; néanmoins, toute pathologie maligne peut avoir une diffusion lymphatique et les aires en cause pour la glande salivaire submandibulaire sont préférentiellement les aires I, II et III.

Question 10
Réponse : A, B.
Commentaire :
A : *Vrai*. La TDM reste l'imagerie d'extension de référence de la pathologie maligne cervicofaciale.

Question 11
Réponse : B, C.
Commentaire :
B : *Vrai*. L'exérèse complète de la glande salivaire préservant si possible les éléments nerveux de la loge et l'analyse des secteurs lymphatiques de I à III ont une importance histopathologique thérapeutique pour une radiothérapie postopératoire éventuelle mais aussi pronostique.

Question 12
Réponse : B, C.
Commentaire :
C : *Vrai*. L'adénocarcinome différencié et le carcinome adénoïde kystique sont deux tumeurs de haute malignité, peu radiosensibles, pour lesquelles le geste chirurgical doit être particulièrement complet.

Grille d'évaluation

	Réponses	Points	PMZ	SMZ	Autoévaluation
1	C, D, E	30	C		
2	A, C, D	30	D		
3	A, B, C	30		D	
4	C, D, E	30	C		
5	A, C, D	20			
6	C	20			
7	A, C, D	20			
8	D, E	30			
9	A, B, C.	20			
10	A, B	20			
11	B, C	20			
12	B, C	30			
	Total	300			

Commentaire global

L'exploration clinique de la loge submandibulaire demande une palpation bidigitale cervicale sous-mandibulaire et pelvibuccale le long du canal salivaire excréteur.

L'échographie cervicale est l'imagerie de première intention, analysant lithiase, rétention voire processus intraglandulaire tumoral mais aussi les adénopathies cervicales satellites. Elle peut être associée à une ponction cytologique écho-guidée.

La TDM avec injection de produit de contraste est l'imagerie de référence : elle permet l'exploration de la pathologie abcédée et/ou tumorale, les aires lymphatiques cervicales, et elle peut être facilement associée à une exploration thoracique si une lésion maligne est évoquée.

L'IRM cervicale distingue processus inflammatoire et processus tumoral, tout en caractérisant la tumeur bénigne ou maligne.

Contrairement à la glande parotide, les tumeurs de la glande submandibulaire sont le plus souvent malignes et parfois associées à des phénomènes rétentionnels. Un bilan d'extension locorégional et général est donc important, de même que l'analyse des comorbidités du patient pour lequel un geste chirurgical carcinologique va être souhaitable.

Dossier progressif 12

Items 87, 97, 147, 295.

Question 1
Réponse : C, E.
Commentaire :
A : *Faux*. Pas de signe rhinologique.
B : *Faux*. L'œil est calme.
C : *Vrai*. Présentation compatible (territoire V2).
D : *Faux*. Pas de symptomatologie inflammatoire.
E : *Vrai*. Présentation compatible (homme, douleur hémifaciale).

Question 2
Réponse : A, C, E.
Commentaire :
A : *Vrai*. Typique des névralgies secondaires.
B : *Faux*. Relativement typique d'une névralgie du trijumeau, même essentielle.

C : *Vrai*. L'atteinte oculaire témoigne d'une atteinte de plusieurs branches (V1 en plus du V2).
D : *Faux*. Assez typique de la névralgie essentielle, qui est exceptionnellement bilatérale.
E : *Vrai*. Pas de *trigger zone*.

Question 3
Réponse : C, D.
Commentaire :
A : *Faux*. Souvent une seule branche, rarement deux, jamais trois.
B : *Faux*. Intervalle libre assez typique.
C : *Vrai*. Pas de trouble sensitif intercurrent.
D : *Vrai*. *Trigger zone*.
E : *Faux*. Exceptionnellement bilatérale.

Question 4
Réponse : A, D, E.
Commentaire :
A : *Vrai*. Description typique.
B : *Faux*. Justement, ne correspond pas à un territoire nerveux.
C : *Faux*. Unilatéral, toujours du même côté.
D : *Vrai*. Typiquement associés.
E : *Vrai*. Pas d'atteinte neurologique.

Question 5
Réponse : B, C.
Commentaire :
A : *Faux*. Non indiqué en première intention.
B : *Vrai*. Indispensable dans ce tableau clinique.
C : *Vrai*. Imagerie indispensable devant un tableau atypique.
D : *Faux*. Aucun intérêt en première intention.
E : *Faux*. Aucun intérêt.

Question 6
Réponse : C, D, E.
Commentaire :
A : *Faux*. Coupe axiale.
B : *Faux*. Sinus maxillaire.
C, D, E : *Vrai*. Anatomie.

Question 7
Réponse : B, D.
Commentaire :
A : *Faux*. Terrain non compatible.
B : *Vrai*. Typique.
C : *Faux*. Localisation différente, terrain différent.
D : *Vrai*. Possible.
E : *Faux*. Imagerie totalement différente, histoire de la maladie également.

Question 8
Réponse : E.
Commentaire :
B : *Faux*. Possible mais moins fréquent.
E : *Vrai*. De loin le plus fréquent.

Question 9
Réponse : B, C.
Commentaire :
A : *Faux*. Non indiquée, scanner et bilan d'extension régional et à distance.
B : *Vrai*. Indispensable pour la preuve histologique.
C : *Vrai*. Indispensable pour évaluer morphologiquement le rhinopharynx et l'extension locale de la lésion.
D, E : *Faux*. Hors sujet.

Question 10
Réponse : A, D.
Commentaire :
A : *Vrai*. Extension régionale, thoracique.
B : *Faux*. L'absence d'injection ne permet pas de voir d'éventuelles métastases.
C : *Faux*. Non indiquée dans cette pathologie.
D : *Vrai*. Extension à distance.
E : *Faux*. Non indiquée, étiologie non liée à l'alcoolo-tabagisme.

Question 11
Réponse : A, B.
Commentaire :
A, B : *Vrai*. Traitement de référence.
C : *Faux*. Non indiqué.
D : *Faux*. Manque la radiothérapie.
E : *Faux*. Pas en première intention, uniquement pour le reliquat post-thérapeutique.

Question 12
Réponse : A, B, C.
Commentaire :
A : *Vrai*. Dépistage d'une atteinte osseuse, complication de la radiothérapie (radionécrose).
B : *Vrai*. Surveillance clinique de la muqueuse du rhinopharynx.
C : *Vrai*. Analyse précise des tissus mous du rhinopharynx.
D : *Faux*. Non indiquée dans cette pathologie.
E : *Faux*. Non indiquée (étiologie différente des autres cancers des VADS).

Question 13
Réponse : A, B, C.
Commentaire :
A : *Vrai*. Possible, dans le contexte.
B : *Vrai*. Possible, au vu de l'âge et du métier exercé dans un environnement bruyant.
C : *Vrai*. Fréquente après irradiation du nasopharynx.
D : *Faux*. Rarement bilatéral, hors contexte.
E : *Faux*. Hors contexte.

Question 14
Réponse : B, C, D.
Commentaire :
A : *Faux*. Le diagnostic est clinique.
B : *Vrai*. Indispensable.
C : *Vrai*. Très utile pour confirmer le diagnostic avant l'audiométrie.
D : *Vrai*. Seul examen pour évaluer le retentissement auditif.
E : *Faux*. Hors sujet.

Question 15
Réponse : B, D.

Grille d'évaluation

	Réponses	Points	PMZ	SMZ	Autoévaluation
1	C, E	15		A	
2	A, C, E	30			
3	C, D	15			
4	A, D, E	15			
5	B, C	30			
6	C, D, E	30			
7	B, D	15	B	E	
8	E	15	E		
9	B, C	15	B		
10	A, D	30	D		
11	A, B	15	A, B		
12	A, B, C	15			
13	A, B, C	15			
14	B, C, D	15		A	
15	B, D	30	B		
	Total	300			

Commentaire global

Toujours avoir un bilan exhaustif avant de poser un diagnostic de névralgie essentielle du trijumeau.

L'anatomie c'est facile et ça peut rapporter beaucoup de points…

L'UCNT du cavum est le type de tumeur le plus fréquent ; c'est l'étiologie phare à évoquer devant un épaississement du cavum chez un Maghrébin de 50 ans.

Sans connaître parfaitement la surveillance, les examens en faisant partie sont nécessaires à connaître.

Surdité de transmission = problème dans la transmission du son, donc différence entre courbes aérienne et osseuse.

Pièges à éviter

Névralgie du trijumeau essentielle toujours systématisée au territoire d'une seule branche, très rarement deux, et jamais trois, et pas de douleur intercurrente.

Étiologie différente entre cancer du cavum et autres cancers des VADS ; la panendoscopie n'est pas nécessaire dans le bilan d'un cancer du cavum.

Le diagnostic d'OSM est clinique.

Points clés

La névralgie du trijumeau essentielle touche le territoire d'une seule branche et il n'y a pas de douleur entre les crises.

Les algies vasculaires de la face ne sont pas systématisées en un territoire nerveux et s'associent à des phénomènes vasomoteurs.

Un bilan étiologique complet, notamment une imagerie injectée et une fibroscopie du cavum, doit être réalisé avant de poser un diagnostic de névralgie essentielle.

Les cancers du cavum ont une étiologie différente des autres cancers des VADS et ne comportent pas les facteurs de risque alcool/tabac. Le type histologique est différent, les cancers du cavum étant des UCNT (indifférenciés), tandis que les cancers des VADS sont le plus fréquemment des carcinomes épidermoïdes.

Le traitement d'un UCNT du cavum comprend en première intention une irradiation locale et des aires ganglionnaires, même lorsqu'il est N0.

Le diagnostic d'OSM est clinique ; il en résulte une surdité de transmission.

Dossier progressif 13

Items 79, 97, 98, 145, 326.

Question 1

Réponse : A, C.

Commentaire :

A : *Vrai*. Possible, au vu de l'interrogatoire.

B : *Faux*. Non décrites.

C : *Vrai*. Pas d'aura décrite dans l'observation.

D : *Faux*. L'aura survient avant la céphalée.

E : *Faux*. Localisation et fréquence différentes des douleurs, souvent non douloureuse.

Question 2

Réponse : B, D, E.

Commentaire :

A : *Faux*. N'oriente pas vers le diagnostic.

B : *Vrai*. Critère diagnostique.

C : *Faux*. Nausées et vomissements possibles dans la migraine.
D : *Vrai*. Durée de 4 à 72 heures.
E : *Vrai*. Souvent unilatérale, majoritairement fronto-temporale.

Question 3
Réponse : A, B, C.
Commentaire :
A : *Vrai*. Recherche un trouble de réfraction, type hypermétropie, qui peut donner des céphalées.
B : *Vrai*. Éliminer une atteinte neurologique en recherchant un déficit focal.
C : *Vrai*. Éliminer une sinusite notamment.
D : *Faux*. Pas d'antécédent, pas de signe vasculaire inquiétant à l'interrogatoire.
E : *Faux*. Hors contexte.

Question 4
Réponse : E.
Commentaire :
A : *Vrai*. L'anamnèse est typique ; aucun examen complémentaire n'est nécessaire au diagnostic différentiel.

Question 5
Réponse : B, C.
Commentaire :
A : *Faux*. Non indiqués.
B : *Vrai*. Traitement de la crise.
C : *Vrai*. Traitement de la crise en cas d'inefficacité des autres antalgiques.
D : *Faux*. Traitement préventif de la migraine mais, dans ce cas précis, la patiente est asthmatique… : l'asthme est une contre-indication au traitement bêtabloquant.
E : *Faux*. Indiqué dans les névralgies du trijumeau résistantes au traitement médical.

Question 6
Réponse : B, C, D.
Commentaire :
A : *Faux*. Conséquence de l'hypercorticisme iatrogène des corticoïdes.
B : *Vrai*. Réactions cutanéo-muqueuses imposant l'arrêt du traitement.
C : *Vrai*. Fréquentes, parfois symptômes d'un ulcère iatrogène.
D : *Vrai*. Effet pharmacodynamique.
E : *Faux*. Plutôt pour les corticoïdes.

Question 7
Réponse : A, C, D, E.
Commentaire :
A : *Vrai*. Un des critères de migraine sans aura est la durée de 4 à 72 heures.
B : *Faux*. La patiente n'a jamais eu d'auras.
C : *Vrai*. Les migraines peuvent donner des céphalées bilatérales, mais cette crise bilatérale est différente des crises habituelles de la patiente.
D : *Vrai*. Une migraine peut donner des douleurs rétro-orbitaires, cependant les crises habituelles de la patiente ne sont pas rétro-orbitaires.
E : *Vrai*. Le contexte fébrile remet évidemment en cause le diagnostic de migraine pour cet épisode.

Question 8
Réponse : C, D, E.
Commentaire :
A : *Faux*. Le sinus maxillaire n'est pas visible sur cette coupe.
B : *Faux*. L'ethmoïde est antérieur au sphénoïde.
C : *Vrai*. Opacité complète du sinus sphénoïde gauche.
D : *Vrai*. Clivus.
E : *Vrai*. Grande aile.

Question 9
Réponse : A, C.
Commentaire :
A : *Vrai*. L'indication est évidente.
B : *Faux*. Contre-indication formelle des AINS.
C : *Vrai*. Le traitement local permettra d'améliorer plus rapidement les symptômes.
D : *Faux*. Non indiqué en première intention.
E : *Faux*. Pas pour une sinusite simple telle que celle-ci.

Question 10
Réponse : A, B.
Commentaire :
A : *Vrai*. Évaluer l'ostium sphénoïdal, confirmer la sinusite, évaluer le bombement rétropharyngé et la filière respiratoire.
B : *Vrai*. Indispensable, l'injection va permettre de chercher une complication vasculaire ou un abcès.
C : *Faux*. Pas d'intérêt sans injection.
D : *Faux*. Doit être fait pour repérer une HTIC, mais n'est pas diagnostique.
E : *Faux*. Pas en urgence…, pas dans ce contexte.

Question 11
Réponse : B, D.
Commentaire :
A : *Faux*. Aucun signe de kératite ni d'endophtalmie.
B : *Vrai*. Contexte, bombement rétropharyngé, ophtalmoplégie.
C : *Faux*. Cellulite orbitaire oui, mais aucune information concernant une uvéite.
D : *Vrai*. Contexte, œdème orbitaire, chémosis et ophtalmoplégie.
E : *Faux*. Sinusite sphénoïdale oui, mais pas de décompensation d'asthme (dyspnée laryngée/inspiratoire).

Question 12
Réponse : A, D, E.
Commentaire :
A : *Vrai*. Le risque vital immédiat est l'arrêt respiratoire obstructif. Sécuriser les voies aériennes est l'urgence absolue (intubation/trachéotomie).
B : *Faux*. Le traitement étiologique sera fait dans la foulée.
C : *Faux*. Thrombose septique qui s'améliore sous antibiotique et anticoagulants en première intention.
D : *Vrai*. Sinusite sphénoïdale aiguë compliquée, donc drainage chirurgical en urgence.
E : *Vrai*. Indispensable… au cas où vous ne l'ayez pas remarqué.

Question 13

Réponse : B, C, D.

Commentaire :

A : *Faux*. Fréquent après chirurgie endonasale.

B : *Vrai*. Céphalées matinales avec vomissement = signe d'HTIC.

C : *Vrai*. Évolution neurologique défavorable.

D : *Vrai*. Évolution neurologique défavorable, signe d'HTIC.

E : *Faux*. Diminution progressive de la douleur.

Question 14

Réponse : A, B.

Commentaire :

A : *Vrai*. Explorer la baisse d'acuité visuelle, recherche l'œdème de la papille au fond d'œil (signe d'HTIC).

B : *Vrai*. Imagerie indispensable en cas d'aggravation neurologique.

C : *Faux*. Non indiqué en première intention dans ce contexte.

D : *Faux*. Ne va pas permettre d'établir un diagnostic ni de repérer des complications.

E : *Faux*. Hors contexte.

Question 15

Réponse : C.

Commentaire :

A : *Faux*. Pas d'antécédent vasculaire, pas le contexte.

B : *Faux*. Pas de traumatisme ni d'antécédent vasculaire.

C : *Vrai*. Extension de la thrombose du sinus caverneux, avec réaction corticale (hypersignal).

D : *Faux*. Hors contexte.

E : *Faux*. Hors contexte, évolution lente.

Grille d'évaluation

	Réponses	Points	PMZ	SMZ	Autoévaluation
1	A, C	15		D	
2	B, D, E	15			
3	A, B, C	15			
4	E	15	E		
5	B, C	30			
6	B, C, D	15			
7	A, C, D, E	15	E		
8	C, D, E	30	C	A, B	
9	A, C	30	A	B	
10	A, B	15	B		
11	B, D	15			
12	A, D, E	30	A, E		
13	B, C, D	15			
14	A, B	15			
15	C	30			
	Total	300			

Commentaire global

La classification de l'*International Headache Society* (2004) est très claire pour les migraines avec ou sans aura concernant les critères diagnostiques de migraine.

Les céphalées secondaires ont globalement souvent une origine neurologique, ophtalmologique, dentaire ou ORL.

Attention à ne pas méconnaître une céphalée secondaire chez une patiente migraineuse.

Une complication fréquente d'une sinusite sphénoïdale est la thrombose du sinus caverneux qui se situe juste en arrière et en latéral.

L'évolution peut être défavorable malgré un traitement bien conduit, comme l'extension d'une thrombose.

L'apparition d'une baisse d'acuité visuelle dans un contexte thrombotique associé à des céphalées doit faire absolument suspecter une HTIC et on doit pratiquer un examen du fond d'œil.

Pièges à éviter

L'aura est une manifestation qui survient *avant* la céphalée.

Toujours faire attention au contexte et aux antécédents qui peuvent contre-indiquer certains traitements (allergie, asthme, AVK, etc.).

On ne peut pas conclure à une crise migraineuse quand la céphalée n'est pas habituelle et/ou que l'examen clinique est anormal.

Points clés

L'examen clinique doit être parfaitement normal pour affirmer une migraine, mais aucun examen complémentaire n'est nécessaire au diagnostic.

Une sinusite aiguë simple nécessite un traitement antibiotique par voie générale (orale en première intention) et un traitement local.

Une sinusite compliquée (abcès, thrombose, etc.) nécessite une antibiothérapie et un drainage chirurgical.

L'œdème papillaire visible au fond d'œil est un signe d'HTIC facile à mettre en évidence ; cet examen est indispensable en cas de baisse d'acuité visuelle.

Dossier progressif 14

Items 97, 98, 147, 148, 154, 173, 243, 245, 267.

Question 1

Réponse : B, E.

Commentaire :

A : *Faux*. La répétition des épisodes permet de diagnostiquer les migraines.

B : *Vrai*. Signe focal, excluant pour le moment le diagnostic de migraine.

C : *Faux*. Les migraines sont le plus souvent unilatérales.

D : *Faux*. Le caractère pulsatile est souvent typique des céphalées migraineuses.

E : *Vrai*. Durée de plus de 3 jours, excluant selon les critères 2004 de l'*International Headache Society* le diagnostic de migraine.

Question 2

Réponse : A, B, C.

Commentaire :

A : *Vrai*. Les tympans doivent impérativement être vus lors d'une otalgie.

B : *Vrai*. Une pathologie buccale ou pharyngée peut donner une otalgie réflexe.

C : *Vrai*. Rechercher une fièvre pour une pathologie infectieuse, une crise hypertensive pour une pathologie neurologique.

D : *Faux*. Hors contexte.

E : *Faux*. Les douleurs ophtalmologiques donnent rarement une otalgie.

Question 3

Réponse : A, C, E.

Commentaire :

A : *Vrai*. Traitement de référence.

B : *Faux*. Inutile car otite fermée. Un traitement local pourra être mis en place après la paracentèse.

C : *Vrai*. Traitement symptomatique.

D : *Faux*. Interdits lors d'une infection en cours.

E : *Vrai*. Patient diabétique, douloureux ; à visée antalgique et bactériologique.

Question 4

Réponse : A, C.

Commentaire :

A : *Vrai*. Évidemment, car évolution générale défavorable.

B : *Faux*. Inutile, une première a été faite, résultat disponible (2 jours) et tympan non bombant.

C : *Vrai*. Indispensable devant une céphalée fébrile.

D : *Faux*. L'examen abdominal étant rassurant, le scanner n'est pas nécessaire dans un premier temps.

E : *Faux*. Attendre d'avoir fait l'examen neurologique pour décider d'un scanner.

Question 5

Réponse : C, D, E.

Commentaire :

A : *Faux*. Une otite ne donne pas de douleur abdominale chez l'adulte.

B : *Faux*. Il n'y a pas de douleur abdominale lors d'un sepsis sévère extradigestif.

C : *Vrai*. Effet secondaire de la pristinamycine.

D : *Vrai*. Cétoacidose, gastroparésie.

E : *Vrai*. Fièvre, hypotension artérielle (84/42 mm Hg pour un patient douloureux…), examen abdominal normal chez un patient en rupture de traitement corticoïde au long cours.

Question 6

Réponse : B, C.

Commentaire :

A : *Faux*. La mastoïdite se diagnostique par un décollement et une rougeur rétroauriculaire.

B : *Vrai*. Confusion fébrile, syndrome infectieux avec otite moyenne aiguë chez un diabétique.

C : *Vrai*. À évoquer absolument devant une confusion fébrile avec raideur de nuque.

D : *Faux*. Ne rendrait pas le patient confus.

E : *Faux*. Pas d'hypertension, syndrome septique.

Question 7

Réponse : A, D, E.

Commentaire :

A : *Vrai*. Inflammation biologique à évaluer, glycémie à comparer au liquide cérébrospinal.

B, C : *Faux*. Pas à réaliser en urgence.

D : *Vrai*. Confusion fébrile, suspicion de méningite donc ponction lombaire impérative.

E : *Vrai*. Confusion fébrile, à faire.

Question 8

Réponse : B, C, E.

Commentaire :

A : *Faux*. C'est le contraire (cf. B).

B : *Vrai*. Consommation de glucose par les bactéries.

C : *Vrai*. Souvent > 1 g/l.

D : *Faux*. C'est le contraire (cf. C).

E : *Vrai*. Jamais de leucocytes en l'absence d'infection.

Question 9

Réponse : B, D.

Commentaire :
A : *Faux*. En fenêtre osseuse, aucun signe n'est visible. Le scanner est souvent normal ; l'IRM peut montrer un hypersignal méningé.
B : *Vrai*. Il existe sur ce scanner une brèche ostéoméningée gauche ; le patient ayant une otite moyenne aiguë gauche à *Haemophilus influenzae*..., le lien peut être fait.
C, E : *Faux*. (Cf. D.)
D : *Vrai*. On voit le toit du rocher qui est horizontal, le CAE également.

Question 10

Réponse : A, D.
Commentaire :
A : *Vrai*. Le patient a été opéré pour un cholestéatome ayant pu éroder le toit du rocher.
B, C : *Faux*. En 6 jours, une lyse osseuse est plus qu'improbable.
D : *Vrai*. Iatrogénie probable.
E : *Faux*. L'ostéopénie du diabète est responsable de fracture lors de traumatismes, mais pas de perte osseuse de ce type.

Question 11

Réponse : B, E.
Commentaire :
A : *Faux*. Trop peu...
B : *Vrai*. Indispensable pour passer la barrière hématoencéphalique.
C : *Faux*. Pas dans l'urgence et le contexte septique.
D : *Faux*. Idéalement non, pour pouvoir surveiller la température.
E : *Vrai*. (Cf. D.)

Question 12

Réponse : B, C.
Commentaire :
A : *Faux*. Non indiquée.
B : *Vrai*. Indispensable, car brèche ostéoméningée.
C : *Vrai*. Indispensable pour éviter un nouvel épisode.
D : *Faux*. Non indiquée, sauf en cas d'évolution défavorable.
E : *Faux*. Non indiqué (la brèche sera toujours là...).

Question 13

Réponse : B, E.
Commentaire :
A : *Faux*. Douleur en dehors d'un territoire trigéminé.
B : *Vrai*. Description typique, avec symptômes vasomoteurs (rhinorrhée unilatérale).
C : *Faux*. Apyrétique, examen clinique normal.
D : *Faux*. (Cf. E.)
E : *Vrai*. Aucun examen complémentaire n'est nécessaire tant la description est typique.

Question 14

Réponse : A, C.
Commentaire :
A : *Vrai*. On sort du cadre de l'algie vasculaire de la face typique. La rhinorrhée doit être explorée ; on recherche une sinusite maxillaire gauche.
B : *Faux*. Non indiqué dans le contexte.
C : *Vrai*. Bilan étiologique nécessaire, car tableau atypique.
D : *Faux*. Non indiqué, pas de symptôme oculaire ou visuel récent.
E : *Faux*. Symptômes atypiques, donc examens complémentaires nécessaires.

Question 15

Réponse : C, D, E.
Commentaire :
A : *Faux*. La séquelle serait une lyse/« cicatrice » franche, focale.
B : *Faux*. L'ostéopénie diabétique donne une déminéralisation globale mais pas cet aspect.
C : *Vrai*. Sinusite maxillaire gauche ; aspect d'ostéomyélite typique.
D, E : *Vrai*. Anatomie.

Grille d'évaluation

	Réponses	Points	PMZ	SMZ	Autoévaluation
1	B, E	15			
2	A, B, C	15	C		
3	A, C, E	30	A	D	
4	A, C	15	C		
5	C, D, E	15			
6	B, C	30	C		
7	A, D, E	15	D		
8	B, C, E	15	E		
9	B, D	15			
10	A, D	15			
11	B, E	30			

12	B, C	15	B		
13	B, E	30			
14	A, C	15			
15	C, D, E	30			
	Total	300			

Commentaire global

Toujours examiner les tympans lors d'une otalgie mais également toute la sphère ORL.

Insuffisance surrénalienne aiguë : douleur abdominale avec hypotension artérielle, fièvre, dans un contexte d'arrêt brutal de corticoïdes oraux.

Douleur abdominale chez un diabétique : gastroparésie, cétoacidose.

Toute infection proche du cortex/de la méninge : suspecter un empyème.

Une inflammation aiguë ne lyse pas l'os.

Une brèche ostéoméningée se ferme en dehors d'une phase infectieuse aiguë.

Critères cliniques précis pour les algies vasculaires de la face, mais bilan étiologique nécessaire dès que la clinique est atypique.

Pièges à éviter

Pas d'antibiothérapie locale sur une OMA fermée.

Pas d'AINS sur un processus infectieux en cours.

Hémorragie méningée : céphalée brutale non fébrile.

Attention aux effets secondaires des traitements : iatrogénie de la chirurgie, douleurs abdominales secondaires aux antibiotiques.

Points clés

Critères diagnostiques de migraine résumés dans la classification 2004 de l'*International Headache Society*.

Paracentèse si otite moyenne aiguë hyperalgique ou pour examen bactériologique.

Vaccination indispensable en cas de brèche ostéoméningée.

Pas de ponction lombaire ni de scanner de contrôle après une méningite avec évolution favorable.

Une méningite bactérienne à la ponction lombaire donne une hyperprotéinorachie, une hypoglycorachie avec des leucocytes, dont la présence est pathologique dans le LCS.

Dossier progressif 15

Items 97, 295.

Question 1

Réponse : A, C.

Commentaire :

A : *Vrai*. Définition d'une céphalée primaire : jamais associée à une lésion.

B : *Faux*. Seules les migraines peuvent s'accompagner d'aura, dans environ un tiers des cas.

C : *Vrai*. Céphalées primaires : migraines, céphalées de tension, algies vasculaires de la face.

D : *Faux*. Les névralgies sont classées à part.

E : *Faux*. Définition d'une céphalée primaire : jamais associée à une lésion.

Question 2

Réponse : A, C, E.

Commentaire :

A : *Vrai*. Le sphénoïde fait partie de l'étage moyen de la face. Une sphénoïdite peut donc se manifester par des douleurs rétro-orbitaires unilatérales.

B : *Faux*. Les nerfs présents dans le conduit auditif interne (VII et VIII) ne sont pas responsables de symptômes douloureux.

C : *Vrai*. Responsable d'otalgies plus ou moins étendues à la région temporale.

D : *Faux*. Indolore et non symptomatique.

E : *Vrai*. Dent en relation étroite avec le sinus maxillaire gauche. Un granulome peut provoquer des douleurs chroniques de la face ainsi qu'une sinusite maxillaire homolatérale.

Question 3

Réponse : A, C, E.

Commentaire :

A : *Vrai*. Deux à trois crises par jour en moyenne, tous les jours pendant 2 à 8 semaines suivies de périodes de rémission longues.

B : *Faux*. Les zones gâchettes se retrouvent dans les névralgies du trijumeau.

C : *Vrai*. Phénomènes vasosécrétoires homolatéraux dans le territoire du nerf trijumeau.

D : *Faux*. Quotidiennes lors des périodes symptomatiques.

Question 4

Réponse : A, B, D.

Commentaire :

A, B : *Vrai*. Ce sont deux des critères diagnostiques.

C : *Faux*. Les douleurs ne sont jamais systématisées à une branche du nerf trijumeau.

D : *Vrai*. Les crises sont dites récurrentes.

Question 5

Réponse : Triptans, oxygénothérapie. [Également accepté : oxygène.]

Question 6

Réponse : Sous-cutanée.

Question 7

Réponse : B, C, D.

Commentaire :

B : *Vrai*. Les triptans sont responsables de vasoconstriction, un bilan cardiaque minimal est donc recommandé avant leur mise en place.
C : *Vrai*. Tabac = facteur aggravant.
D : *Vrai*. Alcool = facteur aggravant.

Question 8

Réponse : C, E.
Commentaire :
A : *Faux*. L'examen inter-crise est toujours normal. La forme chronique se caractérise par l'absence de rémission pendant plus d'un mois sur une durée d'une année.
B : *Faux*. Tumeur de l'adolescent.
C : *Vrai*. Toute obstruction nasale unilatérale chronique associée à des épistaxis homolatérales doit faire évoquer une tumeur des fosses nasales.
D : *Faux*. L'hypertrophie des végétations adénoïdes est une manifestation de l'enfant, associée à une obstruction nasale bilatérale sans épistaxis.
E : *Vrai*. Peut être responsable d'obstruction nasale avec épistaxis. Les douleurs peuvent être liées à une extension à la base du crâne.

Question 9

Réponse : A, C, D.
Commentaire :
C : *Vrai*. Permet de juger de l'extension osseuse.
D : *Vrai*. Évaluation objective d'un déficit oculomoteur.
E : *Faux*. N'est pas recommandé dans le bilan d'extension d'une tumeur des fosses nasales.

Question 10

Réponse : Profession du bois. [Également accepté : métier, travail, emploi.]

Question 11

Réponse : A, C, D, E.
Commentaire :
C : *Vrai*. Maladie professionnelle des travailleurs du bois (tableau n° 47 des maladies professionnelles).

Grille d'évaluation

	Réponses	Points	PMZ	SMZ	Autoévaluation
1	A, C	25	A		
2	A, C, E	25		B	
3	A, C, E	25			
4	A, B, D	25	A	C	
5	Triptans, oxygénothérapie / oxygène	35			
6	Sous-cutanée	35			
7	B, C, D	25			
8	C, E	25			
9	A, C, D	25	A		
10	Profession / métier / travail / emploi du bois	30			
11	A, C, D, E	25			
	Total	300			

Commentaire global

L'algie vasculaire de la face peut s'accompagner lors des crises d'un véritable syndrome de Claude Bernard-Horner (ptosis, myosis et énophtalmie), qui disparaît avec la crise.

Le traitement de la crise combine oxygénothérapie au masque 6 litres/min (à avoir au domicile) avec une injection de triptan en sous-cutané.

Le traitement de fond (vérapamyl, méthylsergide, indométacine ou corticoïdes en cure courte) est instauré en cas de traitement de la crise insuffisant ou de crises trop rapprochées.

Dans certains cas, l'algie vasculaire de la face peut bénéficier d'une ALD.

Pièges à éviter

Ne pas confondre algie vasculaire de la face (céphalée primaire) et névralgie du trijumeau (névralgie) qui est systématisée à une voire deux branches de ce nerf et responsables de douleurs à type de décharges électriques plus ou moins déclenchées par la stimulation d'une zone gâchette.

Points clés

L'examen clinique d'une algie vasculaire de la face est normal entre les crises.

L'alcool et le tabac en sont des facteurs aggravants.

Toute obstruction nasale chronique unilatérale associée à des épistaxis doit faire suspecter une tumeur des fosses nasales.

Dossier progressif 16

Items 87, 99, 127.

Question 1
Réponse : A, C, E.

Question 2
Réponse : D.

Question 3
Réponse : A, B, C, E.
Commentaire :
B : *Vrai*. Elle exclut de diagnostic de paralysie faciale *a frigore*.
D : *Faux*. Plutôt en faveur d'une paralysie faciale *a frigore*.

Question 4
Réponse : A, D.
Commentaire :
A : *Vrai* [diagnotic éliminé]. On aurait retrouvé une rougeur du tympan ou une collection rétrotympanique.
D : *Vrai* [diagnotic éliminé]. Diagnostic purement otoscopique.

Question 5
Réponse : B.
Commentaire :
A, E : *Faux*. La paralysie faciale aurait été plus progressive.
C, D : *Faux*. Beaucoup moins fréquent.

Question 6
Réponse : D, E.
Commentaire :
A, B : *Faux*. Pas d'imagerie devant un tableau typique.

Question 7
Réponse : A, B, C.
Commentaire :
D : *Faux*. Pas de valeur localisatrice.

Question 8
Réponse : A, B, E.
Commentaire :
C : *Faux*. **Plutôt hypokaliémie.**
D : *Faux*. Plutôt insomniant.

Question 9
Réponse : C.
Commentaire :
C : *Vrai*. Toutes les déviations segmentaires se font dans le même sens et le nystagmus est caractéristique.

Question 10
Réponse : B, D, E.

Question 11
Réponse : A.

Question 12
Réponse : A.

Question 13
Réponse : B.
Commentaire :
B : *Vrai*. Se lit là où la courbe rouge coupe la graduation horizontale du milieu de grille.

Question 14
Réponse : C.
Commentaire :
A, B : *Faux*. Ne montre pas les processus occupant l'angle pontocérébelleux.
D : *Faux*. La séquence n'est pas adaptée.

Grille d'évaluation

	Réponses	Points	PMZ	SMZ	Autoévaluation
1	A, C, E	20			
2	D	20	D		
3	A, B, C, E	20			
4	A, D	20			
5	B	20			
6	D, E	20			
7	A, B, C	20			
8	A, B, E	20			
9	C	30			
10	B, D, E	30			
11	A	20			
12	A	20			
13	B	20			
14	C	20			
	Total	300			

Commentaire global

Il faut savoir distinguer une paralysie faciale périphérique qui atteint toute une hémiface d'une paralysie d'origine centrale qui n'atteint que l'hémiface inférieure controlatérale à l'atteinte neurologique.

Les causes d'une paralysie faciale périphérique doivent être parfaitement connues, permettant au clinicien de guider son examen clinique.

L'examen du pavillon de l'oreille et l'otoscopie sont les premiers examens à réaliser devant toute paralysie faciale périphérique.

Devant toute hypoacousie associée à une paralysie faciale périphérique, une audiométrie tonale, une épreuve de Weber et une audiométrie vocale doivent être réalisées.

En cas d'audiométrie perturbée, le diagnostic de tumeur de l'angle pontocérébelleux doit être systématiquement évoqué.

En cas de suspicion de tumeur de l'angle pontocérébelleux, l'IRM est le premier examen d'imagerie à demander.

Dossier progressif 17

Item 101.

Question 1
Réponse : Vertige positionnel paroxystique bénin.

Question 2
Réponse : Manœuvre de Dix-Hallpike.

Question 3
Réponse : Le canal semi-circulaire postérieur.

Question 4
Réponse : E.
Commentaire :
E : *Vrai*. Aucun examen n'est nécessaire devant un VPPB typique.

Question 5
Réponse : B.
Commentaire :
E : *Faux*. Peut être utilisé dans les grands vertiges aigus mais aggrave les troubles de l'équilibre chronique.

Question 6
Réponse : Un déficit vestibulaire gauche. [Également accepté : Hyporéflexie vestibulaire gauche, Aréflexie vestibulaire gauche ; côté gauche indispensable.]

Question 7
Réponse : A, B, E.
Commentaire :
C : *Faux*. La verticale visuelle subjective est déviée du côté du déficit.
D : *Faux*. Saccades de rattrapage sont observées du côté du déficit, ici à gauche.

Question 8
Réponse : Un schwannome vestibulaire. [Également accepté : Neurinome de l'acoustique].

Grille d'évaluation

	Réponses	Points	PMZ	SMZ	Autoévaluation
1	Vertige positionnel paroxystique bénin	45			
2	Manœuvre de Dix-Hallpike	30			
3	Le canal semi-circulaire postérieur	15			
4	E	30		A, B, C, D	
5	B	45	B	E	
6	Déficit vestibulaire gauche / Hyporéflexie ou aréflexie vestibulaire gauche	45			
7		45			
8	Schwannome vestibulaire / Neurinome de l'acoustique	45			
	Total	300			

Commentaire global

Les vertiges positionnels paroxystiques bénins (VPPB) surviennent typiquement chez une femme entre 30 et 60 ans et sont favorisés par la chirurgie de l'oreille.

Les vertiges en levant la tête et en tournant dans le lit sont très typiques.

Pièges à éviter

Une surdité de perception qui s'installe de manière unilatérale et progressive doit faire penser à un schwannome vestibulaire même dans un contexte d'autre maladie otologique (otite chronique, otospongiose, etc.).

Points clés

Le VPPB du canal semi-circulaire postérieur représente près de 35 % de l'ensemble des vertiges des adultes.

Ils sont traités par les manœuvres de repositionnement ou libératoire de Sémont-Toupet ou d'Epley.

Tous les vertiges paroxystiques positionnels ne sont pas bénins. Certaines atteintes vasculaires thalamiques peuvent donner des tableaux très proches et trompeurs. Les atypies dans la sémiologie des VPPB doivent être recherchées (nystagmus multidirectionnel, vertical ou oblique, absence d'habituation lors des manœuvres, anomalies de l'oculomotricité associées) et conduisent à une IRM en urgence.

Tout déficit cochléovestibulaire unilatéral doit faire penser à une pathologie rétrocochléaire, notamment le schwannome vestibulaire.

Dossier progressif 18

Item 101.

Question 1

Réponse : Maladie de Ménière gauche. [Également accepté : Hydrops endolymphatique gauche.]

Question 2

Réponse : A, D.

Question 3

Réponse : Hydrops endolymphatique. [Également accepté : Élévation de la pression d'endolymphe.]

Question 4

Réponse : B, C, D.

Commentaire :

A : *Faux*. Observée dans l'otite chronique ou l'otospongiose.

E : *Faux*. Perte neurosensorielle sélective à 2000 Hz observée dans l'otospongiose.

Question 5

Réponse : A, B, C.

Commentaire :

D : *Faux*. Traitement de migraine vestibulaire.

E : *Faux*. Traitement des atteintes auto-immunes de l'oreille interne.

Question 6

Réponse : Le réflexe vestibulo-oculaire.

Question 7

Réponse : C, E.

Commentaire :

A : *Faux*. Ne nécessite aucun instrument.

B : *Faux*. Nécessite au contraire la fixation visuelle.

D : *Faux*. Évalue le réflexe vestibulo-oculaire à des vitesses au-delà de la poursuite.

Question 8

Réponse : La kinésithérapie vestibulaire. [Également accepté : La rééducation vestibulaire, Exercices vestibulaires.]

Grille d'évaluation

	Réponses	Points	PMZ	SMZ	Autoévaluation
1	Maladie de Ménière gauche / Hydrops endolymphatique gauche	45			
2	A, D	30		B, C, E	
3	Hydrops endolymphatique / Élévation de la pression d'endolymphe	30			
4	B, C, D	45		A, E	
5	A, B, C	30		D, E	
6	Réflexe vestibulo-oculaire	45			
7	C, E	45	E	A, B, D	
8	Kinésithérapie vestibulaire / Rééducation vestibulaire / Exercices vestibulaires	45			
	Total	300			

Commentaire global

Après plusieurs années, la maladie de Ménière vieillit : les vertiges disparaissent, laissant place à un déficit labyrinthique permanent; la fluctuation auditive laisse place à une surdité de perception définitive.

Pièges à éviter

L'atteinte unilatérale lors de cette maladie doit toujours faire prescrire une IRM à la recherche d'une schwannome vestibulaire.

La maladie de Ménière est souvent associée à des migraines. La distinction entre les migraines vestibulaires et la maladie de Ménière dans ses formes incomplètes est parfois difficile.

La maladie de Ménière peut également être associée à des vertiges positionnels paroxystiques bénins.

Points clés

Le diagnostic de la maladie de Ménière repose sur la triade symptomatique : vertiges, surdité, acouphènes concomitants. Le côté de la maladie est déterminé par le côté des symptômes auditifs.

Les examens qui permettent d'objectiver l'hydrops sont l'électrocochléographie, la tympanométrie à large bande et l'étude du déphasage des produits de distorsion acoustique. L'IRM 3 tesla dans certains centres spécialisés peut permettre de visualiser l'hydrops.

Le traitement de la maladie de Ménière repose sur le respect de règles hygiéno-diététiques (régime peu salé et sport), les agents osmotiques (glycérol, mannitol), les diurétiques, l'inhibiteur d'anhydrase carbonique (acétazolamide) et les corticoïdes en cure courte. La destruction labyrinthique ou la section du nerf vestibulaire est proposée dans les cas unilatéraux et rebelles.

Dossier progressif 19

Item 108.

Question 1

Réponse : A, B, E.

Commentaire :

A : *Vrai*. Cependant difficile à évaluer lorsque le patient dort seul.

B : *Vrai*. Dû à l'absence de sommeil lent profond.

C : *Faux*. SAOS : endormissement très rapide.

D : *Faux*. Pathologie du sommeil souvent associée à un SAOS.

E : *Vrai*. Lié aux apnées prolongées.

Question 2

Réponse : A, B, D, E.

Commentaire :

A : *Vrai*. Dû au sommeil peu réparateur avec absence de sommeil lent, profond, réparateur.

B : *Vrai*. En rapport avec les poussées hypertensives nocturnes.

C : *Faux*. Narcolepsie : autre pathologie du sommeil.

D : *Vrai*. Disparition des érections nocturnes.

E : *Vrai*. Réactionnelle à la perte de la qualité de vie.

Question 3

Réponse : A, C, E.

Commentaire :

A : *Vrai*. Aggrave toujours un SAOS.

B : *Faux*. Le plus souvent homme de la cinquantaine.

C : *Vrai*. Souvent à l'origine de l'obstruction de la voie aérienne supérieure.

D : *Faux*. N'est pas cause directe de SAOS.

E : *Vrai*. Aggrave le SAOS en approfondissant le sommeil.

Question 4

Réponse : A, B, C, E.

Commentaire :

A : *Vrai*. Le SAOS peut être à l'origine de la coronaropathie ou l'aggraver.

B : *Vrai*. Le SAOS aggrave une BPCO avec un syndrome de recouvrement.

C : *Vrai*. Le SAOS fait partie du syndrome.

D : *Faux*. Céphalées matinales. Migraine : non.

E : *Vrai*. Le SAOS aggrave la polyurie d'un adénome de la prostate.

Question 5

Réponse : A, C, D, E.

Commentaire :

A : *Vrai*. Lié à une hypertrophie et une chute de la langue.

B : *Faux*. Le SAOS est souvent associé au rétrognathisme entraînant un recul de la langue.

C : *Vrai*. Signe d'un recul de la mâchoire inférieure.

D : *Vrai*. Souvent cause de l'obstruction de la voie aérienne supérieure.

E : *Vrai*. Si grade III ou IV débordant largement de leur loge.

Question 6

Réponse : A.

Commentaire :

A : *Vrai*. Examen de base à pratiquer en première ligne (recommandations professionnelles).

B : *Faux*. Nécessite un EEG (examen plus complexe).

C : *Faux*. N'évalue pas le flux respiratoire.

D : *Faux*. Jamais utilisé en pratique clinique.

E : *Faux*. Ne permet pas le diagnostic d'apnée.

Question 7

Réponse : A, C, D.

Commentaire :

A : *Vrai*. Évalue le retentissement de l'apnée sur l'oxygénation sanguine.

B : *Faux*. Ne sont déterminés que par une polysomnographie avec EEG.

C : *Vrai*. Arrêt respiratoire complet de plus de 10 secondes.

D : *Vrai*. Diminution du débit aérien nasal et buccal de plus de 50 % et de plus de 10 secondes.

E : *Faux*. Ne sont déterminés que par une polysomnographie avec EEG.

Question 8

Réponse : B, D.

Commentaire :

B : *Vrai*. Seuil reconnu par la Caisse primaire d'assurance maladie pour la gravité d'un SAOS.

C : *Faux*. Évaluation clinique devant être confirmée si nécessaire par l'index de microéveils sur polysomnographie.

Question 9

Réponse : A, D, E.

Commentaire :

A : *Vrai*. Indispensable pour évaluer la voie aérienne supérieure des fosses nasales au larynx.

B : *Faux*. Uniquement sur point d'appel spécifique.
C : *Faux*. Uniquement sur point d'appel spécifique.
D : *Vrai*. Pour analyse céphalométrique à la recherche d'une rétrusion des maxillaires.
E : *Vrai*. Pour se rapprocher des conditions physiopathologiques du sommeil.

Question 10

Réponse : A, B, C.
Commentaire :
A : *Vrai*. Professionnels de la route.
B : *Vrai*. Hypersomnolence avec indice d'Epworth à 18 → rechercher une pathologie du sommeil associée.
C : *Vrai*. Sommeil très agité : EMG à la recherche de mouvements périodiques des membres, polysomnographie pour recherche de troubles du sommeil associés.
D : *Faux*. Ne conditionne pas l'utilisation d'une polysomnographie.
E : *Faux*. Ne conditionne pas l'utilisation d'une polysomnographie.

Question 11

Réponse : A, B, C.
Commentaire :
A : *Vrai*. Parfois problématique.
B : *Vrai*. Prescription par le médecin sur formulaire de demande d'entente préalable par la CPAM.
C : *Vrai*. Libre choix du prestataire par le médecin.
D : *Faux*. Ventilation à l'air ambiant.
E : *Faux*. Ventilation permanente à pression fixe ou variable autopilotée.

Question 12

Réponse : E.
Commentaire : Dans un SAOS sévère, l'orthèse dentaire est recommandée en deuxième intention en cas d'échec d'une ventilation à pression positive continue.

Question 13

Réponse : B, D, E.
Commentaire :
A : *Faux*. Mauvaise observance à long terme.
B : *Vrai*. Préconisée par les recommandations professionnelles.
C : *Faux*. Inutile.
D : *Vrai*. Indispensable pour l'évaluation dentaire avant réalisation d'une orthèse.
E : *Vrai*. Obligatoire pour vérifier l'efficacité de l'orthèse.

Question 14

Réponse : C, D.
Commentaire :
A : *Faux*. Obésité insuffisante (IMC = 32).
B : *Faux*. Uniquement si SAOS modéré (IAH < 30).
C : *Vrai*. Chirurgie la plus efficace.
D : *Vrai*. Très efficace mais difficile à mettre en place en pratique quotidienne.
E : *Faux*. Inutile pour corriger un SAOS.

Question 15

Réponse : A, B, E.
Commentaire : La surveillance est essentiellement clinique, avec la réalisation d'une polygraphie ventilatoire en cas de réapparition de la symptomatologie.

Grille d'évaluation

	Réponses	Points	PMZ	SMZ	Autoévaluation
1	A, B, E	30			
2	A, B, D, E	30			
3	A, C, E	15	A		
4	A, B, C, E	45	A, B, C		
5	A, C, D, E	15			
6	A	30	A	D	
7	A, C, D	45		B	
8	B, D	30	B		
9	A, D, E	15	A		
10	A, B, C	15	A		
11	A, B, C	30		D	
12	E	15	E		
13	B, D, E	15			
14	C, D	15			
15	A, B, E	30			
	Total	300			

Commentaire global

Ne jamais oublier qu'il s'agit d'une pathologie située au carrefour de nombreuses spécialités.

Penser au SAOS et à sa prise en charge dans les autres dossiers cliniques de cardiologie, pneumologie, nutrition, etc. Ce dossier pourrait être utilisé en nutrition (obésité) ou pneumologie (BPCO).

Pièges à éviter

Ne pas savoir diagnostiquer un SAOS sévère.

Ne pas connaître les recommandations de traitement d'un SAOS.

Méconnaitre un SAOS sévère chez un professionnel à risque qui nécessite obligatoirement une polysomnographie avec EEG.

Points clés

Somnolence et index d'apnées conditionnent la gravité du SAOS.

Le diagnostic de certitude du SAOS repose sur les explorations du sommeil (polygraphie ventilatoire et polysomnographie).

La recherche de pathologies intriquées ou de troubles du sommeil associés doit être systématique.

Le traitement de référence du SAOS est la ventilation à pression positive. Orthèse dentaire et traitements chirurgicaux constituent des traitements alternatifs.

Dossier progressif 20

Items 87, 99, 101, 107, 128, 147.

Question 1

Réponse : A, D.

Commentaire :

B : *Faux*. Marteau en bonne position.

C : *Faux*. Aucun signe inflammatoire ni infectieux.

D : *Vrai*. Sa situation dépend de l'angle incident de la lumière.

E : *Faux*. Aucun signe d'otite chronique.

Question 2

Réponse : C.

Commentaire :

A : *Faux*. Le neurinome de l'acoustique provoque une surdité unilatérale.

B : *Faux*. Faux car les tympans sont normaux.

C : *Vrai*. C'est le diagnostic à évoquer en premier vu l'âge du patient, l'évolution progressive, la bilatéralité et l'absence de facteur déclenchant.

D : *Faux*. La surdité brusque est d'installation très rapide et atteint une seule oreille.

E : *Faux*. Le traumatisme sonore aigu est d'installation très rapide.

Question 3

Réponse : A, B, D, E.

Commentaire :

A : *Vrai*. Certaines chirurgies d'oreille peuvent ne pas forcément altérer l'aspect du tympan : aérateur transtympanique, platinotomie, etc.

B : *Vrai*. Notamment les facteurs dysmétaboliques/vasculaires et les médicaments ototoxiques.

C : *Faux*. Car les tympans sont normaux et la surdité bilatérale. En plus, l'otorrhée provient de l'oreille moyenne ou externe.

D : *Vrai*. Les acouphènes peuvent accompagner la surdité chez le sujet âgé (déficit neurosensoriel).

E : *Vrai*. Les vertiges et/ou troubles de l'équilibre peuvent accompagner la surdité chez le sujet âgé (déficit neurosensoriel).

Question 4

Réponse : A, B.

Commentaire :

A : *Vrai*. Recherche des seuils auditifs.

B : *Vrai*. Discrimination vocale (intelligibilité des mots).

C : *Faux*. Non justifiée devant une surdité de l'oreille interne.

D : *Faux*. Indiqués uniquement si doute sur les seuils auditifs et seront réalisés dans un deuxième temps.

E : *Faux*. Mesure la compliance tympanique. Non justifiée devant une surdité de l'oreille interne.

Question 5

Réponse : C.

Commentaire :

A : *Faux*. Anormal car surdité sur les fréquences aiguës.

B : *Faux*. Car surdité de perception pure.

C : *Vrai*. Atteinte principalement sur les aigus : 4000 et 8000 Hz.

D : *Faux*. Les fréquences moyennes (1000 et 2000 Hz) sont beaucoup moins atteintes.

E : *Faux*. Aucun contingent transmissionnel car pas de différence entre la CA et la CO.

Question 6

Réponse : A, C.

Commentaire :

A : *Vrai*. CA $\geq$ CO dans les surdités de perception.

B : *Faux*. Car surdité de perception pure.

C : *Vrai*. Les seuils auditifs droit et gauche sont comparables.

D : *Faux*. Sur la mastoïde.

E : *Faux*. Weber centré.

Question 7

Réponse : A, E.

Commentaire :

A : *Vrai*. Car les fréquences moyennes (conversationnelles) sont relativement conservées chez le patient.

B : *Faux*. Car le seuil de discrimination est de 30 dB en cas d'audition normale.

C : *Faux*. Car elle n'est que légèrement dégradée par rapport à la normale.

D : *Faux*. Car la courbe montre un seuil à 40 dB.

E : *Vrai*. Car la courbe montre un seuil à 40 dB.

Question 8

Réponse : A, C, E.

Commentaire :

A : *Vrai*. Le plus précocement possible afin de prévenir les effets de la sénescence nerveuse.

B : *Faux*. Car les deux oreilles sont également atteintes et doivent être stimulées toutes les deux.

C : *Vrai*. Car pourrait causer une agression aux cellules ciliées externes et aggraver l'hypoacousie sur les aigus.
D : *Faux*. Car il ne s'agit pas de surdité profonde bilatérale et la discrimination vocale est relativement conservée.
E : *Vrai*. Si la lecture labiale n'est pas développée par le patient. L'orthophonie aide aussi à l'éducation auditive et le travail cognitif sur les suppléances mentales.

Question 9

Réponse : C, D.
Commentaire :
A : *Faux*. Car la maladie de Ménière entraîne une surdité prédominant sur les fréquences graves et est le plus souvent unilatérale.
B : *Faux*. Car l'otite externe nécrosante est unilatérale et est accompagnée d'anomalies au niveau du conduit auditif externe.
C, D : *Vrai*. Par agression des cellules ciliées externes, le plus souvent bilatérale.
E : *Faux*. Car ces tumeurs sont unilatérales sauf dans des pathologies génétiques, auquel cas la surdité, bien que bilatérale, reste asymétrique.

Question 10

Réponse : C.
Commentaire :
A : *Faux*. Car n'apporte rien au diagnostic d'une surdité asymétrique.
B : *Faux*. Car les coupes doivent être centrées aux conduits auditifs internes et angles pontocérébelleux.
C : *Vrai*. À la recherche d'un neurinome de l'acoustique principalement.
D : *Faux*. Car peut souvent passer à côté d'un neurinome de l'acoustique.
E : *Faux*. Car le scanner des rochers est en fenêtre osseuse.

Question 11

Réponse : A, D.
Commentaire :
C : *Faux*. Aucun élément ne permet de le suspecter.
D : *Vrai*. Un bon examen clinique nécessite une bonne technique rigoureuse.
E : *Faux*. Le patient, lui, est inquiet !

Question 12

Réponse : Examen VNG avec test calorique.

Question 13

Réponse : Oui.

Question 14

Réponse : C.
Commentaire :
A : *Faux*. Car le cholestéatome est formé de squames de kératine et ne prend pas le contraste.
B : *Faux*. Car le kyste arachnoïdien est rempli de liquide cérébrospinal et ne prend pas le contraste.
C : *Vrai*. Car la labyrinthite implique l'oreille interne et non pas le conduit auditif interne.
D : *Faux*. Neurinome de l'acoustique occupant le conduit auditif interne droit et débordant dans l'angle pontocérébelleux.
E : *Faux*. Car l'otite chronique implique l'oreille moyenne et la mastoïde.

Question 15

Réponse : C, D, E.
Commentaire :
A : *Faux*. Paralysie faciale périphérique et, si survient, doit faire évoquer un neurinome du VII et non du cochléovestibulaire.
B : *Faux*. Pas de problème transmissionnel d'oreille moyenne.
C : *Vrai*. Environ 40 % de risque dans l'histoire naturelle du schwannome vestibulaire.
D : *Vrai*. Compte tenu de l'extension de la tumeur dans un conduit auditif interne osseux incompressible.
E : *Vrai*. Surdité et acouphènes font souvent bon ménage.

Grille d'évaluation

	Réponses	Points	PMZ	SMZ	Autoévaluation
1	A, D	25		C, E	
2	C	25			
3	A, B, D, E	25			
4	A, B	25			
5	C	25			
6	A, C	25			
7	A, E	25			
8	A, C, E	15			
9	C, D	25			
10	C	15			

11	A, D	15	D	C	
12	Examen VNG avec test calorique	20			
13	Oui	15			
14	C	10			
15	C, D, E	10		B	
	Total	300			

Commentaire global

Devant toute surdité de perception unilatérale ou asymétrique inexpliquée (par exemple, absence de traumatisme sonore impulsionnel), une exploration complémentaire est requise et doit faire demander un IRM de la fosse cérébrale postérieure à la recherche d'un processus tumoral rétrocochléaire.

La presbyacousie requiert une exploration audiologique attentive avec audiométrie tonale et vocale, afin d'identifier les confusions phonémiques et d'estimer la capacité de compréhension globale du message sonore par le patient.

L'appareillage auditif bilatéral est proposé dès lors que la surdité dépasse les 35 dB de perte moyenne et que la gêne vocale devient significative.

En cas d'évolution vers une surdité sévère à profonde bilatérale, l'implant cochléaire est indiqué.

Pièges à éviter

Se méfier des troubles cognitifs associés à la presbyacousie chez la personne âgée.

En cas de signes vestibulaires associés, ne pas hésiter à pousser les explorations complémentaires audio-vestibulaires afin de ne pas passer à côté d'un diagnostic différentiel.

Le manque d'accompagnement dans la démarche d'appareillage auditif expose à son échec ou, tout simplement, à l'absence d'équipement audioprothétique.

Une prise en charge orthophonique avec apprentissage de la lecture labiale et éducation auditive doit être proposée d'autant plus que le patient est âgé et présente des baisses des capacités cognitives.

Dossier progressif 21

Item 145.

Question 1

Réponse : B.
Commentaire :

A : *Faux*. Symptomatologie bilatérale, absence de cacosmie.
B : *Vrai*. Obstruction nasale bilatérale et hyposmie, présence de polypes dans les fosses nasales, suspicion d'hyperréactivité bronchique.
C : *Faux*. Absence de douleur, d'épistaxis.
E : *Faux*. Présence de polypes dans les fosses nasales.

Question 2

Réponse : Hyperréactivité bronchique. [Également accepté : Asthme d'effort, Équivalent mineur d'asthme.]

Question 3

Réponse : A, D, E.
Commentaire :

A : *Vrai*. Examen de première intension.
B : *Faux*. Il n'y a pas de signe d'hypoxie, de détresse respiratoire.
C : *Faux*. Aucun intérêt en cas de suspicion d'asthme.
D : *Vrai*. Indispensable, à demander pour mettre en évidence l'hyperréactivité bronchique.
E : *Vrai*. Cet examen est à demander en cas de suspicion d'asthme.

Question 4

Réponse : Intolérance à l'aspirine.

Question 5

Réponse : B, C.
Commentaire :

A, D : *Faux*. Germe isolé en cas de sinusite chronique.

Question 6

Réponse : E.
Commentaire :

E : *Vrai*. Le diagnostic est clinique.

Question 7

Réponse : B, E.
Commentaire :

A : *Faux*. Car évolution depuis plus de 48 heures.
C : *Faux*. Prescription ne devant pas dépasser 5 jours.
E : *Vrai*. Pas en période de surinfection.

Question 8

Réponse : B.
Commentaire :

B : *Vrai*. Les céphalées du vertex doivent faire évoquer une pathologie sphénoïdale.

Question 9

Réponse : A, D.
Commentaire :

C : *Faux*. Oui si compliquée (thrombophlébite du sinus caverneux).
D : *Vrai*. Non spécifique, peut être également constaté lors dune rhinopharyngite….

Question 10

Réponse : B, C.

Commentaire :
B : *Vrai*. Indispensable avant toute chirurgie rhinosinusienne. L'injection est demandée pour éliminer une thrombophlébite du sinus caverneux.
C : *Vrai*. Dans le cadre d'un bilan préopératoire.
E : *Faux*. Non nécessaire en l'absence de complication.

Question 11
Réponse : B, C, E.
Commentaire :
E : *Vrai*. C'est le traitement de référence en cas de sinusite sphénoïdale bloquée compliquée ou non.

Question 12
Réponse : A, B, C, D, E.

Grille d'évaluation

	Réponses	Points	PMZ	SMZ	Autoévaluation
1	B	30			
2	Hyperréactivité bronchique / Asthme d'effort / Équivalent mineur d'asthme	15			
3	A, D, E	30	D, E		
4	Intolérance à l'aspirine	15			
5	B, C	30			
6	E	30			
7	B, E	30			
8	B	30			
9	A, D	15			
10	B, C	30	B		
11	B, C, E	30	E		
12	A, B, C, D, E	15			
	Total	300			

Commentaire global

Les signes cliniques d'une polypose nasosinusienne sont l'obstruction nasale bilatérale associée à une hyposmie ou une anosmie et une rhinorrhée claire bilatérale.

Il faut systématiquement rechercher une hyperréactivité bronchique associée et une intolérance à l'aspirine.

Il faut déconseiller aux patients de prendre des anti-inflammatoires non stéroïdiens.

Le traitement de première intention repose sur le traitement local (lavages de nez et corticoïdes locaux).

Il peut y avoir surinfection de tous les sinus. La sinusite sphénoïdale est rare. Elle se caractérise par des céphalées du vertex, temporales et/ou occipitales.

En cas de sinusite sphénoïdale bloquée, même non compliquée, le traitement repose sur une antibiothérapie et la chirurgie avec un élargissement de l'ostium naturel du sinus par voie endonasale endoscopique.

Dossier progressif 22

Item 145.

Question 1
Réponse : A, C.
Commentaire :
B : *Faux*. En cas de rhinopharyngite la rhinorrhée est bilatérale.
D : *Faux*. Fièvre rarement supérieure à 38,5 °C.
E : *Faux*. Absence de complication.

Question 2
Réponse : B, C.
Commentaire :
D : *Faux*. Risque de diffusion de l'infection. À éviter.
E : *Faux*. Ils sont contre-indiqués avant l'âge de 12 ans.

Question 3
Réponse : B, C, E.
Commentaire :
B, E : *Vrai*. Éviter la propagation et une contamination des autres enfants.
D : *Faux*. La prescription d'antibiotique nécessite que l'enfant soit réexaminé pour éliminer une complication et, en fonction, prescrire une antibiothérapie.

Question 4
Réponse : A, C, D, E.
Commentaire :
C : *Vrai*. Même si les données de la littérature restent contradictoires en termes d'augmentation des complications en cas de pathologie infectieuse virale et/ou bactérienne, il est déconseillé

de donner des AINS dans un contexte infectieux. Le paracétamol doit être l'antalgique/antipyrétique à privilégier.

E : *Vrai*. Doit faire suspecter une complication sinusienne et/ou ophtalmologique.

Question 5

Réponse : C, D, E.

Commentaire :

C : *Vrai*. Même s'il n'est pas précisé s'il existe ou pas des signes méningés.

D : *Vrai*. Du fait d'une exophtalmie et/ou d'un œdème palpébral.

Question 6

Réponse : B, C, E.

Commentaire :

A : *Faux*. Une injection doit être pratiquée.

C : *Vrai*. Sensibilité supérieure au celle du dosage de la *C-Reactive Protein* (CRP) chez l'enfant.

D : *Faux*. Aucun intérêt.

E : *Vrai*. Dans le cadre du bilan préopératoire.

Question 7

Réponse : B, D, E.

Commentaire :

A : *Faux*. Il s'agit d'une TDM rhinosinusienne avec injection.

B : *Vrai*. Les vaisseaux cérébraux sont visibles, ce qui ne serait pas le cas s'il n'y avait pas eu d'injection.

Question 8

Réponse : B, C, E.

Commentaire :

A : *Faux*. Une ophtalmoplégie gauche.

Question 9

Réponse : A, C.

Commentaire :

A, C : *Vrai*. Il s'agit d'une pathologie bactérienne dont le pneumocoque est l'un des deux germes le plus fréquemment impliqués, l'*Haemophilus* étant le deuxième.

Question 10

Réponse : C, E.

Commentaire :

C : *Vrai*. C'est le traitement antibiotique de référence.

E : *Vrai*. En présence d'un abcès sous-périosté intraorbitaire, le traitement chirurgical doit être réalisé en utilisant, généralement, une voie externe, orbitaire interne.

Question 11

Réponse : Autorisation parentale (pour anesthésier et opérer).

Grille d'évaluation

	Réponses	Points	PMZ	SMZ	Autoévaluation
1	A, C	15			
2	B, C	30			
3	B, C, E	30			
4	A, C, D, E	30			
5	C, D, E	30	C, D		
6	B, C, E	30			
7	B, D, E	30			
8	B, C, E	30			
9	A, C	30			
10	C, E	30			
11	Autorisation parentale	15			
	Total	300			

Commentaire global

L'ethmoïdite aiguë de l'enfant est une pathologie rare.

Elle fait partie des complications des rhinopharyngites de l'enfant (et de l'adulte).

Les signes cliniques ophtalmologiques sont parfois frustes et peuvent se limiter à un simple œdème inflammatoire de la paupière supérieure du côté atteint.

Au moindre doute, une TDM injectée rhinosinusienne et cérébrale doit être réalisée.

Il existe très souvent une dissociation clinicoradiologique. Un volumineux abcès sous-périosté intraorbitaire peut être présent alors que, cliniquement, il n'existe que très peu de signes ophtalmologiques.

Un examen ophtalmologique doit être réalisé systématiquement pour dépister une souffrance du nerf optique (étiré au niveau de la fente orbitaire) par l'abcès.

Le traitement repose à la fois sur une antibiothérapie adaptée et un drainage chirurgical.

Dossier progressif 23

Items 145, 326.

Question 1

Réponse : A, C.

Commentaire :

E : *Faux*. Il s'agit des cellules mastoïdiennes droites.

Question 2

Réponse : C.

Question 3

Réponse : A, E.

Commentaire :

B : *Faux*. Les signes doivent persister pendant au moins 48 heures.

C, D : *Faux*. Critères mineurs.

E : *Vrai*. Ce signe a d'autant plus de valeur qu'il devient unilatéral.

Question 4

Réponse : A, C, D, E.

Commentaire :

A, C, D, E : *Vrai*. Du fait d'un drainage veineux de la muqueuse du sinus maxillaire vers les veines dure-mériennes.

B : *Faux*. Le méningocoque n'est pas un germe à l'origine d'une sinusite maxillaire.

Question 5

Réponse : E.

Commentaire :

E : *Vrai*. Le diagnostic est clinique et la TDM permet d'éliminer une complication potentielle, bien qu'elle ne soit pas injectée.

Question 6

Réponse : B.

Commentaire :

A : *Faux*. Utilisé dans les trois cas suivants : échec de traitement par amoxicilline ; sinusite d'origine dentaire ; sinusite frontale, ethmoïdale, sphénoïdale.

C : *Faux*. En cas d'allergie à la pénicilline.

D : *Faux*. En cas d'allergie à la pénicilline/bêtalactamines.

E : *Faux*. Les fluoroquinolones ne sont pas recommandées.

Question 7

Réponse : A, B.

Commentaire :

C : *Faux*. Les fluoroquinolones ne sont pas recommandées.

D, E : *Faux*. Les céphalosporines sont des bêtalactamines, avec risque d'allergies croisées avec la pénicilline.

Question 8

Réponse : A, D, E.

Commentaire :

B : *Faux*. Uniquement dans les sinusites hyperalgiques.

C : *Faux*. Pourrait favoriser la diffusion de l'infection.

E : *Vrai*. Durée maximale de traitement : 5 jours.

Question 9

Réponse : Origine dentaire.

Question 10

Réponse : A, C, E.

Commentaire :

C, E : *Vrai*. Dans le cadre d'un bilan préopératoire.

Question 11

Réponse : A, B, C, D.

Commentaire :

E : *Faux*. Pas d'emblée. Le drainage du sinus va permettre l'antalgie.

Grille d'évaluation

	Réponses	Points	PMZ	SMZ	Autoévaluation
1	A, C	30			
2	C	30			
3	A, E	30			
4	A, C, D, E	15			
5	E	30			
6	B	30			
7	A, B	30			
8	A, D, E	30			
9	Origine dentaire	15			
10	A, C, E	30			
11	A, B, C, D	30			
	Total	300			

Commentaire global

En présence d'une sinusite maxillaire unilatérale récidivante, une origine dentaire doit être suspectée.

L'examen dentaire, notamment des dents dites « sinusiennes », doit être soigneux. Si besoin, ne pas hésiter à recourir à une consultation auprès d'un dentiste.

En présence d'une cacosmie (« mauvaise odeur dans le nez »), l'origine dentaire doit être suspectée.

Outre l'examen clinique, la réalisation d'une TDM rhinosinusienne sans injection est indispensable : elle permet parfois de révéler des signes qui peuvent orienter vers une origine mycotique (microcalcifications, corps étranger de densité métallique).

La chirurgie ne doit pas être réalisée en première intention. Elle consiste à réaliser une méatotomie moyenne par voie endonasale sous guidage endoscopique.

Si une origine dentaire est confirmée, les soins de la ou des dents impliquées doit être réalisée en plus du drainage sinusien chirurgical.

Dossier progressif 24

Item 145.

Question 1
Réponse : A.
Commentaire :
A : *Vrai*. Tableau clinique typique.

Question 2
Réponse : A, C.
Commentaire :
A : *Vrai*. Soins locaux indispensables.
B : *Faux*. Pas d'indication d'antibiothérapie.
C : *Vrai*. Traitement oral symptomatique.
E : *Faux*. Inadaptés devant l'âge du patient.

Question 3
Réponse : A, C, D, E.
Commentaire :
B : *Faux*. Les germes sont classiquement : pneumocoques, staphylocoques, streptocoques et *Haemophilus*.

Question 4
Réponse : B, C, D.
Commentaire :
A : *Faux*. Suites d'une rhinopharyngite aiguë.
E : *Faux*. Complications orbitaires et neuroméningées.

Question 5
Réponse : A, B, C, E.
Commentaire :
D : *Faux*. Rapport postérieur.

Question 6
Réponse : A, C, E.
Commentaire :
B : *Faux*. Tableau clinique typique.
D : *Faux*. Anesthésie cornéenne.

Question 7
Réponse : A, B, D.
Commentaire :
A : *Vrai*. Œdème inflammatoire orbitopalpébral avec écoulement purulent local.
C : *Faux*. Pas de fièvre.
E : *Faux*. Pathologie bilatérale, avec inflammation voire suppuration conjonctivale et sans fièvre.

Question 8
Réponse : D, E.
Commentaire :
A : *Faux*. Coupe axiale.
B : *Faux*. Exophtalmie droite.
C : *Faux*. Comblement ethmoïdal droit.
D : *Vrai*. Opacité convexe régulière refoulant modérément le muscle droit médial.
E : *Vrai*. Cavité sinusienne postérieure bien aérée.

Question 9
Réponse : A, B.
Commentaire :
C : *Faux*. L'injection de produit de contraste est nécessaire.
D : *Faux*. Aucune place pour les clichés de Blondeau.
E : *Faux*. Thrombophlébite du sinus caverneux par contiguïté.

Question 10
Réponse : A, B, C, E.
Commentaire :
B : *Vrai*. Indiscutable si l'abcès est volumineux.
E : *Vrai*. Soins locaux indispensables.

Question 11
Réponse : D.
Commentaire :
D : *Vrai*. Tableau clinique d'ophtalmoplégie douloureuse avec céphalées intenses.

Question 12
Réponse : A, B, C, D.
Commentaire :
D : *Vrai*. Nerfs oculomoteurs III, IV et VI aussi.
E : *Faux*. V1 et V2, mais pas V3.

Grille d'évaluation

	Réponses	Points	PMZ	SMZ	Autoévaluation
1	A	25			
2	A, C	25			
3	A, C, D, E	25			
4	B, C, D	25			
5	A, B, C, E	25			
6	A, C, E	25			
7	A, B, D	25			
8	D, E	25			
9	A, B	25			
10	A, B, C, E	25			
11	D	25			
12	A, B, C, D	25			
	Total	300			

Point clés

Rhinopharyngite aiguë : fréquente et banale, elle ne justifie qu'un traitement symptomatique.

Ethmoïdite aiguë :

- sinusite rare mais à risque de complications orbitaires et neuroméningées graves du fait des rapports anatomiques particuliers de ce sinus;
- antibiothérapie en urgence en première intention, parentérale, en milieu hospitalier;
- drainage chirurgical en situation de suppuration orbitaire.

Commentaire global

La rhinopharyngite aiguë ne justifie pas de traitement antibiotique en dehors de complication, chez l'adulte comme chez l'enfant.

Place importante des soins locaux (désinfection rhinopharyngée) dans le traitement des rhinopharyngites aiguës, des sinusites aiguës compliquées ou non.

Ethmoïdite aiguë : importance des signes ophtalmologiques de gravité devant conduire à un drainage chirurgical en urgence : mydriase aréflectique, ophtalmoplégie et anesthésie cornéenne.

Attention aux anti-inflammatoires stéroïdiens ou non dans les sinusites à risque de complications.

Dossier progressif 25

Items 77, 98, 212.

Question 1

Réponse : C.

Commentaire :

B : *Faux*. Aucun signe d'ethmoïdite noté à l'énoncé.

C : *Vrai*. Diagnostic le plus fréquent chez l'enfant en âge scolaire. La clinique est évocatrice d'une rhinopharyngite d'origine virale.

Question 2

Réponse : A.

Commentaire :

A : *Vrai*. Rhinovirus, coronavirus, VRS, adénovirus en fonction de l'âge de l'enfant.

Question 3

Réponse : C, D, E.

Commentaire :

A : *Faux*. C'est une pathologie fréquente et bénigne chez l'enfant. Cependant, attention aux complications dont certaines peuvent avoir des conséquences graves.

Question 4

Réponse : B, D.

Commentaire :

A : *Faux*. La fièvre peut être associée à la rhinopharyngite mais n'est pas une complication lorsqu'elle survient dans les délais d'évolution normaux des rhinopharyngites.

B : *Vrai*. C'est l'une des principales complications.

C : *Faux*. En principe pas de complications pulmonaires des rhinopharyngites, qui peuvent accompagnées une bronchiolite ou une autre infection pulmonaire.

D : *Vrai*. Elle survient principalement chez l'enfant entre 1 et 3 ans; diagnostic à ne pas méconnaître pour une prise en charge adaptée.

E : *Faux*. Le caractère purulent et mucopurulent dans les délais normaux d'évolution n'est pas un facteur d'infection bactérienne et donc pas de complication.

Question 5

Réponse : A, B, C, D, E.

Commentaire :

A : *Vrai*. L'un des premiers facteurs à rechercher et responsable de rhinopharyngite.

B : *Vrai*. La carence martiale contribue à déprimer la phagocytose et la fonction lymphocytaire, tandis que la fixation du fer sur la lactoferrine ou sur la transferrine réduit la multiplication bactérienne.

C : *Vrai*. Le but étant de limiter l'obstruction nasale et l'encombrement rhinopharyngé.

D : *Vrai*. Le reflux entretient une certaine irritation de la muqueuse.

Question 6

Réponse : A, B, C, E.

Commentaire :

A : *Vrai*. Définition.

C : *Vrai*. Les signes généraux sont plus marqués et importants que lors d'une rhinopharyngite sans antécédents.

D : *Faux*. Elles sont en général présentes lors de la phase aiguë.

Question 7

Réponse : B.

Commentaire :

A : *Faux*. L'aspect est celui d'un tympan normal avec une collection séromuqueuse rétrotympanique.

B : *Vrai*. L'aspect est typique d'une OMA collectée.

C : *Faux*. Pas d'otorrhée signalée à l'examen.

D : *Faux*. En cas d'otite externe les tympans sont normaux.

E : *Faux*. Le tympan est congestif, pas de collection.

Question 8

Réponse : A, C.

Commentaire :

A, C : *Vrai*. 100 % des OMA collectées ou perforées sont d'origine bactérienne; l'*Haemophilus* est retrouvé dans 50 % des cas et le pneumocoque dans 40 % des cas.

D, E : *Faux*. Germe possible mais plus rare.

Question 9

Réponse : D.

Commentaire :

A : *Faux*. Orientation diagnostique : œil rouge et douloureux.

B : *Faux*. Œil rouge et douloureux.

C : *Faux*. Œil rouge et non douloureux mais diagnostic plus rare.

D : *Vrai*. Les sécrétions mucopurulentes sur un œil rouge et non douloureux et l'aspect des paupières collées le matin doivent faire évoquer en premier lieu ce diagnostic.

E : *Faux*. Les sécrétions sont claires.

Question 10

Réponse : A.

Commentaire :

A : *Vrai*. L'association OMA et conjonctivite mucopurulente oriente vers l'*Haemophilus influenzae* en premier lieu.

B : *Faux*. Est un germe en cause en cas de conjonctivite bactérienne.

C : *Faux*. Peut aussi être en cause.

Question 11

Réponse : B, C, D, E.

Commentaire :

A : *Faux*. Il est préférable devant tout œil rouge douloureux ou non de demander une consultation ophtalmologique pour ajuster l'attitude thérapeutique.

B : *Vrai*. Au moins 4 fois par jour et dans chaque œil.

C : *Vrai*. De façon systématique.

D : *Vrai*. Devant une conjonctivite bactérienne, le traitement comprend la prescription d'un collyre antibiotique.

Question 12

Réponse : A.

Commentaire :

A : *Vrai*. À faire en priorité devant toute angine érythémateuse ou érythématopultacée pour mettre en évidence le SGA.

B : *Faux*. Seulement si le TDR est négatif et qu'il existe des risques de RAA.

D : *Faux*. Sans intérêt.

E : *Faux*. Inutile.

Question 13

Réponse : A, C.

Commentaire :

A : *Vrai*. Le score est de 5 maximum; les autres items étant : l'absence de toux, l'âge et la présence d'un exsudat et d'une hypertrophie amygdalienne.

Question 14

Réponse : B.

Commentaire :

A : *Faux*. Il peut être négatif alors que c'est une angine à SGA, surtout si l'enfant a déjà eu des antibiotiques.

B : *Vrai*. Il est âgé de 5 ans en période scolaire : il présente des facteurs de risque du RAA.

C, E : *Faux*. Inutile.

D : *Faux*. Inutile; pas de signes en faveur d'une mononucléose infectieuse; pas un diagnostic fréquent à 5 ans.

Question 15

Réponse : B.

Commentaire :

A : *Faux*. Il faut traiter l'otite et la conjonctivite; l'angine est probablement due au même germe.

B : *Vrai*. Infection probable à *Haemophilus influenzae*.

D : *Faux*. À ce stade et compte tenu de son âge, on réalise un traitement antibiotique; n'a pas eu de traitement pour l'épisode actuel.

E : *Faux*. Nous sommes déjà à un stade de complications de la rhinopharyngite avec des signes d'infection bactérienne; pas de surveillance.

Grille d'évaluation

	Réponses	Points	PMZ	SMZ	Autoévaluation
1	C	30	C		
2	A	15	A		
3	C, D, E	15		A	
4	B, D	30		E	
5	A, B, C, D, E	15			
6	A, B, C, E	30			
7	B	15	B		
8	A, C	30	A, C		
9	D	15			
10	A	15	A		
11	B, C, D, E	15			
12	A	15			
13	A, C	15			
14	B	30			
15	B	15			
	Total	300			

Points clés

L'évolution normale de la rhinopharyngite se fait sur 7 à 10 jours.

La présence de sécrétions mucopurulentes durant cette période ne signifie pas que la rhinopharyngite s'est compliquée.

Ne pas méconnaître les facteurs de risque de la rhinopharyngite : le tabagisme passif, un RGO, la pollution, la vie en communauté, la carence martiale, les perturbations du système immunitaire.

Commentaire global

L'otite moyenne aiguë collectée ou perforée est dans 100 % des cas d'origine bactérienne : dans 50 % l'*Haemophilus* est en cause, dans 40 % des cas le pneumocoque est en cause.

L'otite moyenne aiguë est d'origine rhinopharyngée.

Attention : bien connaître les complications de la rhinopharyngite.

L'un des traitements de la rhinopharyngite chronique est l'adénoïdectomie, qui présente un double but : d'une part mécanique (libération de l'obstruction rhinopharyngée) et d'autre part biologique en enlevant les tissus altérés par une inflammation chronique.

L'association conjonctivite bactérienne et OMA doit faire évoquer une infection à *Haemophilus*.

Connaître le score de Mac Isaac et le TDR.

Dossier progressif 26

Items 77, 143, 240.

Question 1

Réponse : A, D, E.

Commentaire :

A : *Vrai*. À réaliser de façon systématique pour compléter le tableau clinique et orienter le diagnostic.

B : *Faux*. Cet examen indispensable doit être bilatéral en observant d'abord le côté gauche, apportant ainsi un élément de comparaison.

C : *Faux*. Non indispensable à ce stade.

D : *Vrai*. Douleur de l'oropharynx droit.

E : *Vrai*. Systématique.

Question 2

Réponse : Angine ulcéreuse de Vincent. [Également accepté : Angine fusospirillaire.]

Commentaire : C'est le premier diagnostic à évoquer devant une angine ulcéreuse; il faut éliminer une agranulocytose ou une hémopathie aiguë; la NFS doit être réalisée en urgence.

Question 3

Réponse : C.

Commentaire :

A : *Faux*. Utile dans les suspicions d'angine à SGA/angine érythémateuse ou érythématopultacée.

B : *Faux*. Donne une indication pour la réalisation ou pas du TDR.

C : *Vrai*. À faire car donne le diagnostic.

D : *Faux*. En cas de suspicion de MNI.

E : *Faux*. Il est clinique (angine) mais besoin de le confirmer par le prélèvement.

Question 4

Réponse : D, E.

Commentaire :

E : *Vrai*. Association fusospirillaire, bacille Gram-négatif anaérobie.

Question 5

Réponse : A, B, E.

Commentaire :

A, B : *Vrai*. Peut être en cause dans l'infection.

C : *Faux*. Se voit dans l'angine vésiculeuse et au niveau des amygdales; des vésicules au niveau des commissures labiales peuvent être concomitantes (fréquence élevée).

E : *Vrai*. Le mauvais état buccodentaire favorise l'infection à germes fusospirillaires.

Question 6

Réponse : B, C.

Commentaire :

B : *Vrai*. Traitement ambulatoire, l'hospitalisation en dehors des complications n'est pas indiquée.

C : *Vrai*. À associer au traitement antibiotique, paracétamol, collutoire antiseptique.

D, E : *Faux*. Pas d'indication.

Question 7

Réponse : A.

Commentaire :

A : *Vrai*. Complication de l'angine de Vincent par embolies infectieuses à distance/migration des germes, adénophlegmon et thrombophlébites septiques de la veine jugulaire.

B : *Faux*. À évoquer; reste un diagnostic différentiel de l'angine ulcéreuse mais le début est brutal, associé à une fièvre et un torticolis.

D : *Faux*. Peut donner le change avec une angine ulcéreuse mais l'amygdale est indurée à la palpation; pas de torticolis.

E : *Faux*. Rare; pas de torticolis ni fièvre.

Question 8

Réponse : A, C.

Commentaire :

A : *Vrai*. Nécessaire pour analyse du flux au niveau de la veine jugulaire; permet d'apprécier la thrombose veineuse.

B, D, E : *Faux*. Inutile.

C : *Vrai*. Permet le bilan d'extension de la thrombose veineuse, apprécie la présence ou non d'une collection cervicale, recherche des emboles septiques pulmonaires.

Question 9

Réponse : NFS. [Également accepté : Hémogramme.]

Commentaire : Nécessaire afin d'éliminer une agranulocytose ou une leucémie aiguë.

Question 10

Réponse : A.

Commentaire :

A : *Vrai*. Un taux de PNN < 500 mm^3 signe une agranulocytose.

B : *Faux*. Les autres lignées sont normales.

C : *Faux*. Le taux des plaquettes est normal.

E : *Faux*. Taux de GR normal.

Question 11

Réponse : A, B, C, D.

Commentaire :

A : *Vrai*. Agranulocytose médicamenteuse; c'est une urgence médicale; complication connue des antithyroïdiens de synthèse.

B : *Vrai*. Contre-indication formelle aux antithyroïdiens de synthèse dans le futur; pas de réintroduction.

C : *Vrai*. Isolement protecteur du patient.

D : *Vrai*. Hémocultures, coproculture, ECBU, prélèvement de gorge; les prélèvements ne sont pas toujours informatifs.

E : *Faux*. Non adapté à la situation.

Question 12

Réponse : A, B, C.

Commentaire :

A : *Vrai*. Il faut vérifier les PNN car le risque d'agranulocytose même rare existe.

B : *Vrai*. À retenir.

C : *Vrai*. À faire, car il peut y avoir une perturbation du bilan hépatique.

D : *Faux*. Réévaluation hormonale après 3 à 4 semaines; une fois l'euthyroïdie obtenue, contrôle tous les 3 à 4 mois par la suite jusqu'à équilibration.

E : *Faux*. À faire en cas de vascularite suite au traitement au long cours par le propylthiouracile.

Question 13

Réponse : B, C, E.

Commentaire :

A : *Faux*. Dangereux, il faut traiter son hyperthyroïdie.

C : *Vrai*. Font parti du traitement.

D : *Faux*. Pas d'indication dans la maladie de Basedow.

E : *Vrai*. La tachycardie est souvent présente.

Question 14

Réponse : B.

Commentaire :

A : *Faux*. Formellement contre-indiqué, ainsi pour tous les antithyroïdiens de synthèse quels qu'ils soient.

B : *Vrai*. L'intervention doit se faire en euthyroïdie; le Lugol agit par saturation et rapidement mais échappement au bout de 15 jours environ (effet Wolff-Chaikoff).

C : *Faux*. Traitement possible mais patiente jeune; la chirurgie reste l'option de choix.

D : *Faux*. Antithyroïdien de synthèse.

E : *Faux*. Il faut opérer en euthyroïdie et après préparation au Lugol.

Question 15

Réponse : A, B, D.

Commentaire :

E : *Faux*. Au stade de début, on peut observer une hyperthyroïdie mais l'évolution se fait vers l'hypothyroïdie.

Grille d'évaluation

	Réponses	Points	PMZ	SMZ	Autoévaluation
1	A, D, E	15	A, D	B	
2	Angine ulcéreuse de Vincent / Angine fusospirillaire	30			
3	C	30	C		
4	D, E	15			
5	A, B, E	15			
6	B, C	15			
7	A	15			
8	A, C	15			
9	NFS / Hémogramme	30			
10	A	30			
11	A, B, C, D	15			
12	A, B, C	15			
13	B, C, E	15			
14	B	15			
15	A, B, D	30			
	Total	300			

Points clés

Le premier diagnostic à évoquer devant une angine ulcérée est l'angine de Vincent, mais attention en fonction du terrain et du mode d'évolution aux diagnostics différentiels (cancer de l'amygdale, agranulocytose médicamenteuse, hémopathie maligne).

Le traitement est ambulatoire par antibiotique, mais attention aux complications et connaître les caractéristiques du syndrome de Lemierre, souvent méconnu mais pas si rare.

Commentaire global

L'angine de Vincent est une angine unilatérale très douloureuse due à des germes anaérobies.

Ne pas oublier de rechercher la porte d'entrée — en général mauvais état buccodentaire, tabac, alcool —, qu'il faudra traiter dans un second temps pour éviter la récidive.

Le traitement antibiotique donne de bons résultats si bien conduit.

Le chancre syphilitique de l'amygdale réalise un aspect très voisin mais l'ulcération correspond à une induration en « carte de visite » d'où l'intérêt de palper l'amygdale. Le prélèvement de gorge révèle un *Treponema pallidum*, l'adénopathie satellite est de taille importante avec des ganglions plus petits autour.

Attention aux règles de prescription des antithyroïdiens de synthèse :

- NFS obligatoire en début de traitement : la leuconeutropénie ne contre-indique pas l'antithyroïdien de synthèse : il est stoppé et repris sous surveillance à la normalisation du bilan ; par contre, l'agranulocytose contre-indique formellement toute réintroduction des antithyroïdiens de synthèse, quels qu'ils soient ;
- un dosage des β-HCG doit être réalisé avant la mise en place du traitement chez la femme jeune.

Proposer un traitement chirurgical de l'hyperthyroïdie si contre-indication des antithyroïdiens de synthèse : radical mais efficace ; ^{131}I : délai d'action plus long et n'entraîne pas de diminution du taux des anticorps ; le risque d'exophtalmie reste présent après traitement par iode radioactif.

Pièges à éviter

Devant toute angine ulcéreuse, le premier examen à réaliser est une NFS afin d'éliminer une agranulocytose ou une hémopathie qui représentent des urgences vitales.

Dossier progressif 27

Item 147.

Question 1

Réponse : Otite moyenne aiguë droite purulente. [Également accepté : Otite moyenne aiguë droite collectée.]

Question 2

Réponse : A, B, C, D.

Commentaire :
- **B** : *Vrai*. Même si l'origine est virale initialement.
- **C** : *Vrai*. 25 à 40 % des cas.
- **D** : *Vrai*. De 10 à 40 % selon les études.
- **E** : *Faux*. Elle a simplement modifié le sérotype de *S. pneumoniae* le plus fréquemment retrouvé, sans entraîner l'émergence des autres bactéries.

Question 3

Réponse : B.
Commentaire :
- **A** : *Faux*. Au contraire, surtout avec une rhinopharyngite associée.
- **B** : *Vrai*. Enfant fébrile, douleurs intenses et aspect tympanique collecté.
- **C** : *Faux*. C'est l'intérêt même du traitement antibiotique.
- **D** : *Faux*. Amoxicilline seule. L'association avec l'acide clavulanique augmente le risque d'apparition de résistance aux antibiotiques et n'est indiquée en première intention qu'en cas de conjonctivite associée (*H. influenzae*).
- **E** : *Faux*. Pas en première intention.

Question 4

Réponse : Mastoïdite aiguë droite.

Question 5

Réponse : B, D, E.
Commentaire :
- **B** : *Vrai*. Il permet de confirmer le diagnostic, de rechercher d'autres complications (empyème cérébral, thrombose du sinus latéral ou sigmoïde) et de guider la prise en charge.

- **D** : *Vrai*. Résistance au traitement antibiotique + complication → paracentèse au minimum. Une ponction d'un abcès rétroauriculaire ou une mastoïdectomie seront à discuter en fonction de l'imagerie.

Question 6

Réponse : A, B, D.
Commentaire :
- **C** : *Faux*. Thrombose du sinus latéral droit.

Question 7

Réponse : A, C, D.
Commentaire :
- **A** : *Vrai*. Elle permet un prélèvement à visée bactériologique ainsi qu'un lavage de la caisse du tympan.
- **B** : *Faux*. La thrombolyse n'est pas un traitement des thromboses veineuses.
- **C** : *Vrai*. Antibiothérapie prolongée et adaptée à la bactériologie.
- **D** : *Vrai*. Il existe une complication grave de cette mastoïdite justifiant d'une chirurgie de drainage.
- **E** : *Faux*. Le tableau est grave et pourrait évoluer défavorablement en l'absence de traitement.

Question 8

Réponse : A, B, E.
Commentaire :
- **C** : *Faux*. Elle sera à envisager si cet aspect otoscopique persiste plus de 3 mois.
- **D** : *Faux*. Surdité de transmission.

Question 9

Réponse : A, C, D.
Commentaire :
- **E** : *Faux*. Tympanogramme plat.

Grille d'évaluation

	Réponses	Points	PMZ	SMZ	Autoévaluation
1	Otite moyenne aiguë droite purulente / collectée	40			
2	A, B, C, D	40	A		
3	B	20		C	
4	Mastoïdite aiguë droite	40			
5	B, D, E	40			
6	A, B, D	20	A		
7	A, C, D	40	A, C, D	B, E	
8	A, B, E	40	B, E		
9	A, C, D	20	A, C	B	
	Total	300			

Dossier progressif 28

Items 147, 87, 101.

Question 1

Réponse : C.
Commentaire :
- **A** : *Faux*. Car contexte infectieux aigu fébrile.
- **B** : *Faux*. Car épanchement liquidien purulent rétrotympanique et non simple aspect congestif de la membrane tympanique.

D : *Faux*. Car contexte aigu fébrile. Le cholestéatome congénital se révèle par une masse blanchâtre chronique rétrotympanique à tympan normal en dehors d'un contexte infectieux.

E : *Faux*. Tympan gauche montrant une OSM simple.

Question 2

Réponse : A, B, C, E.

Commentaire :

D : *Faux*. Les troubles de la conscience doivent faire suspecter une complication, en particulier neurologique (collection intracrânienne…).

Question 3

Réponse : A, D.

Commentaire :

E : *Faux*. *Fusobacterium necrophorum* est un germe impliqué dans les mastoïdites se compliquant de thrombophlébite du sinus latéral.

Question 4

Réponse : A, D.

Commentaire :

A : *Vrai*. Le paracétamol est donné à titre antalgique et antipyrétique.

D : *Vrai*. L'antibiothérapie est indispensable car il s'agit d'une OMA purulente et que Jean est âgé de moins de 2 ans.

Question 5

Réponse : B, D.

Commentaire :

A : *Faux*. La réapparition des symptômes durant l'antibiothérapie ou dans les 4 jours suivant son arrêt est à considérer comme un échec de traitement (absence de guérison) et non une récidive.

B : *Vrai*. Les germes à couvrir sont le pneumocoque de sensibilité diminuée aux bêtalactamines (> 50 %) et *H. influenzae* (40 %). Le traitement recommandé en deuxième intention est l'association amoxicilline-clavulanate ou le cefpodoxime en cas d'échec en cours de traitement, et l'association amoxicilline-acide clavulanique en cas d'échec dans les 4 jours suivant l'arrêt du traitement.

C : *Faux*. Les recommandations 2011 de la Société de pathologie infectieuse de langue française réservent cet antibiotique aux deuxièmes échecs.

D : *Vrai*. La paracentèse permet d'isoler un germe dans 55 à 70 % des cas en situation d'échec.

E : *Faux*. Cet épanchement liquidien met plusieurs semaines à plusieurs mois à disparaître. S'il persiste 3 mois ou plus, on parle d'OSM.

Question 6

Réponse : A, E.

Commentaire :

D : *Faux*. Ce vaccin n'a guère modifié l'incidence des OMA à pneumocoques ; en revanche, la répartition des sérotypes s'est modifiée.

E : *Vrai*[1]. Les OMA dites « complexes » sont les OMA récidivantes, les OMA résistant au traitement, les OMA avec otorrhée et les OMA évoluant vers une OSM.

Question 7

Réponse : B, D, E.

Commentaire :

A : *Faux*. Les adénites de la région mastoïdienne se traduisent par une tuméfaction rétroauriculaire qui respecte le sillon rétroauriculaire.

C : *Faux*. L'OMA congestive est virale et ne peut donc pas entraîner directement une complication bactérienne telle qu'une mastoïdite. En revanche, elle peut évoluer, parfois en quelques heures, vers une OMA purulente bactérienne.

D : *Vrai*. Les mastoïdites surviennent dans environ 50 % des cas au cours d'un premier épisode d'OMA.

E : *Vrai*. Il existe également un tympan bombant et opaque en otoscopie puisque la mastoïdite complique une OMA purulente. L'aspect de chute de la paroi postérieure du conduit auditif externe est le suivant : la portion la plus médiale de la paroi postérieure du conduit auditif, refoulée vers l'avant, devient parallèle au plan tympanique au lieu de former un angle aigu avec lui.

Question 8

Réponse : A, C.

Commentaire :

B : *Faux*. Les germes habituellement impliqués sont les pneumocoques et d'autres espèces de streptocoques dont *Streptococcus pyogenes*.

D : *Faux*. Il est toujours nécessaire d'essayer d'isoler les bactéries impliquées dans des complications infectieuses sévères telles qu'une mastoïdite.

E : *Faux*. Une mastoïdectomie n'est nécessaire que dans 30 % des cas.

Question 9

Réponse : C, D.

Commentaire :

A : *Faux*. Les paralysies faciales sur OMA guérissent sans séquelles dans quasi tous les cas.

B : *Faux*. La labyrinthite est une inflammation d'origine infectieuse de l'oreille interne — cet organe sensoriel est aussi dénommé le labyrinthe.

C : *Vrai*. L'incidence des surdités de perception après méningite bactérienne est de l'ordre de 20 % ; elles sont plus fréquentes en cas de méningite à pneumocoques.

D : *Vrai*. Cette complication est liée à la proximité entre l'oreille moyenne et l'articulation temporomandibulaire. Elle survient aussi parfois en contexte de mastoïdite. L'ankylose temporomandibulaire se traduit par une limitation d'ouverture buccale ou trismus.

---

[1] Dagan R., et al. Prevention of early episodes of otitis media by pneumococcal vaccines might reduce progression to complex disease. Lancet Infect Dis, 2016 ; 16 : 480.

E : *Faux*. Après 2 ans, les méningites compliquant les OMA deviennent exceptionnelles et l'antibiothérapie n'est plus systématique dans cette infection.

Question 10

Réponse : B, E.

Commentaire :

B : *Vrai*. Ces bulles sont inconstantes mais sont très utiles au diagnostic lorsqu'elles sont présentes.

C : *Faux*. Comme on peut le voir sur ces images, la présence d'un triangle lumineux en avant du manche du marteau est un signe classique mais non spécifique de la normalité du tympan en otoscopie.

D : *Faux*. Le tableau de l'OMA purulente est aigu et associe fièvre, otalgies, tympan opaque et bombant ou otorrhée purulente.

Question 11

Réponse : B, D, E.

Commentaire :

A : *Faux*. L'OSM touche près de 50 % des enfants.

C : *Faux*. Les OSM unilatérales doivent faire rechercher, en particulier chez le grand enfant et l'adulte, une tumeur obstruant la trompe d'Eustache du côté de l'OSM (carcinome du cavum…).

E : *Vrai*. L'OSM guérit le plus souvent spontanément à la fin de la maladie d'adaptation, période d'immaturité physiologique du système immunitaire se terminant vers l'âge de 4 à 5 ans. Elle peut cependant dégénérer vers d'autres formes d'otite chronique, essentiellement l'otite muqueuse à tympan ouvert, la poche de rétraction tympanique et le cholestéatome. Les risques de séquelles langagières à long terme en cas d'OSM non traitée sont très faibles voire nuls.

Question 12

Réponse : B, C.

Commentaire :

E : *Faux*. Même si les OSM sont liées à un portage bactérien chronique local sous forme de biofilms, les prélèvements bactériologiques de liquide d'OSM sont habituellement négatifs en l'absence de surinfections aiguës.

Question 13

Réponse : A, C.

Commentaire :

A : *Vrai*. Les techniques d'audiométrie varient selon l'âge. Les audiométries vocales sont généralement souhaitables, mais elles sont naturellement irréalisables lorsque l'enfant n'a pas encore acquis le langage.

C : *Vrai*. Les seuils en CO (courbe ou conduction osseuse) sont à 0 dB et les seuils en CA (courbe ou conduction aérienne) à 40 dB pour toutes les fréquences testées : il s'agit d'une surdité de transmission de 40 dB (surdité légère).

D : *Faux*. La courbe aérienne est obtenue en délivrant les sons par un casque ou plus rarement par un embout intra-auriculaire; la courbe osseuse est obtenue en délivrant les sons à l'aide d'un vibrateur mastoïdien.

E : *Faux*. Ce test repose sur l'observation de réactions ou de réponses volontaires ou involontaires à des stimulations sonores. On parle d'audiométrie subjective ou comportementale. Sa fiabilité dépend de la qualité du conditionnement de l'enfant. Ce point doit être précisé par l'audiométriste en commentaire de son audiogramme.

Question 14

Réponse : B, D, E.

Commentaire :

A : *Faux*. Aucun traitement médicamenteux, notamment antibiotique ou corticoïde, n'a fait la preuve de son efficacité dans l'OSM à moyen et à long terme.

C : *Faux*. La pose d'ATT n'est pas systématique dans l'OSM. Elle est justifiée chez Jean du fait de sa surdité de transmission bilatérale avec retard de langage et irritabilité.

D : *Vrai*. Avant l'âge de 4 ans, l'adénoïdectomie est indiquée en association avec la pose d'ATT en cas d'hypertrophie adénoïdienne symptomatique sur un mode obstructif (rhinopharyngites à répétition ou obstruction pharyngée symptomatique).

E : *Vrai*. Une prise en charge orthophonique est en particulier utile si les difficultés de langage persistent malgré la pose d'ATT et la normalisation de l'audition.

Question 15

Réponse : A, B, E.

Commentaire :

C : *Faux*. Les labyrinthites séreuses compliquant une OSM sont très rares.

D : *Faux*. Les surdités de transmission par atteinte des oreilles externe ou moyenne n'excèdent jamais 60 dB. Dans les OSM, la surdité est habituellement comprise entre 20 et 40 dB (surdité légère).

E : *Vrai*. Le retard de langage est habituellement modéré avec surtout des déformations de mots; les troubles du comportement sont souvent à type d'irritabilité, de difficultés de concentration ou de tendance à l'isolement.

Grille d'évaluation

	Réponses	Points	PMZ	SMZ	Autoévaluation
1	C	30	C		
2	A, B, C, E	15			
3	A, D	30			
4	A, D	30	A, D		
5	B, D	15			
6	A, E	15			
7	B, D, E	15			
8	A, C	15			
9	C, D	15			
10	B, E	15		D	
11	B, D, E	30	B, E		
12	B, C	15	B, C		
13	A, C	30		E	
14	B, D, E	15		C	
15	A, B, E	15		D	
	Total	300			

Commentaire global

Concernant les bactéries impliquées dans les OMA, une autre bactérie fréquemment isolée en complément du pneumocoque et d'*Haemophilus influenzae* est *Moraxella catarrhalis*. Cependant, son rôle pathogène est discuté, la majorité des OMA dues à cette bactérie guérissant spontanément et cette bactérie étant exceptionnellement isolée dans les échecs de traitement. Il n'est donc pas nécessaire que l'antibiothérapie probabiliste couvre ce germe dans les OMA.

Pièges à éviter

Ne pas connaître les signes parfois peu spécifiques des OMA du nourrisson : irritabilité, altération de l'état général, troubles du sommeil, vomissements, fièvre inexpliquée.

Points clés

Connaître les signes d'OMA congestive et purulente, les origines respectivement virales et bactériennes de ces deux formes d'OMA, les deux germes habituellement impliqués dans l'OMA purulente, les indications et modalités de l'antibiothérapie dans les OMA, la définition des échecs et des récidives d'OMA.

Connaître la définition de l'OSM, les modalités et les indications de son traitement.

Connaître la filiation entre l'OSM et les autres formes d'otite chronique.

Connaître les complications des otites aiguës et chroniques, en particulier les mastoïdites, les paralysies faciales, les labyrinthites et les complications intracrâniennes (thrombophlébite du sinus latéral, abcès, empyèmes).

Dossier progressif 29

Items 295, 199, 86.

Question 1

Réponse : A, D, E.

Question 2

Réponse : B, C, D, E.

Commentaire :

A : *Faux*. Le bruit accompagnant ne reflète en rien la gravité de la dyspnée.

B : *Vrai*. Une tachypnée superficielle signe un épuisement du patient.

Question 3

Réponse : A, B, C, E.

Commentaire :

B : *Vrai*. Les doses peuvent être de cet ordre.

D : *Faux*. Toujours en position demi-assise.

E : *Vrai*. Toujours humidifier l'air inspiré.

Question 4
Réponse : B, C, D.
Commentaire :
D : *Vrai*. Risque de second carcinome métachrone.
E : *Faux*. Associé à une dysphonie, l'aphonie se rencontre dans les laryngites virales banales, glottiques.

Question 5
Réponse : B, C, D.
Commentaire :
B : *Vrai*. Les tumeurs des cordes vocales se révèlent par une dysphonie. Une dysphagie ou une dyspnée signent une extension de la tumeur initiale.
D : *Vrai*. Ce sont les seuls cancers des VADS qui sont très peu lymphophiles (moins de 3 % de risque d'atteinte ganglionnaire sur un T1 de la corde vocale); par contre, le risque est de 20 % en cas de T2 de la corde vocale.

Question 6
Réponse : A, D.
Commentaire :
C : *Faux*. Peut se rencontrer aussi en cas de pathologie tumorale.
D : *Vrai*. Typique et classique.
E : *Faux*. La voix est couverte mais sans aphonie.

Question 7
Réponse : Carcinome épidermoïde.

Question 8
Réponse : *Haemophilus influenzae*. [Également accepté : *Haemophilus*.]

Question 9
Réponse : A.
Commentaire :
A : *Vrai*. Seule la TDM est recommandée.
B : *Faux*. À faire en fonction de la disponibilité des centres; non recommandé actuellement.

Question 10
Réponse : B, C.
Commentaire :
A, D : *Faux*. Patient à mettre dans une unité de soins intensifs ou en soins continus.
B : *Vrai*. Au moins amoxicilline-acide clavulanique.
C : *Vrai*. Si possible pour éliminer une cellulite cervicale associée. Attention : risque de décompensation…
E : *Faux*. Aucun intérêt, sauf pour une intubation si dégradation.

Question 11
Réponse : A.
Commentaire :
B : *Faux*. En cas de tumeur obstructive, l'intubation peut être impossible.
C : *Faux*. Les antibiotiques ne servent à rien dans ce cas; en revanche, la corticothérapie à haute dose peut être débutée, ce n'est pas une erreur d'en prescrire.
D : *Faux*. C'est la trachéotomie qui est le geste à faire en première intension.

Question 12
Réponse : C.
Commentaire :
A : *Faux*. La panendoscopie utilise des tubes rigides.
B : *Faux*. C'est un examen morphologique et non dynamique car la mobilité laryngée ne peut être étudiée sous anesthésie générale.
C : *Vrai*. L'image est directe contrairement à la laryngoscopie indirecte (éventuellement, l'œsophagoscopie au tube rigide peut être remplacée par une endoscopie œsophagienne au tube souple faite par un gastro-entérologue); la bronchoscopie n'est pas obligatoire. Elle peut être remplacée par un examen au tube souple réalisé par un pneumologue s'il existe une image pulmonaire suspecte sur la TDM faite avant l'endoscopie.
E : *Faux*. La cavoscopie n'est pas intégrée dans une panendoscopie.

Grille d'évaluation

	Réponses	Points	PMZ	SMZ	Autoévaluation
1	A, D, E	40			
2	B, C, D, E	30	B		
3	A, B, C, E	30	A	D	
4	B, C, D	15			
5	B, C, D	15			
6	A, D	15			
7	Carcinome épidermoïde	15			
8	*Haemophilus influenzae*	15			
9	A	30			
10	B, C	40			
11	A	40			
12	C	15			
	Total	300			

Pièges à éviter

Les tumeurs sous-glottiques peuvent se révéler par une dyspnée d'installation très rapide, en quelques heures.

Les dyspnées laryngées peuvent évoluer très rapidement vers une asphyxie. Leur prise en charge doit se faire en urgence et les patients seront au mieux surveillés en soins intensifs ou en unité de soins continus pendant la période aiguë.

Dossier progressif 30

Items 216, 299, 295, 88.

Question 1

Réponse : A, C, D.

Commentaire :

B : *Faux*. Masse médiane juxta-hyoïdienne.

D : *Vrai*. Masse pulsatile.

E : *Faux*. Pas d'état inflammatoire.

Question 2

Réponse : A, D.

Commentaire :

B : *Faux*. Les diagnostics possibles ne donnent généralement pas de céphalées.

D : *Vrai*. Les signes peuvent être discrets.

E : *Faux*. Dans ce cas, ce signe domine la clinique et le patient consulte pour cette raison.

Question 3

Réponse : A, B, D.

Commentaire :

A : *Vrai*. Il faut éliminer une hyperleucocytose et une hémopathie.

B : *Vrai*. Recherche une pathologie pulmonaire ou médiastinale (lymphome).

C, E : *Faux*. Pas d'emblée.

Question 4

Réponse : B, C.

Commentaire :

A : *Faux*. Adénopathie principale trop grosse pour surveillance.

B : *Vrai*. Recherche de carcinome ORL dans ce contexte tabagique.

C : *Vrai*. Établira l'origine inflammatoire, tumorale ou infectieuse.

D : *Faux*. Ne précisera pas le diagnostic.

E : *Faux*. Risque de dissémination si origine métastatique.

Question 5

Réponse : C, D.

Commentaire :

A : *Faux*. Pas de curage si adénopathie infectieuse, inflammatoire ou lymphome.

B : *Faux*. Pas de possibilité d'extemporané ni de diagnostic précis de lymphome.

C : *Vrai*. L'extemporané se fait sur tissu frais.

D : *Vrai*. Cela conditionne l'attitude peropératoire : poursuite d'un geste chirurgical ?

E : *Faux*. Pas assez précis pour un diagnostic précis, notamment pour le lymphome.

Question 6

Réponse : B, D.

Commentaire :

A : *Faux*. Il faut traiter en un temps ; le diagnostic sera présenté secondairement en RCP.

B : *Vrai*. (Cf. A.)

C : *Faux*. N'ayant pas de tumeur primitive, on ne traite que les zones suspectes pour éviter les comorbidités.

D : *Vrai*. ± Cavum, causes fréquentes de primitif non retrouvé à l'endoscopie.

E : *Faux*. Il ne faut pas prélever à l'aveugle (sauf pour les amygdales) : le patient peut bénéficier ensuite d'un PET-scan pour trouver le primitif et l'examen fixera partout en cas de prélèvements multiples…

Question 7

Réponse : A.

Commentaire :

A : *Vrai*. Examen le plus sensible si panendoscopie et scanner cervicothoracique sans particularité.

Question 8

Réponse : A, C, D.

Commentaire :

A : *Vrai*. Pathologie maligne de la glande parotide.

C : *Vrai*. À ne pas oublier chez la personne âgée : métastase ganglionnaire d'un spinocellulaire ; chez le sujet plus jeune, d'un mélanome.

D : *Vrai*. Cause infectieuse dentaire ou tumorale de la cavité buccale ou plutôt de l'oropharynx.

Question 9

Réponse : C, E.

Commentaire :

A : *Faux*. N'existe pas ; exostose du conduit auditif externe.

B : *Faux*. Le texte précise que la masse n'est pas inflammatoire.

C : *Vrai*. Tumeur du pôle inférieur de la glande.

D : *Faux*. La colique salivaire n'est pas précisée et il ne s'agirait pas du pôle inférieur isolé.

E : *Vrai*. (Cf. Question 8.)

Question 10

Réponse : D.

Commentaire :

A : *Faux*. Ne remplace pas le scanner si exploration nécessaire.

B : *Faux*. Examen de référence pour explorer la parotide.

C : *Faux*. Pas d'emblée.

D : *Vrai*. Précise la lésion et recherche l'origine.

E : *Faux*. Si altération de l'état général et polyadénopathies indispensable.

Question 11

Réponse : Carcinome spinocellulaire du cuir chevelu. [Également accepté : Carcinome spinocellulaire de la face. Carcinome épidermoïde cutané. Pas de point si mélanome.]

Question 12
Réponse : Cytoponction à l'aiguille fine. [Pas de point si biopsie.]

Question 13
Réponse : A, D.
Commentaire :
A : *Vrai*. À proximité en superficie.
D : *Vrai*. À proximité en profondeur.
E : *Faux*. Le nerf hypoglosse passe en dedans de la veine jugulaire interne, il est donc très profond et son traumatisme et très peu probable.

Question 14
Réponse : C, E.
Commentaire :
A, B : *Faux*. Traitement médical.
C : *Vrai*. Traitement médical.
D : *Faux*. HPV : facteur de risque pour les carcinomes épidermoïdes.
E : *Vrai*. Complète le bilan; discuter également un PET-scan.

Question 15
Réponse : A, B, C, D, E.
Commentaire :
A : *Vrai*. Rechercher du pus au niveau du Sténon, une hypertrophie parotidienne associée.
B : *Vrai*. Infection visible d'emblée.
C : *Vrai*. Possible mais peu probable.
D, E : *Vrai*. Fréquent.

Grille d'évaluation

	Réponses	Points	PMZ	SMZ	Autoévaluation
1	A, C, D	20			
2	A, D	15			
3	A, B, D	40	A		
4	B, C	15	B	A, E	
5	C, D	40	C, D	A	
6	B, D	20		A	
7	A	15			
8	A, C, D	20	C, D		
9	C, E	25			
10	D	15			
11	Carcinome spinocellulaire du cuir chevelu / de la face / Carcinome épidermoïde cutané [Pas de point si mélanome]	15			
12	Cytoponction à l'aiguille fine [Pas de point si biopsie]	15			
13	A, D	15			
14	C, E	15	C	A, B	
15	A, B, C, D, E	15	D, E		
	Total	300			

Commentaire global

Question se rapportant à l'infectiologie, l'ORL, l'hématologie voire la rhumatologie. Il est important pour maîtriser l'item 216 de bien connaître les items 88, 158, 165, 169, 213, 207, 295, 299.

La connaissance de l'anatomie permet de comprendre l'origine du drainage des infections et des tumeurs de la face et du cou ainsi que les risques des gestes opératoires.

Pièges à éviter

Ne pas confondre les adénopathies cervicales avec d'autres masses cervicales, comme les kystes embryonnaires, ou avec des éléments anatomiques normaux comme la glande submandibulaire ou le bulbe carotidien.

Points clés

En pratique il faudra faire la différence entre pathologies sévères (cancérologie, infection par le VIH, tuberculose), dont le bilan est prioritaire, et des étiologies plus bénignes comme MNI, toxoplasmose, infection locale. L'interrogatoire guidera, en fonction des facteurs de risque, les premières prescriptions.

Rechercher dans le temps l'évolution de la masse, son caractère inflammatoire ou non.

Dossier progressif 31

Item 216.

Question 1

Réponse : A, B, D, E.

Commentaire :

A : *Vrai*. Essentiel d'avoir cette référence en cas de cancer pour évaluer la dénutrition.

B : *Vrai*. Facteur de risque de cancer secondaire.

C : *Faux*. Peu d'intérêt car la masse est présente depuis plusieurs années, donc probablement aucun rapport avec une infection virale récente.

D : *Vrai*. Réactivation possible en cas d'infection ancienne de type tuberculose.

E : *Vrai*. Signe évocateur de lymphome.

Question 2

Réponse : A, B, C.

Question 3

Réponse : D.

Commentaire :

A : *Faux*. Les adénopathies sont rarement présentes en position médiane.

B : *Faux*. Immobile à la déglutition.

C : *Faux*. N'est pas situé en regard de l'os hyoïde.

E : *Faux*. Plutôt en position latérocervicale.

Question 4

Réponse : D.

Commentaire :

A, B : *Faux*. Aucune raison car non douloureux.

C : *Faux*. Aucune indication et dangereux.

E : *Faux*. Car risque de récidive.

Question 5

Réponse : C.

Commentaire :

A : *Faux*. Aucune suspicion de lymphome.

B : *Faux*. Aucune indication ; examen irradiant et inutile dans cette indication.

C : *Vrai*. Il faut rechercher si cette masse n'est pas une thyroïde ectopique car, si c'est le cas, cela constitue une contre-indication à la chirurgie.

E : *Faux*. Ce n'est pas une tuberculose.

Question 6

Réponse : A, C, D.

Commentaire :

B : *Faux*. Il s'agit d'une atteinte évoluant depuis 2 mois ; elle est ni aiguë ni inflammatoire.

C : *Vrai*. Kyste congénital de la partie latérocervicale du cou.

E : *Faux*. Situé sur la ligne médiane.

Question 7

Réponse : A, D.

Commentaire :

A : *Vrai*. Car risque de dénutrition.

B : *Faux*. Contre-indication car prise d'anticoagulant.

C : *Faux*. La TDM doit être injectée.

D : *Vrai*. Examen essentiel pour le bilan des lésions synchrone et la biopsie.

E : *Faux*. Aucune raison car absence de symptômes neurologiques.

Question 8

Réponse : D, E.

Commentaire :

A : *Faux*. Uniquement sous anesthésie générale.

B : *Faux*. Uniquement au bloc opératoire.

C : *Faux*. Permet de voir le plan glottique et tout l'oropharynx.

E : *Vrai*. Le schéma est indispensable. Il doit être daté et signé dans le dossier du patient.

Question 9

Réponse : C.

Question 10

Réponse : C.

Commentaire :

E : *Faux*. Muscle de l'oreille.

Question 11

Réponse : Le plan personnalisé de soin. [Également accepté : PPS.]

Question 12

Réponse : E.

Commentaire :

A, B : *Faux*. Car respect du X.

C : *Faux*. Car respect du XII.

D : *Faux*. Car la veine jugulaire controlatérale est conservée.

E : *Vrai*. Car section du XI.

Question 13

Réponse : A, B, E.

Commentaire :

A : *Vrai*. Maladie des griffes du chat.

B : *Vrai*. Car présence d'un lapin.

C : *Faux*. Car un adénophlegmon évolue de façon aiguë.

D : *Faux*. Car évolution de façon chronique.

E : *Vrai*. À toujours évoquer devant une masse subaiguë notamment chez les patients jeunes.

Question 14

Réponse : D.

Commentaire :

A : *Faux*. Tularémie.

B : *Faux*. Syphilis.

C : *Faux*. Brucellose.

E : *Faux*. Maladie de Lyme.

Question 15

Réponse : C.

Commentaire :

A : *Faux*. Sinon évolution chronique et poursuite évolutive.

B, D : *Faux*. C'est une bactérie.

E : *Faux*. Traitement médical initial.

Grille d'évaluation

	Réponses	Points	PMZ	SMZ	Autoévaluation
1	A, B, D, E	20	A		
2	A, B, C	20			
3	D	20			
4	D	20		C	
5	C	20		B	
6	A, C, D	20		B, E	
7	A, D	20	D	B	
8	D, E	20	E		
9	C	20			
10	C	20		E	
11	Plan personnalisé de soin / PPS	20			
12	E	20			
13	A, B, E	20			
14	D	20			
15	C	20			
	Total	300			

Commentaire global

Pas de difficulté particulière. Bien comprendre que la panendoscopie est essentielle devant toute suspicion de tumeur ORL ou d'adénopathie primitive. Elle doit être réalisée au bloc opératoire sous anesthésie générale.

Connaître le kyste du tractus thyréoglosse qui est en position paramédiane en regard de l'os hyoïde, mobile à la déglutition. Ce diagnostic peut faire la différence entre les étudiants dans ce dossier.

Connaître la maladie des griffes du chat et le nom du germe.

Pièges à éviter

Ne pas connaître les étiologies des masses cervicales en fonction de leurs modes de présentation.

Diagnostiquer la présence d'une thyroïde à l'échographie avant la chirurgie d'un kyste du tractus thyréoglosse.

Ne pas connaître l'anatomie cervicale au scanner.

Ne pas connaître les nerfs crâniens et leurs fonctions propres.

CHAPITRE 22

Questions isolées

Questions

QI 1

Voici l'examen otoscopique d'un patient (figure 56).
Que retrouvez-vous sur cet examen ?

A Otoscopie droite normale.
B Un tympan clair, sans anomalie.
C Une masse rétrotympanique.
D Un épanchement liquidien rétrotympanique.
E Otoscopie gauche normale.

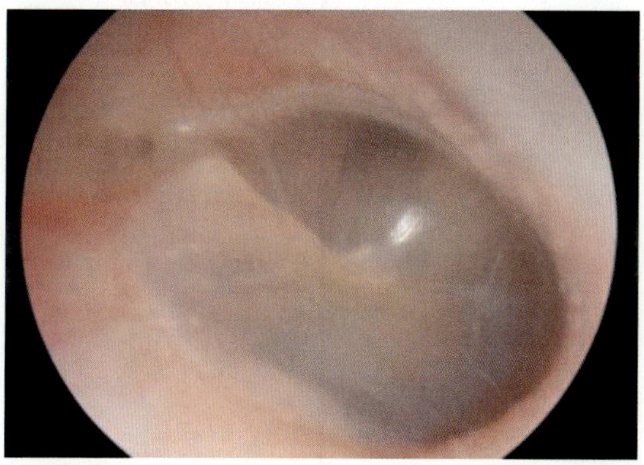

Figure 56.

QI 2

Voici une audiométrie (figure 57).
Quelle(s) est (sont) la (les) proposition(s) exacte(s) ?

A Audition normale gauche.
B Surdité neurosensorielle gauche sur les fréquences aiguës.
C Surdité de transmission gauche.
D Surdité mixte gauche.
E Surdité neurosensorielle droite sur les fréquences graves.

QI 3

Vous recevez une patiente qui présente une surdité de perception (neurosensorielle) isolée sur les fréquences graves à droite. L'audition est normale à gauche.
Quels seront les résultats attendus en acoumétrie au diapason 500 Hz ?

A Weber latéralisé à gauche.
B Weber latéralisé à droite.
C Rinne positif à droite.
D Rinne positif à gauche.
E Rinne négatif à droite.

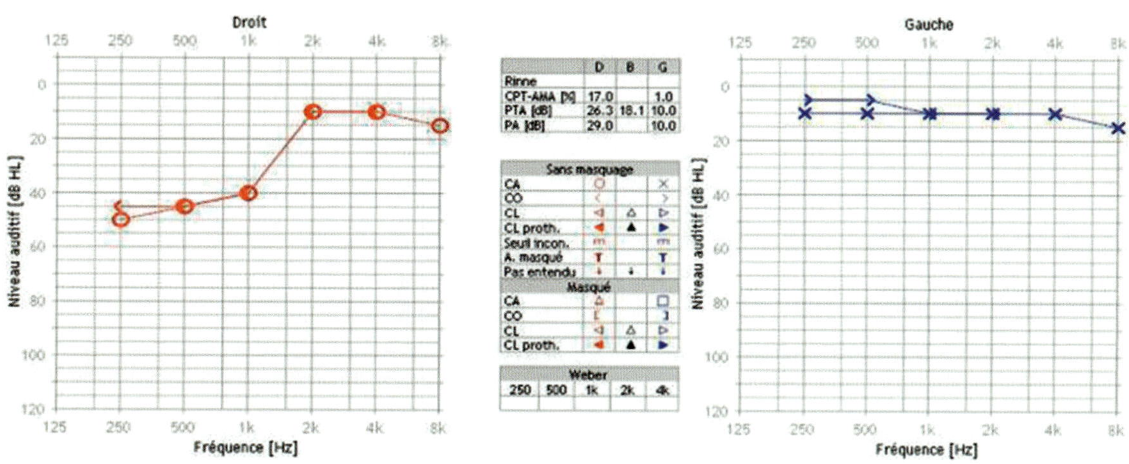

Figure 57.

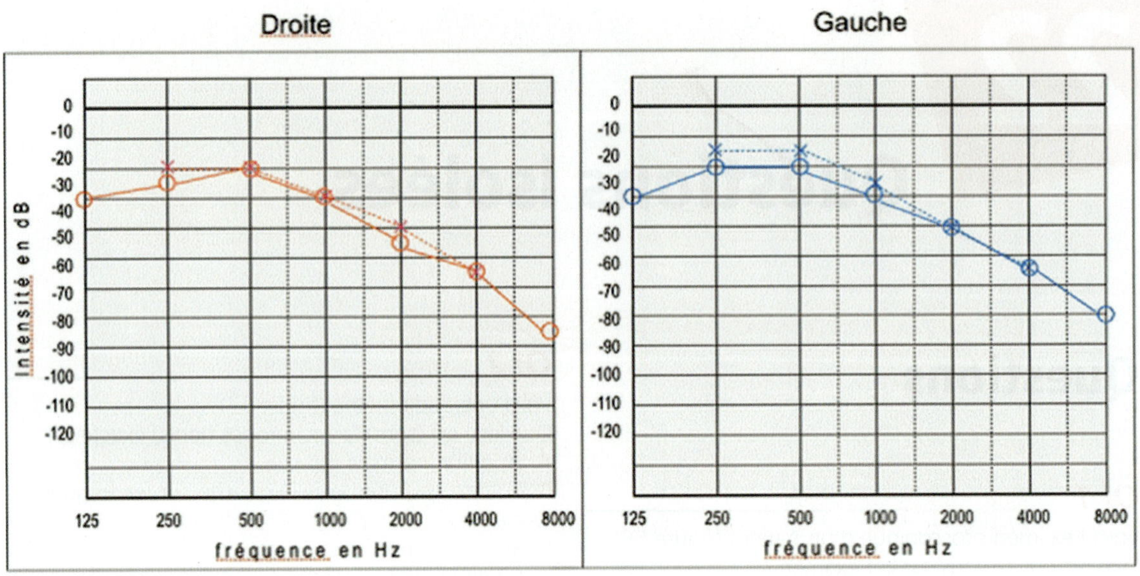

Figure 58.

QI 4

L'examen suivant a été réalisé (figure 58).
Quelle est votre interprétation de cet examen ?

- **A** Audition normale.
- **B** Surdité de transmission bilatérale et symétrique.
- **C** Surdité de perception bilatérale et symétrique.
- **D** Surdité mixte bilatérale.
- **E** Surdité mixte droite.

QI 5

Voici un examen (figure 59).
Quelle(s) est (sont) la (les) proposition(s) exacte(s) ?

- **A** Il s'agit d'un tympanogramme.
- **B** Il s'agit d'otoémissions.
- **C** Il s'agit d'un potentiel évoqué auditif (PEA).
- **D** Cet examen permet d'obtenir des seuils auditifs objectifs sur les fréquences graves.
- **E** Cet examen permet d'obtenir des seuils auditifs objectifs pour les fréquences aiguës.

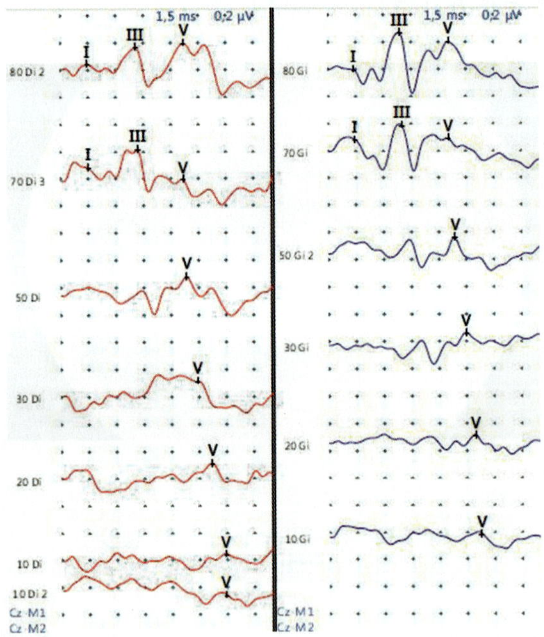

Figure 59.

QI 6

Parmi les otoscopies suivantes (figure 60), laquelle (lesquelles) est (sont) évocatrice(s) du diagnostic d'otite séromuqueuse et susceptible(s) d'entraîner une surdité de transmission ?

- **A** Otoscopie 1.
- **B** Otoscopie 2.
- **C** Otoscopie 3.
- **D** Otoscopie 4.
- **E** Otoscopie 5.

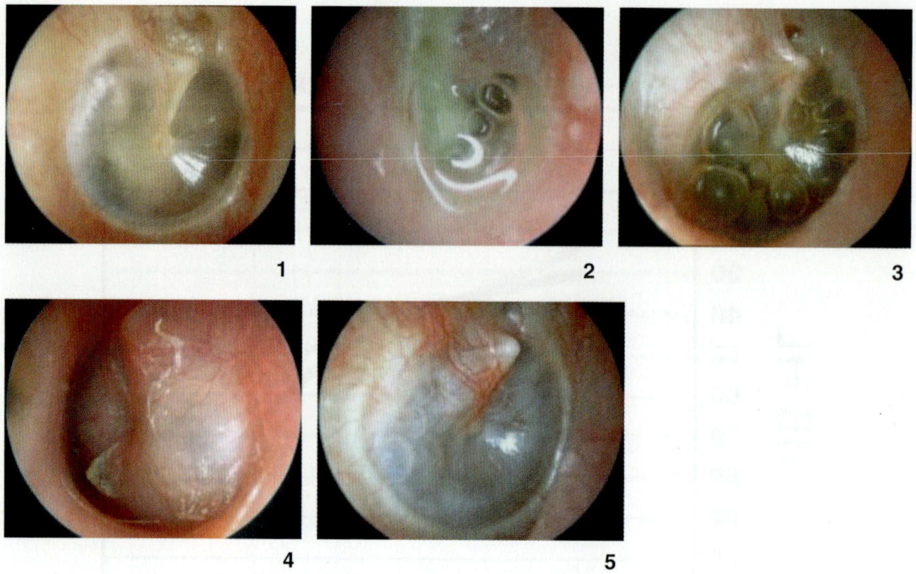

Figure 60.

QI 7

Parmi les otoscopies suivantes (figure 61), laquelle (lesquelles) est (sont) compatible(s) avec l'audiogramme ci-après ?

A Otoscopie 1.
B Otoscopie 2.
C Otoscopie 3.
D Otoscopie 4.
E Otoscopie 5.

QI 8

L'unité de mesure de l'audiométrie clinique est :

A dB A.
B db B.
C dB C.
D dB SPL.
E dB HL.

QI 9

Un patient présente un schwannome vestibulaire droit. Quel(s) est (sont) le(s) signe(s) clinique(s) potentiellement présent(s) parmi les suivants ?

A Une surdité droite avec épreuve de Weber latéralisée à gauche.
B Une surdité droite avec épreuve de Rinne droite négative.
C Une instabilité sans signes vertigineux importants.
D Une anesthésie cornéenne droite.
E Une paralysie oculomotrice.

QI 10

L'otoscopie droite d'un patient est la suivante (figure 62).
Quel(s) élément(s) de l'examen est (sont) le(s) plus vraisemblable(s) ?

A L'épreuve de Weber est latéralisée à droite.
B L'épreuve de Weber est latéralisée à gauche.
C L'épreuve de Rinne montre une CO > CA.
D L'épreuve de Rinne montre une CO < CA.
E L'épreuve de Rinne est indifférente.

QI 11

Concernant l'aplasie d'oreille, quelle(s) est (sont) la (les) proposition(s) exacte(s) ?

A Il existe une surdité de perception.
B Il existe une surdité de transmission.
C Elle est très majoritairement bilatérale.
D Il s'agit d'une malformation d'oreille interne.
E Le Rinne est négatif.

QI 12

Que signifie le fait que les otoémissions acoustiques soient présentes chez un nouveau-né ?

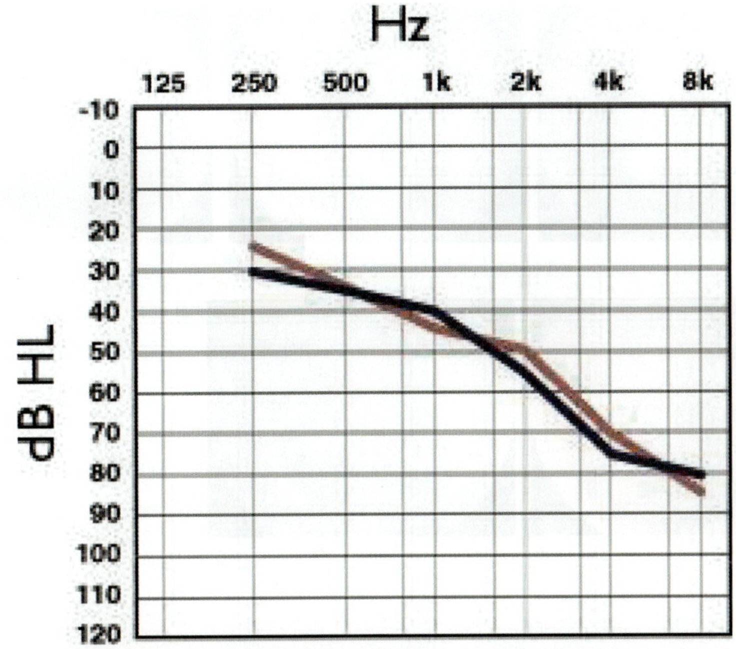

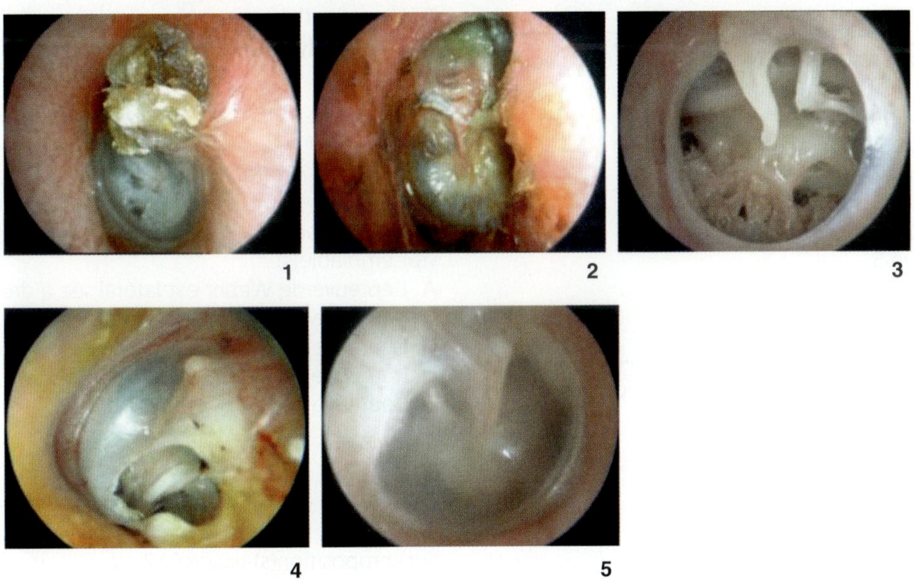

Figure 61.

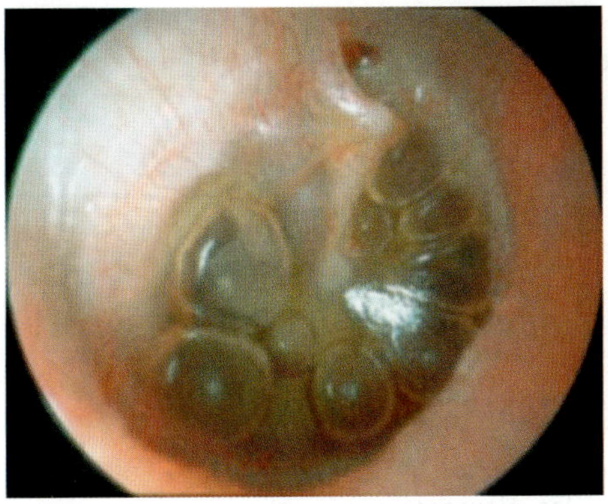

Figure 62.

A L'audition est considérée comme normale.
B Il existe une surdité de transmission.
C Il existe une surdité mixte.
D Il existe une surdité de perception.
E La perte auditive est inférieure à 30 dB.

QI 13

Quels sont les tests objectifs de mesure de l'audition ?
A Audiométrie avec réflexe conditionné.
B Potentiels évoqués auditifs.
C Otoémissions acoustiques.
D Impédancemétrie.
E Audiométrie vocale.

QI 14

Quelles fréquences sont testées par les PEA ?
A Les fréquences aiguës.
B Les fréquences graves.
C Les fréquences moyennes.
D Les fréquence 4000 Hz.
E Les fréquence 500 Hz.

QI 15

Quelles causes peuvent être responsables de surdité ?
A Un syndrome d'Usher.
B Les mucopolysaccharidoses.
C Un syndrome de Wardenburg.
D Un traumatisme obstétrical (utilisation de forceps).
E Une grossesse gémellaire.

QI 16

Un patient de 75 ans, diabétique, sous antivitamine K (Previscan®, fluindione) pour cardiopathie ischémique, vient aux urgences pour épistaxis depuis 30 minutes. Il évalue les pertes sanguines à un demi-verre environ. L'examen met en évidence une épistaxis gauche, le patient crache quelques caillots. Il a une tension artérielle à 120/70 mm Hg.
Quel est (sont) le(s) premier(s) traitement(s) à proposer ?
A Méchage avec une sonde double ballonnet.
B Compression digitale des ailes du nez pendant 2 minutes.
C Mouchage/aspiration des caillots.
D Administration de vitamine K par voie intraveineuse.
E Cautérisation de la tache vasculaire.

QI 17

[Suite] Quelle aurait été votre conduite à tenir si le premier bilan avait montré une hémoglobine à 6,4 g/dl, les plaquettes à 140 G/l et un INR à 6,5 ?
A Arrêt des AVK.
B Injection IV de 10 mg de vitamine K seule.
C Injection IV de 10 mg de vitamine K associée à des complexes prothrombiniques.
D Transfusion de culots globulaires.
E Transfusion de plaquettes.

QI 18

[Suite] Cela fait maintenant 2 heures que le patient saigne. Vous avez pratiqué deux méchages antérieurs adaptés, mais rien n'y fait, un saignement persiste par la bouche. Votre examen à l'abaisse-langue objective clairement une épistaxis postérieure. Les premiers résultats de laboratoire montrent une hémoglobine à 10 g/dl, un INR à 2,5. Quelle attitude allez-vous cette fois-ci adopter ?
A Méchage par tampon hémostatique.
B Méchage avec une sonde double ballonnet.
C Injection de vitamine K par voie intraveineuse.
D Ligature de l'artère maxillaire interne.
E Cautérisation de la tache vasculaire.

QI 19

[Suite] La tache vasculaire est la réunion :
A De plusieurs artères du système carotidien externe exclusivement.
B Du système carotidien interne *via* des branches de l'artère faciale et externe *via* des branches de l'artère sphénopalatine et des artères ethmoïdales.
C Du système carotidien externe *via* des branches de l'artère faciale et sphénopalatine et interne *via* les artères ethmoïdales.
D De branches des artères maxillaire interne et faciale principalement.
E De branches des artères ophtalmique et sphénopalatine principalement.

QI 20

[Suite] Votre patient est maintenant méché depuis 2 jours avec une sonde double ballonnet. À chaque fois que vous dégonflez les ballons, vous constatez une récidive du saignement toujours du même côté, à gauche. Quelle(s) option(s) thérapeutique(s) va (vont) devoir être discutée(s) ?
A Ligature de l'artère maxillaire interne par voie endonasale.
B Ligature de l'artère sphénopalatine par voie endonasale.
C Ligature des artères ethmoïdales antérieure et postérieure.
D Embolisation de l'artère sphénopalatine.
E Embolisation des artères ethmoïdales.

QI 21

À propos des migraines, quelle(s) est (sont) la (les) proposition(s) exacte(s) ?
A Le diagnostic est exclusivement clinique.
B Une imagerie cérébrale doit systématiquement être réalisée afin d'éliminer une céphalée secondaire.
C La présence d'une phono-photophobie associée doit faire réaliser une ponction lombaire à la recherche de méningite infectieuse.
D La présence de paresthésie des deux membres supérieurs précédant la céphalée peut se voir dans le cadre d'une aura.
E Il existe souvent un terrain familial migraineux.

QI 22

Vous recevez un homme de 51 ans qui présente des douleurs de l'hémiface gauche. La douleur est décrite comme des décharges électriques durant une dizaine de secondes, au niveau de la joue gauche. Parmi les éléments suivants, quelle(s) proposition(s) s'applique(nt) à une névralgie essentielle du V2 ?

A Apparition et disparition brutales de la douleur.
B Larmoiement et rougeur oculaire associés.
C Présence d'une zone dont la stimulation provoque la douleur.
D Présence d'un fond douloureux permanent entre les crises.
E Un EEG est indispensable afin d'éliminer une lésion sur le trajet du nerf trijumeau.
F Le traitement médical repose principalement sur les triptans.

QI 23

Concernant les algies vasculaires de la face, quelle(s) est (sont) la (les) proposition(s) exacte(s) ?
A Le nombre de crises rentre dans les critères diagnostiques.
B Ce sont des douleurs unilatérales intenses provoquées par la stimulation d'une zone gâchette.
C La céphalée s'accompagne généralement de rougeur et larmoiement homolatéraux.
D La céphalée peut également s'accompagner de congestion nasale, de myosis et d'énophtalmie.
E La fréquence des crises est généralement hebdomadaire.

QI 24

Concernant la paralysie faciale *a frigore*, quelle(s) est (sont) la (les) proposition(s) exacte(s) ?
A Elle est le plus souvent d'origine virale.
B Elle atteint le plus souvent uniquement le territoire inférieur.
C Étant liée le plus souvent au virus du zona, elle contre-indique la prescription de corticoïdes.
D La rééducation par le kinésithérapeute ne doit pas comporter de stimulations électriques.
E Les paralysies faciales incomplètes ont un meilleur pronostic de récupération sans séquelle.

QI 25

À propos des paralysies faciales, quelle(s) est (sont) la (les) proposition(s) exacte(s) ?
A Le signe de Charles Bell est en faveur d'une paralysie faciale centrale.
B La cause la plus fréquente de paralysie faciale périphérique est la paralysie faciale *a frigore*.
C La présence d'un réflexe stapédien conservé dans une paralysie faciale périphérique totale remet en cause le diagnostic de paralysie faciale *a frigore*.
D Une paralysie faciale peut être recherchée chez le sujet comateux par la manœuvre de Dix et Hallpike.
E Une paralysie faciale due au virus varicelle-zona s'accompagne volontiers de vésicules en arrière du sillon rétroauriculaire.

QI 26

Concernant les épreuves vestibulaires caloriques, quelle(s) est (sont) la (les) proposition(s) exacte(s) ?
A Elles peuvent être réalisées sous anesthésie générale chez l'enfant.
B Elles peuvent être réalisées à l'air en cas de perforation tympanique.
C Elles explorent la fonction du canal semi-circulaire externe.
D Elles peuvent entraîner des vertiges et des nausées.
E Elles excluent une atteinte vestibulaire en cas de normalité.

QI 27

Concernant la névrite vestibulaire, quelle(s) est (sont) la (les) proposition(s) exacte(s) ?
A C'est un déficit vestibulaire unilatéral d'installation rapide.
B Elle entraîne des crises vertigineuses de 5 à 15 minutes et récurrentes.
C Elle nécessite un traitement par corticoïdes.
D Elle constitue la cause la plus fréquente des vertiges de l'adulte.
E Elle peut être associée à un vertige positionnel paroxystique bénin.

QI 28

Le syndrome d'apnée obstructive du sommeil chez l'enfant peut être :
A Lié à une hypertrophie des végétations adénoïdes.
B Responsable de trouble de l'attention et de difficultés scolaires.
C Lié à une malformation osseuse thoracique.
D Diagnostiqué par l'observation de l'enfant pendant son sommeil par les parents.
E Considéré comme grave si l'enfant fait plus de 5 apnées par nuit.

QI 29

Parmi les signes fonctionnels ci-dessous, quel(s) est (sont) celui (ceux) que doit rechercher l'interrogatoire en cas de cancer des VADS ?
A Odynophagie.
B Otalgie réflexe.
C Hypersalivation.
D Dysphonie.
E Régurgitations.

Réponses

QI 1

Réponse : A, B.

QI 2

Réponse : A, E.

QI 3

Réponse : A, C, D.

QI 4

Réponse : C.

QI 5

Réponse : C, E.

QI 6

Réponse : C, E.

QI 7

Réponse : E.

QI 8

Réponse : E.

QI 9

Réponse : A, C, D.

QI 10

Réponse : A, B.

QI 11

Réponse : B [PMZ], E [PMZ].

QI 12

Réponse : A, E.

QI 13

Réponse : B, C.

A : *Faux*. Les tests d'audiométrie sont des tests de mesure de l'audition subjectifs.

D : *Faux*. L'impédancemétrie n'est pas un test de mesure de l'audition.

QI 14

Réponse : A, D.

A : *Vrai*. Les PEA ne testent que les fréquences aiguës : 2000 et 4000 Hz.

QI 15

Réponse : A, B, C, D.

QI 16

Réponse : B, C.

QI 17

Réponse : A, C, D.

QI 18

Réponse : B.

QI 19

Réponse : C, D, E.

QI 20

Réponse : B, D.

QI 21

Réponse : A, E.

A : *Vrai*. Il repose principalement sur l'interrogatoire.

B : *Faux*. Seulement si doute diagnostique.

C : *Faux*. Seulement si fébrile !

D : *Faux*. Les symptômes de l'aura migraineuse sont unilatéraux.

QI 22

Réponse : A, C.

B : *Faux*. Confusion avec les algies vasculaires de la face.

D : *Faux*. Caractéristiques d'une névralgie secondaire du trijumeau.
E : *Faux*. Il n'existe pas d'arguments diagnostiques EEG pour la névralgie essentielle du V.
F : *Faux*. Confusion avec le traitement des migraines.

QI 23

Réponse : A, C.
B : *Faux*. Confusion avec la névralgie essentielle du trijumeau.
D : *Faux*. Myosis et énophtalmie ne font pas partie des éléments de l'algie vasculaire de la face.
E : *Faux*. Les crises sont généralement quotidiennes.

QI 24

Réponse : A, D, E.

QI 25

Réponse : B, C.

QI 26

Réponse : B, C, D.
A : *Faux* [SMZ]. Pas de nystagmus sous anesthésie générale.
E : *Faux* [SMZ]. N'explorent que les canaux latéraux.

QI 27

Réponse : A, E.
B : *Faux*. Grande crise de vertige unique et de plusieurs heures.
C : *Faux*. Traitement symptomatique et kinésithérapie.
D : *Faux* [SMZ]. Cause la plus fréquente : VPPB.
E : *Vrai*. Syndrome de Lindsay-Hemenway.

QI 28

Réponse : A, B, D.
A : *Vrai*. C'est la cause la plus fréquente.
B : *Vrai*. Symptôme d'appel le plus fréquent.

QI 29

Réponse : A, B, D.
A : *Vrai* [PMZ]. Signe indispensable à rechercher.
B : *Vrai* [PMZ]. Signe indispensable à rechercher.
C : *Faux*. Aspécifique.
D : *Vrai* [PMZ]. Signe indispensable à rechercher.
E : *Faux*. Se voit en cas de diverticule de Zenker.

Index

T

U

V

W

Z

Elsevier Masson S.A.S - 65, rue Camille-Desmoulins
92442 Issy-les-Moulineaux Cedex
Dépôt Légal : Septembre 2017

Composition : SPI

Imprimé en Pologne par Dimograf

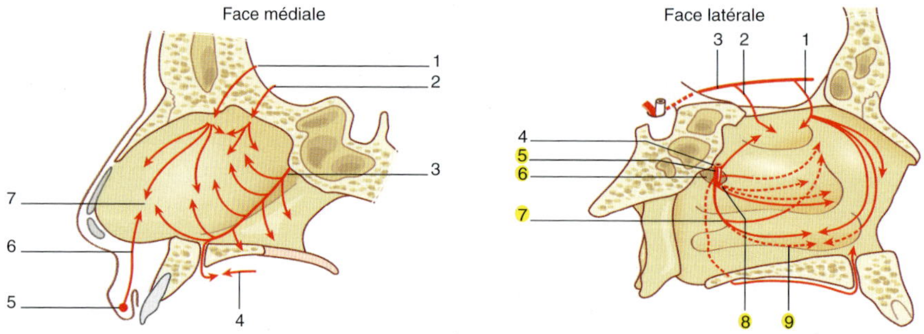

Fig. 1.1. Vascularisation des fosses nasales.

Sur la face médiale (cloison nasale), des branches du système carotidien interne (artère ethmoïdale antérieure (1), artère ethmoïdale postérieure (2)), viennent communiquer avec des branches de l'artère carotide externe (artère nasopalatine (3), artère de la sous-cloison (5) — branche de l'artère faciale —, artère palatine supérieure (6)), au niveau de la tache vasculaire (4), siège habituel des épistaxis antérieures. En effet, la tache vasculaire est la zone d'anastomose de trois systèmes artériels : artères ethmoïdales, artère nasopalatine, artère faciale (par l'artère de la sous-cloison).

Sur la face latérale, le système carotidien interne donne naissance à l'artère ethmoïdale antérieure (1) et à l'artère ethmoïdale postérieure (3), toutes deux branches de l'artère ophtalmique (2). Le système carotidien externe donne naissance à l'artère nasopalatine (4), branche de l'artère sphénopalatine (5) au travers du foramen sphénopalatin (6) (zone de saignement fréquente dans les épistaxis postérieures), l'artère sphénopalatine donnant trois branches collatérales : l'artère du cornet moyen (7), l'artère du cornet inférieur (8), l'artère palatine supérieure (9).

3. Système veineux

Le système veineux se distribue en trois couches au niveau muqueux :

- un réseau profond, périosté et périchondral (drainant les parois osseuses et cartilagineuses) ;
- un réseau superficiel, sous-épithélial ;
- un réseau central correspondant au système caverneux (ensemble de sinus veineux) : prédominant au niveau du cornet inférieur et de la tête du cornet moyen, il permet, grâce à des veines riches en fibres musculaires lisses, la turgescence de la muqueuse nasale.

Satellites des artères, les veines suivent ensuite trois voies différentes :

- les veines postérieures (sphénopalatines) traversent le trou sphénopalatin et se jettent dans les plexus veineux maxillaires internes ;
- les veines supérieures (ethmoïdales) rejoignent la veine ophtalmique ;
- les veines antérieures, *via* les veines de la sous-cloison, se jettent dans la veine faciale.

Enfin, les veines des fosses nasales présentent des anastomoses abondantes avec le système artériel.

ERRATUM

Chers lecteurs,

En dépit de la relecture attentive tant des auteurs que des éditeurs, des erreurs se sont glissées dans notre ouvrage ***ORL*** rédigé par le Collège Français d'ORL et de chirurgie cervico-faciale.

Elles ont été qualifiées de « minimes » par le Collège lui-même et nous vous informons que, par souci de qualité, les pages concernées ont été recomposées. Les modifications sont surlignées en jaune.

Ce genre de coquille peut subsister et nous nous en excusons. Vous pourrez toutefois constater qu'elles n'entachent pas globalement la qualité de l'ouvrage dont le contenu est devenu la référence dans cette spécialité au cours des dernières années.

Nous espérons que ces pages vous permettront de reprendre sereinement l'apprentissage de cette spécialité.

Vous remerciant de votre confiance, nous vous souhaitons une bonne année universitaire et beaucoup de succès aux ECNi.

Les éditions Elsevier Masson

ISBN 978-2-294-75107-3